American College of Physicians

How to Write, Publish, and Present in the Health Sciences
A Guide for Clinicians and Laboratory Researchers

トム・ラングの医学論文 「執筆(ライティング)・出版・発表」 実践ガイド

Thomas A. Lang

監訳 宮崎貴久子・中山健夫
京都大学大学院医学研究科社会健康医学系専攻健康情報学分野

シナジー

This translation was commissioned by Synergy International, Inc., which bears sole responsibility for its accuracy. The American College of Physicians, Inc. is not responsible for the accuracy of this translation from the English Edition of this publication and will not be held liable for any errors that occur in translated works.

"How to Write, Publish, and Present in the Health Sciences: A Guide for Clinicians and Laboratory Researchers"
First Edition
by Thomas A. Lang

Copyright © 2010 by the American College of Physicians

Japanese translation rights arranged with the American College of Physicians, Inc. through Japan UNI Agency, Inc., Tokyo.

日本語版の刊行にあたり

　本書は，米国における最も著名なメディカルライターであるトム・ラング（Thomas A. Lang）氏による "How to Write, Publish, and Present in the Health Sciences: A Guide for Clinicians and Laboratory Researchers" の日本語版です．

　ラング氏の名著 "How to Report Statistics in Medicine: Annotated Guidelines for Authors, Editors, and Reviewers" は，医学をはじめとする医療・健康科学論文における統計的記述に関する標準的テキストとして，幅広い読者の支持を受けてきました．その姉妹書として2009年に本書が刊行されてから，この2冊は研究者のライティング・コミュニケーションの実践的スキルと認識の向上に相乗的な役割を担っています．両書に共通のメッセージは，「研究活動の表現には機能美があること」，そして「"見た目"と"中身"を調和させ，高み（integrity）を目指すこと」といえるでしょう．

　時機良く，本書の「姉」にあたる "How to Report Statistics in Medicine" が，大橋靖雄先生・林健一先生の監訳により『わかりやすい医学統計の報告：医学論文作成のためのガイドライン（中山書店）』として刊行されました．日本向けに装いを新たにしたこの姉妹は，きっとまた多くの研究者を力づけてくれるものと信じています．

　本書では論文執筆のほか，学会発表や助成金交付申請など，研究者に必要な幅広いライティング・コミュニケーションを網羅しています．これらは米国の制度・慣習に基づいていますが，日本においても，その意味するところは十分に参考になるでしょう．また，本書には，研究者だけでなく，出版関係者など，研究の公表に関わるすべての人々にも資する内容が記載されています．そのような方々にもぜひご覧いただければと願っています．

　本書の刊行にあたっては，京都大学大学院医学研究科社会健康医学系専攻健康情報学分野，特定非営利活動法人日本メディカルライター協会の有志が一次翻訳を行い，それをもとに宮崎と中山が監訳を行い，全体の形を整えました．

　原著では，ラング氏の自在なライティングで読者とのコミュニケーションが展開されています．時にはユーモアを交え，豊富な経験に基づいて具体的に語りかけています．当然のことながら，英語のユーモアを日本語で表現するのは難しく，どこまでお伝えできたか若干気にしております．また，時に，本書は膨大な文献資料に基づく，教科書あるいは実践的なガイドのような頼もしい姿も見せてくれます．日本ではまだなじみがない制度も，近い将来に取り入れられる可能性もあり，訳出に検討を重ねました．なお，原著の疑問点は，ラング氏にお尋ねし，助言をいただきました．

　翻訳にあたっては，できるだけカタカナ語の使用を控えました．実際には

研究者間で，オーサーシップ（authorship），コレスポンディングオーサー（corresponding author），リサーチクエスチョン（research question）のように，カタカナ語で広まっている言葉もあります．しかし，初めて研究に携わる読者も想定して，本書ではそれぞれ著者資格，連絡担当著者，研究課題と，一見して言葉の意味がわかりやすい日本語訳を用い，初出時に括弧内に原語を併記しました．同時に，ヘルスサイエンス（health science），コミュニケーション（communication），ライティング（writing）などは広範な状況で使用されており，英語のカタカナ表記としました．キャプション（caption）のように，カタカナ語として必ずしも普及していなくても，本書ではカタカナ表記とした言葉もあります．日本語に対応する言葉や概念が確立されていないゴースト著者（ghost author）とゴーストライター（ghost writer），インフォームドコンセント（informed consent）と賛同（assent）などの訳出には苦労しました．今回の試みが，これらの言葉の日本語における適切な位置づけに向けた一つの手がかりとなることを願っています．

　本書では，ラング氏の許可のもと，訳注と章ごとにサマリーを，巻末にグロッサリーを付しました．お役に立てば幸いです．

　読者の視点から適切な助言を下さった本学の臨床研究者養成コース（MCR）修了生で三重大学腎臓内科の石川英二先生，また，膨大な編集作業を一貫して支援して下さった株式会社シナジーの島田潤氏に，心より感謝申し上げます．

　本書を手に取られた方々が，そこに多くの答えや手がかりを見つけ出されることを願い，監訳者序文とさせていただきます．

2011 年 11 月

京都大学大学院医学研究科社会健康医学系専攻健康情報学分野
宮崎貴久子・中山健夫

監訳者・翻訳者・翻訳協力一覧

監訳者

宮崎貴久子	京都大学大学院医学研究科社会健康医学系専攻健康情報学分野
中山健夫	京都大学大学院医学研究科社会健康医学系専攻健康情報学分野

翻訳者（担当章順）

家曽美里	京都大学大学院医学研究科社会健康医学系専攻健康情報学分野	1章
劉　錦紅	MEDWRIT メディカルライティング事務所	2章
植谷可恵	スタットコム株式会社	3章, 付録
向出智美	メディカルライター	4章
加藤秀子	京都大学医学研究科社会疫学分野	5章
北山敏和	京都大学大学院医学研究科社会健康医学系専攻健康情報学分野	6章
千葉陽子	京都大学大学院医学研究科人間健康科学系専攻	7章
中川祥子	京都大学大学院医学研究科医療倫理学	8章
西田俊彦	東京女子医科大学母子総合医療センター周産期研究事業支援室	9章
石川英二	三重大学医学部附属病院腎臓内科	10章
菊池　薫	京都大学大学院医学研究科社会健康医学系専攻健康情報学分野	11章
小貫美恵子	株式会社エディット	12章
山口喜志子	東京大学男女共同参画室	13章

翻訳協力

特定非営利活動法人日本メディカルライター協会

翻訳者の選定にあたっては，特定非営利活動法人日本メディカルライター協会からも多大なご協力をいただきました．この場にて感謝申し上げます（宮崎貴久子・中山健夫）．

献　辞

大きな敬意と感謝を込めて，本書を以下の2人に捧げます．

Ed Huth, MD, MACP, FRCP

Annals of Internal Medicine 名誉編集者，
How to Write and Publish Papers in the Medical Sciences の著者

学術出版における彼の長く優れた経歴，そして同じ分野で私自身の活動をずっと支えてくれたことに．

Lillian Sablack

米国メディカルライター協会常任理事（1973～2001年）

メディカルライティングを専門職として発展させるため，彼女が約30年にわたり協会を維持してきたこと，そして同じ分野で私自身の活動（や要求）をずっと支えてくれたことに．

謝　辞

本書全体のレビューをしてくれた4人の仲間に深く感謝します．アルファベット順に，

Bart Harvey, MD
トロント大学（トロント，カナダ）
家庭医学研究部長
医師養成プログラム，プログラム評価部長
公衆衛生学部准教授

Brian F. Mandell, MD, PhD, FACR, FACP
クリーブランドクリニック（クリーブランド，オハイオ州）
Medicine for Education 副委員長
Internal Medicine Residency Scholarly Activity Program 部長
Cleveland Clinic Journal of Medicine 編集長
ケースウェスタンリザーブ大学（クリーブランド，オハイオ州）
クリーブランドクリニック・ラーナー医学部教授

Marianne Mallia, ELS*
テキサス心臓研究所（ヒューストン，テキサス州）
学術出版部課長・シニアメディカルライター
米国メディカルライター協会特別会員，元会長

*生命科学編集者委員会（Board of Editors in the Life Sciences）が授与する資格

Laurie Yelle
メディカルライター，編集者（ジャーマンタウン，メリーランド州）

各章に貴重なレビューや意見を寄せてくれた友人と仲間に心から感謝します（アルファベット順）．

J. Patrick Barron
東京医科大学教授
国際情報医学センター

Steven A. Biedenbach
Biedenbach & Stein, Inc. 社長
（シンシナティ，オハイオ州）

Raoul Breugelmans, PhD
東京医科大学

David Cratty
英語・テクニカルライティング教授
（レイクウッド，オハイオ州）

Karen Davis, PhD
トロント大学外科学教授

Dominic De Bellis, PhD
Dominic De Bellis Associates, Inc.
（カーメル，ニューヨーク州）

Mary-Ellen Gireoux, MA

Joseph Green, MA
東京大学医学部

Christopher Holmes, MA
東京大学医学部

Amanda Laverick
The Charlesworth Group, Charlesworth China 最高執行責任者
（北京，中国）

Sara Lou O'Connor
フリーランスライター，ディレクター，プロデューサー

Valerie Liebelt, PhD

Jeff Radcliff
Quest Diagnostics

Donald Samulack, PhD
聖ジュード小児病院

Martha Tacker, PhD

Barry Tharp, MD

Naomi Ruff, PhD

Andrew E. Stein
Biedenbach & Stein, Inc. 副社長
（シンシナティ，オハイオ州）

Michael A. Vasko, MA
Archives of Physical Medicine and Rehabilitation 出版部長

Karen Woolley, PhD
CEO, ProScribe Medical Communications

ご迷惑をかけるばかりであったのに，上記の方々は，さまざまなスキルを用いて，時間と専門知識を惜しげもなく割いて下さいました．

目次

日本語版の刊行にあたり	iii
監訳者・翻訳者・翻訳協力一覧	v
献辞	vi
謝辞	vii
序文	xvii
出版に寄せて	xix

1. ヘルスサイエンスにおけるライティングと出版の概要　1

Part I: ヘルスサイエンスにおける執筆の方法

2. 効果的な書き方──より読みやすくするために　29
3. 効率的な書き方──書くことをもっとやさしく　54
4. 表とグラフでのデータ表示法　71
5. 抄録の書き方　105
6. 助成金申請書の書き方　121
7. 原著論文の書き方　143

Part II: ヘルスサイエンスにおける出版の方法

8. 研究と出版の倫理　183
9. 出版用の描画と写真の準備　211
10. 生物医学的画像の論文掲載方法　233
11. 学術誌に出版する方法　262

Part III: ヘルスサイエンスにおける発表の方法

12. ポスターの準備と発表方法　291
13. スライドの準備と発表方法　315

付録: 医学教育における研究活動としてのシステマティックレビューの価値　351

索引・訳語一覧　362
著者について　413

詳細目次

1. ヘルスサイエンスにおけるライティングと出版の概要 … 1

学術出版に関する歴史の概要 … 2
- 最初の学術誌 … 2
- 科学論文の発達 … 4
- 系統的な生物医学ライティングと出版の始まり … 6
- 科学的な報告と文書化の進歩 … 9

科学論文の種類 … 12
- 観察研究論文 … 13
- 理論論文 … 14
- 実験論文 … 14
- 方法論的論文 … 15
- 総説論文 … 15
- 学術誌における他の報告形式 … 16

学術誌の種類 … 17

電子出版物 … 18
- オンライン学術誌 … 18
- 前刷りサーバー … 19
- オープンアクセス出版 … 19
- セルフアーカイブ … 20

書籍 … 21

将来 … 22

Part I: ヘルスサイエンスにおける執筆の方法 … 27

2. 効果的な書き方──より読みやすくするために … 29

練習ライティングから実用ライティングへ … 30
効果的なライティングの性質 … 32
読者に注意を向ける … 34
主題に注意を向ける … 35
効果的な書き方 … 37
- 効果的な言葉を使用する … 37
- 効果的な文を構成する … 41
- 効果的な段落を書く … 47
- 意図的に文章を分ける … 48

読みやすさの公式について … 49

3. 効率的な書き方──書くことをもっとやさしく … 54

書く準備 … 55
書くプロセス … 55
- 段階 1 ──文章の計画 … 56
- 段階 2 ──文章の草稿 … 62
- 段階 3 ──文章の修正 … 64
- 段階 4 ──文章の推敲 … 66

共同執筆	67

4. 表とグラフでのデータ表示法　　71

表とグラフの共通要素	72
表とグラフの選択	73
どの程度詳しくデータを示すか？	73
目的は情報の分析か，参照か？	76
正確な値を示すのか，値の視覚的なパターンを示すのか？	78
データ表示のための一般原則	81
表とそのデザイン	84
表の要素	84
表デザインの原則	86
グラフとそのデザイン	90
グラフの種類	90
グラフの要素	93
グラフデザインの原則	94
グラフと表の応用	98

5. 抄録の書き方　　105

抄録の目的	106
抄録の問題点	107
出版抄録	108
学会抄録	112
抄録を書くステップ	114
語数を減らす方法	114

6. 助成金申請書の書き方　　121

助成金申請のプロセスの概要	122
助成機関	123
助成・契約事務室	124
助成金申請の種類	125
研究助成金申請書	125
保健サービス助成金申請書	125
個人に対する助成金	126
助成金申請書の作成	127
計画案の評価	127
研究概要書を書く	127
助成の可能性がある団体を見つける	128
指針とプログラム案内の読み方	129
助成金申請書を書く	129
予算書の準備	133
申請書類の提出	135
成功する申請書としない申請書の特徴	136
企業出資型研究	138

7. 原著論文の書き方 — 143

- まずはじめに — 144
- 標題ページの準備 — 145
- 標題を書く — 146
- 抄録を書く — 151
- キーワードと略語 — 152
- 序論を書く — 152
- 方法の項を書く — 155
  - 実験方法の一般的情報 — 156
  - 測定に関する一般情報 — 157
  - 統計手法に関する一般情報 — 158
  - 基礎系論文の特徴 — 159
  - 臨床系論文の特徴 — 162
- 結果を書く — 163
  - 補足データ — 164
- 考察を書く — 166
- 謝辞を書く — 167
- 引用文献の整理 — 167
  - 何を引用すべきか — 167
  - 引用表示をどこに置くか — 168
  - 文献リストの準備 — 169
  - 文献管理ソフトウェア — 171
- 表や図の構成 — 172
  - 表 — 173
  - チャート，グラフ，描画，イラスト — 173
  - 写真 — 174
  - 臨床・実験画像 — 174
- 式の表記 — 174

Part II: ヘルスサイエンスにおける出版の方法 — 181

8. 研究と出版の倫理 — 183

- 研究実施上の倫理 — 183
  - 研究対象者の保護 — 183
  - 患者のプライバシーの保証 — 184
  - 研究動物の保護 — 186
  - 臨床試験の登録 — 187
  - 研究結果の公表 — 188
- 科学上の不正行為 — 189
  - 捏造データ — 190
  - データの改ざん — 191
  - 詐欺 — 192
- 執筆上の倫理 — 192
  - 著者資格 — 192

通常とは異なる著者	193
盗用と著作権侵害	195
出版の倫理	**197**
研究成果の発表の抑止	197
複製出版，重複出版	198
細切れ出版：「サラミ科学」	200
編集者と査読者の守秘義務	201
利益相反	201
倫理的にグレーの領域：「枠組みづくり」と「情報操作」	204

9. 出版用の描画と写真の準備　　211

描画と写真の計画	**212**
画像の種類と機能	212
画像の対象と背景	213
対象と背景のコントラスト	214
画像の解像度	215
画像のサイズ	216
画像のキャプション	217
図を用意する：線画	**217**
写真や「連続階調」画を準備する	**218**
出版用デジタル画像を投稿する	**221**
グラフィック形式	223
色モデル	225
色深度	227
ファイルの命名規則	227
画像の圧縮	228
画像の操作	228
出版用印刷画像を投稿する	**229**
オーディオ，ビデオクリップを投稿する	**230**

10. 生物医学的画像の論文掲載方法　　233

画像の掲載における構成要素	**234**
画像の処理と修正	**235**
診断画像の意味合い	**235**
臨床画像の特徴	**237**
対象の特徴	237
画像撮影の特徴	237
画像自体の特徴	238
画像の評価	238
臨床画像の掲載に関するガイドライン	**239**
臨床写真	239
単純 X 線写真	239
X 線透視画像	242
超音波画像	242
CT スキャン	244

MRIスキャン　　　　　　　　　　　　　　　　　　245
　　　放射性核種画像　　　　　　　　　　　　　　　　247
　　　心電図　　　　　　　　　　　　　　　　　　　　249
　　　脳波　　　　　　　　　　　　　　　　　　　　　250
　実験画像の特徴　　　　　　　　　　　　　　　　　252
　　　対象の特徴　　　　　　　　　　　　　　　　　　253
　　　画像撮影に関する特徴　　　　　　　　　　　　　253
　　　画像自体の特徴　　　　　　　　　　　　　　　　253
　　　画像の評価　　　　　　　　　　　　　　　　　　254
　実験画像の掲載に関するガイドライン　　　　　　254
　　　顕微鏡写真　　　　　　　　　　　　　　　　　　254
　　　ゲルとブロット　　　　　　　　　　　　　　　　256
　　　遺伝子配列の情報　　　　　　　　　　　　　　　260

11. 学術誌に出版する方法　　　　　　　　　　　262

　学術誌の特徴　　　　　　　　　　　　　　　　　　263
　　　学術誌のビジネス的な側面　　　　　　　　　　　263
　　　学術誌のランク　　　　　　　　　　　　　　　　264
　論文発表までのプロセス　　　　　　　　　　　　　268
　　　学術誌の選択　　　　　　　　　　　　　　　　　268
　　　原稿の準備　　　　　　　　　　　　　　　　　　269
　投稿　　　　　　　　　　　　　　　　　　　　　　270
　　　添え状　　　　　　　　　　　　　　　　　　　　271
　　　オンラインでの投稿　　　　　　　　　　　　　　272
　　　郵送による投稿　　　　　　　　　　　　　　　　273
　査読のプロセス　　　　　　　　　　　　　　　　　274
　編集者の決定　　　　　　　　　　　　　　　　　　275
　　　初回の決定と査読コメント　　　　　　　　　　　275
　　　最終決定　　　　　　　　　　　　　　　　　　　276
　制作のプロセス　　　　　　　　　　　　　　　　　278
　出版後　　　　　　　　　　　　　　　　　　　　　280
　　　NIH助成を受けた研究論文に対する規定　　　　280
　　　追跡：誰があなたの論文を引用しているか？　　281
　英語を母国語としない人へ　　　　　　　　　　　　282

Part III: ヘルスサイエンスにおける発表の方法　　289

12. ポスターの準備と発表方法　　　　　　　　291

　ポスター発表の概観　　　　　　　　　　　　　　　292
　　　抄録の募集　　　　　　　　　　　　　　　　　　292
　　　ポスター閲覧における人的要因　　　　　　　　　292
　ポスターの準備　　　　　　　　　　　　　　　　　294
　　　予定と計画　　　　　　　　　　　　　　　　　　294
　　　文章を書く　　　　　　　　　　　　　　　　　　295
　　　図解の準備　　　　　　　　　　　　　　　　　　299
　　　フォーマットと構成　　　　　　　　　　　　　　301

レイアウトのデザイン	302
文字のフォントと大きさ	303
色の使用	306
その他の考慮すべきこと	307
学会で何をするか	**311**
ポスターの設置	311
ポスターの発表	312
ポスターの撤去	312

13. スライドの準備と発表方法　　315

スライドによるコミュニケーション	**316**
スライドのデザイン	**317**
プレゼンテーション用ソフトウェア	317
スライドの書式設定	317
フォントと文字の大きさの選択	318
文章の書式設定	318
色の選択	324
その他の検討事項	326
画像の準備	**328**
視覚効果と音声効果	**330**
文章の構成とライティング	**334**
ソフトウェアの選択	**338**
ハードウェアの選択	**341**
講演を行う	**342**
口頭発表	342
配布資料：文面による発表	343
その他の検討事項	345

付録：**医学教育における研究活動としての　　システマティックレビューの価値**	351
索引・訳語一覧	362
著者について	413

序　文

　本書の目的は，臨床家とヘルスサイエンス分野の研究者に対して，キャリアアップに必要な専門的コミュニケーションスキルを紹介することです．5つの科学コミュニケーションの形式，つまり抄録，ポスター，発表スライド，助成金申請，科学論文の作成には，多くの臨床家や研究者が取り組まなければなりません．本書は，これら5つのコミュニケーションに焦点を当てて，その準備に必要な関連知識とスキルを紹介します．

　人間のもつ多くの能力のうち，最善のものは，意図して開発したものです．この真理はコミュニケーションスキルにも当てはまります．私たちは読み書きの能力を当然のものと思っていますが，非常に高度なスキルを用いて読み書きするには，一層の時間と努力を積み重ねるだけではなく，具体的なトレーニングと実践を行う必要があります．本書はそのようなトレーニングのために書かれました．本書では，私が30年以上にわたる大学の授業，企業向けのトレーニングや国際的なコンサルテーションの中で，ライティングによるコミュニケーション，学術出版やプレゼンテーションスキルを指導するために培ってきた教材も提供しています．私の努力が実れば，本書の情報は，ライティングの上達に必要な時間を短縮し，労力を減らすでしょう．実践するかしないかは，あなた次第です．

　私の友人でメディカルライター仲間の，今は亡きJerry McKeeはよく言ったものでした．すぐれたメディカルライティングのコツは，

> 言うべきことがある（Have something to say）．
> それを言いましょう（Say it）．
> ただし言いすぎない（Stop）．

　そういうわけで，本書を情報量があり，実用的で，簡潔なものにするつもりです．

カリフォルニア州デービスにて
Tom Lang

出版に寄せて

医療やヘルスサイエンスの専門家にとって，明確で正確なコミュニケーションが重要なのは明らかです．しかし，このテーマ（科目）は医療，看護，薬学，公衆衛生などの大学のカリキュラムには見当たりません．科学論文の出版，助成金申請，口頭あるいは書面での研究成果の発表を成功させたいのなら，学校教育で学んだライティングスキルを大きく修正する必要があります．したがって，これらのスキルに注目した画期的なトレーニングを提供する新しい本が世に出ることは，時宜を得ており，おおいに歓迎されるものです．

経験豊かなメディカルライターで，教育者の Tom Lang が執筆した本書，『トム・ラングの医学論文「執筆・出版・発表」実践ガイド（*How to Write, Publish, and Present in the Health Sciences: A Guide for Clinicians and Laboratory Scientists*）』は，対象となる多くの読者にとって大変興味深いものになるでしょう．本書の内容は標題に記されている通りで，ヘルスサイエンス分野における最も一般的な形式のコミュニケーションをより良いものとするための実用ガイドです．そのアドバイスは非常に適確で，最新の情報が豊富であり，包括的で，かつわかりやすく示されています．

本書ならではの特徴として，効果的で（effectively），効率的な（efficiently）執筆方法，学術誌に診断画像を掲載する方法などの，他では見られないユニークな章は特に興味深い試みです．さらに，本書は，基礎科学や臨床研究を扱う学術誌への出版方法を網羅し，これらの科学分野における出版慣行の違いを解説しています．表やグラフに関する章では，一連のユニークな質問に答えることで，データを用いたコミュニケーションにおいて最適な方法を選択できるように，工夫をこらしています．描画や写真，助成金申請，ポスター，スライドの作成に関する章も，包括的で詳細な内容となっています．最後に，研究や出版における倫理に関する章は，特に情報量が多く，かつ示唆に富んだ内容です．

私はオハイオ州立大学生物統計学センターの公衆衛生学部で，長年にわたって応用統計学的手法の夏期セミナー（Summer Program on Applied Statistical Methods：SPASM）を開催してきました．セミナーの開始当初より，私たちは，学生たちにとって，今後必要となるライティングとコミュニケーションスキルを紹介する重要性を認識していました．本書の著者である Tom は，長年にわたってこのプログラムにレギュラーの講師として貢献しており，先に出版した『わかりやすい医学統計の報告（*How to Report Statistics in Medicine*）』（Michelle Secic と共著）を基にした講義や，メディカルライティングに関するこの彼の新しい本で取り上げられているトピックを基にした講義を行っています．いずれの本も，Tom の指導方法を反映し，

完全かつ効果的な内容となっています．

　最近，私は心臓病学を専門とする同じオハイオ州立大学の教授で，若い臨床研究者のトレーニングに携わっている同僚に，本書とTomが指導している講義を紹介しました．その同僚は，本書の内容にとても大きな関心を示しました．現場で活躍する人がこれらのトピックに関する指導を必要としていることは明らかで，専門家としての成長や昇進にも必要不可欠なものといえるでしょう．

　本書の表紙を開くと，そこには通常であれば経験を積みながら「叩き込まれて習得する（School of Hard Knocks）」しかない，きわめて重要かつ有用な情報が豊富に盛り込まれています．本書は，生物医学，そしてヘルスサイエンス分野を学ぶすべての人々の必読書にすべきであると，私は心から信じています．

Stanley Lemeshow, PhD, MSPH
オハイオ州立大学 公衆衛生学部長

ヘルスサイエンスにおける ライティングと出版の概要

　科学が文書を書くこと（writing）なしに存在しえないことは，あまり知られていないかもしれませんが，意味深い真実です．科学を科学たらしめている特性は，一般に周知され，客観的で，再現・予測が可能で，漸増的で，系統的であることです．そして，これらのすべてが文書によるコミュニケーション（communication）に頼っています．科学は，口頭あるいは視覚的なコミュニケーションでは決して継続できません．さらにいえば，出版（publication）は研究の最終段階です．結果が出版されなければ，科学的観点からいうと，その研究は行われなかったとみなされるのです．出版は研究に関する正式な討論の始まりとなり，唯一の研究記録ではないとしても，通常，最も長く残るものです．したがって，ライティングは科学と科学に携わる人たちにとって不可欠なのです．

　臨床科学において，エビデンスに基づく医療（evidence-based medicine：EBM）の概念もまた，ライティングに立脚しています．すなわち，EBMは，文献に基づく医療（literature-based medicine）なのです．つまり，臨床上の意思決定を後押しするのに必要なエビデンスは，出版された研究の報告をまとめたものです．そして，これらの研究報告の質は，研究がいかに適切に記述されているかに大きく左右されます．くり返しますが，ライティングによってEBMが可能となるのです．

> <u>最</u>も優れた記憶力よりも，薄い色のインクのほうが良い．
>
> 中国の思想家・賢人，孔子（BCE551–479 年）

同時に，科学ライティングはただ単に文書を書くというだけではありません．それはまた，研究計画，分析方法，結果を正確に文書化（documenting）することであり，ことばと同様に，図，表，数字，画像やグラフィックデザインを用いてコミュニケーションを行う（communicating）ことです．推測や感情とは対照的に，事実や論理に基づいて，ある選択肢よりも別のほうを選ぶように読者を説得する（persuading）ことです．そして研究から得られた結果，結論，教訓を，公式な記録として保管する（archiving）ことにより，他の研究者が，これらの知識を基に研究を進めていけるようにすることです．

本章では，科学，特に生物医学におけるライティングや出版の概要を述べます．この本の大部分，そして実は科学の大部分は，学術誌（scientific journal）への出版に関係します．学術誌の発展における主な出来事を明確にしながら，その歴史をまとめることから始め，最後に今後の展望についていくつか考えを述べたいと思います．

学術出版に関する歴史の概要

最初の学術誌

> 訳注 1）イデアは，元々は見える形，外見や姿という意味．古代ギリシアの哲学者プラトンは，これに理性によって認識できる真の実在という意味を与えた．イデアは移ろいゆく感覚的なものごとの原型・規範であり，永遠不滅の真の実在とされる．

西洋における科学は古代ギリシアに始まりました．古代ギリシアでは，自然の原理の追求がイデア[訳注1]を提示する論証の原理と合わせて考えられていました[1]．その後数世紀の間，医学書は，大きく学術専門書（たとえば瀉血や眼科学などのトピックに関する記述），外科の教科書（解剖の説明を含む），治療本（薬やまじないに関する説明や薬草と健康的な生活への助言）に分けられました[2]．何世代にもわたってこれらのテキストが翻訳，複写されるうちに，情報が差し込まれたり，削除されたり，あるいは構成し直されたりしました．したがって，それぞれのテキストは内容や原作者，また，体裁，題材，規模，フォント様式，つづりなど，以前や同じ時期の複写と大きく違う場合がありました．Johann Gutenberg が活版印刷機を導入する 1440 年まで，規格の標準化は不可能でした[3]．

現代の学術出版（scientific publication）を可能とした活版印刷機とは別に，学術誌は，1500 年代に，新聞と（科学）学会の 2 分野の発展が組み合わさって創られました[4]．学術出版そのものは，フランス人が *Journal des scavans* という学術誌を出版した 1665 年 1 月 5 日が始まりです．その 4 か月後の 5 月 6 日，英国人が負けじとばかりに *Proceedings of the Royal Society* の出版を始めました．英国人が指摘するには，フランス人の出版物が実際には

生物医学ライティング（biomedical writing）と学術出版の歴史に関する年表と主な出来事

古代

Thoth（トキまたはヒヒの頭をしたエジプトの神）が神話上で，文書を書くことを考案する．また，Thoth は医師の守護神でもある．

ギリシアの修辞法や芸術の神である Apollo が，お気に入りの息子である Asclepius（訳注：医薬の神とされる）に癒しの賜物を与える．

I 期：偉大な医学文書

紀元前（BCE，以前は BC と表記）

4000	文書を書くことが中東で発達する．それ以前は"先史時代"，それ以降は"有史時代"と呼ばれる．
1700	最古のエジプトの医学テキスト *Papyrus Smith* に，病気の症状，治療法，予後が記述される．
1600	エジプトで初期に書かれたテキスト *Papyrus Ebers* に，最古の病歴が記述される．
1600	中国人が独自のフォントを開発する．
900	*Ayurveda* にインドの古代ヘルスケアシステムが記述される．
850	モアブ語で書かれた石板であるメシャ石碑が，句読点を使った最古の文書となる．
800	ギリシア語の子音と母音のアルファベットが作成される．
460	Hippocrates が 70 冊の医学書を執筆する．
300	数世紀間の医業を基に，*Nei Ching*（黄帝の医学書）が中国で記述される．

II 期：偉大な執筆医

紀元後（CE，以前は AD と表記）

20	Celsus が *De Re Medica*（医学百科事典全 8 巻）を執筆する．
170	Galen が 500 冊の医学書を執筆する．
400	現代的な製本の先駆けである羊皮紙の写本が導入される．
885	イスラムの優れた医師 Al-Razi が，*Kitab Al-Mansuri* というギリシア医学の論文全 10 巻を執筆し，教義の保護に助力する．
1020	Ibn Sina（Avicenna）が欧州や中東の標準的医学テキストとして約 500 年間使用されることになる "*Al-Qanun fi al-Tibb*"（*The Canon of Medicine*：医学典範）を執筆する．
1090	女医 Trotula di Ruggiero が，女性医学に関する重要な数冊の書籍を執筆する．
1180	ユダヤ人哲学者であり医師でもある Maimonides（Moses ben Maimon）が，ギリシアや中東医学に関する重要な専門書 10 冊を執筆する．
1300	Taddeo Alderotti が初めて現代的な病歴を含んだ *Consila*（医学病歴本）を執筆する．
1363	法王 Clement VI 世の医師である Guy de Chauliac が，これまでで最も完全で学術的な外科についての書籍 *Inventarium sive Chirurgi Magna* を執筆する．
1440	Johann Gutenberg が活版印刷機を発明する．
1500	イタリアの学者 Aldus Manutius が，活版印刷術の開発を始める．イタリック体，セミコロン，現代式のコンマをつくり，ピリオドで文章を終えることを普及させる．
1516	Johann Froben がページ番号を初めて用いた書籍 Erasmus' *New Testament*（新約聖書）を出版する．ページ番号によって目録化，注釈，相互参照が改善される．
1542	Vesalius が人体解剖の木版画 600 枚を掲載した *De Humani Corporis Fabrica*（人体解剖学）を執筆する．
1604	Robert Cawdrey が 100 ページに 3,000 語を収録した最初の英語辞書 *A Table Alphabeticall of Hard Words* を出版する．

（続く）

> **も**し人がこれ（ライティング）を学ぶなら，彼らの精神に忘却を植えつけるだろう．つまり，彼らは書かれたものに頼ってしまい，記憶力を使うことをやめるだろう．
>
> Socrates（Platoによって引用）．BCE300年

当時の主要な本の総説で，自分たちの *Proceedings* は原著論文を発表し，さらに，出版の必須条件として査読形式を確立したといいます．しかし，今日私達が知っているような著者名と査読者名を伏せて行う査読（blinded peer review）の最古の記録は，1731年，"Society in Edinburgh" が出版したフランス版 *Medical Essays and Observations* の序文に残っています[5]．*Journal des scavans*（後の *Journal des savants*）と *Proceedings of the Royal Society* の2冊はともに，現在も出版されています．

1679年になり，*Nouvelles Déscouvertes sur Toutes les Parties de la Medécine* という医学専門の学術誌が，初めて出版されました．米国でも1797年に，*Medical Repository* という医学専門の最初の学術誌〔医学誌（medical journal）〕が，ニューヨークで出版されました．初期に出版された多くの学術誌と同様，その寿命はわずか数年間でした．1812年，*New England Journal of Medicine and Surgery and the Collateral Branches of Science* がボストンで出版されました．今日では *New England Journal of Medicine* として知られていますが，この学術誌は世界的に定評があるものの，Massachusetts Medical Society が発行する，公式には地域版の医学誌です．これは継続して出版されている医学誌のなかで，最も古いものです．

科学論文の発達

1859年，あるフランスの若手化学者が，フランス科学アカデミーによる自然発生説の最も革新的な検証実験に挑戦しました．この説は，生命体が非生命体から"自然に"発生できるというものでした．この化学者は賞を受賞し，彼の研究は自然発生説の議論に事実上の終止符を打ち，疾病の細菌論の構築に貢献しました[6]．

受賞した研究を論文として発表したとき，彼は実験方法（experimental method）を記述しました．実験方法を明確にすることがアカデミーの与えた課題だったからです．彼は科学論文（scientific article）に「方法」の項を初めて加えました．つまり，レンズや反射鏡，蚕桑関連病や滅菌，炭疽病や狂犬病のワクチンといった Louis Pasteur の多岐にわたる科学的業績のなかで，科学論文に「方法」の項を導入したことは，科学の全部門に影響を及ぼしたという点で，おそらく最も重要なものでしょう．

今日，私たちは科学論文の書式を，序論（Introduction），方法（Methods），結果（Results），および（And），考察（Discussion）の頭文字をとった **IMRAD**（"イムラッド"と発音）**形式**として認識しています[7]．1972年に，米国規格協会（American National Standards Institute：ANSI）はZ39基準を発表し，IMRADを科学情報を報告するための国内基準として規定しました．現

生物医学ライティングと学術出版の歴史に関する年表と主な出来事（続き）

1609	イタリアの Accademia dei Lincei が，学会の会報を科学学会による最初の出版物となる *Gesta Lynceorum* として出版する．
1665	Robert Hooke が初めて微生物のスケッチを載せた *Micrographia* を出版する．

III 期：メディカルライティングの形式化

1665	最初の学術誌であるフランスの *Journal des scavans* と英国の *Proceedings of the Royal Society* が出版される．
1669	Christiaan Huygens がおそらく最古と考えられるグラフを作成．グラフは，各年齢における，仮説上の 100 人からの生存者の期待数を示したもの．
1679	医学に特化した初めての学術誌 *Nouvelles Découvertes sur Toutes les Parties de la Medécine* の出版が開始される．4 年間にわたる出版の間，学術誌名を 4 回変更する．
1731	現代的な査読の過程が初めて記述される．
1740	ゲッティンゲン大学の Albert von Haller が，医学定期出版物について最初の包括的目録を作成する．
1755	Samuel Johnson は 43,000 語が定義され 114,000 の引用文が収録された最初の包括的な英語辞書である，*Dictionary of the English Language* を出版する．
1762	米国で最初の医学図書館が，フィラデルフィアのペンシルベニア病院に設立される．
1786	William Playfair が *The Commercial and Political Atlas* という本の中で，時系列折れ線グラフ，棒グラフ，円グラフといった統計グラフを初めて発表する．
1797	米国で初めての医学誌 *Medical Repository* がニューヨークで出版され，数年間だけ続く．
1812	世界中で最も古く継続的に出版されている医学誌 *New England Journal of Medicine* が，*New England Journal of Medicine and Surgery and the Collateral Branches of Science* として創刊される．
1823	*Lancet* がロンドンで創刊される．
1859	Pasteur が科学論文に「方法」の項目を追加し，IMRAD 形式が実質的に作成される．
1865	米国の John Shaw Billings が，将来，医学論文の包括的目録 *Index Medicus* になるものを作成する．彼は米国国立医学図書館 (US National Library of Medicine：NLM) の前身となる機関も設立している．
1867	Christopher Sholes, Carlos Glidden, Samuel W. Soule が，初めて商業的に成功したタイプライターを発明する．
1883	*Journal of the American Medical Association*（現在の *JAMA*）が創刊される．
1890	William Dorland が *American Illustrated Medical Dictionary* を出版する．
1898	米国医学図書館協会（Medical Library Association）が設立される．
1904	統計家 Karl Pearson が初めてメタアナリシスを実施する．メタアナリシスは科学論文そのものが研究データになる二次研究で，現在ではエビデンスに基づく医療の一部である．
1908	Thomas Stedman が *Stedman's Medical Dictionary* を出版する．
1911	ドイツの芸術家 Max Brödel が，最初のメディカルイラストの学部をジョン・ホプキンス大学医学部に設立する．
1925	*JAMA* の編集者 George Simmons と Morris Fishbein が，1972 年まで刊行される *Art and Practice of Medical Writing* を初めて出版する．
1940	ミシシッピバレー・メディカルエディター協会（Mississippi Valley Medical Editors Association）が設立される．その後，1948 年に米国メディカルライター協会（American Medical Writers Association：AMWA）となる．
1945	米国メディカルイラストレーター協会（Association of Medical Illustrators）が設立される．

（続く）

在，改訂された Z39.18 基準[訳注2] が世界中で使用されています．

系統的な生物医学ライティングと出版の始まり

1900 年代初期，医学誌のための執筆は，独特な知識体系としてまとまり始めました．私が見つけられたもののうち，本の標題に「メディカルライティング（medical writing）」という言葉を含む米国で最も古い本は，George M. Gould によって書かれた *Suggestions to Medical Writers* で，1900 年に出版されました[8]．1910 年と 1922 年には，米国医師会（American Medical Association）によって *Suggestions for Authors* の第 1 版，第 2 版が出版され，その後，1925 年には JAMA の編集者である George Simmons と Morris Fishbein が，*Art and Practice of Medical Writing* を出版しました．これは 1972 年まで出版され，1962 年に初めて発表された *AMA Manual of Style*[訳注3] の基礎となりました[9]．

1940 年，Harold Swanberg と彼の同僚は，**ミシシッピバレー・メディカルエディター協会（Mississippi Valley Medical Editors Association）**を立ち上げました．Swanberg は，1924 年に創刊された *Radiological Review* の創刊編集者で，医学会の会報や小さな学術誌の編集者，そして，これらに投稿する医師の支援に関心がありました．この団体は 1948 年に**米国メディカルライター協会（American Medical Writers Association：AMWA）**となりました[10]．長年の間，会員は医師に限られていましたが，現在では，管理機関への書類を作成する部門，医薬開発部門，学術出版部門，医師教育部門，医薬マーケティング部門，広報活動部門，患者教育部門，またはその他の専門分野で働く専門のメディカルライターや編集者が大半を占めています[11]．1992 年，AMWA の欧州支部は，姉妹団体として**欧州メディカルライター協会（European Medical Writers Association：EMWA）**を独立させました．

1957 年，**米国国立科学財団（National Science Foundation：NSF）**と**米国生物科学協会（American Institute of Biological Sciences）**が，**生物学編集者会議（Council of Biology Editors：CBE）**を設立しました．今日では**科学編集者会議（Council of Science Editors：CSE）**として，学術誌の編集長，編集責任者，原稿編集者，著者担当編集者，出版社，印刷業者，その他の学術誌作成に携わる人のための国際的団体となっています[12]．

学術出版界で次に生じた大きな変革は，1957 年に，*Journal of the American Medical Association*（現在の *JAMA*）が，論文に抄録を掲載することを慣例化したことでしょう．第 2 次世界大戦後，すべての科学分野は空前の発展をとげ，その結果，学術誌の数や，掲載される論文数が増加しました．臨床家や研究者が入手できる論文の数が膨大になり，読者は従来よりもはるかに論

学術誌は，本 1 冊を読むにはあまりにも怠惰すぎる，または忙しすぎる人を救済するためにつくられた．それは好奇心を満たし，苦労なく知識を得る手段である．

フランスのライター・最初の学術誌 *Journal des scavans* の創始者，Denis De Sallo（1626-1669 年）

訳注2）日本では科学技術振興機構が科学技術情報流通基準（Standards for Information of Science and Technology）を定めている．SIST08 改訂（2010 年）．

訳注3）邦訳は『医学英語論文の書き方マニュアル原書 10 版（共和書院）』．

生物医学ライティングと学術出版の歴史に関する年表と主な出来事（続き）

1955　Eugene Garfield がインパクトファクターを紹介．インパクトファクターは，出版された論文の引用パターンを基に学術誌の重要性を示すための指標として，予期せず使われるようになり，論争の的になる．

1956　1836 年に設立された軍医総監局図書館（Library of the Surgeon General's Office）が，米国国立医学図書館（NLM）と名称変更する．700 万点を備えた NLM は，世界で最も大きな医学図書館である．

1957　生物学編集者会議（Council of Biology Editors）〔現在の科学編集者会議（Council of Science Editors）〕が結成される．

1957　JAMA が出版論文とともに抄録の掲載を始める．

1960　生物学編集者会議（現在の科学編集者会議）が最初のスタイルマニュアルである Style Manual for Biological Journals〔現在の Scientific Style and Format〕を出版する．

1962　米国医師会（American Medical Association）が将来 AMA Manual of Style となる書籍の第 1 版を出版する．

1972　米国規格協会（American National Standards Institute）が Z39 基準を採用し，IMRAD を科学情報を発表するための公式基準として定める．

1973　科学ジャーナル協会（Association for Scientific Journals）がアメリカ電気電子学会（Institute of Electrical and Electronics Engineers：IEEE）の協力の下に設立される．その後，1977 年に解散し，1978 年に学術出版協会（Society for Scholarly Publishing）として再建される．

1974　米国国立科学財団（National Science Foundation）が学術出版のさらなる効率化の方法を研究するために，Innovation Guide Project に出資する．1978 年にこのプロジェクトは学術出版協会を組織するために，科学ジャーナル協会（Association for Scientific Journals）と合体．

1977　統計家 John Tukey が Exploratory Data Analysis を出版し，統計グラフィックに重要な進歩をもたらす．この書籍は他の新しい方法とともに箱ひげ図を紹介する．

1979　生物医学誌への投稿のための統一規定（Uniform Requirements for Manuscripts Submitted to Biomedical Journals）が国際医学雑誌編集者会議（バンクーバーグループ）によって紹介される．

1982　欧州科学編集者協会（European Association of Science Editors：EASE）が設立される．

1984　New England Journal of Medicine が利益相反に関する声明を発表する．

1987　Annals of Internal Medicine が構造化抄録を紹介する．

1989　米国医師会が第 1 回生物医学出版の査読国際会議（International Congress on Peer Review in Biomedical Research）を主催する．

1992　最初の完全電子医学誌 Online Journal of Current Clinical Trials が，米国科学振興協会（American Academy for the Advancement of Science：AAAS）とオンラインコンピューター図書館センター（Online Computer Library Center：OCLC）によって着手される．

1994　認知科学の Stevan Harnad 教授が，誰もが無料で読めるようにオンライン上に著者が自らの論文を掲載する科学論文のセルフアーカイブを提唱する．

1995　世界中の医学誌編集者を支援する実質上の組織，世界医学編集者協会（World Association of Medical Editors：WAME）が設立される．

1997　ランダム化比較試験を報告するための，Consolidated Standards for Reporting Trials Statement（CONSORT 声明）が発表され，報告基準運動が開始される．

1997　米国国立医学図書館（NLM）が世界で最も包括的な医学論文の目録である MEDLINE の無料オンライン版，PubMed に着手する．

1999　医学分野で初のオープンアクセス誌の 1 つであるオンライン学術誌，Journal of Medical Internet Research（JMIR）が利用可能となる．

2000　営利目的のオープンアクセス出版社，BioMed Central が活動を開始する．

（続く）

文の選択に気を使う必要が生じました．抄録は，読むべき論文を選び，読む必要がないものを避けるのに役立ち，その機能は今も引き継がれています．

1968 年に，シアトルのワシントン大学に勤める著名な腎臓専門医の秘書であった Augusta Litwer は，ある学術誌で不採択になった論文を他の学術誌へ投稿するために，違うフォーマットや文献スタイルで論文を打ち直すことにうんざりしていました．彼女は *Annals of Internal Medicine* や *Journal of the American Medical Association*，*New England Journal of Medicine* の編集者へ手紙を書き，投稿規定の統一を考えるよう頼みました[13]．

10 年後，Litwer の提案について話し合うため，*Annals of Internal Medicine* の編集者 Ed Huth，*British Medical Journal* の編集者 Stephen Lock，*American Review of Respiratory Disease* の編集者 John Murray，*JAMA* の Therese Southgate が，ブリティッシュコロンビアのバンクーバーで医学誌の編集者会議を開きました．そこで発足した国際運営委員会は，後にその名前を**国際医学雑誌編集者会議**（International Committee of Medical Journal Editors：ICMJE）に改めます．しかし，初めての会合場所がバンクーバーだったため，ICMJE はいまだによく**バングーバーグループ**（Vancouver group）として紹介されます．

バンクーバー会議の結果，**生物医学誌への投稿のための統一規定**（Uniform Requirements for Manuscripts Submitted to Biomedical Journals）がつくられました．これは，**統一規定**（Uniform Requirements）や**バンクーバースタイル**（Vancouver Style）とも呼ばれる，生物医学誌，特に臨床系学術誌への投稿原稿に関するガイドラインです．2008 年 1 月現在，世界中の約 650 誌が統一規定を採用し，世界中の秘書，編集者，そして執筆者の，原稿準備にかける時間と労力を大きく節約しています[14]．

ICMJE の設立に続き，1995 年には，共通の目的をもつさらに包括的な団体として，**世界医学編集者協会**（World Association of Medical Editors：WAME，ワミィと発音）が設立されました．会員は世界中の医学誌の編集者や学者で，主にオンラインで情報を交換し，査読制をもつ医学誌の編集者間での，国際的な協力を促進しています．WAME は無料で，国を問わず，査読制の医学誌で決定権をもつ編集者や，学術出版に関心をもつ人なら誰でも入会できます[15]．

最近の査読に関する試みとして，神経科学論文査読コンソーシアム（Neuroscience Peer Review Consortium）があります．これは不採択になった論文の査読を，他誌と共有することに同意した学術誌のグループです．多くの良い論文が，研究の質ではなく，学術誌の出版の条件と合わないために不採択になっています．このような場合，著者は最初の学術誌での査読を 2 番目の学術誌へ転送してもらうことができます．2 番目の学術誌がその査読を受け

1 ヘルスサイエンスにおけるライティングと出版の概要

生物医学ライティングと学術出版の歴史に関する年表と主な出来事（続き）

2000　オープンアクセスの生物医学や生命科学誌のデジタルアーカイブである PubMed Central が米国国立医学図書館によって始動する．

2003　世界的な科学知識基盤のための実用手段としてインターネットを促進するために，「科学と人文科学における知識のオープンアクセスに関するベルリン宣言（Berlin Declaration on Open Access to Knowledge in the Sciences and Humanities）」が発表される．

2004　オープンアクセス医学誌 *PloS Medicine*〔科学公共図書館（Public Library of Science）〕が始動する．

2008　神経科学論文査読コンソーシアム（Neuroscience Peer Review Consortium）が不採択原稿の査読を，著者が他の関連学術誌に論文を投稿する際に転送することを許可する．

入れれば，再度の査読は不要であり，2番目の学術誌はより早く論文を出版できます（http://nprc.incf.org/ 参照）．

科学的な報告と文書化の進歩

　システマティックレビュー（systematic review）は臨床医学の領域では1980年代に普及しました．1950年代に教育分野で発達したシステマティックレビューは単に，「ある話題に関するすべての研究を系統的に収集し，事前に決めた判定基準に沿って研究を選び，それぞれの研究から必要とする情報を抜き出し，エビデンステーブルに結果を示し，エビデンス全体を考慮して結果を解釈する」というものです．

　臨床医学におけるシステマティックレビューでは，患者集団，介入，研究デザイン，結果変数がレビューの適格基準を満たすかどうかを判断するため，数十，数百もの標題と抄録が検討されます．しかし，従来の（研究を行ったことを簡単に知らせることを主眼とする）**報知的抄録（informative abstract）**は，1つの段落のみで，単語数は150単語ほどに制限されています．論文があるテーマのシステマティックレビューの適格基準を満たすか否かをこのような短い抄録から判断することは困難です．従来の報知的抄録には，情報，つまり標準化された情報があまり多く含まれていません．

　この問題に対して，1987年に，**構造化抄録（structured abstract）**が臨床系学術誌に導入されました[16]．IMRADの見出しに対応する背景，目的，患者，介入，アウトカム，結果，結論といった一連の見出しによって，構造化抄録はシステマティックレビューのためのふるい分けと一般読者などのための情報をまとめ，内容も250単語まで拡大しました．この単語数の増加と，標準化し，系統化された情報の組み合わせにより，読者の論文選択の正確さが改善されました．

第一に，文書は言語学（philological）上の，また辞書学（lexicographical）上の問題を抱えている．そして，それらは特殊化した，簡潔で，格言的なスタイルで書かれており，構文上の問題がたくさんある．しかし最大の問題は，多くの病名，薬名を英語に訳せないということである．

Warren R. Dawson. 過去20世紀の伝承医学を報告した，BCE1500年ごろに書かれた（推定）最古のエジプト医学文書である *Papyrus Ebers* を，古代エジプトの神官文字（象徴文字から進化した筆記体）からドイツ語，そして，英語に訳す際の問題として述べたもの（神官文字の医学文書を訳しているとは，わからなかっただろう．どちらも理解するのは難しいのである）．

臨床医学においてシステマティックレビューは，1990年代に起こった**EBMムーブメント（evidence-based medicine movement）**の一部となりました．詳しい文献調査の結果，多くの研究に研究自体の実施やその報告（またはその両方）で不十分な点があることが判明し，発表された結論をそのままでは信用できないことがわかりました．1930年代に仮説検証が医学論文に導入されて以来，臨床的な論文における統計学上の誤りに関する何百もの研究が発表されました．これらの研究のほとんどは，先進国で出版された一流の学術誌論文を調査したもので，医学の全分野にまたがりました．この調査によって，統計解析について記述している論文の50%以上が，誤った手法や統計の報告を行っていることがわかり，その多くが，著者の結論に疑問を投げかけるほど深刻なものでした．実際，不十分な統計報告に関する問題は，医学界で長年広く蔓延しており，潜在的に深刻なものであるにもかかわらず，十分認識されていません[17]．

1997年，クリーブランドクリニックに勤めていた無名のメディカルライターと若手統計学者（つまり，私と私の同僚であり，共著者でもあるMichelle Secic）が，最初の包括的な**統計的報告のガイドライン（statistical reporting guidelines）**を発表しました．私はメディカルライター，そして編集者として，統計の解釈や報告について知りたかったのです．主要なスタイルマニュアルは，統計報告に関して何も記載していませんでした（P値のPは大文字のイタリック体を使用すべきということくらいでした．私はもっと多くの内容を望んでいました）．学術誌の執筆や出版に関する主要な本もまた，その主題については何も記載していませんでした．最終的に，私は，前述の統計的な誤りに関する研究を系統的に集め，それらを一連の報告ガイドラインへ統合し，『わかりやすい医学統計の報告：医学論文作成のためのガイドライン（*How to Report Statistics in Medicine: Annotated Guidelines for Authors, Editors, and Reviewers*）』という本として発表しました（その本は1997年に米国内科学会（American College of Physicians）によって出版され，2006年に第2版が出版されました[訳注4]）．

訳注4）邦訳は中山書店より刊行．

臨床研究の報告は不十分なことが多いという問題に，何人かのメタアナリシスの専門家，学術誌編集者，研究者が向き合いました．それが1997年に，ランダム化（比較）試験報告のための**CONSORT声明**の発表によって始まった**基準運動**です[18]．CONSORT声明（CONsolidated Standards Of Reporting Trials）は，ランダム化試験を報告する原稿で記述すべき22項目（具体的には46の質問）のチェックリストで構成されています．CONSORT声明を採用する学術誌は，記入ずみのチェックリストを原稿と一緒に提出するよう求めています．なぜなら，それによって試験の最も重要な項目が記載されていることが保証され，各項目が記載された原稿のページ番号の提示に

より，査読が迅速に行われるからです．
　CONSORT 声明は，類似した他の取り組みのモデル[訳注5]となりました．

訳注5）各声明の内容は，中山健夫，津谷喜一郎編，『臨床研究と疫学研究のための国際ルール集（ライフ・サイエンス出版）』を参照．

- **QUOROM 声明**（Quality of Reporting of Meta-analyses：メタアナリシスの報告の質）．ランダム化試験のメタアナリシスを報告するためのもの．**PRISMA 声明**（Preferred Reporting Items for Systematic reviews and Meta-Analyses：システマティックレビューやメタアナリシスのための望ましい報告項目）へ改訂[19]．
- **STROBE 声明**（Strengthening the Reporting of Observational Studies in Epidemiology：疫学における観察研究の報告の強化）[20]
- **TREND 声明**（Transparent Reporting of Evaluations with Nonrandomized Designs：非ランダム化研究の透明性のある報告）[21]
- **MOOSE 声明**（Meta-analysis of Observational Studies in Epidemiology：疫学における観察研究のメタアナリシス）[22]
- **STARD 声明**（Standards for Accurate Reporting of Diagnostic Tests：診断確度に関する正確な報告のための基準）[23]
- **ORION 声明**（Outbreak Reports and Intervention studies Of Nosocomial infection：院内感染に関する発生報告や介入研究）[24]
- **STREGA 声明**（STrengthening the REporting of Genetic Association Studies：遺伝的相関研究の報告の強化）[25]

　これらを含む各種ガイドラインは，**EQUATOR イニシアティブ**（Enhancing the QUAlity and Transparency Of health Research：健康調査研究の質と透明性の促進）から入手できます[26]．EQUATOR は報告ガイドラインの開発者，医学誌の編集者，査読者，研究資金団体，研究や研究刊行物の質の改善に関心をもつ人々の団体です．
　このように臨床研究の報告基準は確立されつつありますが，基礎科学に関しては，同様の基準はほとんどみられません．この本を書くにあたり私が行った調査では，実験結果や手順を報告した論文の妥当性を評価した研究や，これらの実験結果や手順を学術誌で報告するためのガイドラインは見つかりませんでした．論文における正確で，完全，一貫した文書化を保証し，読者とのコミュニケーションを確実にするためにも，このようなガイドラインは必要でしょう．
　しかし，基礎科学のための包括的報告ガイドラインの提示には，それを主題とする（他の著者による）別の本が必要です．本書の 10 章では，ブロット，ゲル，顕微鏡写真などの実験画像の他に，心エコー像，X 線写真，CT スキャン像などの，現在，報告ガイドラインがない臨床画像の記録のための

暫定的なガイドラインを提案しています．生物医学的画像は結論を導き出すのに用いられるデータの一部ですが，その解釈はしばしば主観的です．したがって，画像の撮影状況を文章で表し，特定の解釈を裏付ける特徴を明確に示すことは，科学コミュニケーションにおいて重要なことです．

　一方で，基礎科学ではデータ，特に遺伝子やプロテオミクス研究に関連したきわめて膨大なデータの保管や共有に関する報告基準を発展させています．**プロテオミクス（proteomics）**（タンパク質の構造，機能に関する大規模な研究），**ゲノミクス（genomics）**（有機体のすべての遺伝子構造に関する研究），**マイクロアレイ（microarray）**（さまざまな遺伝子を特定するために使われる何万もの微細な DNA を含んだ小さなかけら）に関する分析は，すべて多量のデータを生みます．特に，**生物学・生物医学研究の最小限情報（Minimum Information for Biological and Biomedical Investigations：MIBBI）**戦略は，このようなさまざまなプロジェクトをまとめています[27]．MIBBI プロジェクトは**プロテオミクス基準活動（Proteomics Standards Initiative）**，**ゲノミクス基準コンソーシアム（Genomics Standards Consortium）**，**マイクロアレイ遺伝子発現データ学会（Microarray and Gene Expression Data Society：MGED）**，**生物学的調査のための体制報告に関する作業部会（Reporting Structure for Biological Investigations Working Groups）**の共同参画を通して，2006 年に始まりました．たとえば，MGED は実験結果の解釈のため必要とされる情報，また，実験の再現のために潜在的に必要とされる情報を特定する**マイクロアレイ実験についての最小限情報（Minimum Information About a Microarray Experiment：MIAME）**プロジェクトを支援しています[28]．

科学論文の種類

　科学研究は大きく 4 種類の研究に分類することができます．つまり，自然の世界を記述（describe），説明（explain），予測（predict），操作（manipulate）しようと試みることです．過去 4 世紀にわたり，5 種類の科学論文，つまり，観察研究論文，理論論文，実験論文，方法論的論文，総説論文が，このような研究を記録するために生まれてきました．これら 5 種類の科学論文は今でも学術出版の大黒柱です．

観察研究論文

　科学は観察と記述から始まります．基礎科学の主な活動の1つは，私たちの通常の感覚能力を超えた構造と過程の観察方法を開発することです．観察物を客観的で再現性のある用語で説明，定義できるように，観察はすぐに記述され，測定されます．次に，測定は分析と実験を可能にします．量的，質的分析はさまざまな状況の下，さまざまな詳述レベルで，物理的実体の本質の「観察」を可能にする，基本的には記述的な行為です．

　臨床医学で最も重要な観察研究論文（observational article）は，症例報告，症例集積，横断研究，症例対照研究やコホート研究を含んだ疫学研究です．

　症例報告（case report） は1人の患者の観察からなります．ある意味で，症例報告は医学の基盤です．つまり，それは患者の疾患や障害の評価記録です．症例報告では，まれな状態に関するもの，よくある病気の珍しい症状に関するもの，または，重大な臨床上，病理学上の発見や出来事に関するものは，特に興味深いものとなりえます．たとえば史上初の喉頭部全移植に関する症例報告は，重大な医学の進歩を記述しました．しかし1人の患者の観察から一般論を導き出すことは，困難であることも確かです．薬の副作用を記述した症例報告は，それ自体では，特に役立つことはなく，発表の価値もないかもしれません[29]．医学的珍事（medical curiosity）もまた，たとえ臨床的意味合いがほとんどない場合でも，症例報告として発表されます（たとえば「潰瘍性ニンテンドウ炎（Ulcerative Nintendinitis）：コンピューターゲームによる反復性・ストレス疲労障害」）．

　重要で出版に値する症例報告はまれです．あなたが専門分野において駆け出しのころは，症例報告は比較的準備しやすいものですが，特に人の注意を引くものではないため，学術誌での発表は難しいでしょう（しかし，訓練の一環として書くのなら，Milos Jenick の *Clinical Case Reporting in Evidence-Based Medicine* が参考になります訳注6)[30]）．一方で，症例報告のみを出版する新しい学術誌がいくつかあります．*Cases Journal*（http://www.casesjournal.com）や *Journal of Medical Case Reports*（http://www.jmedicalcasereports.com）は，Science Navigation Group（http://www.casesnetwork.com/）の出版するオープンアクセスの学術誌で，査読が迅速です．*BMJ Case Reports* は英国医師会（http://casereports.bmj.com）が出版しています．*Journal of Radiology Case Reports* は，EduRad という医学・放射線学教育を推進する非営利団体（http://www.radiologycases.com/index.php/radiologycases）が運営するオープンアクセスの，相方向的な学術誌です．

　症例集積（case series） は2人以上の患者の観察を集めたものです．症

訳注6）邦訳は『EBM時代の症例報告（医学書院）』．

例集積はまれな疾患，新しい疾患や珍しい疾患の発生を記述するのに有用です．現在，AIDS として知られている臨床症状は，最初に症例集積で報告されました．しかし，症例報告と同様に出版できる良い症例集積はまれなので，投稿規定を満たすために多くの時間をかけて執筆することをもう一度よく考えてみるべきです．

横断研究（cross-sectional study）は郵送調査，電話インタビュー，構造化面接調査，標準化テスト，臨床指向の質問票調査（たとえば，生活の質や精神疾患の可能性を測定するため），診療記録調査，データベース研究といった，ある一時点でのさまざまなデータ収集方法を含みます．横断研究は，ある疾患の頻度を明確にし，変数間の関係を調査し，そして時間の経過とともにくり返せば，集団における変化を追跡できます．

症例対照研究（case-control study）は，同じ母集団から，関心の対象となるアウトカム（疾患，傷害，治療の合併症など）をもつ人ともたない人とを過去にさかのぼって系統的に同定し，アウトカムの原因や予防に関係する要因を特定するため，曝露歴[訳注7]を比較します．研究者は，直接患者と接触することもあれば，大規模なヘルスケアデータベースや臨床登録，その他の史料など，既存のデータを解析することもあります．

訳注7）アウトカムの原因・リスク因子となる要因をどの程度もっているか，またはもっていないか．

コホート研究（cohort study）は，関心の対象となるアウトカムが少なくとも数人に発現するまで，対象グループを追跡して観察します．次に，潜在的な原因因子と予測因子を決定するため，アウトカムの有無によって対象者を比較します[訳注8]．このような研究は，母集団における新しい疾患や障害の発生頻度を決定するのに特に適しています．

訳注8）さらに原因または予測因子をもつ集団ともたない集団でアウトカムの頻度を比較する．

理論論文

理論論文（theoretical article）は自然科学的，生物学的，社会的現象の基礎をなす法則や原理を特定することを試みます．良い理論はデータと一致し，十分な説明や予測力をもち，創造的です．つまり，それらは現象を研究するための新しいアプローチを示すものです．また，理論と原理は検証が可能で，データに基づく支持や却下が可能でなくてはなりません．

実験論文

実験論文（experimental article）はシステムのある部分における変化や変異性が，他の部分にどのように関わるかを検証した研究の報告です．実験結果は説明と予測の根拠となり，最終的にはアウトカムに影響していきます．

臨床医学において最も重要な実験論文は，治療に関するオリジナル研究

(original research）で，特にランダム化比較試験の報告です．**ランダム化比較試験（randomized controlled trials：RCTs）**は，誤差，交絡，バイアスを回避するのに最適な方法で，介入の有効性を検証するために好んで用いられます．ランダム割付け，群割付けにおける，（時にプラセボを用いて）患者と調査者の盲検化，保守的な統計的仮定を用いることは，意図的または無意識に生じるバイアスを避けるRCTsの一般的な特徴です．米国食品医薬品局（US Food and Drug Administration：FDA）は新薬の承認に，有効性に関する「きわめて重要な研究」として，有効性を示した2つのRCTsを要求しているため，RCTsは広く医薬品開発にも用いられています．

方法論的論文

方法論的論文（methodological article）は新しい計測方法や解析技術，新しい外科的手術方法，新しい統計手法など，研究方法や手段の技術的進歩に関する報告です．技術は科学に一定の進歩をもたらします．そのために，新しい技術の発達，評価，応用が，方法論的論文で報告されます．

総説論文

学術誌では，一般的に従来の叙述的レビュー論文（narrative review article）とシステマティックレビュー論文（systematic review article）の2種類の総説論文（review article）があります．**叙述的レビュー論文**は学術誌編集者の要請を受けて，専門家が書くのが普通です．ある話題をまとめるとき，専門家は自分の経験や個人的な嗜好で選んだ論文を基にします．しかし，それぞれの専門家が，異なる経験を積み，異なる学術誌を読み，異なった論文から異なった情報に基づいて結論を導くため，同じテーマでも叙述的レビューが同じ内容になることはまずありません．叙述的レビューは幅広い概論または要旨で，教科書の内容と似ているものもあれば，最新の話題を詳細に述べているものもあります．

対照的に**システマティックレビュー論文**はデータ収集に先立ち，明確に述べられた，規則的で再現性がある手順を踏んで編集されます．それは独特な研究手法といえます．研究者は同じ仮説を検証している論文すべてを系統的に同定，収集し，これらの論文から系統的に同じデータを抽出してエビデンステーブルにまとめ，エビデンスを評価します．条件が許せば，適格な研究の数値結果を**メタアナリシス（meta-analysis）**で統計的に統合します．

経験の浅い生物医学専門家には，システマティックレビューは特に興味深いものになります．多くの臨床家や研究者は，訓練の一環として少なくとも

薬とは，ラットに注入されて科学論文に掲載されるすべての物質である．

著者不明．皮肉屋の学術誌編集者であろう．

1本の論文を発表することが求められます．しかし，彼らが重要なオリジナル研究を行うための資金，専門的知識，資源，洞察力，指導者をもっていることはあまりありません．また，競争に勝って研究助成金を得ることも限られています．しかし，システマティックレビューでは，比較的若手の研究者でも重要な問題に答え，指折りの学術誌に結果を発表することができます[31]（科学教育におけるシステマティックレビューの価値に関する考察は**付録**を参照）．

学術誌における他の報告形式

短報（brief communication）は重要な知見に関する短いレポートで，通常の論文（full article）よりすみやかに出版されます．このような報告は，投書より長く，通常の論文より短いかもしれません．多くの短報は研究方法や結果の詳細を含まず，たいていの場合，750単語と2～3つの図表までというような制限があります．

ほとんどの学術誌は，重要で時宜を得た，公開の意見交換や討論の場を提供する論説や投書なしでは成り立ちません．通常，**論説**（editorial）や**解説**（commentary）は編集者が研究者に依頼します．しかし，最新の出来事や発表されたばかりの論文に意見を述べたり，論争の的となっている主題に関する討議を始めるために投稿されることもあります．**投書**（letter to the editor）は1～2つの主張をするために，編集者に宛てて書かれた短い手紙です．その内容は，発表されたばかりの論文に対する批評，現在生じている専門的問題に対する意見，または，新しい研究構想の公表などです．

最後に，多くの学術誌は書評，エッセイ，ニュース項目，学術集会案内や概要，行事予定，案内広告，時には死亡記事，詩，感動的な写真，興味をそそる科学的画像などさまざまな情報を掲載します．*BMJ*（*British Medical Journal*）や *Public Library of Science* といったいくつかの学術誌は各ホームページでブログを提供しており，誰でも発表論文や最新の話題にコメントし，問題を議論し，読者同士で交流ができます．

学術誌の種類

　学術誌は，その特徴によって**記録学術誌（archival journal）**，**総説学術誌（review journal）**，**応用学術誌（applied journal）**，非定期購読の**無料配布ジャーナル（controlled-circulation journal，またはタブロイド版〈tabloid〉や"読み捨て誌〈throw-away〉"）**に分けられます．記録学術誌は最も重要なオリジナル研究を出版します．総説学術誌はさまざまな話題についての研究をまとめます．応用学術誌は医療（生涯教育に関する学術誌など）や実験科学の実践の改善に努めます．そして，無料配布ジャーナルは主に読者を広告に引きつけるため，時事ニュースを掲載したり，旅行先の宣伝をしたり，興味深い記事の特集などを行います．

　記録学術誌には，医学研究や生物医学研究の大集団を対象とした**総合医学誌（general medical journal）**（*Lancet* や *Annals of Internal Medicine* など），**総合科学誌（general science journal）**（*Nature* や *Science* など），さらに分野を限定した**専門誌（specialty and subspecialty journals）**（たとえば，*Surgery* は一般的な外科学術誌，*Orthopedic Clinics of North America* は整形外科の専門誌，*Journal of Knee Surgery* は整形外科の下位分野の専門誌）があります．

　前述した学術誌の各分類は，いわゆる「一流（first-tier）」，「二流（second-tier）」，「三流（third-tier）」学術誌へと，重要度順にさらに分類されることもあります（学術誌ランキングの議論は 11 章参照）．公式の定義はありませんが，各分野の臨床家や研究者は学術誌のランクをよく知っています．つまり，各領域での評判（prestige）による独自の学術誌の序列があるのです．徐々に重要度が高い学術誌に出版していくことは専門家が力をつけていることを示す基準の一つです．

　「**最後の楽園（頼み）誌（*Journal of Last Resort*）**」として一般的に知られている学術誌についても，述べるべきでしょう．それはあらゆる分野のほとんどの論文，往々にして他の学術誌で不採用になった論文を出版する学術誌です．「最後の楽園誌」を科学者の試行錯誤のパロディである *Journal of Irreproducible Results*（http://www.jir.com）と混同してはいけません．（「*JIR* は意図的に偽善，傲慢，これみよがしの長たらしく婉曲な表現をすることを目指しています．本誌は（本当の学術査読誌の）厳しい，面倒な環境から離れてホッと一息つける場所です．（学術活動の合間に）*JIR* で気分転換してください」とあります）．

　どういうわけか，単に良い医師，または良い研究者であるという理由で，成功を収めている分野とまったく別の分野でも，その医師は同じように成功できると信じられている．文書を書くことは特別な分野なのだ……．執筆の技術，技法，作業の訓練には，かなり多くの時間を要するのだ．

ミズーリ大学，ジャーナリズム学の准教授，J. Linwood Cutler，1957 年

電子出版物

オンライン学術誌

1992 年，米国科学振興協会（American Academy for the Advancement of Science：AAAS）とオンラインコンピューター図書館センター（Online Computer Library Center：OCLC）は，初の完全オンライン医学誌である *Online Journal of Current Clinical Trials* を出版しました．今では，当たり前になりましたが，その新しい学術誌の利点は，以下のようにニュースリリースに掲載されました．

- 学術誌が論文を受理して 48 時間以内に，読者は発表論文を読める．
- すべての読者が同時に新しい論文を利用できる．印刷の学術誌にあるような出版上の「制限」はない．
- 読者は任意の言葉や言葉の組み合わせを含む論文を検索できる．
- 読者は掲載された論文に関係する投書，反証，撤回について，自動的に通知される．
- 読者は，リンクから論文中の引用文献の抄録へアクセスできる．
- 読者は，読みやすいようにページを拡大できる．
- 読者は，ダウンロードやファックスですぐに論文のコピーを入手できる．たいてい追加料金がかかるが，時には無料である．
- 読者は，関心のある分野の論文について，自動的にファックスやメールの通知を受け取るように登録できる．

BioMed Central が出版している学術誌など，完全オンラインの学術誌もありますが，通常，電子出版は従来の印刷出版を補完するものです．オンライン版がない印刷学術誌でも，その多くはホームページをもっています．オンライン版は出資している学会の会員は無料，非会員は論文ごとに課金されるかたちで利用可能なこともあります．近年多くの学術誌はオンライン投稿を求めています．原稿はオンライン上で，登録，査読，原稿整理とコード化，著者校正，印刷と電子出版を促進する統合された原稿追跡プログラムで管理されます．

電子学術誌のもう 1 つの例は，*Journal of Visualized Experiments*（JoVE；http://www.jove.com）です．これは査読制をもつ，生物学研究や実験手順に関するオープンアクセスの新しいオンラインビデオ学術誌であり，PubMed にも収録されています．印刷学術誌よりも詳細にわかりやすく実験を説明

し，新しく複雑な実験手法の習得にかかる時間を減らすためにつくられました．「ビデオ論文」は実験を段階的に実演し，手法について著者の短い考察を載せることができます．招待形式の「ビデオインタビュー」は，研究について，優れた見解を示す世界的な研究者を特集するものです．

原稿のデジタルファイルは，オンラインで閲覧できるようにコード化が必要ですが，電子学術誌は印刷，郵送費用がかからず，収納量が限られた高額な図書館の棚を占めることもありません．しかし，実際に製本された学術誌がないと，電子学術誌は保管に関わるいくつかの難題を抱えることになります．印刷学術誌は何百年もの間続いてきたため，棚から1冊取り出してはページをめくるという，印刷学術誌の物理的な使用法は変わらないでしょう．デジタル形式での保存やアクセスは，そんなに単純ではありません．実際のファイルの保管場所や保存方法が問題になる可能性があります．これまでの経験から明らかなように，電子ファイルは定期的に最新のデジタル形式で，最新の記録媒体に更新するか，旧式のフォーマットや記録媒体を使うために古い技術を維持しなければなりません．

前刷りサーバー

従来の**前刷り**（preprint）は，学術誌にまだ出版されていない論文の草稿のことです．前刷りは正式に学術誌へ投稿する前に，非公式な査読の過程として同僚の間で回覧されます．**前刷りサーバー**は著者が原稿の前刷り（またはeプリント）を誰でも論評できるように掲載するホームページです．それゆえ，前刷りサーバーは出版前に研究結果についての精力的な情報交換の場を提供し，投稿論文の質を向上させます．米国科学アカデミー（National Academy of Sciences：NAS）と科学公共図書館（Public Library of Science：PloS）は，前刷りサーバーをもっています．*Nature* は「正式に投稿する前に，広く認められた団体による前刷りサーバーに，該当分野における他の科学者による論評のために論文を事前掲載することを容認，奨励する．関係する前刷りサーバーの詳細と受付番号は，*Nature* への投稿原稿の添え状（cover letter）に記載を求める」としています．

オープンアクセス出版

オープンアクセス出版（open-access publishing）は科学論文や学術誌をオンライン上で掲載することです．オンラインでは，出版後すぐに誰でも無料で，また，著作権や使用制限もほとんどなく利用できます．この活動は定期購読料，学術誌の印刷，郵送による遅れといった従来の障害を回避しなが

300年前の *Journal des scavans* の文章を簡単に読める一方，磁気媒体上の惑星間宇宙船の録画は，つくられてからたったの20年で，不備が起きている．商業デジタル保存会社でさえ光ディスクの寿命が，50年〜100年という短期間であると認識している．

Scholarly Journal の著者，Karen L. MacDonell．1999年

ら，世界中の科学者や一般の人たちに科学情報を広く迅速に伝えたいという願いによって推進されています．

オープンアクセス出版では，査読，編集，電子閲覧のための変換といった原稿処理の費用は著者に課金されますが，通常，それらは著者の所属機関や研究助成金から支払います．少し異なった形式として，たとえば，印刷出版後6か月～1年で，論文使用を自由にすることがあります．こうすれば印刷出版は，購読料の有無にかかわらず広告が学術誌の出版費用の大半を賄うという印刷指向の経済モデルを保てます．

すべての主要なオープンアクセスの出版社と学術誌は，論文を選択し洗練するため，査読制に積極的です．しかし，**オープンアクセスアーカイブ**（open-access archive）や論文の**保存機関**（repository）自体は査読をせず，他で査読済の論文をオンライン上に掲載するだけです．アーカイブは大学や研究機関，学会の資金援助を受けており，**オープンアーカイブ構想**（Open Archives Initiative）に参加していれば，連携しているアーカイブの掲載論文を利用者が探すことができます．この構想は電子文書を「共同利用可能」にする一連のコードや，「メタデータ・タグ」（「日付」，「著者」，「標題」，「学術誌」など）からなります．メタデータ・タグによって，保管されたすべての論文を，世界的に1つにまとまったコレクションのように検索し，引き出せるようになります．

オープンアクセス誌（open-access journal）は査読後に，受理された論文をオンラインで掲載します．印刷学術誌と同様に，多くのオープンアクセス誌は，運営体の大学や学会から資金援助を受けています．著者やその所属機関，助成機関は，通常，投稿料や手数料を払います．また，オープンアクセス誌は，印刷学術誌で行われているように，発展途上国の著者には支払を免除することがあります（医学，歯学，看護学，公衆衛生学におけるオープンアクセス誌の一覧は，http://www.doaj.org を参照）．

セルフアーカイブ

セルフアーカイブ（self-archiving）は出版社によるものだけではなく，著者が科学論文をオンライン上に掲載するオープンアクセス出版の方法の1つです．研究施設が運営するセルフアーカイブのサイトは，所属研究者の論文を掲載します．または，PubMed Central のような他のオープンアーカイブサイトが運営することもあります．著者は未発表の論文をそのようなアーカイブサイトに，通常，自由に保管できるもので，多くの学術誌も，著者が発表論文をアーカイブに保管することを認めています．

一般的に，学術誌は発表論文の著作権を所有し，論文の掲載場所を決める

法的な権利をもちます．学術誌は，たとえば論文の出版から，1年間は公的に入手できないというような条件つきで，著者所属機関のウェブサイトや，中央管理機関に発表論文のPDFファイルの掲載を認めることがあります．

書籍

　科学分野において書籍（本）(book) は重要なコミュニケーション方法の1つです．専門分野で経験が浅いころは，本の執筆を依頼されることはないかもしれませんが，本の1つの章を書いたり，先輩の執筆補助を頼まれたりするかもしれません．その場合，依頼を受けるかどうかをよく考えましょう．関心のある話題に没頭する利点と，それにかかる多大な時間，また，金銭的，専門的報酬が割合少ないことを比較検討してください．学術機関が本や本の章の執筆を学術活動の業績と認めることはめったにありません．原著論文の筆頭著者であることが，いまでも学術活動の基準です．その一方，複数の編集者による，有名な教科書の執筆者になる利点はあるかもしれません．あなたの名前が，ある疾患や主題に関連づけて認識され，改訂版でもあなたの執筆部分の更新を依頼されるかもしれません．そうなれば，この関係を長期的に保つことも可能です．

　もちろん，あなた自身の本をつくることもできます．著者によっては，調査，執筆の過程のなかに報酬があると考え，出版社を決める前に本を書く人がいます．時には，一連の関係論文，または，講演や講義のときに作成，収集した資料が本になることもあります．書き始める前に出版社を見つけることを好む著者もいます．彼らは本の説明，著者の経歴，対象となる市場の特性と出版規模に関する目安，目次，章の見本を盛り込んだ内容見本を準備します．そして，内容見本を検討してもらうために出版社へ送ります．

　もしあなたが本（特に科学的な本ですが，どのような種類でも）を書きたいと決めたら，慎重に計画を進めてください．本の執筆は，個人的にも，専門的にもやりがいのある経験ですが，それでお金を稼げる可能性はあまりありません．利益を得るには，その本が長い間かなり売れなくてはなりません．さらに，出版社が本の利益の90％を得ることが普通で，あなたは残り10％の印税（royalty）を共著者と分けなければなりません（印税率は交渉可能ですが，ほとんどの出版社は10％以上の支払いを渋ります．初めて本を書く著者にはなおさらです）．このように，科学分野で本を書くことは，通常，収入を得るためではなく，自分が好きですることであり，専門家としての貢献でもあります．もし，あなたが本を書くことに関心があるなら，ぜひ著者案内（Authors Guild, http://www.authorsguild.org/）を調べてくだ

> 編集者は無用のものと有用なものを識別し，その後，無用のものを印刷する人である．
>
> 米国の政治家・外交官，Adlai Ewing Stevenson (1900-1965年)

さい．この案内は出版契約に関する無料の法律アドバイスとともに，契約条項の解釈や出版社との交渉に関して役立つ情報を会員に提供しています．

将来

学術出版の動向としては，出版される研究の質，明確性，有用性を改善するために，より具体的な基準がつくられつつあります．学術誌は人が読むように意図されていますが，コンピューターが読めるようにも急速に対応が進められています[32]．つまり，コンピューター技術，インターネット，情報処理ソフトの進歩のすべてが，学術出版の分野を拡大と強化を支えているのです．生物医学研究のさらなる向上を保証する新しい手法として，以下があります．コンピューターをもった誰もが自由に利用可能なオープンアクセスの学術誌，テキスト，データ，ビデオ，オーディオ情報を表示，統合するマルチメディア学術誌，文献検索における感度，特異度，研究範囲の向上，論文だけでなく画像さえ「詳細レベル」でコード化され，より具体的な検索や，コンピューター補助のシステマティックレビュー・メタアナリシスが可能，などです．

文献

1. Crombie AC. **Commitments and styles of European scientific thinking**. Hist Sci 1995;33:225–38. Cited in: Taavitsainen I, Pahta P, editors. Medical and Scientific Writing in the Late Medieval English. Cambridge: Cambridge University Press; 2004.

2. Voigts LE. **Editing Middle English medical texts: needs and issues**. In: Levere TH, editor. Editing Texts in the History of Science and Medicine: Papers Given at the Seventh Annual Conference on Editorial Problems, University of Toronto, 6–7 November 1981. New York: Garland, 1981. Cited in: Taavitsainen I, Pahta P, editors. Medical and Scientific Writing in the Late Medieval English. Cambridge: Cambridge University Press; 2004.

3. Taavitsainen I. **Scriptorial 'house-styles' and discourse communities**. In: Taavitsainen I, Pahta P, editors. Medical and Scientific Writing in the Late Medieval English. Cambridge: Cambridge University Press; 2004.

4. Houghton, B. **Scientific Periodicals: Their Historical Development, Characteristics and Control.** London: Clive Bingley, 1975.

5. Kronick D. **The Literature of the Life Sciences.** Philadelphia: ISI Press; 1985:24.

6. Dubos R. **Louis Pasteur: Free Lance of Science.** New York: Charles Scribner's Sons, 1976.

7. **Scientific and Technical Reports–Preparation, Presentation, and Preservation.** ANSI/NISO Z39.18-2005 ISBN: 1-880124-66-1. Available at:http://download.www.techstreet.com/cgi-bin/pdf/free/455223/Z39-18-2005.pdf

8. Gould GM. **Suggestions to Medical Writers.** Philadelphia, The Philadelphia Medical Publishing Company, 1900.

9. Simmons GH, Fishbein M. **The Art and Practice of Medical Writing.** Chicago: American Medical Association, 1925.

10. Swanberg H. **History of the American Medical Writers' Association and its Previous Associated Organizations in Two Volumes. Volume 1. History of the American Medical Writers' Association (Including the Mississippi Valley Medical Editors' Association).** Quincy, Illinois: Society for Academic Achievement, 1965.

11. **American Medical Writers Association.** www.amwa.org. Accessed 3/1/07.

12. **Council of Science Editors.** www.councilofscienceeditors.org. Accessed 3/1/07.

13. Ferro LA. **The evolution of the "Uniform Requirements for Manuscripts Submitted to Biomedical Journals."** AMWA J. 1993;8(3):90–3.

14. International Committee of Medical Journal Editors. **Uniform requirements for manuscripts submitted to biomedical journals: writing and editing for biomedical publication.** http://www.icmje.org/index.html#top. Accessed 11/28/07.

15. **World Association of Medical Editors.** www.wame.org. Accessed 3/1/07.

16. Ad Hoc Working Group for Critical Appraisal of the Medical Literature. **A proposal for more informative abstracts of clinical articles.** Ann Intern Med. 1987;106:598–604.

17. Lang T, Secic M. **How to Report Statistics in Medicine: Annotated Guidelines for Authors, Editors, and Reviewers, Second Edition.** Philadelphia: American College of Physicians, 2006.

18. Moher D, Schulz KF, Altman DG, et al. **The CONSORT statement: revised recommendations for improving the quality of reports of parallel-group randomised trials.** Lancet. 2001;357:1191–4.

19. Moher D, Cook DJ, Eastwood S, et al. **Improving the quality of reports of meta-analyses of randomized controlled trials: the QUOROM statement.** Lancet. 1999;354:1896–1900.

20. von Elm E, Altman DG, Egger M, et al. **The Strengthening the Reporting of Observational Studies in Epidemiology (STROBE) Statement: Guidelines for Reporting Observational Studies.** Ann Intern Med. 2007;147:573–7.

21. Des Jarlais DC, Lyles C, Crepaz N, and the TREND Group. **Improving the Reporting Quality of Nonrandomized Evaluations of Behavioral and Public Health Interventions: The TREND Statement.** Am J Public Health. 2004;94:361–6.

22. Stroup DF, Berlin JA, Morton SC, et al. **Meta-analysis of observational studies in epidemiology: a proposal for reporting.** JAMA. 2000;283:2008–12.

23. Bossuyt PM, Reitsma JB, Bruns DE, et al. **Towards complete and accurate reporting of studies of diagnostic accuracy: the STARD initiative.** BMJ. 2003;326:41–4. Review.

24. Stone SP, Cooper BS, Kibbler CC, et al. **The ORION statement: guidelines for transparent reporting of outbreak reports and intervention studies of nosocomial infection.** J Antimicrob Chemother. 2007;59:833–40. Epub 2007 Mar 26. Review.

25. Little J, Higgins JPT, Ioannidis JPA, Moher D, Gagnon F, von Elm E, et al. **STrengthening the REporting of Genetic Association Studies (STREGA)—An Extension of the STROBE Statement.** PLoS Med. 2009; 6(2): e1000022. doi:10.1371/journal.pmed.1000022.

26. **Enhancing the Transparency and Quality of Health Research: The EQUATOR Network.** http://www.equator-network.org/

27. **Minimum Information for Biological and Biomedical Investigations (MIBBI).** http://openwetware.org/wiki/Minimum_Information_for_Biological_and_Biomedical_Investigations_(MIBBI)
28. **Minimum Information About a Microarray Experiment (MIAME).** http://www.mged.org/Workgroups/MIAME/miame.html
29. JAMA. **Instructions for authors.** http://jama.ama-assn.org/misc/ifora.dtl. Accessed 11/28/07.
30. Jenick M. **Clinical Case Reporting in Evidence-Based Medicine.** Second edition. New York: Oxford University Press, 2001.
31. Lang T. **Systematic reviews as research assignments for training physicians.** Acad Med 2004;79:1067–72.
32. Wager L. **Future visions for biology and medical journals?** Eur Sci Edit 2007;33:79.

参考資料

Guidelines for Genetic Association Studies Submitted to *Heart*. Heart. http://heart.bmj.com/ifora/heart_genetic.pdf. Accessed May 26, 2009.

Huth EJ. **Writing and Publishing in Medicine.** Baltimore: Lippincott, Williams & Wilkins, 1999.

Kronick DA. **A History of Scientific & Technical Periodicals, The Origins and Development of the Scientific and Technical Press, 1665–1790.** Metuchen, NJ: The Scarecrow Press, 1976.

Kronick DA. **Scientific and Technical Periodicals: A Guide.** Metuchen, NJ: Scarecrow Press, 1991.

Kronick DA. **Devant le Deluge and Other Essays on Early Modern Scientific Communication.** Lanham, MD: Scarecrow Press, 2004.

LaFollette MC. **Stealing into Print, Fraud, Plagiarism, and Misconduct in Scientific Publishing.** Los Angeles: University of California Press, 1992.

Lang T. **CONSORTing with a QUOROM of MOOSES: what it takes to report medical research.** AMWA J 1997;12(3):2–5.

Lock S. **A Difficult Balance: Editorial Peer Review in Medicine.** London: BMJ Publishing Group, 1985.

1章　ヘルスサイエンスのライティングと出版の概要　まとめとキーワード

科学は文書を書くことなしに存在しえない．しかし，科学ライティングは，書くだけではなく，下記を通して他の研究者の研究を促進する．

1. 正確な文書化
2. 図表などを用いたコミュニケーション
3. 事実や論理に基づいて読者を説得
4. 記録として保管

学術出版に関する歴史の概要

表「生物医学ライティングと学術出版の年表と主な出来事」を参照．

科学論文の種類

1. 観察研究論文：症例報告，症例集積，横断研究，症例対照研究やコホート研究を含む疫学研究
2. 理論論文：基礎をなす法則や原理の特定．
3. 実験論文：ランダム化比較試験など．
4. 方法論的論文：研究方法の技術的進歩を報告．
5. 総説論文：叙述的レビュー論文，システマティックレビュー論文とメタアナリシス
6. その他の形式：短報，論説，解説，投書（手紙）

学術誌の種類

記録学術誌（総合医学誌，総合科学誌，専門誌，「最後の楽園（頼み）誌」），総説学術誌，応用学術誌，無料配布ジャーナル

電子出版物

オンライン学術誌，前刷りサーバー，オープンアクセス出版，セルフアーカイブ

書籍

書籍執筆は，昇進などの際に必ずしも評価されない．自分自身のキャリアにとってのプラス面とマイナス面を要検討．

将来

学術誌は，人が読むだけでなくコンピューターによる情報の記録や活用に適した構成になりつつある．

ヘルスサイエンスにおける執筆の方法

CHAPTER 2
効果的な書き方
——より読みやすくするために

名詞としての"writing"は，書くという行為によりつくり出されたもの（output），つまり，文章そのものを指します．文章そのものの質では，しばしば文章の**正確さ**（correctness）を指します．つまり，文の文法上の正確さ（accuracy），言葉の正確さ（precision），思考の流れ，見出しの適切さなどについてです．しかし，読者とのコミュニケーションに際して，文章の**効果**（effectiveness）にも触れる必要があります．

正確さと効果は明らかに関連しています．文章で効果的なコミュニケーションを行うには，一般的な規則と慣例に従う必要があります．しかし，正確さと効果には重要な違いがあります．正確さを意識するとき，私たちは**文章に注意を集中**させますが，効果を意識するときは，**読者に注意を集中**させます．この違いを理解することは，文章をうまく書くために重要です．

本章では，あなたの注意を読者に向けることで，文章でのコミュニケーションをより効果的に行う方法を説明します．また，私が「エビデンスに基づくライティングと編集（evidence-based writing and editing）」と呼ぶものから，読者が文章を素早く，十分に理解することを促進したり，妨害したりする文法的な形式や修辞上の慣例に関する研究結果を紹介します．

練習ライティングから実用ライティングへ

> （ライティングに関する誤った前提の）根源は，学生が大学で求められる不自然なコミュニケーションである．教授に提出するためだけのライティングでは，学生は1人の読者，著者よりも多くを知っている読者，またレポートの内容が役立つと思っていない読者のために文書を書くことを学ぶ．
>
> *Designing Technical Reports* の著者，John Mathes と Dwight Stevensen，1976 年

書くことを学ぶときに学校で行うライティングを，私は**練習ライティング**（practice writing）と呼びます．これは，科学分野において，私たちが仕事として行っている**実用ライティング**（applied writing）とは根本的に異なります[1-3]．その違いがわかれば，ライティングに関するあなたの考えが変わるでしょう．

両者の最大の違いは**情報が流れる方向**（direction of the flow of information）です．練習ライティングでは，情報は通常，主題を学ぶ学生から主題を熟知している教師へ流れます．つまり，情報の流れが後向き（backwards）なのです．一方，実用ライティングの情報は主題に精通している著者から，それを学ぶ必要のある読者へと流すものです．さもなければ，研究所，組織，そして学問分野は研究を行う主体として機能できません．

2つ目は，その**目的**（purpose of writing）です．練習ライティングの目的は，個人の思考と表現のスキルを育てることですが，実用ライティングの目的は，機能的なコミュニケーションへの参加です．学校では，ライティングにより，学生が読んだものについて考え，その意味をじっくり検討し，検討した事柄を彼らの世界観に取り込むことを学びます．これは，とても適切なことです．一方，実用ライティングの目的は，長期の複雑な科学活動を行うための情報，洞察，批評，助言をコミュニケーションすることです．

3つ目は，**ライティングがどのように評価されるか**（how the writing is evaluated）です．練習ライティングでは，文章がある授業にどれほどよく関連しているか，そして文法規則の順守の度合いで成績が決まります．文章そのものは，学生のライティング技術の習熟度をみるために，その内容は主に学生の授業の理解度を知るために評価されます．対照的に，実用ライティングは，職場や科学分野において，どの程度他の人に役立つかで評価されます．つまり，実用ライティングは読者に対する有用性（usefulness）で評価され，必ずしも主題に関する著者の理解が問われるわけではありません．

4つ目は，**ライティングの本質的**（intrinsic）**価値と手段的**（instrumental）**価値の違い**です．学校ではライティングの「本質的価値」を強調する傾向があります．つまり，言葉と表現はそれ自体が評価の対象となります．詩，短編小説，小説，随筆を通して，学生は何を述べるかと同じくらい，どのように述べるかを学びます．対照的に，実用ライティングでは，ライティングの手段としての，または機能としての（functional）価値が最も重要になります．科学ライティングだからといってコミュニケーションが退屈である必要はありませんし，うまい文章が歓迎されるのは，科学でも同じです．しか

> **Good Advice for Scientific Writers**
> 科学ライターへの良いアドバイス（訳注1）
>
> - Each pronoun should agree with their antecedent!
>   代名詞と先行詞（antecedent）を一致させる！
> - Proofread to see if you any words out!
>   書いたら校正する！
> - No sentence fragments!
>   断片になった文（sentence fragment）をなくす！
> - The passive voice is to be avoided!
>   受動態は避ける！
> - Use apostrophe's correctly!
>   アポストロフィ（'）を正しく使う！
> - Corect speling is esential!
>   正確なつづりは不可欠である！
> - Avoid clichés like the plague!
>   決まり文句は避ける！
> - Don't be redundant by repeating redundant words!
>   冗長な言葉（redundant word）をくり返すような重複表現はやめる！
> - Who needs "rhetorical" questions?
>   「修辞的」疑問文（"rhetorical" question）なんて誰が必要とするのか？
> - Don't write run-on sentences they are hard to read!
>   読みにくい無終止文（run-on sentence）は書かない！
>
> Saffire, William. **Fumblerules: A Lighthearted Guide to Grammar and Good Usage.** Doubleday and Company, Inc. Random House, New York © 1990 by The Cobbett Corporation より引用．

訳注1）次の英文からユーモアがどれだけわかるだろうか？

し，その焦点は文章自体の雄弁さではなく，コミュニケーションに当てられます．

　練習ライティングと実用ライティングの最後の違いは，**練習ライティングは通常，言葉だけを強調しますが，科学での実用ライティングは表，線画，グラフ，地図，イラスト，写真，数式，時にはグラフィックデザインも大いに活用することです**．残念ながら，多くの臨床家や研究者は，コミュニケーションにおけるこれらの視覚要素を準備する方法をきちんと学んでいません．

　2つのライティングの違いを理解することには2つの利点があります．第一に，書くことが「億劫に感じられる（reluctant）」理由がわかります．多くの人は，学校で経験した，一見してわかる不自然なライティングの課題や，つづり，句読点，文法などを口うるさく指摘されるのにうんざりしたのかもしれません．実用ライティングは機能的で見た目（presentation）よりも働き（communication）を重視することがわかれば，ライティングに対する態度も違ってくるでしょう．第二に，学校ではライティングの課題が良くできたので，自分は科学ライティングもうまいと考えている人の多くが，練習ライティングは必ずしも実用ライティングの準備にならないことを悟るか

もしれません．それに気づくことは，新しいスキルを学び，科学活動を文書化する能力を高めることに積極的になれる良い機会かもしれません．

効果的なライティングの性質

　科学ライティングでは，読者が文章の情報をいかに容易に理解し，記憶し，見つけ，そして活用できるかが重要です．文書を書くときに，このような性質を念頭に置くことで，より効果的なライティングとなります．

　わかりやすさ（**comprehensibility**）は，メッセージと文脈（context）の産物です．読者は，ある主題について知っていること，あるいは知らないことに照らして，メッセージから意味を読みとります．文脈を変えると，同じメッセージでも意味が異なります〔「あなたはイスに行くことになっています．（You are to go to the chair.）」というメッセージを，幼稚園児，大学教授，死刑囚はどのように理解するでしょうか．文脈によって，イスとは，座るためのものか，学科長のポストなのか，処刑用の電気装置なのかが決まります〕．うまく書く秘訣は，対象とする読者を知る（know your audience）こと，つまり，読者がどのような文脈であなたの文章を解釈するのかを知ることです．読者にあなたのメッセージを理解してほしいのなら，彼らの背景，知識，必要とする情報，好みに対応する必要があります．

　想起性（**recallability**）は，文章が印象的なことです．見すごされがちですが，読者の記憶に残りやすいことは，科学ライティング，特に手順書や指示書を書くときの重要な目標です．何を読んだかを覚えている読者には，通常，より多くの情報が伝わるので，想起性の高い文章が好まれるのです．多くの書き手は読者に理解されるために最善を尽くしますが，読者に大切なメッセージを覚えてもらうことを意図して書くことはまずありません．視覚的手がかり，記憶を助ける工夫，番号つきリスト，記憶しやすい関連づけをうまく使えば，読者の記憶に残る情報量を増やせます．

　参照性（**referenceability**）は，読者が情報をすばやく見つけられるようにする文章の質です．この目的もまた，ほとんどの書き手が見すごしています．多くの人は科学的な文書を始めから終わりまで読まずに，何か情報があるかさっと目を通し，興味のある部分，もしくは特定の情報を探そうと選択的に読みます．熟練した書き手は，目次や報知的見出し（informative heading），索引などの一般的な参照機能に加えて，太字やイタリック体，強いトピックセンテンス，一覧表，洗練された要約など，どこに情報があるかを示す視覚的・文章的な手がかりを与えて，読者が一読でより多くの情報を得られるようにしています．

有用性（usability）は，読者が読んだことを生かして作業を行えるようにする文章の質です．有用性は，読者が情報を見つけ，理解し，記憶し，応用できるかによって決まります．これは，文章の中では明確に言及されていない，今までにない状況で起こります．多くの書き手は，読者が情報を活用できるようにすることを目的に意識して文章を書きません．しかし科学分野で書かれるものの大部分は，本来，読者の意思決定や課題の遂行に役立つことが意図されているものです．

　「知性」とは，何に注意を払えばよいか知っていること（'intelligence' is knowing what to attend to）だとすると，読者が正しいことに注意を払うよう手伝えば，読者はより知的になれるでしょう．前述したそれぞれの性質は共通して，読者の注意を文章の特定の側面に引きつけるものです．簡単な例として，誰かに太陽系の全惑星の名前を太陽から外側に向かって順番に言ってもらいましょう．ほとんどの人は，いくつかの名前は言えますが，すべてではなく，順番どおりでもないでしょう．しかし，"My Very Eager Mother Just Served Us Nine Pizzas（訳注：日本語の「水金地火木土天海冥」）"という記憶術を使えば，ほとんどの人々が9つの惑星をすべて順番どおりにあげることができます．すなわち，水星（Mercury），金星（Venus），地球（Earth），火星（Mars），木星（Jupiter），土星（Saturn），天王星（Uranus），海王星（Neptune），冥王星（Pluto）です（最近，冥王星の惑星としての立場は失われましたが）．このような記憶術は，読者が正しいことに注意を払う手助けとなる技術の1つです．他にも，表やグラフを用いた情報の整理（4章），描画と写真（9章），解釈を裏づける生物医学的画像に付記される説明（10章）などがあります．

　上記以外の望ましい科学ライティングの特徴は，学校で教わったものと同じです．つまり，**正確さ**（accuracy），**明快さ**（clarity），**網羅性**（completeness），**簡潔さ**（economy）です．**正確さ**は，事実と思考の両方を表現するために正しく，正確な言語を使うことです．**明快さ**は，文がただ1つの意味をもつことです．曖昧さ（ambiguity）は科学ライティングの敵です．**網羅性**は，対象読者が主題を理解し，評価するのに必要なすべての情報が文章に含まれていることです．最後に，**簡潔さ**は，効率的かつ簡潔な言葉使いです．必要な言葉と情報のみが文章に含まれるべきです．

　私は「興味深さ（interest）」を良い科学ライティングの基準には含めていません．科学では，読者が必要とする内容であれば，読者の強い関心を引くでしょう．あまりにも多くの場面で，興味深いライティングはおもしろい（entertaining）ライティングと混同されています．新聞を売るためにおもしろい文章を書かなければならないジャーナリストとは異なり，科学では，読者を引き込む必要はありません．実際に，科学分野での効果的なライティン

グの1つは，関心のない文章を読んで時間を浪費する前に読むのを止める手助けをすることです．

読者に注意を向ける

　効果的に書くには，読者（reader）に焦点を合わせます．最も重要なことは，読者の存在を忘れないことです．おそらく，自分の覚え書きとして日記をつけること以外では，書くことの唯一の理由は，他の人とのコミュニケーションです．この点を心に留めておけば，読者に対してわかりづらい抽象的な言葉で主題を論じてしまうことを避けられます．大切なことは主題に関して読者とコミュニケーションすることです．抽象的な記述の多いライティングは，書き手の自己満足のため読者を犠牲にして，文章の内容ばかりを強調し，**執筆者自身に基づく文章**（writer-based text）を生み出します．対照的に，**読者に基づく文章**（reader-based text）は，読者の知りたい要求を満たすために書かれます．

　読者は，「意味のあるものを探しに（intentional search for meaning）」あなたの文章に取り組む人です．すなわち，読者はあなたの文章から何かを得たいのです．そして，読者の大部分はあなたが言うことをおとなしくは受け入れてくれません．彼らは，あなたの伝えたいことが明確か否かにかかわらず，自分なりにあなたの文章を解釈しようとします．すなわち受身ではなく「積極的に意味を見つけ出す人（active meaning maker）」なのです．

　あなたの文章を「十分意味のあるもの（meaning-full）」にするため，書き始める前に，次の4つの質問で読者のことを考えてみましょう．

- **彼らがすでに何を知っているか？**　まず，読者に関して合理的に何が想定できるか？　解説なしでどのような専門用語と概念が使えるか？　どれを定義する必要があるか？　この質問に答えることに迷ったら，読者はそれらの専門用語や概念になじみがないと考える．
- **彼らが何を知りたがっているか？**　科学分野の読者は，価値のあるものを学べると考えるときにのみ，あなたが書いたものを読む．読者が何を知りたがっているかを理解し，その必要を満たすために書くことが効果的．
- **彼らが知る必要のあることは何か？**　たとえ読者にとってその情報が明らかと思っても，読者が理解するのに必要なすべての情報を文章に含める．重要な論点には注意を促す．
- **彼らが何を間違って理解しているか？**　間違った考えを訂正すること

彼は，1つの方法以外で言葉をつづることができない，非常に無知な人であるに違いない．

開拓者・国会議員，David Stern Crocke 大佐（Davy Crockett として知られる，1786-1836 年）

私達は皆，小学2年生で書くことを学ぶ．そのほとんどが，よりすばらしいものに進んでいく．

元米国バスケットボールコーチ，Robert（"Bobby"）Knight（1940年-）

> ほとんどの人は，標準的かつ正確なつづりと句読点は，言葉を読みやすくするための最も重要な道具であることに気づいていない．以下の文章は米国開拓者 John Easton の日記からです．［Puritans, Indians, and the Concept of Race G. E. Thomas *The New England Quarterly*, Vol. 48, No. 1（Mar., 1975), pp. 3–27 doi:10.2307/364910］
>
> "Another greavanc was if 20 of there onest indians tesefied that a Englishman had dun them rong, it was as nothing, and if but one of ther worst indians testefied against ai indian or ther king when it plesed the English that was sufitiant. A nother grivanc was when ther kings sold land the English wold say it was more than thay agred to and a writing must be prove against all them …"[訳注2]
>
> 「そして別の苦情は，英国人が不正を行ったと善良なインディアン20人で証言しても，問題ないとされたことであった．一方，最も悪いインディアンの1人が，他のインディアンや彼らの王に不利な証言をしたら，英国人が得する場合には，十分な証言とされた．もう1つの苦情は，彼らの王が土地を売ったとき，英国人は合意した広さ以上の土地を求め，それを文書が証明していると主張するのであった……」

訳注2）手直しした英語版を参照のこと（DigitalCommons. Libraries at University of Nebraska-Lincoln. http://digitalcommons.unl.edu/libraryscience/33/ より引用）

"And another grievance was if 20 of their honest Indians testified that a Englishman had done them wrong, it was as nothing; and if but one of their worst Indians testified against any Indian or their king when it pleased the English, that was sufficient. Another grievance was when their kings sold land the English would say it was more than they agreed to and a writing must be proof against all them …"

はコミュニケーションの重要な機能である．読者の考えを変えていくことは簡単なことではない．

主題に注意を向ける

誰かが書いた文章——自分自身が書いたものを含め——を見直すとき，次の質問で文章の論理と意味をチェックしましょう．

- 何が特に述べられているか？
- それを述べる価値があるか？
- 述べられていることを本当に理解するには，他に何を知るべきか？

> 例文："Each pathologist scored each micrograph from 1 to 10, indicating the number of criteria present.（各病理学者は各顕微鏡写真に1〜10までのスコアをつけて，満たした評価基準の数を示した．）"
>
> 質問：この1文の意味合いを完全に理解するために，あなたは，他にいくつかの情報を知る必要がある．
> 1. 病理学者は何人か？　どのような資格（qualification）をもっていたか？
> 2. 顕微鏡写真は何枚か？　それらはどのように得られ，準備されたか？

3. 何が評価されたか？　なぜか？
4. 評価基準は何か？　それらがどのように決定されたか？
5. 病理学者が顕微鏡写真にスコアをつけた際に，どのような情報，たとえば顕微鏡写真の出典や倍率，染色方法，試料採集および調製技術，組織や細胞種類などをもっていたか？　少なくともいくつかのスライドグラスが興味の対象である評価基準を満たしていたか？

- **もし記述が正しければ，その前提として，何が同時に正しくなければならないか？**　説得力のある議論には，仮定から結論まで矛盾のない，一連の論理のつながりが求められる．議論は前に述べたものを足場に進めるべきであり，前に述べたものが問題となる記述を裏づけていることを証明する必要がある．

    文章中の記述例："Difference between medians did not differ significantly, indicating that the treatment was no better than placebo.（中央値の間で有意差はなく，治療はプラセボよりも良好な結果とはならないことを示した．）"
    同時に正しくなければならないこと：治療がプラセボ以上に有効なものではないと断言する前に，この研究が，中央値の間に有意差を検出するための十分な検出力〔十分な症例数（sample size）〕をもっている必要がある．文章から，この差とそれを検出するために必要な症例数と統計的検出力を特定できるか？

- **もし記述が正しければ，結果として，同時に何が正しくなければならないか？**　前の質問に関連するのは，その記述が，残りの議論にどのような意味をもつかということである．その議論は論理的に続いていかなければならない．

    文章中の記述例："Hospital length-of-stay data were markedly non-normally distributed and so are summarized as medians and interquartile ranges.（在院期間のデータは，明らかに非正規分布であるため，中央値と四分位（数）範囲で要約する．）"
    結果として，同時に正しくなければならないこと：データが明らかに非正規分布であれば，正規分布を前提とするパ

ラメトリック検定を用いるべきではない．代わりに，分布を仮定しないノンパラメトリック検定を用いる．文章には，ノンパラメトリック検定をデータ解析に使用したことが示されているか？

効果的な書き方

　文章を効果的に書くことは簡単ではありません．それは，時間，努力，指導，学習，練習と経験によって習得するスキルです．しかし，効果的なコミュニケーションに関連するいくつかのライティングの要素が，研究により明らかになりました．効果的なライティングがまだ身についていない人でも，それらを活用すれば，ライティングのスキルを高められるでしょう．

効果的な言葉を使用する

　一人称単数形「私（I）」と複数形「私達（We）」という代名詞を使用する．一人称代名詞（first-person pronoun）の使用は，文章を読みやすくして，他の文法的な問題を防ぎます．

　何十年もの間，臨床家と研究者は，一人称代名詞を使用しないことや，自分たちをあくまで「著者（author）」と名乗ることで，「客観的に」書くことを求められました．"We determined the optimal dose.（私達は至適用量を決定した．）"の代わりに，"The authors determined the optimal dose.（著者らは至適用量を決定した．）"または"The optimal dose was determined.（至適用量が決定された．）"とさえ彼らは書いていました．しかし，遅くとも1930年代から，メディカルライティングに関する書籍は，一人称代名詞の使用を推奨しており[4]，現在，多くの出版社もそれにならっています．

　読者になじみのある言葉を使う．英語を母国語としない読者の場合は特にそうです．意外かもしれませんが，読者にとって，長い単語を理解することは短い単語と比べて難しいわけではありません．なじんでいること（familiarity）が大切なのです．確かに短い言葉のほうが通常はなじみのあるものです．しかし（英語圏の）多くの読者が，"toxic（毒性の）"より"poisonous"を認識するのは，後者のほうが長いけれどもなじみがあるからです．

　多くの読者にとって，アングロサクソン語はおそらくラテン語やギリシア語の派生語[5]よりもなじみやすいでしょう．たとえば，"word-for-word（一語一語の）"のほうが"verbatim"よりもわかりやすく，"through（〜を通して）"のほうが"via."よりもわかりやすいのです．

記号化されたラベルよりも報知的ラベル（informative label）を使用する．たとえば，「A群，B群，C群（groups A, B, and C）」と書くと，読者が理解するために文書を解読しなければなりません．それよりも「低用量群，中用量群，高用量群（low dose, medium dose, and high-dose groups）」といった意味のある名称でグループ分けをしましょう．

　　賢く省略する．略語（abbreviation）は，たとえば，外科医療（medical-surgical）を med-surg というように，語や句を短縮した形式です．ここでは，「頭文字語（initialism）」〔一組になっている語の頭文字だけをつなげた略語．例：米国食品医薬品局（Food and Drug Administration）＝ FDA〕，「頭字語（acronym）」〔一組になっている語の頭文字を用いて既成の語を形成する．例：コンピューター断層撮影法（computer-assisted tomography）＝ CAT〕，そして，「記憶術（mnemonic）」〔例：足首捻挫の治療の，安静（Rest），冷却（Ice），圧迫（Compression）拳上（Elevation）＝ RICE〕を含みます．

　　略語は，読者がそれを知っていれば，書くには都合が良く，読むのも素早くなります．しかし，次のような場合には略語が混乱を招きます．● なじみがない，● 2つ以上の意味をもつ，● いくつかの略語が文章の連続性を崩すほど頻繁に現れる，● 略語を覚えていられないほどまれにしか現れない，● その論文のために著者が独自につくった略語．一般的には，略語は文章や図表の脚注に初出した際に省略せずに記述（spell out）します．略語の使用は，その真価を発揮するように，十分な頻度で使うべきです．

　　言葉は抽象的ではなく具体的に．具体的な言葉は物質的で，触知できるもの，目に見える行動について述べますが，抽象的な言葉はより一般的で，概念的なことや行為について述べます．具体的な言葉の示すものは見て感じられるため，それができない抽象的な言葉よりも明確に物事を伝えられます．「顕微鏡（microscope）」と「施設資源（institutional resource）」，または「冠動脈バイパス手術（coronary artery bypass surgery）」と「術法（operative procedure）」を比べましょう．時に，抽象的な言葉は，物事の種類（classes of things）を述べる場合に必要です．しかし，それらは具体的に言うことを避けるために，または重要な項目の見逃しを恐れて，使われすぎてしまうことがよくあります．

> *Abstract:* "We applied sufficient resources to maximize the success of our infection-reduction program."
> **抽象的：**「私達は，感染減少プログラムの成功を最大にするために，十分な資源を活用した．」
> *Concrete:* "We allocated enough time, money, and people

（**メ**ディカルライティングでは）一人称単数── I, me ──の使用は最も明確で，最も満足できる語法である．

Journal of the American Medical Writers Association の編集者，Morris Fishbein, 1925年

短い言葉で目的に応えられるときに，私は長い言葉を決して使わない．私はこの国に動脈を「結紮する（ligate）」教授がいることを知っている．他の外科医は動脈を縛る（tie）だけで，同様に出血を止めている．

米国の医師，作家，詩人，Oliver Wendell Holmes Sr.（1809-1894年）

> **抽象的な言葉よりも具体的な言葉のほうが理解しやすい．**米国の憲法が採択される前に，不動産所有者だけが投票権を有すべきかどうかについて，議論が起こりました．以下の2つの文章は，どちらもこの議論について反対の立場から書かれています．1番目は1人の教養ある人が抽象的な言葉を使って書いたものであり，2番目は Benjamin Franklin 自身が具体的な言葉を使って書いたものです．
>
> **1.** "To hold for instance, that this natural right [to vote] can be limited externally by making its exercise dependent on a prior condition of ownership of property, is to wrongly suppose that man's natural right to vote is somehow more inherent in and more dependent on the property of man than it is on the nature of man."
> 「例をあげれば，この（投票する）自然権の行使を不動産所有の前提条件に依存させることで外部から制限できる可能性があるというのは，人の投票の自然権が，なぜか，人の本質に備わり，本質によって決まるという以上に，不動産所有に備わり，そして不動産所有に左右されるものであるという誤った仮定をすることにつながる．」
>
> **2.** "To require property of voters leads us to this dilemma: I own a jackass; I can vote. The jackass dies; I cannot vote. Therefore, the vote represents not me but the jackass."
> 「有権者に不動産を求めることは，私達を次のようなジレンマに追いつめる．すなわち，私は雄ロバ（jackass）を所有しているので，投票できる．雄ロバが死んだら，私は投票できない．よって，その投票は私を象徴するのではなく，雄ロバを象徴するのである．」

to be sure that our cleaning program reduced infections."
具体的：「私達は，清掃プログラムが感染症を減らすことを確実にするために，十分な時間，資金，人々を配置した．」

動詞を名詞や形容詞に変えない．名詞化された動詞（nominalized verb）は，名詞や形容詞に変えられた動詞です．完全な文には主語と動詞が必要です．動詞が名詞や形容詞に変えられたら，その文には新しい動詞が必要になります．通常，強くて明確な動詞が名詞化されるため，新しい動詞は元の動詞より弱いものになります．たとえば，"operated（手術した）"という動詞が"operation（手術）"に名詞化されると，"We operated on the patient（私達は患者を手術した）"は"We performed an operation on the patient（私達は患者に手術を施行した）"になります．1番目の文"we operated（私達は手術した）"の主語と動詞は，2番目の文"we performed（私達は施行した）"の主語と動詞よりも明確です．

一般的に，名詞化（nominalization）を含む文は，名詞化を含まない同様な文よりも長く，より多くの前置詞句（prepositional phrase）を含み，理解しにくくなります．受動態で書かれた文の名詞化はさらに悪くなります（以下を参照）．

単語の語尾から名詞化がわかることが時々あります．-tion，-ment，-ance，

-er, -or, -ent, -ity, -sion, -ness, -ance, -ence, -ist であり，それ以外もあります．以下の例文では，名詞化は太字で示し，文を完成させるために追加された弱い動詞には，下線を引きました．「名詞化されていない動詞（un-nominalized verb）」はイタリック体で示しています．

-tion

"We *assumed*（私達は仮定した）"の代わりに，"We made an **assumption**（私達は**仮定を**した）"

"They *investigated*（彼らが調べた）"の代わりに，"They conducted an **investigation**（彼らが**調査を**実施した）"

-ment

"The chief *assigned* the postings（局長が配属した）"の代わりに，"The chief made the **assignments** to the postings（局長が**配属を**行った）"

"She *adjusted* the data（彼女はデータを調整した）"の代わりに，"She applied the **adjustment** to the data（彼女はデータの**調整を**行った）"

-or

"Pain *indicates* severity（疼痛が重症度を示す）"の代わりに，"Pain is an **indicator** of severity（疼痛は重症度の**指標**になる）"

"The waste was *incinerated*（廃棄物は焼却された）"の代わりに，"The waste was burned in the **incinerator**（廃棄物は**焼却装置**で燃やされた）"

-ity

"The idea *was applicable*（アイデアが応用できた）"の代わりに，"The idea had **applicability**（アイデアには**応用性**があった）"

"The light *was intense*（光は強かった）"の代わりに，"The light shown with great **intensity**（光は高い**明度**で示された）"

-ory

"They *supervised* the nurses（彼らが看護師を監督した）"の代わりに，"They provided **supervisory** oversight of the nurses（彼らは看護師の**監督を**行った）"

"They *categorized* the pathogen as a virus（彼らはその病原体をウイルスとして分類した）"の代わりに，"They

<u>placed</u> the pathogen into the viral **category**（彼らはその病原体をウイルスの**分類**に<u>入れた</u>）"

-al

"The chemical *removes* stains（この化学薬品は汚れを落とす）"の代わりに，"The chemical <u>is</u> for stain **removal**（この化学薬品は汚れの**除去のためのものだ**）"

"He *refused* to go（彼は行くのを**断った**）"の代わりに，"He <u>stated</u> his **refusal** to go（彼は行くことの**拒否**を<u>告げた</u>）"

名詞化は上記の例文に出ている"made（つくった）"，"conducted（実施した）"，"shown（示した）"，"provided（提供した）"，"placed（置いた）"のような不特定動詞（nonspecific verb）に付随して起こります．

効果的な文を構成する

主語と動詞を近くに置く．文の主語と動詞の間に単語数が多ければ多いほど，読者は主語と動詞の関係をとらえにくくなります．

> *Original:* "Every step of the procedure, including the criteria for selecting patients, the surgical approach, the intra-operative technique, and the postoperative nursing care, had to be evaluated."
>
> **原文：**「処置のあらゆる段階，つまり患者の選択基準，外科的アプローチ，手術時の技術および術後看護などが評価される必要があった．」
>
> *Revised:* "Every step of the procedure had to be evaluated, including the criteria for selecting patients, the surgical approach, the intra-operative technique, and the postoperative nursing care."
>
> **修正文：**「患者の選択基準，外科的アプローチ，手術時の技術および術後看護など，処置のあらゆる段階が評価される必要があった．」

ここでは，"every step（段階）"が主語であり，"had to be evaluated（評価される必要があった）"は動詞です．原文では，主語と動詞の間は20単語により分断されていますが，修正文では3単語だけです．

受動態よりも能動態が好ましいが，適切であれば受動態も使う．能動態とは"The physician treated the patient.（医師が患者を治療した．）"のように，動作主―動詞―目的語の構造（agent-verb-object structure）をもつ文です．ここで，"physician（医師）"（動作主）は文法上の主語，"treated（治療した）"は動詞，"patient（患者）"は動詞の目的語です．受動態とは――これも文法的には正しいのですが――"The patient was treated by the physician.（患者は医師によって治療された．）"のように目的語―動詞―動作主（object-verb-agent）の構造をもつ文です．前の文の目的語は後の文の文法的主語になります．受動態は常に動詞の形式"to be（is, was, were，または，has, have, had been）"を用います．

　　大体の文法学者と読者は能動態を好みますが，受動態だと読者の理解力（comprehension）が下がるという研究はありません．動作主が不明であったり，動作主が対象物や，対象物に起こったことに比べてそれほど重要でない場合には，受動態を用いるほうが適切です．たとえば，論文の方法の項目で，能動態の文"We washed and dried the specimens.（私達は標本を洗浄し，乾燥させた．）"の"we（私達）"は，誰が標本を処理したかが文脈から明らかなので不要です．ここでは，受動態は現実的な主語である"specimens（標本）"を強調して"The specimens were washed and dried.（標本は洗浄され，乾燥された．）"となります．

　　受動態は動作の責任の所在を特定せずにすむので，不誠実に使われることもあります．つまり，"We made mistakes.（私達は間違えた．）"ではなく"Mistakes were made.（間違いが生じた．）"と表現できます．同様の理由から，"The patient refused to give informed consent.（患者はインフォームドコンセントを与えることを拒否した．）"より"Informed consent was not obtained.（インフォームドコンセントは得られなかった．）"のほうが賢明な表現です．

　　受動態で名詞化を含む文は，読者からすると著しくわかりにくくなります．このような文が"don't stop until（〜になるまで止まらない）"や"unless this happens, do not（これが起こらない限り行わない）"といった修飾語句による否定（negative with qualifier）を含むと，曲解され混乱させる法律用語，いわゆる「リーガリーズ（legalese[訳注3]）」になりかねません[6]．

訳注3）素人にわかりにくい，難解な法律用語という意．

　　空節（empty clause）は使わない．空節とは，「there are」や「it is」のような，情報をまったく提供しない完全な文（主語と動詞を有する）です．

> *Original:* It is generally believed that the treatment is effective.
>
> 原文：一般に信じられているのは，この治療が有効である

2 効果的な書き方——より読みやすくするために　43

名詞化を避けることと能動態で書くことは，ライティングを改善する最も効果的な2つの技術である．原文の段落は，5つの名詞化，3つの受動態，および111語の単語を含んでいます．修正後の段落は，名詞化はなく，1つの受動態，および81の単語しか含まれていません．修正後の段落は読みやすいだけでなく，元の段落より27％短いにもかかわらず，同じ情報を含んでいます．

原文の段落：フットボールでの重度頸部損傷の疑い（Suspected Severe Neck Injury in Football）

Once an injury to the neck has been recognized as severe, a physician and an ambulance should be summoned immediately. Primary emergency care involves maintaining normal breathing, treating for shock, and keeping the athlete quiet and in the position found until medical assistance arrives. Not until the physician has examined the athlete and has given his permission should transportation be attempted. The athlete should be transported while lying on his back, with the curve of his neck supported by a rolled-up towel or pad or encased in a stabilization collar. Neck stabilization must be maintained throughout the hospital procedure. If stabilization is not continued, additional cord damage and paralysis may ensue.

いったん頸部損傷が重度と認められた場合，医師と救急車は直ちに呼び出されるべきである．一次救急医療で行うのは，正常な呼吸の維持，ショックの処置，および医療スタッフが到着するまで選手を静かに発見された姿勢で保つことである．医師が選手を診査して許可を出すまで，搬送は試みられるべきではない．選手は，頸部の曲線を巻いて丸めたタオルやパッド，または固定用のカラーで覆うことによって支えられ，仰向けに横たわっている状態で搬送されるべきである．頸部の固定は病院での処置が終わるまで維持されなければならない．固定が維持されない場合，追加的な脊髄損傷や麻痺を招く可能性がある．

修正後の段落：フットボールでの重度頸部損傷の疑い（Suspected Severe Neck Injury in Football）

When you suspect a severe neck injury, immediately summon a physician and an ambulance. Until medical assistance arrives, maintain the athlete's respiration, treat for shock, and keep him quiet and immobile. Do not move him without a physician's permission. When moving the athlete, keep him supine and stabilize his neck with a rolled towel or a pad under his neck or with a stabilization collar. The neck must be stabilized, especially during transit, to prevent further damage to the spinal cord.

重度の頸部損傷を疑う場合，直ちに医師と救急車を呼ぶ．医療スタッフが到着するまで，選手の呼吸を維持し，ショックを処置して，安静な状態を保つ．医師の許可なしに選手を動かしてはならない．選手を動かすときは，仰向けにし，頸部の下に巻いたタオルやパッドを置いたり，または固定用のカラーを使って頸部を固定する．脊髄のさらなる損傷を防ぐために，特に搬送の間は頸部を固定しなければならない．

ということである．

Revised: The treatment is generally believed to be effective.

修正文： この治療は一般に有効であると信じられている．

このような文の構造には，時々，削除が可能な別の無意味な単語（empty words，下線部）が必要になります．

> *Original:* There are some genetic factors that may influence the outcome.
> 原文：いくつかの遺伝要因があり，それが結果に影響する可能性がある．
> *Revised:* Genetic factors may influence the outcome.
> 修正文：遺伝要因が結果に影響する可能性がある．

原文では，「there」は文の文法上の主語（grammatical subject of the sentence）ですが，思考上の真の主語（actual subject of the thought）ではありません．"factors（要因）"が真の主語です．思考上の真の主語を文法上の主語にすると，ライティングはより効果的になります．

並列の句と文を使う．特に比較をする場合，並列の句（修正文の下線部）を使うと読みやすくなります．

> *Original:* The median age at diagnosis in the symptomatic cohort was 7 years, compared to 13 years in the asymptomatic cohort.
> 原文：有症状のコホートでは診断時の年齢の中央値は7歳であり，それに対し，無症状のコホートでは13歳であった．
> *Revised:* The median age at diagnosis was 7 years in the symptomatic cohort and 13 years in the asymptomatic cohort.
> 修正文：診断時の年齢の中央値は有症状のコホートで7歳，無症状のコホートで13歳であった．

並列構造（parallel construction）がわかりやすいのは，最初の構造（first construction）がくり返されるためです．並列構造を用いれば文章を短くできます．

文は短めに，ただし明快さを考慮して．くり返しますが，一般的な考え方と異なり，長い文が短い文より必ずしも読みにくいわけではありません．しかし短い文はあまり複雑でないため，普通はわかりやすいものです．複雑性（complexity）は理解を損なうもので，文が長いと複雑になる機会が増えます．文章が簡単に読めるのであれば，短くする必要はないかもしれません．

_最近の平均的な医学生には，文章で自分を明確かつ簡潔に表現する能力がない．

*Journal of Medical Education*の編集者，Dean F. Smiley，1957年

たとえば，次の文には 61 の単語が含まれますが，容易に理解できます．

> Although body mass index and waist circumference are useful predictors of various cardiovascular disease risk factors, and their use in treating children has been encouraged, waist circumference is not normally used in children as a measure of adiposity or to indicate potential cardiovascular disease or type 2 diabetes risk, in part because no cutoff points have been endorsed by pediatric organizations.
> 肥満度指数（body mass index：BMI）と腹囲はさまざまな心血管疾患のリスク因子の有用な予測因子であり，小児診療での使用が推奨されてきたが，通常，小児の肥満測定，潜在的な心血管疾患や 2 型糖尿病の指標として腹囲は使用されておらず，この理由の 1 つとして小児科領域で認められてきたカットオフ値がないことがあげられる．

主語は "waist circumference（腹囲）" で，動詞は "is not used（使用されておらず）" です．主語と動詞が近くにあるので，読みやすい文です．

修飾語句（modifier）の位置を正確に．修飾語の位置が良くないと，何を修飾したいのかがわからなくなります．そのような文章を読むと何か滑稽でおかしな感じがしますし，何度も読み返さないと意味が理解できません．

- "Observations will be recorded on all infants in the nursery."
  「観察結果は育児室のすべての幼児に記録される．」（おそらく，紙に記録するほうが良いのでは？）
- "Mechanical Ventilation by High-Frequency Oscillation in Humans."
  「ヒトの高振動による人工呼吸器．」（一体，このためにどれだけ速くヒトが振動しなければならないのだろうか？）
- "We need a list of your employees broken down by sex."
  「われわれは，性行為で駄目になった従業員のリストを必要としている．」（彼らがまだ働けるのはすばらしい……）
- "Thoracic diseases include malignant processes that affect nervous structures near the spine."
  「悪性経過を含む胸部疾患は，脊椎近くの神経構造に起こる．」（この状態ではすべての構造が神経だと思うだろう．）

以下はもっと微妙です．

> *Original:* "As a scientist, it's your responsibility to publish your research."
>
> **原文**：科学者として，研究を論文で発表することはあなたの義務である．
>
> *Revised:* "As a scientist, you have a responsibility to publish your research."
>
> **修正後**：科学者として，あなたは研究を論文で発表する義務がある．

> **何**か言いたいことがあれば，ライティングは簡単になる．
>
> ポーランド生まれの米国の小説家・評論家．Sholem Asch（1880-1957年）

一般に，修飾語はできるだけ被修飾語の近くに置きましょう．上の例では，"as a scientist（科学者として）"は"you（あなた）"を修飾するため，"you"は"as a scientist"のすぐ後ろに続けるのが適切です．

図表を紹介するためだけの文は書かない．多くの書き手は，文の主語に図表番号を使い，トピックセンテンスに図表の内容を記述します．しかし，図のキャプション（caption）や図表の題目（title）が図表の情報を伝えるのであり，強調すべきなのは図表番号よりも結果です．この場合，データから得られた結論を述べるように文章を修正し，図表番号は括弧内で示します．

> *Original:* Table 1 summarizes the presenting characteristics of the 205 randomized patients. The treatment and control groups did not differ significantly on any characteristic, including age at diagnosis, sex, and immunophenotype.
>
> **原文**：表1はランダム化された205例の患者の特性を要約したものである．診断時の年齢，性別，免疫表現型を含むすべての特性について，治療群と対照群の間で有意差はなかった．
>
> *Revised:* ~~Table 1 summarizes the presenting characteristics of the 205 randomized patients.~~ The treatment and control groups did not differ significantly on any presenting characteristic, including age at diagnosis, sex, and immunophenotype (Table 1).
>
> **修正後**：~~表1はランダム化された205例の患者の特徴を要約したものである．~~ 診断時の年齢，性別，免疫表現型を含むすべての特性について，治療群と対照群の間で有意差はなかった（表1）．

効果的な段落を書く

　段落は短めに．ただし，明快さを考慮して．段落は1文または複数の文から成り，長さの決まりはありません．しかし，もし1段落がコンピューターの1画面に収まらなかったら，2つ以上に分けることを考えましょう．

　強いトピックセンテンスを使う．トピックセンテンスは段落の主旨を表し，他の文はトピックセンテンスを裏づけ，詳しく述べるものです．一般的に，トピックセンテンスは段落の最初（主要な強調の位置）か最後（同様に強調の位置）に置かれますが，他の部分に置くことも可能です．

　読者が受け入れてくれると（読者の立場になって）確信できるなら，段落をトピックセンテンスで書き始めてもよいです．読者がすぐに話についてこれないと思ったら，段落を裏づける情報で書き始め，トピックセンテンスで終えましょう．次の例では太字がトピックセンテンスです．

Example 1

　　　Consider hiring a professional medical writer to edit your manuscript. The published article is usually the only permanent record of your research, so its accuracy, completeness, and clarity are vital to informing others about your work. In addition, readers usually associate the quality of your research with the quality of your writing. Publication is the final stage of research, and for these reasons, it is also often the most important stage. It makes sense to hire a professional writer for help with this stage.

例文1

　　　原稿の編集にプロのメディカルライターの雇用を検討する．出版された論文は，通常，あなたの研究の唯一の永久的な記録となるため，その正確性，網羅性，明快さは，あなたの研究を他者に知らせるうえで不可欠である．また，読者は，通常，研究の質をライティングの質と結びつけて考える．論文発表は研究の最終段階であり，多くの場合，最も重要な段階でもある．この段階で，助けを得るためにプロのライターを雇うことは理にかなっている．

Example 2

　　　Publication is the final stage of research, and it is also often the most important stage. The published article is usually the only permanent record of your research, so its accuracy,

> **最**善をつくす書き手は，読者に最も多くの知識を与えて，読者から最も少ない時間を奪う．
>
> 英国の聖職者・作家，Charles Caleb Colton（1780–1832 年）

completeness, and clarity are vital to informing others about your work. In addition, readers usually associate the quality of your research with the quality of your writing. **For these reasons, having your article edited by a professional medical writer is well worth the cost.**

例文 2

　出版は研究の最終段階であり，多くの場合，最も重要な段階でもある．出版された論文は通常，あなたの研究の唯一の永久的な記録となるため，その正確性，網羅性，明快さは，あなたの研究を他者に知らせるうえで不可欠である．また，読者は常に研究の質をライティングの質と結びつけて考える．**以上の理由で，論文をプロのメディカルライターに編集してもらうことは，費用を払う価値がある．**

　各段落の重点（emphasis），統一性（unity），一貫性（coherence）を確認する．段落の主題が明確で，論点を補強する例証に埋もれていなければ，その段落には重点があるといえます．**重点**は次のように構成します．1) 強いトピックセンテンスを使う，2) トピックセンテンスを重要な位置（通常は段落の最初か最後）に置く，3) 他の文によって主題への関心を引きつけ，主題を裏づける．

　段落のすべての文が明確に主題と関係している場合，その段落は統一性があるとされます．**統一性**は，段落が主題に焦点を当て続けることです．関係が少なく，気を散らすような文を除くことで段落の統一性が高まります．

　文から文へすらすら流れる場合，その段落は一貫性があるとされます．**一貫性**は，文の滑らかな移行によってつくり出されます．"therefore（ゆえに）"，"for example（たとえば）"，"nevertheless（にもかかわらず）"，"thus（したがって）"などの単語をうまく使えば，文が滑らかにつながって一貫性が高まります．

意図的に文章を分ける

　見出しと小見出しで長い文書を分ける．何ページも続く文章は読んでいて退屈です．そのうえ，そのような文章の中で特定の情報を見つけるのは困難です．なぜなら，情報の位置を特定する手がかりが少なく，たくさんの情報を見分けないといけないからです．適切な見出しで長い文書をいくつかの項目に分ければ，ずっと読みやすくなります．

　良い見出し構造は，文書の構成と範囲，見出しごとの文章の内容がわかり

やすく，読者が文書中のどこにどんな情報があるのか把握しやすくなります．1つの見出しでまとめる文章の量は，見出しが正当化されるくらい長く，同時に一単位として読むのに十分なくらい短くしましょう．

報知的見出しを使う．見出しの種類には，記述的（descriptive）と報知的（informative）があります[7]．**記述的見出し**は「患者の適格性」のような概念のラベルです．**報知的見出し**はより具体的で「試験における患者の適格性はどのように確認するか」のように，文章の内容を要約して読者の必要性とつなげようとするものです．序論（Introduction），方法（Methods），結果（Results），考察（Discussion）といった科学論文の見出しは，規定された記述的見出しです．助成金申請書，技術報告書，総説論文，書籍の章，メモでは，一般的に報知的見出しが使われます．

Original Heading: Anthracycline-Related Cardiotoxicity
原文の見出し：アントラサイクリン関連心毒性
Revised Heading: Treating Anthracycline-Related Cardiotoxicity in Long-Term Survivors of Childhood Cancer
修正後の見出し：小児癌長期生存者におけるアントラサイクリン関連心毒性の治療

原文の見出しでは，疫学，既往歴，費用，治療，アントラサイクリン関連心毒性のアウトカム情報をこの文章が含むかどうかはわかりません．それに対して，修正後の見出しは情報が豊かです．

患者や一般の人に向けて書くときは，報知的見出しのほうが有用で，記述的見出しは物足りません．あなたは"The Diagnosis of Cancer（癌の診断）"という資料と，"How We Can Tell Whether You Have Cancer?（あなたが癌にかかっているかをどうやって見分けるか？）"という資料のどちらを選びますか？

読みやすさの公式について

読みやすさの公式（readability formula）は，読みやすさスコア（readability score）という1つの数値で，読者がその文章をどれだけ理解できるか評価できるという考えに基づいています．スコアは**読解可能な学年レベル（reading grade level）**やその文章を理解するのに必要な教育年数で表します．スコアは，1文の平均単語数，多音節の単語の割合，標準用語集に含まれていない単語の数など，いくつかの特徴を組み合わせて求めます．スコア

は，コンピューターで簡単に計算でき，「読みやすさ」の簡単な指標となります．

唯一の問題は，これらのスコアが役に立たないことです．そのうえ，スコアを向上させるために文章を変えることで，かえって文章が読みにくくなることがあります．

以下に，同じ読みやすさスコアをもつ2文を比較して，この方法の限界を示しておきましょう．

"When we clarify meaning we sometimes coincidentally reveal it."（私達が意味を解くとき，同時にそれを明らかにすることもある．）

"We when meaning clarify sometimes we reveal coincidentally it."

訳注4) Flesch-Kincaid（FK）読解可能な学年レベルは，米国の学年レベルに対応している．たとえば，レベル2は日本の小学校2年生に，レベル12は日本の高校3年生に相当する．

上記の各文はいずれも，Flesch-Kincaid 読解可能な学年レベル12[訳注4] です．このスコアは，もっと長い文書の一節を使って算出された場合，理論的には，12年生（米国高校シニア）までの教育を受けた読者の半数が，この節に関する質問の半分を正答できることを意味します．もしあなたが，この考えはあまりにも単純と感じるなら，まさしくその通りです．さらに，この公式は筆跡や印刷などの読みやすさ（legibility），図，内容の複雑さ，読者の背景や意欲などのような，理解力に著しく影響する他の因子を考慮していません．したがって，読みやすさスコアでは，文章がどのくらいうまく書かれているのかはわかりませんし，文章の修正の指針として使うべきではありません[8,9]．

More Good Advice for Scientific Writers
科学ライターへのより良いアドバイス[訳注5]

- Exaggeration is a billion times worse than understatement!
  おおげさな表現（exaggeration）は，控えめな表現（understatement）とは比べられないほど悪い！
- Writing carefully, dangling participles must be avoided!
  文章を注意深く書き，懸垂分詞[訳注6]（dangling participle）は避けるべきである！
- Eschew obfuscation!
  人を混乱させるような難しい表現を控える！
- Do not put statements in the negative form!
  否定形で記述することはやめる！
- Verbs has to agree with their subjects!
  動詞とその主語を一致させる！
- Don't overuse exclamation marks!!
  感嘆符（！）の過剰な使用はやめる!!
- And don't start a sentence with a conjunction!
  接続詞で文を始めない！
- Place pronouns as close as possible, especially in long sentences with subordinate phrases, to their antecedents!
  特に従属節（subordinate phrase）をもつ長文では，代名詞を先行詞のできるだけ近くに置く！
- Avoid trendy locutions that sound flaky!
  風変わりな流行の言葉使い（trendy locution）は避ける！
- Take the bull by the hand and avoid mixing metaphors!
  意を決して混喩（mixed metaphor）を避ける！
- Always pick on the correct idiom!
  常に正しい成句を選ぶ！

Saffire, William. **Fumblerules: A Lighthearted Guide to Grammar and Good Usage.** Doubleday and Company, Inc. Random House, New York © 1990 by The Cobbett Corporation より引用.

訳注5）次の英文からユーモアがどれだけわかるだろうか？

訳注6）英語の分詞構文部で省略された主語が，主節の主語（または意味上の主語）と異なる場合，主語が一致していない分詞構文を懸垂分詞と呼ぶ．この英文も懸垂分詞となっており，意味上の主語 You に一致させるには Writing carefully, you must avoid dangling participles! や Write carefully and avoid dangling participles! のようにする．

文献

1. Britton WE. **The trouble with technical writing is freshman English.** J Tech Writing Comm. 1974;4:127–31.
2. Mathes J, Stevenson D. **Designing Technical Reports.** Indianapolis: ITT Bobbs-Merrill Educational Publishing Co., Inc., 1976.
3. Lang T. **Technical writing is not one of the humanities.** AMWA J. 1987;2:3–8.
4. Fishbein M. **Medical Writing: The Technic and the Art.** Chicago: American Medical Association, 1938.
5. Schwager E. **Medical English Usage and Abusage.** Phoenix, AZ: Oryx Press, 1991.
6. Charrow PR, Charrow VR. **Making legal language understandable: a psycholinguistic study of jury instructions**. Columbia Law Rev. 1979;79:1306–733.
7. Redish J. **How to write regulations (and other legal documents) in clear English.** Washington, D.C.: American Institutes for Research, Document Design Center, 1981.

8. Redish JC, Selzer J. **The place of readability formulas in technical communication.** Tech Comm. 1985;32:46–52.
9. Lang T. **Striking out with readability formulas.** AMWA J. 2004;19:95–6.

参考資料

Benson P. **Writing visually: design considerations in technical publications.** Tech Comm. 1985;4:35–9.

Duffy T, Waller R. **Designing Usable Texts.** San Diego: Academic Press, 1986.

Federal Plain Language Guidelines: http://www.plainlanguage.gov/howto/guidelines/reader-friendly.cfm.

Felker D, editor. **Document Design: A Review of the Relevant Research.** Washington, D.C.: American Institutes for Research, Document Design Center, 1980.

Gopen GD, Swan JA. **The science of scientific writing.** Am Scientist. 1990;78:550–8. Available at: http://www.eecs.harvard.edu/~nr/cs152/readings/sci.html.

Lang T, Talerico C. **Improving comprehension: theories and research. In: American Medical Writers Association.** Selected Workshops in Biomedical Communication, Vol. 2. Bethesda, MD: American Medical Writers Association; 1997;105–114.

Williams JM. Style. **Ten Lessons in Clarity and Grace. 8th Edition.** New York: Pearson Longman, 2005.

Wurman RS. **Information Anxiety.** New York: Bantam Books, 1989.

2章　効果的な書き方──より読みやすくするために　まとめとキーワード

名詞の"writing"＝書く行為でつくりだされた文章．文章の正確さだけでなく，読者と効果的にコミュニケーションをとることが重要．読者を意識することで，ライティングはより効果的に．

練習ライティングから実用ライティングへ

学校で習った練習ライティングと科学分野の実用ライティングの違い

1) 情報が流れる方向, 2) ライティングの目的, 3) 評価のされ方,
4) ライティングの本質的価値と手段的価値

実用ライティングは，表，線画，グラフ，地図，イラスト，写真，数式，グラフィックデザインを活用．

効果的なライティングの性質

1) わかりやすさ，2) 想起性，3) 参照性，4) 有用性，5) 注意を向ける方向性．

読者に注意を向ける

読者が，1) 何を知っているか？ 2) 何を知りたがっているか？ 3) 何を知る必要があるか？ 4) 何を間違って理解しているか？を検討．

主題に注意を向ける

文章の見直しでは，1) 何が述べられているか？ 2) それを述べる価値があるか？ 3) 理解するには，他に何を知る必要があるか？を問う．

効果的な書き方 （英文法に関しては本文参照）

1. 言葉：読者になじみがある言葉，報知的ラベル，賢い省略，具体的な言葉
2. 文：並列の句と文，短く明快に
3. 段落：短く明快に，強いトピックセンテンス，統一性と一貫性
4. 文章の分割：見出し・小見出し，具体的な報知的見出しの使用

読みやすさの公式について

読みやすさスコアを文章修正の指針として使わない．

CHAPTER 3

効率的な書き方
──書くことをもっとやさしく

動詞としての"writing"は，書くという行為を示します．つまり，考えが浮かび，整理され，言葉で記録される思考のプロセスを指します．しかし，このプロセスに取り組む方法はさまざまです．書き手によるトピックの把握，トピックの複雑さ，書かれる文章の長さだけではなく，書き手個人の強みや好みにも大きく左右されます．

書くことは意思決定の連続です．つまり，何を言うべきか，どのように言うべきか，そして，どこで言うべきかを決定することです．意思決定は，訓練でより効率的・効果的に行えるようになります．意思決定のプロセスである書くという行為も，同じように訓練で上達します．人によっては，書くための手法としてある1つの方法を好んで使うことがあるかもしれません．しかし別の方法をどのように，いつ使うかを学べば，より柔軟で熟練した書き手になれるでしょう．

本章では，書くプロセスを効率化するいくつかのテクニックを紹介します．次に述べることは，多くの人にとって，文章を効率的に書く助けになるでしょう．テクニックには向き不向きがありますから，自分に合ったものを使ってみてください．

書く準備

　書き始める前に，書く準備をしましょう．気乗りしないときは特に，書かない口実をいくらでも見つけられます．必要なものがそろっていないから書けない，というのは極上の口実の一つです．研究費申請書，科学論文，抄録を書く前には，次のものを集めましょう．

- 文献にする本と論文
- 実験ノート
- 患者メモ
- データと統計分析の印刷物（printout）
- 使う可能性のある図（写真，ブロット，X線写真など）
- 助成機関からの研究費申請ガイドライン
- 学術誌や学会の投稿規定
- スタイルガイドと参考マニュアル〔科学編集者会議（Council of Science Editors：CSE），米国医師会（American Medical Association：AMA），米国化学会（American Chemical Society：ACS）などのもの〕

　集中して作業できるまとまった時間を確保し，静かに書くことのできる場所を探すことも大切です．良いライティングには常に，あなたが思う以上の時間と努力が必要になります．ですから，気持ちよく書ける環境をつくりましょう．

　書く行為は，書こうという気持ちをもつことから始まります──書くことに専念しなければ，多くの時間を浪費します．書くことに専念するとは，自分の意思と注意を書く作業に集中させることです．報告書を完成させるようにせかされることと，自分の意思で書くことに専念することは違います．専念できなければ，できるようになるまで他のことをしましょう．無理をしないほうが成果があがり，イライラもしません．

書くプロセス

　便宜上，私は書くプロセスを4つの段階に分けます──**1 計画**（planning）（さらに1-1 目標設定，1-2 発見，1-3 配列に分かれます），**2 草稿**（drafting），**3 修正**（revising），**4 推敲**（polishing）です．一般的に，ライ

　どの言葉を使うかふるい分けることは，考えの重さを量ることである．科学の散文では，言葉は数学における記号と同じくらい慎重に用いるべきである．

英国の医師・発明家，Sir Thomas Clifford Allbutt〔これは正しいスペルです〕

> **書**くことは容易だ──額に血の汗をかくまで，白紙を見つめて座っていればよい．
>
> 米国のジャーナリスト・作家・劇作家．Gene Fowler（1890–1960 年）

ティングに熟練していくほど，より徹底的に計画し，念入りに草稿し，何度も修正し，より慎重に文章を推敲します．私は本章を編成するのにこの構成を使っていますが，実際にはこの順序どおりに行う書き手はほとんどいません．しかし，どの段階もいずれは行うものです．特に，1-1 目標設定，1-2 発見，1-3 配列，2 草稿のプロセスは相互の関連が強いので，どこから手をつけても大丈夫です．

段階 1 ── 文章の計画

　書く前に頭の中で十分計画を練っておけば，実際に書くという作業の手間が少なくなり，多くの時間や労力が節約され，イライラが減ると考える書き手がいます（私もその 1 人です）．その一方で，書く前ではなく，まず書き始めて，書きながら考えを発展させる書き手もいます．

　私は，書くための計画段階を目標設定，発見，配列という 3 つのプロセスで考えています．**1-1 目標設定**で，対象読者の特徴と，コミュニケーションの目的と限界を特定します．**1-2 発見**で，あなたがコミュニケーションする必要がある具体的な情報を特定します．**1-3 配列**で，この情報を首尾一貫した論理的な思考の流れに整理します．この 3 つは互いに影響しあっており，書くときは，常にこのプロセスの間を行き来します．

1-1　目標設定のプロセス

　うまく書くには，そのコミュニケーションを，なぜ，誰と，何を，どんな状況で行うのかを知らなければなりません．ここでは，私が **PQRST アプローチ**（次に説明する Purpose, Qualities, Readers, Settings, Topics の頭文字語）と呼ぶ手法が役立ちます．

P は Purpose ──書く目的は何か？

　多くの人が，科学コミュニケーションの目的は知らせる（読者に関心のある情報を提供する）ことだと思っています．しかし，私は，科学ライティングの目的は，読者が行動するのを手助けする（読者の意思決定と行動を促す）ことと考えています．ですから，読者にどんな意思決定をしてほしいのか明確にすれば，書く文章の方向づけに役立ちます．

　たとえば，

- 自分が発表する論文の結論を正しいと認め，読者自身の見解に取り入れてもらいたい．
- 監査担当者（auditor）に，あなたの研究手順書は適切に書かれてい

ることを認めてもらいたい．
- 米国国立衛生研究所（National Institutes of Health：NIH）に，新しいプロジェクトの研究費申請を承認してほしい．
- 自分が所属する部門の 27 人に，新しい臨床方針に従ってほしい．
- 3 部門の従業員に，コンピューター上の統一された形式で，研究結果を報告できるようになってもらいたい．

私は科学ライティング（scientific writing）は，説得力のある文章の作成であると考えています．通常，書き手は自分の観点を提示して，論じますが，（推測や感情ではなく）事実や論理に基づいて説得も試みようともしています．また，**事実**（何が真実か），**価値**（何が望ましいか），**方針**（何が効果的か）を議論しているかもしれません．自分の目的を心の中で明確にしておくことは，良い文章を書くのに不可欠です．

Q は Qualities ──文書の形式的特徴は？

科学ライティングの多くは，タイプされた原稿であり，グラフィックデザインの要素はほとんどありません．技術報告書，学術誌原稿，助成金申請書を書く場合は，通常，「空白スペース」，印刷の体裁，1 行の長さ，列数，紙の重量や色の使用を考慮する必要はありません．これらの要素は出版社が考慮すべきものです．例外は，患者向け資料，企業報告書，特殊な資金調達要請書です．

それでも，原稿の質（見ばえ）がどのように読まれるか（時には読まれるか否か）に影響することがあります．原稿を読みやすくするには，

- 12 ポイント以上の字体を使う──字が小さいほど，読みにくい．
- 本文には，Palatino や New York などのセリフ体（serif type）のフォント（文字のストロークの端に装飾があるもの）[訳注1] を使う．文字のストロークがシンプルなサンセリフ体（sans serif type）のフォントより，読みやすい．
- 見出しには，本文と区別するために，大きい（14 ポイント以上）太字の Helvetica や **Chicago** などのサンセリフ体のフォントを使う．
- 行端を揃えない「右行端未調整（右端がでこぼこ）」余白〔unjustified（ragged right）margin〕を使う．これは 1 行が 7.6 cm（3 インチ）以上の場合，特に重要．右端がそろっていないほうが，読者は次の行へ読み進みやすい．行端を揃えて文字間隔がまちまちな文章に比べて，文字間隔が一定なので，目が疲れにくい．
- ページの余白（上下左右）は，少なくとも 2.5 cm（1 インチ）に．

訳注1） 文字のストロークの端にある装飾をセリフと呼ぶ．セリフは各文字をつなぎ，水平方向の案内線を生みだす．そのため可読性に優れ，長文でも目が疲れにくい．日本語では明朝系のフォントがこれにあたる．

- 余裕があれば（助成金申請書ではほとんどないが，出版用原稿ではたいてい編集上要求される），ダブルスペース（2行幅の行間）に．
- 文章全体が密にならないように，各段落の始めを字下げし，段落間を1行空ける．
- 項（section）の間はダブルスペース（2行幅の行間）にする．
- 強調や視覚的な変化のために，**太字（boldface）**と*イタリック体（italic type）*を使う．

> **愚**か者達の手に物騒な武器が渡らないようにすることに私は大賛成だ．タイプライターから始めよう．
>
> 米国の建築家・インテリアデザイナー．Frank Lloyd Wright（1868-1959年）

多くの学術誌や助成機関は，提出される文書に対し，ページや余白を制限しています．その中に多くの文章を収めようと，フォントを小さくしたり余白を狭くすることがよくありますが，そうやって学術誌に受理されたり，助成金に当たった実例は聞いたことがありません．審査員は負担を減らすために，合格させる理由より失格させる理由を探しがちです．小さい字体，狭い余白，ぎっちりしすぎた文章のせいで，かえって，ページが視覚的に魅力を失い，審査員の読む気を損ねることがあります．そうだとすると，上記の戦略は逆効果になりかねません．

R は Readers ──誰に向けて文書を書くか？

文書を書くときには，3種類の対象読者を想定します[1]．

第一の対象読者は，コミュニケーションの直接的な対象です．この読者は，学術誌の読者，研究所，部門，または組織の上司や部下，助成機関の審査員かもしれません．科学コミュニケーションでの対象読者は，（決していつもではありませんが）自分と似たような教育，訓練を受け，そしてトピックについての知識をもっているものです．そうでない場合，より慎重に読者の情報ニーズを考えなければなりません．

第二の対象読者は，第一の対象読者以外で，論文，助成金申請書，報告書を読む可能性がある読者です．たとえば，医師を対象とする医学誌は，看護師，コメディカル，基礎科学者，学生，ジャーナリスト，患者にも読まれる可能性があります．第二の対象読者の情報ニーズを考慮して文章を考えましょう．生物医学工学部門の責任者は，あなたが新しい機器の購入を提案したことを知りたいかもしれません．その機器の維持と修理が予算に影響するからです．英語を母国語としない読者もこの集団に属します．このような読者は，比喩表現"They raise a 'straw man' argument（彼らは「わら人形」論法を行っている）"や文化的な背景"Her writing is gospel in the field（彼女の文章は，この分野での福音である）"に不慣れです[訳注2]．第一の対象読者にとっては既知の情報もありますが，彼らの負担にならない程度に，できるだけ広い読者を対象に書くことを勧めます．

> 訳注2) わら人形論法(straw man argument)とは，相手の意見を歪めた身代わり（わら人形）となる内容に反論する論法．福音（gospel）とはキリストが説いた救いの教え．転じて疑いのない事実という意味．

第三の対象読者は，文書の提出先の人です．通常最初に文書を読み，その文書をどうするかの決定権をもつのが彼らです．よくある誤りは，第三の対象読者＝第一の対象読者と考えることです．たとえば部門長を第一の対象読者だと思って報告書を書いたとします．ところが，部門長が報告書を，そのトピックについてほとんど知らない，または何も知らない人もいる委員会（実際の第一の対象読者）に提出することがわかったら，どうしますか．委員が報告書を理解できなければ，この研究に興味をもってもらえる機会を失うでしょう．

S は Settings ——どんな状況で文書が読まれ，使われるか？

　あなたの文書がどこで入手され，読まれ，使われ，保管されるのかを考えましょう．患者向け資料などがそうですが，科学コミュニケーションの文書もさまざまな状況で読まれる可能性があります．部門長がメモを地下鉄の中で立って読むと考えられるなら，短いメモを書きましょう．助成機関の審査員が，厳しい締切に追われているなら，大事な情報を申請書類の中から迅速に見つけられるように目立たせましょう．専門技術者が，実験方法の説明書を，研究所の実験台で両手に試薬を持ちながら読むのなら，説明書をラミネート加工し，大きめの字体で印刷しましょう．

T は Topics ——どんなトピックを，どの程度網羅すべきか？

　書く前に，網羅すべきトピックの幅と深さを決めます．鳥インフルエンザの場合，疫学について書く必要があるか？　それとも微生物学的な側面だけでよいか？　薬剤の作用機序を詳述しないで，薬剤の使用を勧めてよいのか？　このような質問により，文書を完成させる前に，どんな追加調査が必要かがわかるかもしれません．題材だけでなく，文書を書く目的と第一の対象読者の特徴によっても，トピックの幅と深さが決まります．

1-2　発見のプロセス

　たとえトピックを熟知していても，どのようにして他者にそれを**コミュニケーション**するかはよく考える必要があります．きわめて正確に食道ゾンデを挿入することができても，その方法を他人に伝えることはまったく別の作業です．このコミュニケーションや指導についてよく考えることは，何を言う必要があるかを発見するプロセスです．

　書くべきことを発見するテクニックの1つは，コミュニケーションにおいて行うべきすべての作業を考えることです．例えば次のような作業です．

- 物事，プロセス，関係，概念，特徴，場所などを命名する．読者と語

――一般に，苦労せず書かれたものは，楽しんで読んではもらえない．

エッセイスト・辞書編集者・評論家，Samuel Johnson（1709–1784 年）

彙を共有すれば，コミュニケーションに役立つ．原子物理学分野で「device」は核爆弾だが，医学分野では医療機器となる．

- **命名したものを特定，または説明する．** どの程度詳しく書くかは，対象読者と文章の目的による．細菌学者には，略語の「PCR」はおそらく説明不要だが，臨床家には，PCR（polymerase chain reaction）を定義し，それが DNA を分離して増幅する手法であることを説明する必要があるかもしれない．報道記者には，ポリメラーゼ連鎖反応法（PCR）は，遺伝性疾患をもった人を特定したり，「遺伝子鑑定」を通して父系性を決定したり，感染症を診断するために，生化学と分子生物学で広く使用される技術だという説明が必要かもしれない．

- **混乱を避けるために，類似の事柄や概念を区別する．** 第一の対象読者が何を知っているかによって，何を区別するべきかも変わる．生物統計学では，標準偏差（standard deviation）と平均値の標準誤差（standard error of the mean）がしばしば混同される．理由として，名前が似ていることや，いずれも分布（これらは異なる分布のために厄介）のばらつきを示す指標であることが挙げられる（標準偏差は，測定値に関する実際の分布のばらつきであり，記述統計になる．平均値の標準誤差は，同じサイズで抽出可能なサンプルすべての各平均値の理論的な分布のばらつきであり，推定値の精度を示す推測統計になる．標準偏差と標準誤差の違いがわかるだろうか？）．

- **物事や概念を，それらに関する考え方に照らして，評価し，比較し，対比する．** 自分の観点に対する賛成と反対の意見を集めることは，発見のプロセスの一部である．自分の考えに同調する意見は，自分自身の信念を裏付けるし，反対の意見には，早めに対処するほうがよい．

以下のテクニックは，発見のプロセスに役立ちます．

- **トピックを 1 文にまとめる．** この文を書くには，最も重要な情報だけを選び，自分の考えをまとめなければならない．自分の考えを 1 文で完結させるために，そのトピックに関する自分の取り組み（work）を一貫性をもって十分に記述する必要がある．この文は，標題の決定にも役立つかもしれない．
- **トピックを 1 段落にまとめる．** 前述のように，段落を書くためにも，考えをまとめなければならない．しかし，1 文ではなく段落を書く際には詳細な情報（最も重要なものだけ）をある程度追加できる．この段落は，抄録の素稿（first draft）になるかもしれない．
- **表と図の原案を作成する．** この作業では，データ整理が必要になる．

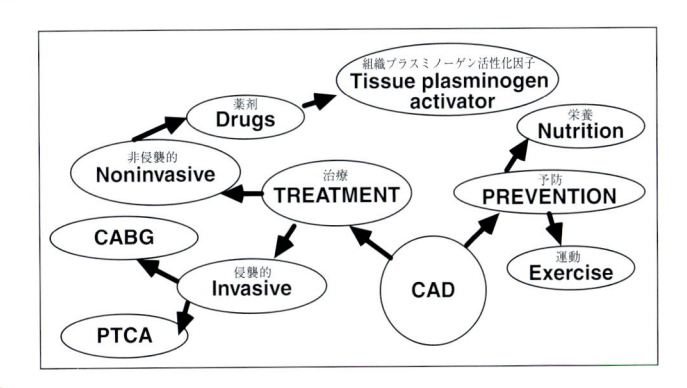

図 3-1
概念的アウトラインは，創造性や自由な考えの創出を促すため，固定した形式はない．文章に盛り込みたい考えを，リストにするか書き留める．この発見のプロセスがかなり進むか，完成したら，関連する項目をリンクする．いったんリンクしたら，項目の階層的アウトライン（図 3-2）を作成して，ライティングのプロセスを進める．（CAD＝coronary artery disease，冠動脈疾患；CABG＝coronary artery bypass grafting，冠動脈バイパス術；PTCA＝percutaneous coronary angioplasty，経皮的冠動脈形成術）

それによって何を報告すべきかが見えてくる．

- **概念的アウトライン（conceptual outline）を作成する．** 概念的アウトラインは，文章を書くうえでカバーしようとするトピックや要点を集積したものである（図 3-1）．まず，順番や文書内の位置とは関係なく，心に浮かぶままに，これらのトピックをリストにしたり，紙に書き出したりしてみる．それを基に，伝えるべき重要なトピックのほとんどを特定できるまで，さらに考えを進める．それから，矢印で主要なトピックから，それらの下位にあるトピックへのリンク，すなわち順序づけを始める．

- **10 分間，自由に書いてみる（freewriting）．** つづり，句読点，文法を気にせず，自由に書く（タイプする）ことをフリーライティングと呼ぶ．これは，頭を刺激し，その考えを紙に書き留めるためにだけ行う．止まらずに書き続けることは，書いている途中で言葉や文の正しさをいちいち判断する「内なる編集者」を消し去る．正確さを求めるほど，思考の流れは中断されてしまう．フリーライティングではこうした中断が起こらないようにする．少しでもフリーライティングを行うと，雑然としたさまざまな思考（idea）の流れから，伝えたいことの本質を含む一貫した論説へと収束していくだろう．

1-3 配列のプロセス

構成は，良い科学ライティングの鍵の一つです．論理（logic）は，あなたの考えを整理する基盤と，それらをまとめる一貫性を与えてくれます．完璧な論理は，多くの読者から求められ，研究者（著者）としてあなたが信用

作家とは，他の人より書くことが難しいと感じる人である．

ドイツの作家・識者・ノーベル賞受賞者，Thomas Mann（1875-1955 年）

されるための基盤となります.

研究申請書および**科学論文**は，一般的に IMRAD 形式（Introduction：序論，Methods：方法，Results：結果，And, Discussion：考察 の頭文字語）に従います．他の文書（技術報告書，プロジェクト評価，手順マニュアルなど）では，異なる構成様式を用いる可能性があります．たとえば，いくつかの項目（option）を比較するために，それらを個々に記述したり（連続型），各項目をいくつかの基準に分けて記述し，基準ごとに比較する方法〔平行（線形）型〕も可能です（表 3-1）.

文書の中で考えは 1 つずつ示され，連続的，かつ，論理的につながっていなければなりません．**階層的アウトライン**（hierarchical outline）は，この線形性の反映です（図 3-2）．1-2 発見の項で述べたように，考えを概念的アウトラインで並べたら，次のステップでは，これらを階層的アウトラインに並べてみましょう．

トピックの構成には以下の 5 つの方法[2]のうちのどれかが用いられます．たとえば一般的な病原体に関する総説論文を書く場合，次の方法が可能です.

- **アルファベット順**（alphabetically）——病原体を ABC 順にリスト
- **部位別**（spatially）——感染する部位，たとえば皮膚，血液，内臓の順に病原体を記載
- **時系列**（chronologically）——病原体が発見された順，または，治療法が開発された順
- **分類別**（categorically）——病原体を同種ごと（たとえば，細菌，ウイルス，原生動物）に分類
- **指標順**（progressively）——連続性のある指標の順（たとえば，病原体の頻度や，病原体が引き起こす疾患の重症度の順）に分類

どの方法を用いるかはトピックによって，そして対象読者と文章を書く目的によっても変わります．文献リストの一部の構成方法はアルファベット順で，生物に関する分析の多くは表面から深部構造へ，歴史は時系列で示されます．分類は広範囲のトピックを単純化するのに役立ちます．多くの事象には重要性，複雑性，発達などの度合いに違いが存在するのです．

段階 2 ——文章の草稿

草稿とは，まさに紙に言葉を書き出すプロセスです．それは必ずしもきれいで，効率的で，満足のいくプロセスではなく，単に文章を書き始めるために必要な段階です．後で文章を修正・推敲できますから，始めはともかくで

表3-1 連続型と平行型の構成方法の比較. 複数の項目（option）を比較するときには，それらを個々に記述する（連続型）か，各項目をいくつかの基準に分けて記述し，基準ごとに比較する（平行型）方法がある．

連続型（sequential）の構成方法		平行型（parallel）の構成方法	
Assay A	測定法 A	**Cost**	費用
Cost	費用	Assay A	測定法 A
Sensitivity	感度	Assay B	測定法 B
Processing time	処理時間	Assay C	測定法 C
Ease of use	使いやすさ		
		Sensitivity	感度
Assay B	測定法 B	Assay A	測定法 A
Cost	費用	Assay B	測定法 B
Sensitivity	感度	Assay C	測定法 C
Processing time	処理時間		
Ease of use	使いやすさ	**Processing time**	処理時間
		Assay A	測定法 A
Assay C	測定法 C	Assay B	測定法 B
Cost	費用	Assay C	測定法 C
Sensitivity	感度		
Processing time	処理時間	**Ease of use**	使いやすさ
Ease of use	使いやすさ	Assay A	測定法 A
		Assay B	測定法 B
		Assay C	測定法 C

```
Coronary Artery Disease                          冠動脈疾患

    I. Prevention                                 I. 予防
        A. Nutrition                                 A. 栄養
        B. Exercise                                  B. 運動

    II. Treatment                                II. 治療
        A. Noninvasive                              A. 非侵襲的
            1. Drugs                                   1. 薬剤
                a. Tissue plasminogen activator (TPA)       a. 組織プラスミノー
                                                              ゲン活性化因子
        B. Invasive                                  B. 侵襲的
            1. Coronary artery bypass grafting         1. 冠動脈バイパス術
            2. Percutaneous coronary angioplasty       2. 経皮的冠動脈形成術
```

図3-2
図3-1のトピックを階層的アウトラインに配列．**階層的アウトライン**は，考え（idea）を線形的に配列する．学校で教わる最も一般的なアウトラインであり，この文書の形が最終稿でもある．このように構成できると，書く作業は，見出しごとに必要な詳細を加えていけばよい．

きる限り思考を記述して，叩き台となるものをつくりだしましょう．

　計画段階を飛ばして，すぐに草稿にとりかかる人もいますし，初めにアウトラインをつくって，終わりまでその通りにする人もいます．最も簡単な項から書く人もいますし，思考や文を思いつくままに適切な見出しの下に加えていく人もいます．これらのアプローチの組み合わせで，まったく問題あり

ません．あなたの好みの方法を見つけましょう．ただ，どのような方法を採るにせよ，次のことはぜひ行ってください．

- 紙（またはコンピューターの画面上）に何かを書く！　画面上に打ち出された言葉を見ると，（ようやく）何か生産的なことをしている気持ちになるし，視点を変えて「自分の考えを眺める」こともできる．多くの人にとって，書くプロセスは「紙の上で考えること」である．いったん考えが言語化されると，あなたはその考えと「関わり合う（interact）」ことができ，その正確性，適切さ，提示方法などを考え始めることができる．ひいては，このプロセスが，新しい情報の発見にもつながる．
- 間違うことを恐れずに！　たった今書いたものを編集したいという衝動は，素早く書くという作業を台なしにしかねない．文字の間違いや文法の誤りに気をとられていたら，思考の流れが途切れてしまう．残念なことに，初めから完璧な文章を書くべきと多くの人が思い込んでいる．これは草稿であり，後でいくらでも手を入れることができる〔カナダ医学会雑誌（*Canadian Medical Association Journal*）の元編集者のPeter Morgan は「まず，書き留め（write it down），それから，きちんと書きあげる（write it up）」と，よく人に助言していた[3]．「まず草稿，磨きは後（draft first, polish later）」である〕．
- 書きながら，文章を発展させる．特に最初の草稿では，あまりに早い段階での入念な編集や修正は避ける．コンピューターによって，文章の追加，削除，変更，移動は驚くほど容易になった．そのため，何をどう書いたらどうなるかという心配はいらない．後で簡単に変えられる．

段階3──文章の修正

修正は，良い書き手の誰もが，制作プロセスでとても真剣に取り組む段階です．実際，ライティングの熟練者と初心者では，熟練者のほうがより多く修正しています．修正のたびに，文章はコミュニケーションの目的と意図された対象読者のニーズに近づいていきます．

「修正する（revise）」は，「もう一度見る（see again）」ことを意味します．「もう一度見る」または「見直す（look again）」ことで，文章の誤りの見落しや論理の欠陥が明らかになります．プロのライターでさえ，最初から完全で，一貫性のある，推敲された文章を生み出すことはまずありません．1回の見直しで，何度も文書を読んで修正するかもしれません．時には，修

正と修正の間に，しばらく草稿を見ない時間をつくるほうがよいこともあります．「もう一度それを見る」とき，自分の文章があまりに違って見えることに驚く〔そして，恥ずかしくなる（humbled）〕かもしれません．

修正の際には，以下を確認しましょう．

- 想定する読者が内容を理解するのに必要なすべての情報を含める．
- あなたが説明している論理をもう一度見直す（review）．
- 読みやすいこと（意味が不明瞭であったり，「何かおかしい」と感じて読み返すようなら，書き直しが必要）．
- 文章全体で一貫した用語を使用する（たとえば，sample は sample で統一し，類義語の aliquot，biopsy，specimen にしない）．
- 報知的見出しを用いて，文章を理解しやすくまとまった項目に分ける（subdivide）（2 章を参照）．
- 引用，リスト，表，図を最も効果的に使う．
- 図表や文献が文章中の適切な場所で言及されていることを確認する．
- 計算を確認する．
- 以下をくり返し自問自答する．
    1. 文書を読んだ読者に，どんな情報を得てもらいたいのか？
    2. 読者に，文章中のどこで，その情報を与えるのか？

最も重要な修正の技術は，「読み込むことなく，読む（read without reading in）」ことです．つまり，書いた言葉が，自分の意図したことを述べていると思い込まずに，その言葉が実際に言っていることを読まなければなりません．著者は，情報を文章に「読み込め」ますが，読者はできません．読者が読めるのは書かれた言葉だけで，文章の背後にある著者の思いは読み取れません．たとえば，"She was a woman with many convictions" という文からは，以下の 3 つの意味が読み取れます —— 1) 彼女は強い信条をもっていた，2) 彼女は常習犯だった（彼女は，いろいろな犯罪を犯した），3) 彼女は検察官として成功した（彼女は，多くの犯罪者を起訴した）．この例文の多義性はわかりやすいため，文脈に照らせばこの文は誤解されないかもしれません．しかし，適切な修正のためには，すべての可能性を考慮することが必要です．書いた文章が，実際に自分が言いたいことのみを伝えているかを常に確認しましょう．

あなた自身の見直しに加えて，他の誰かによる原稿のチェックも検討しましょう．ここでは，（あなたの感情を傷つけることを恐れてためらうような人ではなく）あなたの文章を批評し，正直な意見をくれる人が必要です．

私は，私より速く書ける誰よりもうまく書き，私よりうまく書ける誰よりも速く書く．

米国のジャーナリスト・*New Yorker* 寄稿者，A. J. Liebling（1904-1963 年）

段階4 ─ 文章の推敲

推敲とは，つづりと文法のすべての誤りを訂正し，文章の論理が明快で説得力をもつことを確認し，矛盾と齟齬を除いて原稿の内容を一貫させる段階です．最終的に提出できる形にする前に，内容は完成していることが理想的です．推敲を通して，文章を完成させ，読みやすく，可能な限り誤りをなくさなければなりません．

推敲の最終段階は，問題がないことを確認するために，最後にもう一度文章を読むことで，専門的には**校正（proofreading）**とも呼ばれます．ただ綿密に原稿を読むだけでなく，より効果的に校正するには，以下の方法があります．

- **実際に読まれる媒体上で，文章と図を校正する．**学術誌の原稿は，オンライン版でなく印刷版を校正するべきである．多くの学術誌は，印刷する前に，受理した論文のPDFファイルを確認用に送ってくる．PDFファイルを印刷して，その印刷物を校正する．オンライン版で校正してはいけない．同じ理由から，スライドの場合は，オンラインや印刷された文章ではなく，スクリーンに投影して校正する．
- **声に出して文章を読む．**読むスピードを落とせば，1つひとつの言葉により多くの注意を向けられる．見直すだけでは気づかなかった間違いが聞こえる可能性もある．声に出して読めば，文章がよく「流れている（flow）」か，どう句読点を入れるべきかわかるかもしれない．
- **画面上の字体を大きくして**（たとえば，12ポイントを36ポイントにして），黙読または音読する．文字通り，間違いを拡大することで，1つひとつの言葉により多くの注意を向けることができる．
- **原稿を終わりから読む．**前から読むと，話の流れに飲み込まれ，誤字を「読み落とし」がちだが，終わりから読めば，これを回避できる．

ある時点で，プロのメディカルライターや編集者に，文書をチェックしてもらうとよいでしょう．その編集者が，どのレベルの編集を行うかは，必ず，前もってたずねましょう．後述する**原稿レビューの分類（classification of manuscript review）**は，レビューのレベルを複雑さと費用の低い順から述べています．良い分析的編集（analytical editing）には原稿整理（copy-editing）の3〜5倍の費用がかかります．すべての編集者が，自分のサービスを説明する際に，ここに示す用語を使うわけではないので注意してください．

- **基本的な英語をチェックする言語編集（language editing）**は，言語だけをチェックする．つまり，原稿の基本的な趣旨を，それを進んで学ぶ気持ちのある英語圏の人間が理解できることを確認する．このレベルの編集は，ほとんどの英語のネイティブスピーカーができる．後述するプロの編集者は，確実にもっと良い仕事をするが，たいていは有料である．
- **原稿整理（copyediting）**〔または「ミクロ編集（microediting）」〕は，通常，つづり，文法，句読点，形式，一般的事実などの誤りの訂正に限られ，前述した推敲プロセスの一部である．基本的に原稿整理が対象とする誤りとは，確立された文法や文体のルール違反である．**校正（proofreading）**とは，厳密には，修正された文書（text）を編集された元原稿と照合し，すべて修正されたことを確認するプロセスだが，原稿整理の意味で使われることもある．
- **実質的編集（substantive editing）**〔または「マクロ編集（macro-editing）」〕は，文書の構成，論理と内的整合性の編集を行うものである．そのため，編集者には批判的思考と判断が必要となる．この作業は，通常，原稿整理を含む．
- **分析的編集（analytical editing）**〔研究の「批判的吟味（critical appraisal）」を含む〕は，統計解析を含む研究方法が，提示された問題の検討に適切であることと，それが正しく説明・記述されていることを確認する．この編集者は通常，編集する原稿に報告されているタイプの研究に精通しており，その研究分野で高い学位を有することもある．文書作成の要件は，「ランダム化比較試験を報告するためのCONSORT声明」のような報告のガイドライン，『わかりやすい医学統計の報告』[訳注3]（*How to Report Statistics in Medicine*）』のような標準的参考書，科学編集者会議（CSE）の"*Scientific Style and Format*"に掲載されるような資料が一般的に用いられる．通常，分析的編集にも実質的編集と原稿整理が含まれる．

訳注3）邦訳は中山書店より刊行．

> 凡庸なメディカルライティングの理由の多くは，産みの苦しみが足りないということだ．最良の文章は，何度も修正され書き直される……わかりやすい文章とおもしろいスタイルは，概して厳しい鍛錬の賜物である．自然でたやすい印象は，最大の努力の成果である．
>
> *Journal of the Michigan State Medical Society* 編集者，James H. Dempster，1937年

共同執筆

あなたは，研究者としてのキャリアの中，共著者（co-author）になることもあるでしょう．共著者とは，研究論文，助成金申請，書籍などを共同で執筆するグループのメンバーです．ほとんどの共同研究がうまくいくにもかかわらず，論文が出版されない主な理由は，著者間の対立（相反）によるものです[4]．そのような状況に対しては，4つの提案があります．

1. 執筆の前に（文書作成のための作業をする前に決めていなければ），誰が著者になるか，各々の著者が何をするか，どの順番で著者名が論文に掲載されるかを決める．特に，駆け出しのころは，前もって著者資格（authorship）を決めておくことは，出版における自分の利権（interest）を保護する最良でおそらく唯一の方法である．著者リストから不適切に除かれたり，リスト上の順番を変えられたことに対して上司に抗議すると，大切な仕事上の関係を悪くしたり，台なしにする可能性がある．不正が行われた場合も，事が起きた後では状況を正すことは難しい．

2. *"Getting to Yes: Negotiating Agreement Without Giving In*[訳注4]"[5] という本の内容を覚えておく．この本は，交渉についてのアドバイスとしては，私が今まで読んだ中で最良の本であり，また，優れたライティング技術のすばらしいお手本でもある．手短にいうと，1）人と問題を切り離す，2）立場ではなく関心事に焦点を合わせる，3）互いにプラスとなる（mutual gain）領域を探す，4）客観的な判定基準に基づいて決定する，というのが「理にかなった交渉（principled negotiation）」のステップである．このアドバイスは，共同執筆を含むどんな交渉においても，非常に価値がある．

3. 共同執筆では，*"Getting to Yes*（前述参照）"で"single-text procedure"と呼ばれるものに従う．誰か（共著者，編集者，同僚，誰でもかまいません）を調整役（coordinator）に任命する．調整役は，1）著者全員からの文章とコメント集め，2）コメントを1つのマスター文書にまとめ，3）さらなる修正のために，各著者に修正されたマスター文書のコピーを送る．共著者の間で意見が異なる場合，調整役は，両者の案をグループに提示して解決する．

4. 文章のスタイルを一貫させるように，熟練した共著者の1人に最終原稿を編集してもらう．

訳注4）邦訳は『ハーバード流交渉術（阪急コミュニケーションズ）』．

文献

1. Mathes J, Stevenson D. **Designing Technical Reports.** Indianapolis: ITT Bobbs-Merrill Educational Publishing Co., Inc., 1976.
2. Wurman RS. **Information Anxiety: What to do when Information Doesn't Tell You What You Need to Know.** New York: Bantam books, 1990.
3. Morgan P. **An Insider's Guide for Medical Authors and Editors.** Philadelphia, PA: ISI Press, 1986.
4. Sprague S, Bhandari M, Devereaux PJ, Swiontkowski MF, Tornetta P 3rd, Cook DJ, et al. **Barriers to full-text publication following presentation of abstracts at annual orthopaedic meetings.** J Bone Joint Surg Am. 2003;85-A(1):158–63.
5. Fisher R, Ury W, Patton B. **Getting to Yes: Negotiating Agreement**

Without Giving In. Second Edition. New York: Penguin Books, 1991.

参考資料

Woodford P. **Scientific Writing for Graduate Students.** Reston, Virginia: Council of Biology Editors, Inc., 1999.

3章 効率的な書き方──書くことをもっとやさしく　まとめとキーワード

動詞の writing ＝書くという行為．考えが浮かび，整理され，記録される思考のプロセス．訓練によって上達が可能．

書く準備

1. 書くために必要なものを準備
2. 集中できる環境を整備
3. 自分の意思で書く作業に集中

書くための 4 つのプロセス

1. 文章の計画

    目標設定（PQRST アプローチ）

    Purpose：目的は？
    Qualities：形式的特徴は？
    Readers：誰に向けて？
    Settings：どんな状況で読まれ，使われるか？
    Topics：どんなトピックを，どの程度網羅するか？

    発見　何をコミュニケーションするか考え，アウトラインを作成．
    配列　論理的に

2. 草稿

    修正・推敲で中断せずに，思考を言葉で書きだす．

3. 修正

    読者に言いたいことが伝わるか，読み込まずに見直す．

4. 推敲

    1) 実際に読まれる媒体で校正
    2) 音読
    3) 画面上でフォントを拡大
    4) 終わりから読み直す
    5) 編集専門家の助力

共同執筆

1. 著者資格の事前決定
2. 交渉術
3. 調整役の決定
4. 文体が一貫するように熟練者が編集

CHAPTER 4

表とグラフでのデータ表示法

科学論文では，ライティングのスキルと同様に，表とグラフをいかにうまくつくれるかという，データ表示のスキルが重要です．読者があなたの結論を正しいと納得するためには，どのようにデータを収集（collect），分析（analyze），解釈（interpret）したかを論じるのと同じくらい，データを正確に（accurately），完全に（completely），明確に（clearly）表示する必要があります．

表とグラフのつくり方は，通常，別々に説明されます．それは，表とグラフでは形式が違うため，また慣習的に印刷段階で関わる人が異なるためです（表は組版オペレーター，グラフはグラフィックアーティストが作成します）．表とグラフを分けた説明は，執筆者にまず表かグラフのどちらかを選ばせ，次に，選んだ表やグラフで論点を伝えるデータ表示法を学ばせるように，さりげなく誘導しています．この流れは逆だと私は考えています．

ここでは，表とグラフを分けずに検討します．それは両者を始めから異なる方法として扱うのではなく，コミュニケーションという行為を徐々に洗練していく一つのプロセスの結果としてどちらかを選ぶべきと考えるからです．表とグラフの類似性はその違いよりもはるかに大きなものです．そこで，ここではコミュニケーションという取り組み，つまりデータを表すことで，あなたが何をやり遂げたいかを決める考え方に焦点を当てます．この方

統計的研究に必要な第1歩は，データを1つ以上の共通の特性をもつ種別へと規則的に配置することである．これがなされない限り，われわれは比較したり，傾向を調べたり，推測を行うことができない．一般に，規則的なデータの配置は表の作成により行われる．

Statistical Tables: Their Structure and Use の著者，Helen Walker と Walter N. Durost，1936 年

訳注1）邦訳は中山書店より刊行．

法では，表かグラフかの選択は，そのプロセスの最初ではなく，最後に行います．

本章では，目的に応じて，最適なデータ表示法を決める手がかりとなる3つのポイントを説明します．また，表とグラフの基本的な特性を再検討し，それに応じて表とグラフをつくっていくための指針と実例を示します．より詳細な指針は，『わかりやすい医学統計の報告[訳注1]（*How to Report Statistics in Medicine*）（第二版）』の 20 章と 21 章を参照してください．本章ではこれらの章のエッセンスを紹介します[1]．

表とグラフの共通要素

一般に，表とグラフは，1）値を，2）ラベルで特定し，3）目盛りや分類ラベルの座標系上に，4）研究活動の文脈の中に位置づけて，データと統計量を表示します．

1. **値（value）** はデータそのもので，数，記号，文字列などである．たとえば，120，＋，「軽度（mild）」など．値だけでは意味がわからないので，ラベルをつける．
2. **ラベル（label）** は値の意味を特定する．上の例では，収縮期血圧が 120 mmHg，診断検査の結果が陽性（positive），アルツハイマー病の症状が「軽度」となる．
3. **座標系（coordinate system）**（具体的には座標軸の目盛りとラベル，行と列の見出し）は，各データの値と，他の値に対するそのデータの相対的な位置の両方を示す．しかし，値とラベルで特定されたデータであっても，適切な文脈（context）を考えて表示する．
4. **文脈（context）** は，値とラベルの解釈の基となる背景である．前述の例では，収縮期血圧「120 mmHg」は，高血圧患者の治療上のエンドポイントかもしれない．陽性の診断検査の結果は，併存症をもつ特定の患者群を定義するものかもしれない．アルツハイマー病の「軽度」の症状は，薬効評価研究での（参加者組入れの）選択基準かもしれない．文脈は，表の題目（title）とグラフのキャプション[訳注2]（caption）で特定する必要があり，当然，本文中でも明記する．

訳注2）図につける題目や説明文．

表とグラフの選択

データ表示法は，読者の注意をどこに導きたいのかに左右されます．どの程度詳しいデータに注意してほしいのか，具体論と一般論のどちらから始めるべきか，正確な数値を示すのか，データ全体の視覚的な印象を示すのかを決める必要があります．

どの程度詳しくデータを示すか？

米国の哲学者で科学者でもある Charles Sanders Pierce によると，すべてのデータは次の3つの詳細レベル（level of detail），つまり，個々の値（individual value），値の群（group of value），値や群の間の比較（comparison between values or between groups）[2] で説明できます．

値（value） は計数値（counted quantity）および測定（計量）値（measured quantity）からなります．1つの値，データ，記号，観察結果がこれにあたります．個々の値は，表の各セル，チャートの線の長さ，グラフ上の1つの点として表されます[訳注3]．

群（group） は，関連した値の集まりです．通常，表は行と列に個々の値の群（group of individual value）を示します．また，表は一般に，値の分布を要約する記述統計量（descriptive statistics）などの群全体の特徴を示すデータを扱います．つまり，総計（total），割合（proportion），平均値（mean），標準偏差（standard deviation），中央値（median）と四分位（数）範囲（interquartile range），最小値（minimum value）と最大値（maximum value）などです．グラフでは，同一記号での成分値（component value）の表示，同種の直線でのまとめ，個別の集合（cluster）としての図示などにより，群を示します．

比較（comparison） は，群間あるいは各値の間の関係を示します．それぞれの群や値は，ある時点で，または，いくつかの時点の間で似ている可能性もあれば，異なっている可能性もあります．これらの関係は，差（difference）と P 値（P value）や相関係数（correlation coefficient），オッズ比（odds ratio），リスク比（risk ratio），ハザード比（hazard ratio）などの関連性を示す統計量で表示できます．値や群は，表の中で隣り合うセルに示したり，同一または類似のグラフ上に表示したりして比較します（後述の「小さな複合データ」参照）．

したがって，データ表示のための最初の課題は，どの程度詳細にデータを示すかを決めることです．たとえば，小規模の症例集積（case series）を記

訳注3）「チャート」は分類データ表示でのグラフ様式を示す．「グラフの種類」の項を参照のこと．

表4-1 個々の値に注目した表．要約統計量（平均，合計など）を示しておらず，具体的な比較も行っていない．

Clinical Characteristics of the First Five Men Diagnosed with Authors Disease オーサーズ病と診断された最初の5例の臨床特性

		Patient Number 患者番号			
Characteristic 特性	1	2	3	4	5
Diagnostic Characteristic 診断					
Symptom A 症状A	+	+	−	−	−
Serum B, mg/dL 血清B値 (mg/dL)	20	22	8	9	7
Vaccination 予防接種	−	−	−	+	+
Treatment Characteristic 治療					
Surgical time, h 手術時間 (時間)	5	7	2	3	4
Outcome Characteristic アウトカム					
Infection 感染	+	+	+	−	−
Survival, m 生存期間 (か月)	4	4	6	7	8

+ = present; − = absent　+ = あり；− = なし

表4-2 関連した値の群に注目した表．表4-1で示した個々の値を，2つの群を形成するために結合した．

オーサーズ病5例の重症度の差異におけるエビデンス
Evidence of Differences in Severity among 5 Men with Authors Disease

	Severity of Authors Disease オーサーズ病の重症度	
Characteristic 特性	Mild 軽症 n = 3	Severe 重症 n = 2
Diagnostic Characteristic 診断		
Symptom A, % present 症状A有症率 (%)	0 (0/3)	100 (2/2)
Mean serum B 血清B平均値	8	21
Vaccinated, % 予防接種率 (%)	68 (2/3)	0 (0/2)
Treatment Characteristic 治療		
Mean surgical time, h 平均手術時間 (時間)	3	6
Outcome Characteristic アウトカム		
Infection, % present 感染率 (%)	68 (2/3)	100 (2/3)
Mean survival, m 平均生存期間 (か月)	7	4

述するときは，各患者の個々の値が最も強い関心の対象かもしれません（表4-1）．ある疾患には軽度のものと重度のものがあることを示す場合には，その程度を値で分類すれば特性がわかりやすくなります（表4-2）．予防接種の有効性を示す場合は，予防接種「あり」と「なし」の群の差を示して，

表4-3 **群間の比較に注目した表**．表4-1の個々の値を2群に分け，その違いを比較している．症例数が多い場合，信頼区間やP値，またはその両方を表示できる．

オーサーズ病5例に対する予防接種の効果
Effect of Vaccination on 5 Men with Authors Disease

Characteristic 特性	Vaccination 予防接種 Yes あり n = 2	No なし n = 3	差異 Difference
Diagnostic Characteristic 診断			
Symptom A, % present 症状A有症率(%)	0 (0/2)	68 (2/3)	− 68
Mean serum B, mg/dL 血清B平均値(mg/dL)	8	16.6	− 8.6
Treatment Characteristic 治療			
Mean surgical time, h 平均手術時間（時間）	3.5	4.6	− 1.1
Outcome Characteristic アウトカム			
Infection, % present 感染率（%）	0 (0/2)	100 (3/3)	−100
Mean survival, m 平均生存期間（か月）	7.5	4.6	+ 2.9

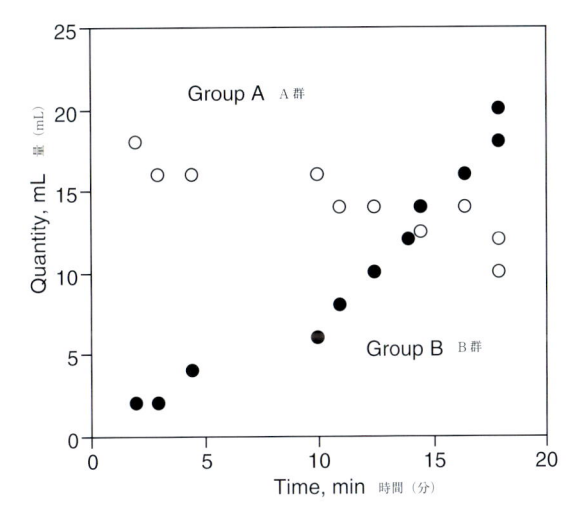

図4-1
第1レベルの詳細は，個々の値を強調すること．ここでは，2組の測定値の各データを散布図で示す．

その主張を裏づけます（表4-3）．同様に，散布図（scatter plot）なら個々の値（図4-1），散布図中のデータに当てはめた回帰直線（regression line）なら，それぞれの値が属する群（図4-2），回帰直線同士の違いを示せば，群間の比較が強調されます（図4-3）．

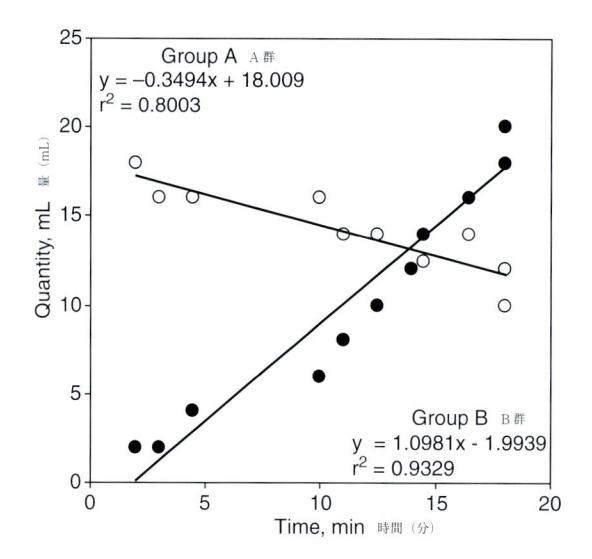

図4-2
第2レベルの詳細は，値の群を強調する．図4-1でグラフ化された2組のデータを，それぞれ単回帰直線で示す（白丸：y＝−0.3494x+18.0，黒丸：y＝1.0981x−2.0）．

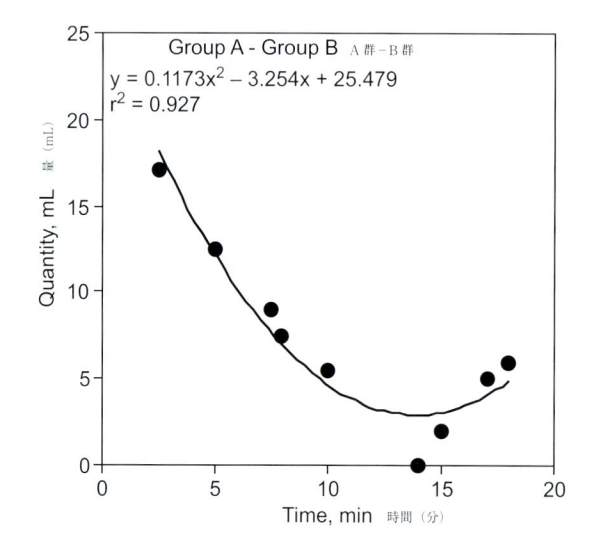

図4-3
第3レベルの詳細は，群，または値の比較である．図4-2の回帰直線における差がグラフで示され，平滑化曲線が結果に当てはめられている．図4-2の回帰直線では「消極的」な比較が可能であるが，差をグラフ化することで「積極的」に比較できる．図4-2では，存在する群間差のパターンを認識しがたい．私達の視覚は既知のものに近似（proximity）させて認知しているが，この場合，（既知の）数学的なパターンと一致しにくいため，直線間の数学的な差は識別できない．

目的は情報の分析か，参照か？

　表とグラフは目的に沿って整然とまとめる必要があります．そのためには2つの選択肢があります．それは，1）読者が値に一般的なパターンを見つ

表 4-4 分析的な表（analytical table）は，読者がデータの分析をしやすいように，値の順に表示する．

Leading Causes of Cancer Death in the US, 1998.
米国における癌死亡の主因（1998年）．

癌の種類 Type of Cancer	年間死亡者数 Number of Annual Deaths
Lung 肺癌	160,000
Colorectal 結腸直腸癌	57,000
Breast 乳癌	44,000
Prostate 前立腺癌	39,000
Cervical 子宮頸癌	5,000

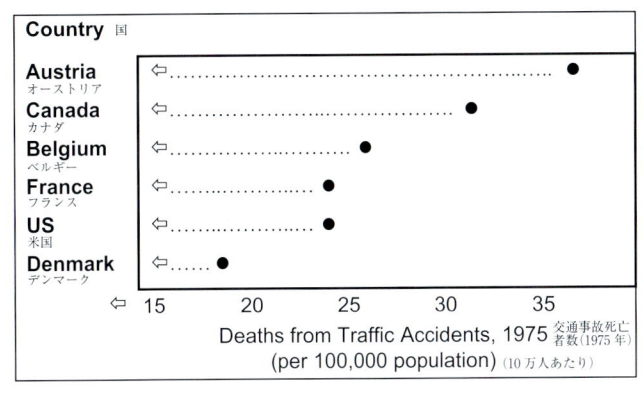

図 4-4
値を順に並べることでデータのパターンが読み取りやすくなる．

けられるように，値そのものを順に並べること，あるいは，2) 読者が特定の値を見つけられるように，値のラベルを順に並べることです．読者が一般的なパターンを見つけやすくすることは，データ表示の**分析機能**（analytic function），読者が特定のデータを一見で見つけやすくすることは，**参照機能**（reference function）といいます[3]．

　読者がデータのパターンを理解しやすくすることは，科学研究と出版における表とグラフの主な使用目的です．表とグラフを使えば，文章だけでは表せないパターンを捉えやすくなります．ほとんどすべての分類データの表やチャートでは，データのパターンを見やすくするため，値を順に並べて「内から外（inside out）」に編成可能です．つまり，読者がパターンを見るために，まずデータが並んでいる部分（データ領域）から表やチャートに「入り（enter）」，特定の値を識別するラベルを見るために座標軸へと外に向かって移動します（表4-4，図4-4）．

　読者が特定の情報を探しやすくすることは，表とグラフを使うもう1つの重要な目的です[4]．この場合，表とグラフは，データのラベル（表の行と列

どのデータ収集においても，明らかに値が正しく，確認する必要がまったくない場合，その値は誤りである．

フィネグルの第3法則，グロスの仮説，またはマーフィーの科学的法則として，さまざまに呼ばれている．

表4-5 参照表（reference table）は，読者が値を見つけやすいように，行・列の見出しを順序づける．データのパターンは見えなくなるが，癌の種類がアルファベット順になっているため，特定の種類の癌を見つけやすい．

米国における癌死亡の主因（1998年）
Leading Causes of Cancer Death in the US, 1998

癌の種類 Type of Cancer	年間死亡者数 Number of Annual Deaths
Breast 乳癌	44,000
Cervical 子宮頸癌	5,000
Colorectal 結腸直腸癌	57,000
Lung 肺癌	160,000
Prostate 前立腺癌	39,000

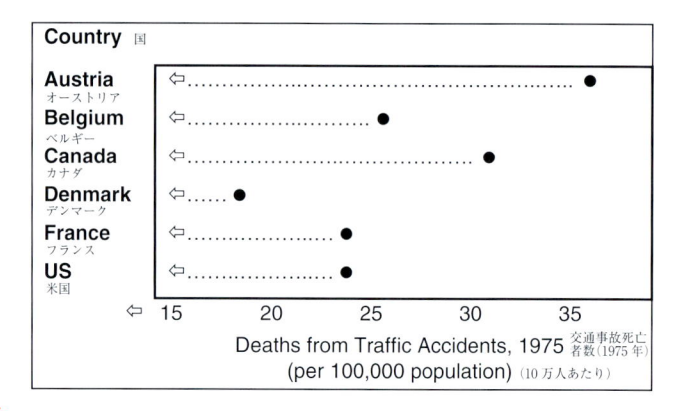

図4-5
データラベルをわかりやすい順序で並べることにより，読者はまず目的の値を見つけ，次に，その値と他の値とを比べた相対的な位置を確認できる．

の見出し，チャートの変数名）をアルファベット順，経時順，分類順（軽度・中等度・重度など）に並べることで「外から内（outside in）」に編成されます．ここでは，読者はデータのラベルから表やグラフに入り，目的の値を見つけるためにデータ領域へと移動します（表4-5，図4-5）．

正確な値を示すのか，値の視覚的なパターンを示すのか？

表とグラフは，値をどこまで正確に表示できるか，また，データの関係をいかにすばやく把握できるかという点で異なります．グラフよりも表のほうが，読者はより早く，より的確に**正確な値**（exact value）を特定できることが日常の経験や一部の研究で示されています[5]．同様に，表よりもグラフのほうが，読者はより早く，より的確にデータの**全体的な印象**（overall impression）をつかめるとされています（図4-6）[5]．

的確に示すための正確な数値と，すばやく把握するための全体的な視覚的

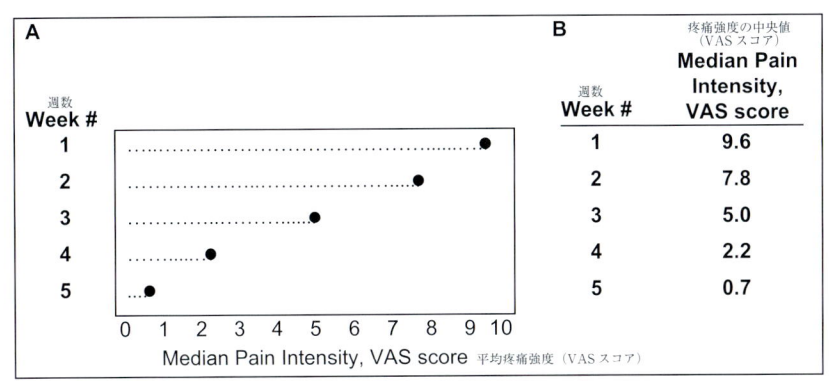

4　表とグラフでのデータ表示法　　79

A		B	疼痛強度の中央値（VAS スコア）
			Median Pain Intensity, VAS score
週数 Week #		週数 Week #	
1	●（約9.6）	1	9.6
2	●（約7.8）	2	7.8
3	●（約5.0）	3	5.0
4	●（約2.2）	4	2.2
5	●（約0.7）	5	0.7

Median Pain Intensity, VAS score　平均疼痛強度（VAS スコア）

図 4-6
グラフのほうが，より良く，より早くデータの関係を理解できる（A）．表のほうが，より早く，より的確に正確な値を特定できる（B）．

SURVIVAL, %
生存割合（％）

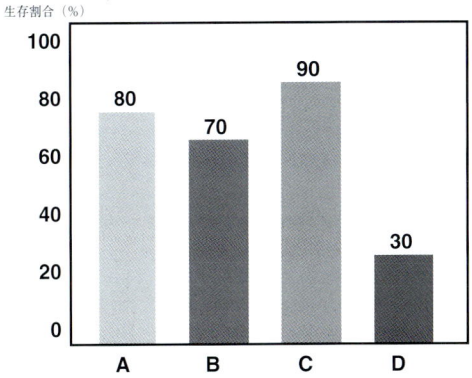

A: 80　B: 70　C: 90　D: 30

図 4-7
数値データとグラフデータの不要な重複．棒上に示された値は情報を追加していない．学術出版では，多くの場合，グラフのデータを数値でくり返す必要はない．

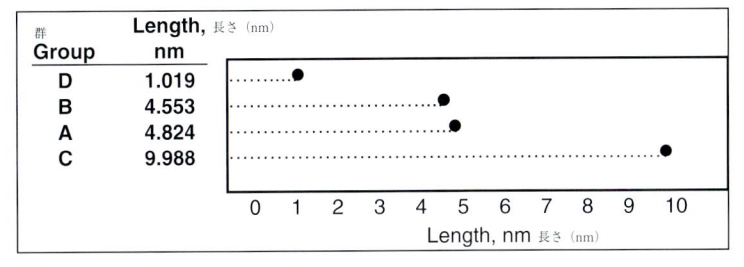

群 Group	Length, 長さ（nm） nm
D	1.019
B	4.553
A	4.824
C	9.988

Length, nm 長さ（nm）

図 4-8
数値データとグラフデータの有効な重複．この点図表から，研究の結果（2つの極端な結果と2つの同程度の結果）がすばやく理解できる一方で，正確な値は各測定値の精度（precision）を示す．グラフデータを正確な数字で再掲することで，さまざまな読者の必要性が満たされる．読者は，データをすばやく理解し，かつ正確な値を知ることができる．

表 4-6 表では効果的な図形要素を使用できる．濃淡をつけた列は細胞株が紫外線照射を受けた時間を示し，縁取りされたセルは細胞数が 0 に達した時点を示す．これは行見出しではなく，データをまとめた「分析的な表」である．

24時間の紫外線照射療法前後の細胞数
Number of Cells Before and After Ultraviolet Treatment over 24 Hours

Time of Data Collection データ収集時間
(Cell Counts × 10^3/mL) （細胞計数×10^3/mL）

細胞株 Cell line	0h UV	+ 3h	+ 6h	+ 9h UV	+ 12h	+ 15h
1	5.6	0		0		
3	49.6	0		0		
2	3.2	1.1	0			
5	26.2	12.9	0	0	0	
4	83.2	42.9	8.2	5.6	1.9	0

UV = ultraviolet exposure　UV＝紫外線照射

表 4-7 記号を使った行列（matrix）で示せば，数値情報よりも，読者はデータをより早く，より正確に評価できる．

Evidence of Efficacy of Identified Antibiotics for Controlling Selected Cell Types. 選択細菌細胞制御における特定抗菌薬の効力のエビデンス．

Antibiotic 抗菌薬

Cell Type 細菌細胞	1	2	3
A	✚	✤	▬
B	✚	✚	▭
C	✚	▬	✤
D	✤	✤	✤
E	✚	▭	▭

✚ Strong evidence for efficacy　効力を示す有力なエビデンス
✤ Limited evidence for efficacy　効力を示す限定的なエビデンス
▭ Limited evidence for lack of efficacy　効力の欠如を示す限定的なエビデンス
▬ Strong evidence for lack of efficacy　効力の欠如を示す有力なエビデンス

印象を1つの表やグラフの中で両立できれば便利です．不要な重複は避けるべきですが（図4-7），うまくすれば，1つの図で複数の読者の必要性を満たせます（図4-8）．また，表とグラフの要素を組み合わせれば，焦点が絞りやすくなり，意図がより明確になります（表4-6，4-7）．

　表かグラフを選んだら，それを正しく，うまくつくれる方法を考えましょう．次の項では，学術出版で使用される表とグラフの標準的な要件を概観

し，それらを効率良くつくる方法をアドバイスします．

データ表示のための一般原則

　値，ラベル，座標系，文脈に加えて，表とグラフにはいくつかの類似点があります（小さな相違点もあります．**表には題目があり，すべての単語の頭文字が大文字です．グラフにはキャプションがあり，最初の単語だけが大文字です**）．

- **データ表示には目的がある**[6-9]．データを示すのは本文を補い，本文の内容を完成させるためである．データ収集時の記録，データ分析の際につくられた表やグラフと，そのデータを読者に伝えるために使う表やグラフとは別ものである．
- **データ表示の目的が，その表示形式を決める**[10,11]．表やグラフの表示形式は，どの程度まで詳細なデータを示すか，参照機能か分析機能かの選択，正確な値を示すか，全体の関係を示すかで決める．
- **データ表示は，読者が情報を探しやすい，見やすい，理解しやすい，記憶しやすいようにまとめる**[4]．読者が，表やグラフを理解するのに自分でそれを整理し直さなくてはならないようでは，データの理解に要する時間も，データを誤解する危険も増える．
- **データ表示はできる限り簡潔に．目的に関連した情報のみを示す**[12]．
- **表やグラフに示されたデータは，本文中でくり返さない**[12]．重複した情報は，貴重な紙面を無駄にし，読者に負担をかける．通常，本文では重要点のみを指摘し，読者が表やグラフを参照するように指示する．大部分のデータは表やグラフで示す．
- **可能なら，表の題目やグラフのキャプションで，本文を読まなくても，表示内容を理解できるようにする**[9,12]．

　多くの題目（やキャプション）は，あまりに一般的で内容がわかりにくいです．そうではなく，データ領域（表本体）のデータを特定し，その表に特有の題目にしましょう[12]．

(Poor title) **Table 1. Patient Characteristics**
（好ましくない題目）**表1．患者背景**

(Better title) **Table 1. Baseline Characteristics of 32 Patients with Malignant Hematological Disease Treated**

表はコミュニケーションのためのものであり，データを保存するためのものではない．

統計家・作家，Howard Wainer，1992年

with G-CSF-Primed Bone Marrow Cells
（好ましい題目）表1．G–CSF 刺激骨髄細胞を用いた治療を受けた悪性血液疾患患者 32 例の背景

以下の題目は不完全な例です．

(Poor title) Table 5. Akahori's Classification for Staging Preoperative Status
（好ましくない題目）表5．術前状態評価のための赤堀分類
(Better title) Table 5. Akahori's Classification for Staging the Preoperative Status of Hand Surgery Patients
（好ましい題目）表5．手の手術を受けた患者の術前状態評価のための赤堀分類

- 時には，表の題目や図のキャプションに続いて，重要な限定情報を「頭注（headnote）」で追加する必要がある．

Figure 8. Number of manuscripts received annually by selected medical journals between 1995 and 2000, by country of origin. Data are from the 37 journals responding to the 2001 survey of 57 journals published by proprietary publishing companies.
図8．選定された医学誌が，1995 年から 2000 年に受け取った1年あたりの国別原稿数．データは，私有の出版社が出版する 57 誌を対象とした 2001 年の調査で回答した 37 誌から得た．

図表は，本文や他の図表を参照しなくとも理解できるようにします．そのため，同一原稿内の表，図の題目やキャプションの構成要素は似てくるでしょう．

Table 1. Demographic and Clinical Characteristics of 455 Children with Cardiomyopathy, at Diagnosis
表1．心筋症小児 455 例における診断時点での患者背景および臨床的特性
Table 2. Echocardiographic Characteristics of 455

Children with Cardiomyopathy, at Diagnosis
表 2．心筋症小児 455 例における診断時点での心エコー検査結果の特徴
Table 3. Change in Echocardiographic Measurements for 455 Children from the Diagnosis of Cardiomyopathy to the 2-Year Follow-up Visit, by Type of Cardiomyopathy
表 3．心筋症小児 455 例における診断時から 2 年後の追跡調査時までの心筋症タイプ別心エコー測定値の変化
Table 4. Estimates of 5-Year Event-Free Survival for 455 Children with Dilated Cardiomyopathy, by Type of Cardiomyopathy
表 4．拡張型心筋症小児 455 例における心筋症タイプ別 5 年無イベント生存率の推定値

　各図表につけ加える限定情報が多すぎる場合は，最初の図表の脚注（footnote）にだけ限定情報を加えて，この部分を参照してもらいましょう．

- 題目やキャプションでは，データを特定しても，表の行・列の小見出しや，グラフの軸ラベルをくり返すことは避ける．題目では，詳細な背景情報，結果の要約や解釈を表示しない[8]．これらは本文で説明する．

  (Poor caption) Figure 2. Mean test scores for knowledge, recall, and satisfaction for intervention and control groups after exposure to printed, multi-media, interpersonal, or audio self-care instructions
  （好ましくないキャプション）図 2．印刷物，マルチメディア，対人，音声による自己管理の指導を行った介入群と対照群の知識，記憶，満足度のスコアの平均値
  (Better caption) Figure 2. Effectiveness scores from 1472 patients for different types of self-care instruction
  （好ましいキャプション）図 2．1,472 例の患者から得られた各種の自己管理の指導に関する有効性スコア

- 題目やキャプションでは，データを特定しても，その形（format）は特定しない．

(Poor caption) **Figure 1.** Bar graph. Comparison between pre- and postoperative degrees of sweating. The mean preoperative score of 7.85 was reduced to 3.63 after surgery.

（好ましくないキャプション）図1．棒グラフ．手術前後の発汗の程度の比較．術前の平均値である7.85は，術後3.63に減少した．（ここまで書いたら，グラフを示す必要がなくなってしまう……）

(Better caption) **Figure 1.** Mean (SD) self-rated palmar sweating scores for 27 patients before and after sympathetic ganglia resection.

（好ましいキャプション）図1．交換神経節の切除術を施した患者27例の手術前後における自己評価による手のひら発汗スコアの平均値（SD）

表とそのデザイン

表の要素

学術出版における表は，通常，以下の要素から成ります（表4-8）．

- 表番号（table number）．例外として，文章中に「埋め込まれた（embedded）」一覧表や列挙には番号をつけない．出版スタイルによっては，2つ以上の表がある場合のみ番号をつけることがある．
- 題目は，すべての単語の頭文字を大文字にする．表示するデータと，多くの場合，その解釈に必要な文脈を特定する．頭注（headnote）は題目の後につける．
- 列（ボックス）見出し〔column (box) heading〕は，各列に含まれる情報を分類する．列見出し下の情報に関連性がある場合，2つ以上の列をまとめる「スパナ（spanner）」，「ストラドル（straddle）」，「デッキド（decked）」見出しが使われることもある．
- 行（スタブ）見出し〔row (stub) heading〕は，各行に含まれる情報を分類する．行見出し下の情報に関連がある場合，複数の行をまとめる小見出しと「組み入れ」見出し（"cut-in" heading）が使われることもある．
- 値（「データ領域」内）．表の列見出しと行見出し以外のセル．
- 水平線（罫線）〔horizontal line (rule)〕は題目の下，列見出しの下，

表4-8 **表の要素と用語体系**. 追加的な限定情報は題目の後の**頭注**(headnote)やデータ領域下の**脚注**(footnote)に示す.

	スパナ見出し(Spanner Heading) 副罫線(Minor rule)		
行見出し(Row Heading) 見出し(Heading) 〔主罫線(Major rule)〕	列見出し(Column heading) 〔単位(units)〕	列見出し(Column heading) 〔単位(units)〕	列(Column) 〔単位(units)〕
	「組み入れ」見出し("Cut-in" Heading)		
行見出し(Row Heading) 行小見出し(Row subhead) 行小見出し(Row subhead) **行見出し(Row Heading)**	副罫線(Minor rule)	データ領域(Data Field)	
	「組み入れ」見出し("Cut-in" Heading)		
行見出し(Row Heading) 行小見出し(Row subhead) 行小見出し(Row subhead)	副罫線(Minor rule)	データ領域(Data Field)	
総計(Total)			〔主罫線(Major rule)〕

拡張略記(Expanded abbreviations)
脚注(次の順番で記号を使う):＊〔アスタリスク(asterisk)〕,†〔ダガー(dagger)〕,‡〔ダブルダガー(double dagger)〕;§〔節記号(section mark)〕;∥〔平行記号(parallel mark)〕;¶〔段落記号(paragraph mark)〕;＊＊〔ダブルアスタリスク(double asterisk)〕;など. 学術誌のなかには脚注を上つき小文字で示すよう指定するものもある.

データ領域の下に引く. 他に合計の上の線, データ領域の主要区分を分ける線(組み入れ見出しの上)を引く場合もある. 慣習的に, 縦線は使わない.

- **拡張略記(expanded abbreviation)** は, データ領域のすぐ下に記述する.
- **脚注(footnote)** は拡張略記の下に, 通常, 次の順で使う. ＊, †, ‡, §, ∥, ¶, ＊＊, ††, など[13] (時に記号＃は記号を二重にする前に使う[8]). スタイルマニュアルによっては上付き小文字(superscript lowercase letter)を用いる[12]. 脚注では上付き数字は使わない. 指数や, 学術誌によっては引用表示と間違われる. どの形式を使うかは学術誌の指定に従う.

> ……統計的チャートでは，視覚的な説明と分析という2つの大きな役割を担うという認識が不可欠だ．
>
> *Statistical Graphics* の著者，Calvin Schimd，1983年

表デザインの原則

- **データの量（amount）とばらつき（variability）領域は，表で示すほどのものか検討する．**2×2分割表（データ領域が2行2列）は4つの値しか表示しない．これらの値なら，おそらく本文中でより簡単に，より小さなスペースで報告できる．したがって，データの量とばらつきを示すには，2×3以上の分割表となるが，2×4や3×3の場合でも，データを本文で明確に表示できないかを検討すべきである．
- **値（分析機能）か行・列の見出し（参照機能）のどちらかを目的に応じて配列し，表をつくる．**個々の値，値の群，群間の比較のどれに焦点を当てるとしても，分析機能か参照機能のいずれかの目的で表はつくれる．
- **できれば，比較する値を並べる**[6,8]．（1つの群などを）列に並べたほうが数字を追加しやすいが，行に並べたほうが比較しやすい．数字や値を横に並べれば，比較しやすく，その比較を促すことにもなる．生物医学研究では，治療群を隣り合う列に記載すれば，各行の変数（variable）を群間で比較がしやすい．

表4-9は，医師の経験が外科技術の得点に与える影響を示します．著者は，経験という説明変数と，外科技術という従属変数の関係を示そうとしています．従属変数の評価は，3つの外科技術の成績で行っていますが，この表はその関係をわかりやすく整理できていません．外科技術ごとに得点を並列の形で配置すれば，読者は無理なく，経験レベルの違いによる外科技術を比較できます（表4-10）．

- **該当する際は，測定単位，群の大きさ，またはその両方を，行見出しか列見出しに示す**[12]．
- **精度が必要でない限り，有効数字は2ケタで示す**[6]．有効数字を2ケタにすれば，数字を確認し，記憶しやすい．患者の体重を100分の1 kgまで表示したり，平均年齢を1年の100分の1まで表示するなど，有効数字2ケタ以上で報告することもあるかもしれないが，みせかけの精度のみで有用な情報ではない．時には，読者が値のみでなく測定値の精度も知ることができるよう，測定値の精度の水準までデータを報告する必要がある．この場合，平均値などの算出された要約統計量（summary statistic）では，通常，測定値よりも有効数字が一ケタ多く報告される．しかし，表やスライドの主な目的が，データのパターンや比較を読者に示すため，有効数字は2ケタにとどめるのが

表4-9 値の比較は，水平表示よりも垂直表示のほうが難しい．この表で暗に示された比較は異なる外科技術の得点であり，これはキャプションの示す比較と異なる．得点を同じ能力の尺度に標準化し，異なる得点が異なる能力を示す場合，この形式の表は経験不足を表示するには適している．

医師の経験が外科技術得点に与える影響．
Effect of Physician Experience on Surgical Simulation Scores.

Median Surgical Simulation Scores* 外科技術得点の中央値

Experience 経験	Cutting 切開	Suturing 縫合	Ablating 剝離
Residents (n = 12) レジデント	79	63	80
Fellows (n = 8) フェロー	88	87	91
Staff Surgeons (n = 15) 主任外科医	96	92	97
P†	0.03	0.004	0.05

* Scores range from a low of 0 to a high of 100　*得点は最低0〜最高100となっている
† ANOVA. Differences were significant only between surgical residents and staff surgeons　†ANOVA（分散分析）．外科レジデントと主任外科医間のみ有意差を示した

表4-10 データは，横に並べると比較しやすい．ここでは，比較する群が，隣り合わせに配置されている．得点の違いを3段階の経験レベルにわたって見ることができる．

医師の経験が外科技術得点に与える影響．
Effect of Physician Experience on Surgical Simulation Scores.

Median Simulation Scores* 外科技術得点の中央値
(low = 0; high = 100) （最低0，最高100）

外科技術課題 Surgical Simulation Task	Surgical Residents 外科レジデント (n = 12)	Surgical Fellows 外科フェロー (n = 8)	Staff Surgeons 主任外科医 (n = 15)	P†
Cutting 切開	79	88	96	0.03
Suturing 縫合	63	87	92	0.004
Ablating 剝離	80	91	97	0.05

* Scores range from a low of 0 to a high of 100　*得点は最低0〜最高100となっている
† ANOVA. Differences were significant only between surgical residents and staff surgeons　†ANOVA（分散分析）．外科レジデントと主任外科医間のみ有意差を示した

よい．

- 行と列の見出し双方に一致する各セルにデータを記入する[8]．表のどこかで，行と列の見出しとの「データの整合性」が損なわれている場合，読者の予想を裏切り，混乱と不信を生み出す．

- 表に空欄をつくらない．省略記号（…）を用いて，そのセルには値がないことを示す[8,12]．省略記号（ellipsis）は，著者がそのセルに値が

書き言葉や話し言葉が，著しい誇張のために使われることがあるように，チャート，特に曲線図は誇張される可能性がある．……自分の書いたものが著しい誇張を含んでいるといわれれば，たいていの著者は憤慨するであろう……．

米国での最初のビジネス用グラフ技術本 *Graphic Methods For Presenting Facts* の著者．Willard C. Brinton, 1914 年

表 4-11　スパナ見出し（spanner heading）や組み入れ見出し（cut-in heading）により，変数を追加できる．表 A は，2 つの変数，群（2 つの値，治療群と対照群）とアウトカム（2 つの値，心疾患イベントと副作用）を示す．表 B では，さらに 2 つの変数，つまり，群に関して性別，アウトカムに関して心疾患イベントと副作用が追加されている．

アテローム硬化性動脈心疾患患者 1,003 例に試験薬またはプラセボ投与を行った試験におけるアウトカムの頻度．
Frequency of Outcomes in a Study of 1003 Patients with Atherosclerotic Heart Disease Receiving the Study Drug or Placebo.

A

Outcome アウトカム	Treatment, % 治療群（%）	Control, % 対照群（%）
Cardiac Events 心疾患イベント	16	3
Side Effects 副作用	14	9

B

	Treatment 治療群		Control 対象群	
Outcome アウトカム	Men, % 男性（%）	Women, % 女性（%）	Men, % 男性（%）	Women, % 女性（%）
Cardiac Events 心疾患イベント				
Infarction 梗塞	3	2	1	0
Stroke 脳卒中	5	6	2	1
Side Effects 副作用				
Confusion 錯乱	2	4	2	2
Euphoria 多幸症	3	5	1	4

ないことを知っており，途中で値が失われたのではないことを示す．

- **列内で，データ，記号，文章を一貫して整列させる**[12]．一貫性のある情報の配置は，読者がどこを見ればよいかいったん覚えてしまえば，データを見つけやすい．
- **適切な場合，列と行の総計（total），百分率（percentage），またはその両方を示す**．総計は，表の合計値（sum）や他の変数の正確性（accuracy）の確認に役立つ．伝えたい事柄に対し，正しい分母を選択するように注意[14]．
- **データ領域をさらに分割するために，（列では）スパナ見出し（spanner heading），（行では）組み入れ見出し（cut-in heading）を加え，変数を追加する**（表 4-11）．変数が多くなるほど，表は複雑になる．分析表より参照表のほうが，より多くの変数を示せる．分析表では複雑になりやすく，データのパターンを理解しにくくなるためである．
- **視覚的に，そして機能的に表をつくる**[12]．余白を含む図形要素を使えば，表を視覚的にできる．線，太字，縁取りされたセル，濃淡など

表4-12 視覚的に，そして機能的に表をつくる．ここでは，褥瘡（床ずれ）が，0（褥瘡なし）から4（重度の褥瘡）に及ぶSheaスケール（訳注：1975年に発表され，現在使用されている褥瘡の深度分類の原型）により段階分けされている．研究に参加するために患者は（治療前に）ステージ2以上の褥瘡を起こしている必要があった．治療効果はステージの変化で表示された．対応のあるデータ，すなわち治療前後の褥瘡の段階を示すことにより，この表はSheaステージが下がった患者，上がった患者，そして変化しなかった患者の数を表示する．濃淡をつけることにより，データ領域が3つのアウトカムに分割され，それにより結果が要約される．つまり，治療前にステージ3であった14件の褥瘡は，治療後，6件がステージ2に改善し，2件がステージ4に悪化した．

Change in Shea Stage of 27 Pressure Ulcers from 27 Patients after Treatment with Low-Air-Loss Beds. (The Shea scale ranges from zero or no ulcer to 4, a deep ulcer) 低空気漏洩ベッド治療を受けた27例の患者における褥瘡のShea分類のステージ変化（Sheaスケールは褥瘡なし（0）から深い褥瘡（4）まで）．

Shea Stage before Treatment 治療前のShea分類のステージ	\multicolumn{5}{c	}{Shea Stage after Treatment (Number of Ulcers) 治療後のShea分類のステージ（褥瘡の数）}	Results 結果
	0	1	2	3	4	
Stage 2 (n = 6) ステージ2	3	2	1	…	…	悪化 Worsened n = 2
Stage 3 (n = 14) ステージ3	1	2	6	3	2	
Stage 4 (n = 7) ステージ4	…	2	4	…	1	変化なし Unchanged n = 5
Results 結果	\multicolumn{5}{c	}{改善 Improved n = 20}	

の要素で，読者は，群内や群間の比較，重要な値と重要でない値の区別，データパターンの強調，データに関連した特別な状況を知ることが容易になる（表4-12）．

- **ワープロソフトの表編集機能を使う**．データの各行を（ワープロソフトの）表の各行に割り当て，各セルを入力する．複数列や複数行のデータを1つのセルに結合させない．スペース，タブ，改行を使って見出しやデータの位置を調節しない．その代わり，行や列を加えたり，余白（margin）や個々のセルの配置を調節したりして，形式を整える．次ページの2つの表の例では，右側の表と異なり，左側の表には，表を電子的に送信する際に失われる可能性のあるタブ位置（tab stop），改行（hard carriage return），独特な余白設定がない．

それぞれのセルに，値とラベルを入力する

変数	群1	群2
変数1	A	B
値a	C	D
値b	E	F
変数2	G	H

複数のラベル，あるいは，複数の値を1つの行や列に結合しない

変数	群1	群2
変数1	A	B
値a	C	D
値b	E	F
変数2	G	H

グラフとそのデザイン

　効果的なグラフをつくるには，批判的思考（critical thinking）と同じくらいの技術（art）が必要です．グラフのデザインに関する文献の非常に多くに，重要な点について矛盾する記述がみられます．ですから，以下の指針を後押しするエビデンス，推論，慣習，専門家の意見の解釈も人によって異なるかもしれません．

　良いグラフをつくる方法は，膨大に存在します．ここでは最も役立つと思われる指針に限定して紹介します．William Cleveland[15]，Howard Wainer[16]，Helen Briscoe[10]の著作が役立ちましたが，創造性と洞察力に富むEdward Tufte[17-19]の著作も推薦します．

グラフの種類

　グラフの種類は数多くあります[3]〔「チャート」は時に分類データ，「グラフ」は連続的データを表示しますが，これらはしばしば同じ意味で使われます．「チャート」という用語が定着している場合を除き，「グラフ」という用語を使いました訳注4）．たとえば，pie chart（円グラフ）とはいいますが，pie graphとはいいません〕．最も一般的で，広く用いられるグラフを以下に示します．

訳注4）日本語ではグラフとチャートの両方をグラフと称するが，本書では分類データを表示する場合はチャートとする．

訳注5）一般的には，エラーバーは標準偏差，パーセンタイル間の差（inter-percentile），標準誤差，信頼区間を指す．

- **横棒グラフ（bar chart），縦棒グラフ（column chart），点図表（dot chart）．**横棒グラフと縦棒グラフは，棒の長さで値を示す．残念ながら，しばしば，値を示す棒の先端ではなく棒全体に注意が向けられる．また，各棒は，通常，平均値などの1つの値のみを示す〔**エラーバー（error bar）**訳注5）を追加すれば，示される値は2つ増える〕．

4 表とグラフでのデータ表示法　91

A 横棒グラフ（Bar Chart）

B 点図表（Dot Chart）

C 箱型図（Box Plot）

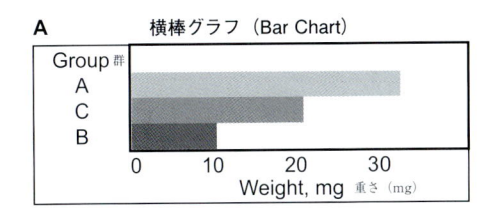

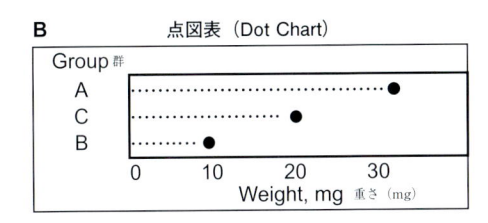

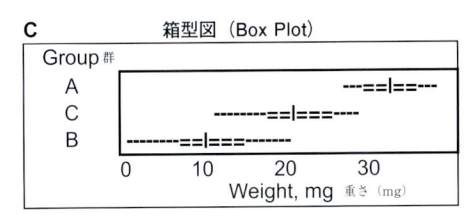

図 4-9
横棒グラフ（A）と縦棒グラフは，棒の長さで値を示す．残念なことに，データではなく，棒が視覚的な注意を引く．一方，Cleveland の点図表（B）は，データに焦点を絞る．棒グラフは，一般的に，1つの棒で1つのデータ点のみ表示するが（エラーバーを追加し，データ点を3つにできる），Tukey の箱型図（C）は全体の分布を容易に要約する．ここで示した箱型図では，長方形が四分位範囲（データ分布の中央にある50％），垂直線は中央値を示し，線（line）は最大値と最小値まで引かれている．

Cleveland の点図表[15]は，横棒グラフや縦棒グラフよりも効果的で，柔軟性があるため好まれる（図 4-9）．

- **積み上げ棒グラフ（divided bar and column chart）**．積み上げ棒グラフは全体に対する各部分の割合を示す．しかし，個々の区分（segment）の大きさを群間で比較することは難しい．区分の数，大きさ，配置によっては，基線が共通ではないので，わずかな長さの違いを識別しにくい[15]．したがって，個々の区分を比べるには，点図表上に値を示すのがよい（図 4-10）．

- **円グラフ（pie chart）**．積み上げ棒グラフのように，円グラフも全体に対する各部分の割合を示す．角度や面積のわずかな違いは識別しにくいので[15]，円グラフは，個々のスライス（slice）の比較には適さない．その目的では，各スライスの値を点図表上にグラフで示す．円グラフを用いるときは，スライスの数を5つまでとし，一番大きなスライスを正午（12：00）の位置から始め，降順で時計回りにスライスを追加する．

- **箱型図（box plot），箱ひげ図（box-and-whisker plot）**．Tukey の箱

> **最**良のグラフィックは量的な情報を判断するための道具である．一連の数字として（非常に大きな集まりでも）記述し，調査し，要約する最も効果的な方法は，これらの数字の図式（picture）を見ることだ．さらに，統計情報を解析し伝達する方法の中で，うまくデザインされたグラフィックが，通常，最も簡潔で，同時に最も強力である．
>
> 統計家・作家．Edward Tufte．1983年

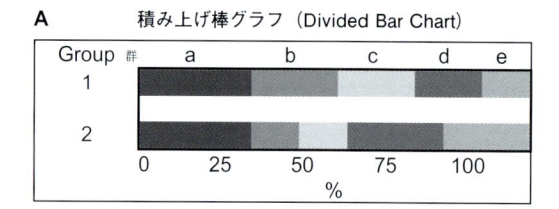

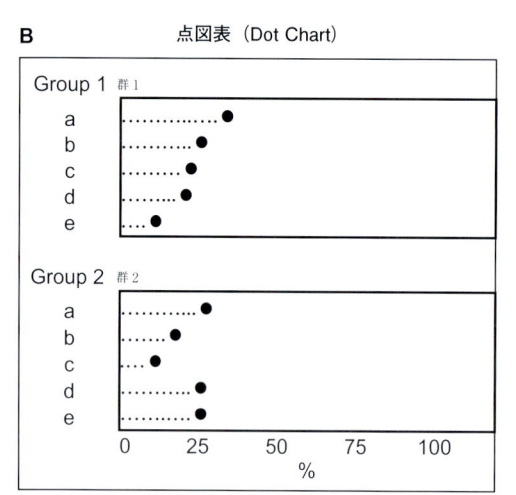

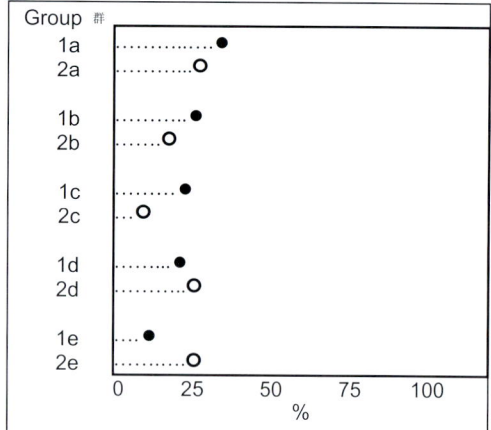

図 4-10
(A) 積み上げ棒グラフは全体に占める割合を示す．しかし，大きさが似ている場合，群内の割合の比較は難しい．(B) 用途の広い点図表で共通の基線からの値を示せば，群内の割合が比較しやすく正確になる．(C) 群間の割合を比較するために，すぐ近くに配置する（この例では，比較のため，3つの図の尺度は同一にしている．値が最大限に区別されるように，BとCの尺度を調整し，データ領域の占める範囲をできるだけ広げる）．

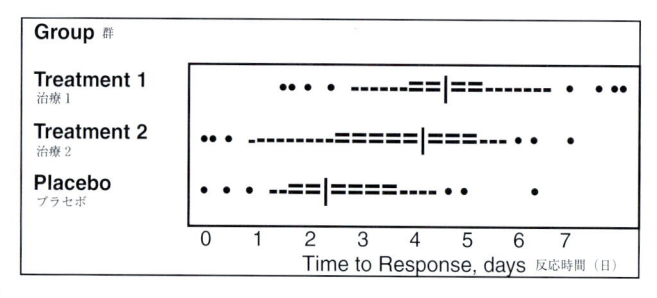

図 4-11
一般的な Tukey の箱型図では，「ひげ」をたとえば5パーセンタイルと95パーセンタイルまで伸ばし，外れ値は残りのデータ点で明示する．箱は，通常，四分位範囲を表すが，標準偏差でも示せる．いずれの場合も，箱が何を表すのか特定する（点図表や箱型図の利点は，ワープロソフトで簡単につくれることである．この図は，6行，2列の表から作成した）．

型図はデータの分布をまとめるのに最適である．いくつかの種類があるが，典型的な図は，四分位（数）範囲（データ分布の中央にある50％）を定める長方形の箱，中央値を示す箱の中の水平線，平均値を示すアスタリスク，箱の上から最大値まで，下から最小値まで伸びる線（line）または「ひげ（whisker）」から成る（図4-11）．「ひげ」

が5パーセンタイルと95パーセンタイルまでしか引かれない場合は，データ値域の両端にある実際の値は個別に表示する．このような図では，「外れ値（outlier）」や分布と無関係に見えるほど極端な値を含むデータを明らかにできる．

- **直交座標系**（cartesian graph：デカルトグラフ[訳注6]）．標準的なX-Yの座標構造をもつ直交座標系は，データの範囲や関係を表示するうえで有用性が高く，科学文献で広く用いられる．

訳注6）デカルト（Descartes）によって平面上の直交座標系の概念が考案されたことから，直交座標系をデカルトグラフと呼ぶ．

グラフの要素

学術出版において，量的な情報を示すほとんどのグラフには，次の9要素のうち，少なくとも最初の7つが含まれています（図4-12）．

1. **図番号**（figure number．図が1つなら番号をつけない場合もある）．
2. **キャプション**は，通常，最初の単語のみ大文字とし，一般的には図の下に表示する．
3. **データ領域**（data field）は，データを示す長方形の区域で，通常，X軸とY軸で囲まれる．Clevelandは，他の要素と明確に分けるために長方形で示すことを勧めている[15]．
4. **縦軸**（vertical scale）は，直交座標系の「縦座標（ordinate）」でラベルつきの目盛り，またはラベルのない「補助目盛り（tick mark）」のあるY軸である．チャートでは，尺度（scale），または分類ラベルとなる．
5. **横軸**（horizontal scale）は，直交座標系の「横座標（abscissa）」，あるいはラベルつきの目盛り，またはラベルのない「補助目盛り」のあるX軸である．チャートでは，尺度，または分類ラベルとなる．
6. **各軸のラベル**は，グラフに示された変数と，その軸の測定単位を示す．
7. **データ**〔プロット記号（plotting symbol），線（line），網かけ棒（shaded bar）などを表示〕．
8. データ領域の**参照基準線**（reference line）は，読者の正しい判断を助ける．
9. データ領域やキャプションの**記号説明**（key）や**凡例**（legend）を使えば，データ領域のスペースがなく，直接ラベルをつけられないデータを同定できる．

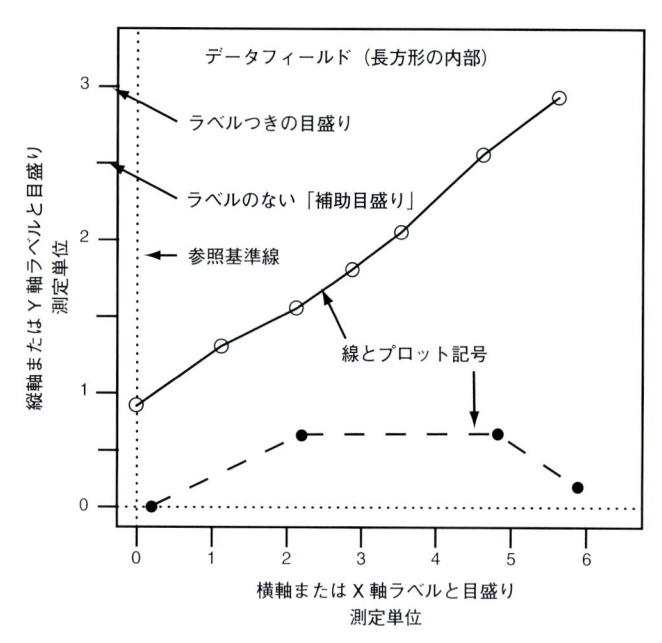

図 4-12
典型的なグラフの要素．データ領域は長方形で囲まれ原点（0-0点）を起点とする軸が明確になるように補正．目盛りや，ラベルのない「補助目盛り（tick mark）」はデータ領域の外に置く．

グラフデザインの原則

　注意！：ソフトウェアの初期設定で自動的につくられたチャートやグラフが，そのまま出版に使えることはまれです．表計算，データベース，統計解析のソフトは数学的に正確で，データ解析には有効ですが，その出力（output）は，多くの場合視覚的に不十分です．たとえば，統計ソフトが軸の寸法をデータの範囲に合わせるような初期設定になっていると，棒グラフや折れ線グラフ（line graph）を表示する際に，Y軸の最小値が0でないことがよくあります．

　一般的なルールとして，グラフを違う媒体（medium）で示す際には，そのグラフをつくりなおすべきです．たとえば，印刷された図ならわかるような細かい部分が，スライドでは見えないかもしれません．また，ポスターでは好まれる簡潔な棒グラフも，学術誌の論文としては情報量が足りないかもしれません．したがって，グラフィックアート（graphic arts）や，テクニカルライティング（technical writing）の専門家に，表示する媒体に応じたグラフ作成を依頼するのが最善です．

- **グラフは，白黒（black and white）印刷が多いので，白黒でつくり，提出する**．色をグラフの中でうまく使えば効果的だが，通常，カラー

画像（color image）の印刷の費用は著者に請求される．したがって，色を使うことが，費用に見合う価値があるかを確かめる必要がある．

- できれば，対象とする表示媒体の寸法に合わせてグラフの大きさ（つまりデータ領域の大きさ）を設定する．9章の描画と写真の大きさの設定に関する情報は，表とグラフにも当てはまる．
- **データを，グラフのどの要素よりも強調する**．グラフの利点は，データの視覚的パターンを一目でつかめることである．その邪魔になるようなものは，グラフから除く[15]．
- **水平軸と垂直軸で囲まれた長方形で，データ領域の輪郭を描く**（図4-12）[15]．
- **データ領域のデータ以外の要素は最小限に**[5,15]．データ領域には，しばしば，ラベル，P値，凡例，定義，目盛り線，補助目盛り，その他の表記が示される．これらの多くは，キャプションに入れられる．そうすれば読者もそれぞれを分けて注意を向けやすい．
- **データ領域のすべての要素を識別する**．キャプションと軸ラベルは，データ領域のデータと群を識別する．しかしデータ領域には，しばしば識別を要する他の要素も含まれる．それはデータ点（data point）や線（line）のラベル，「エラーバー（error bar）」，信頼区間（confidence interval），信頼帯（confidence band），閾値線（threshold line）などである[15]．
- **変数名，グラフで使われた単位，単位に用いられる乗数（multiplier）で各軸を明確にラベルづけする**[9,20]．
- **グラフの原点（zero-zero point）を示す．1つの軸，または両方の軸が0から始まらない場合は特に重要である**[10,21,22]．読者は，通常，グラフが左下の原点（0-0点）から始まると想定する．そうでない場合は，軸とデータ領域を「分断（break）」し，区分の尺度が異なることを強調する．
- **データのデータ領域に占める範囲ができるだけ広くなるように軸を調整する**[15]．データの値が広範囲にわたるとき，特に，尺度の大きい領域にわずかな外れ値しかない場合は，対数目盛りを用いたデータのグラフ化を検討する．
- **できれば，共通の基線に対する比較を示す**．共通の基線から引いた長さは，他の配列，たとえば，バラバラの基点からの長さ，角度，傾き，面積よりも瞬時に正確に比較できる[15]．また，多くの読者は，非常に対照的ないくつかの色は区別できるが，対比が弱まるとともに，識別の正確性（accuracy）は落ちる．共通の基線や軸に沿って点図表，箱型図，グラフでそれぞれの位置が比較できれば，視覚的に

数字を含む何らかの文章を書いたことのある人は誰でも，多くの数字を2度にわたり原稿の別々の箇所に書き，それを一致させることがいかに至難のわざかを知っている．そのため，何度も何度も確かめる必要がある．

ミネソタ大学医学文献学の准教授・メイヨー財団，Richard M. Hewitt, 1957年

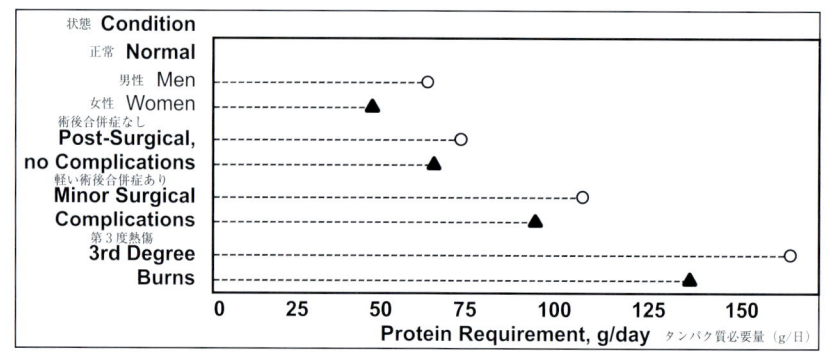

図 4-13
新しい記号により，グラフに変数を追加できる．ここでは，男性と女性を異なる記号で示す．同じ形の記号に注目すれば，群内のパターンをつかみやすい．また，各分類の対になった点線を見れば，群間の比較も容易にできる．

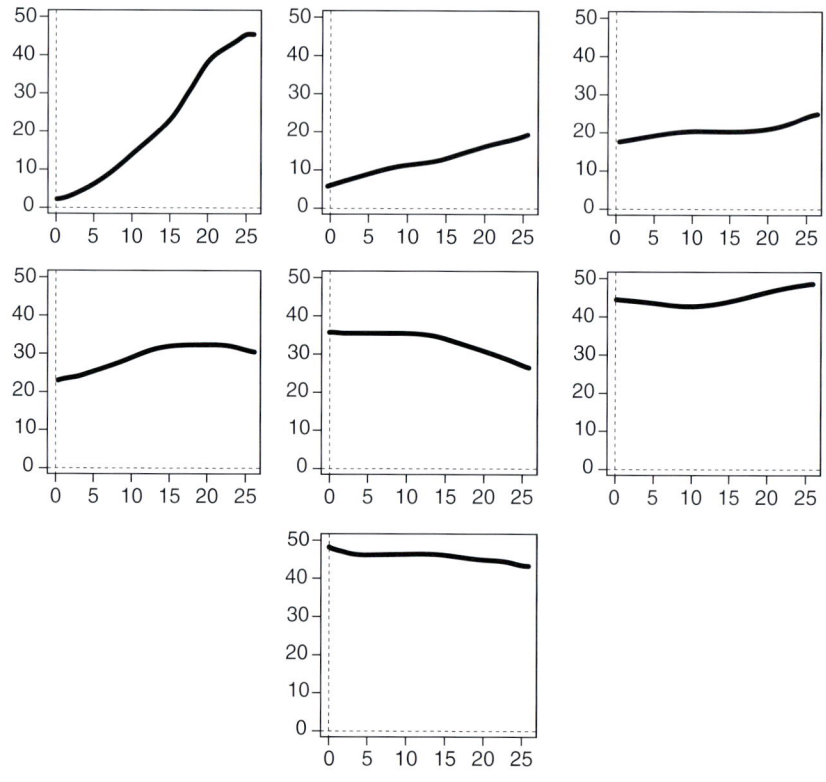

図 4-14
同じ設定を用いたグラフを別々につくれば，いろいろな変数を表示できる（「小さな複合データ」）．

もわかりやすい．

- データが実際に三次元で，第3軸（Z軸）が必要な場合にのみ，三次元で示す．一部の表計算，データベース，統計解析のソフトは，自動的に三次元グラフがつくられる．このようなグラフは見た目はよい

が，三次元をつくり出す濃淡と投影軸に視線が取られ，値を判別しにくくなる．

- **新しい記号を用いて同じグラフに変数を追加するか（図 4-13），同じ設定のグラフを別々につくることでいろいろな変数を表示する**（統計家の Edward Tufte は，これを「小さな複合（small multiple）データ」と呼ぶ[17]）（図 4-14）．

- **各群を視覚的にはっきりと識別する**．グラフで連続データを示す場合，群は，通常，異なるプロット記号（plotting symbol）や異なる種類の要約線（summary line）で識別する．記号に関しては，2 群のみの場合，黒丸〔closed circle（●）〕と白丸〔open circle（○）〕が最適である．2 群以上の場合は，● ○ ⊘ ◐ ◉[3] という記号が効果的である．これらは一般的なグラフ記号であり，それぞれの違いがはっきりとし，また，ある程度重なる値を含むデータでも使える．原則として，1 つのグラフで使う記号は 5 種類までがよい．

- **線の種類でも群を区別できる**．典型的には，実線〔solid line（――）〕，破線〔dashed line（- - - -）〕，点線〔dotted line（………）〕，長鎖線〔interrupted line（―・―）〕，連続記号〔symbol chain（++++）〕がある．ここでも原則として，1 つのグラフで使う線は 5 種類までとする．

- **値の群に当てはめたすべての要約線について**（回帰直線や平滑化曲線など），その当てはめのプロセス（fitting process）や数学的特徴を明示する．

- **群間差をグラフ化し，視覚的に明確な比較を行う**．データの群を比較する単純な方法は，同一のグラフ上にすべての群を表示し，読者がそのグラフ間の関係を調べるというものである．この方法は，読者がデータを正しく解釈することを想定し，「消極的（passive）」ではあるが，多くの場合有効である．より「積極的（active）」な手段は，群間の差を直接グラフで表示して，群間の相違点や類似点を強調するものである（図 4-15）．

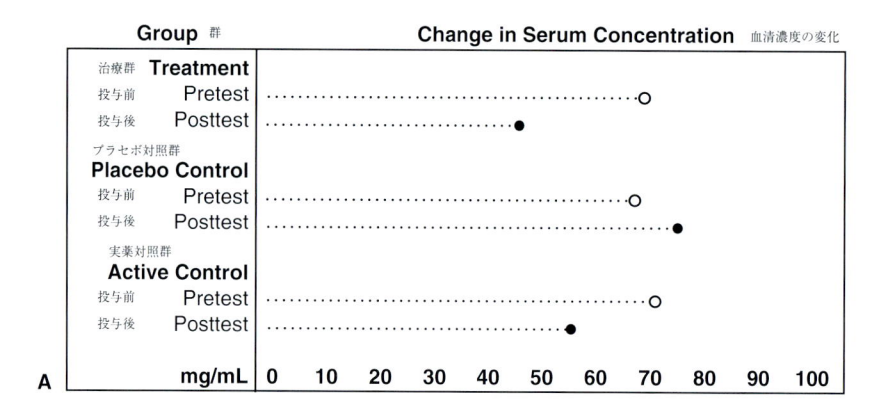

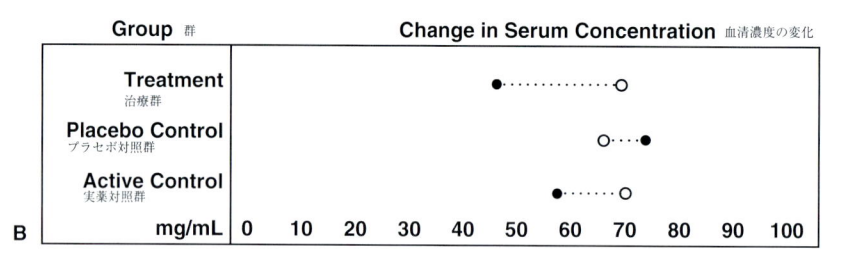

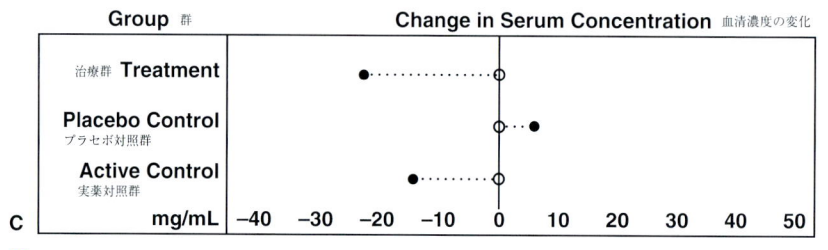

図 4-15
視覚的に比較しやすくする．単純なデータ表示（A）よりも，興味の対象である実測値の差を表示する（B，C）ほうが効果的．B は実測値の差を範囲で強調し，C はより簡潔に，変化量の方向性と大きさのみを強調している．

グラフと表の応用

対応のあるデータ（paired data）は，治療前後の値など，同一の対象者から得たデータやデータ間のばらつきを減らすため，性別や年齢などでマッチングさせた患者から得たデータです．解析に際して対（pair）の間にある差を考慮する必要があるため，対のままその差を表示することが重要です（表 4-12，図 4-16，4-17）．群平均に加えて，どれくらい増加または減少したかを本文で示すと役立つ場合もあります．

表とグラフの目的は，通常，データ表示ですが，時にはある選択肢を選ぶことで予想される結果を示し，**意思決定支援**（decision aid）のツールとしても使われます．簡単な例は一般的な**計算図表**（nomogram）で 1 つの既知

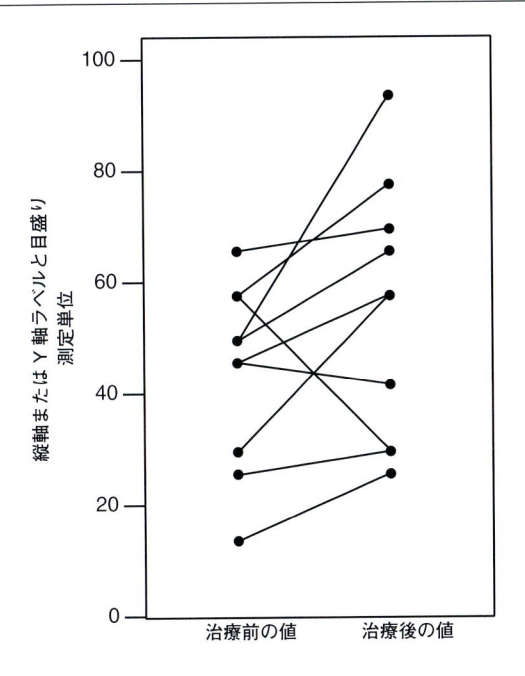

図 4-16
対応のあるデータのグラフ．群平均は読者を惑わしやすいので，（前後で）増減した値の数を知ることは重要．ほとんどの値が増加しても，大きく下がった少数の値の影響で，治療後の平均値が低下する可能性もある．

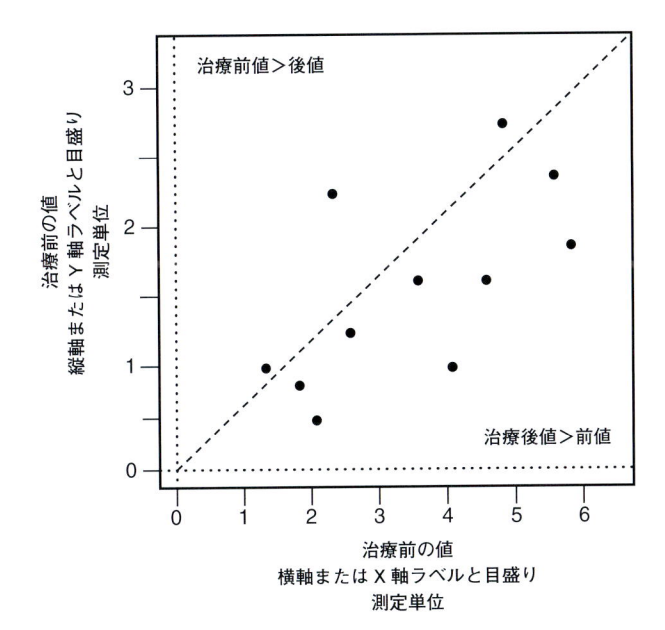

図 4-17
対応のあるデータの標準的なもう1つの図．治療前後の差の方向性が，「一致線（line of unity）」との比較により強調されている．一致線は，データ点が治療前後の値に変化がないことを示す．

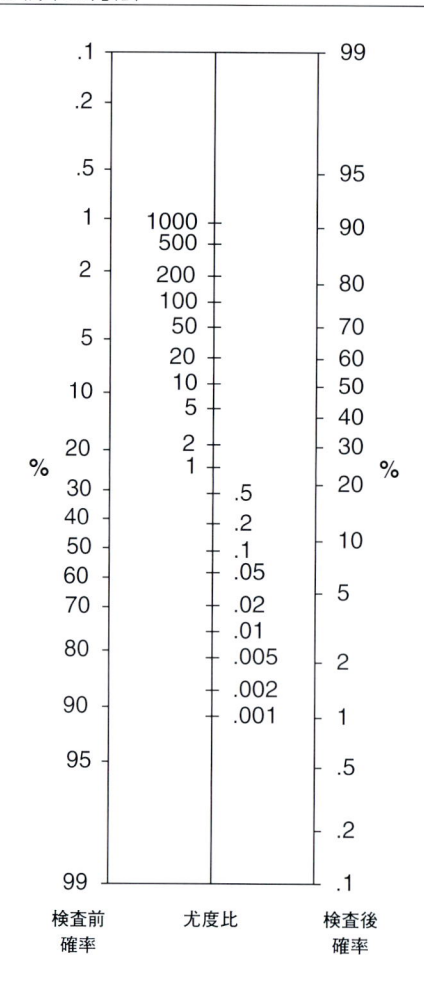

図 4−18
図はデータの提示以上のことが可能である．計算図表は簡便な意思決定支援であり，2つの値から1つの値を決めるのに役立つ．ここでは，臨床家は，患者が罹患している確率として適切な「検査前確率（pretest probability）」（主に疾患の有病割合）から，「尤度比（likelihood ratio）」（診断テストの結果で決まる値）へと線を引き，疾患の「検査後確率（posttest probability）」，すなわち，他の2つの値が与えられている条件下で，患者が実際に問題の疾患を有する確率を推定できる．

の値から別の既知の値に線を引いて，目的の第3の値を特定するものです（図 4−18）．次の例は，**感度分析（sensitivity analysis）** です．これは，決定や結論の前提条件がアウトカム（outcome）に与える影響を調べるため，値がとりうる範囲内で，その条件をさまざまに変化させるものです．グラフで示すと，読者は条件を選択し，その条件下で起こりうる結果や最適の結果を知ることができます（図 4−19）．最後に，意思決定表（decision table）と流れ図（flow chart）では，意思決定（decision-making）アルゴリズムを表せます（表 4−13，図 4−20）．

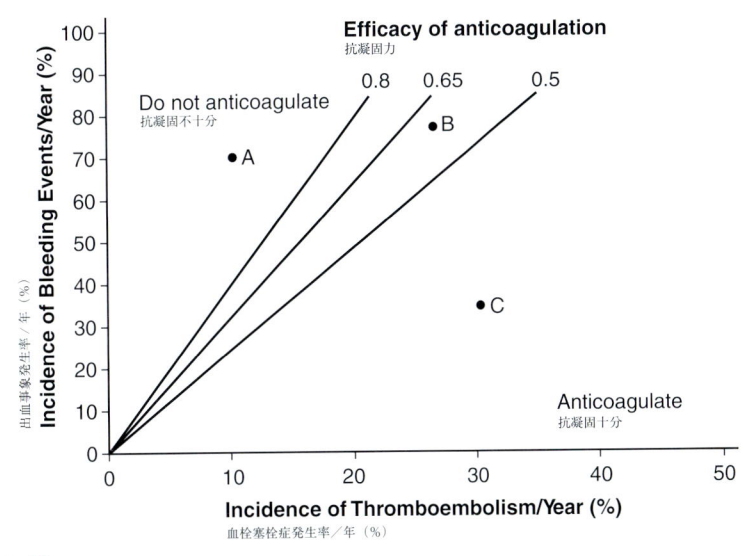

[グラフ: Efficacy of anticoagulation 抗凝固力 — 縦軸 Incidence of Bleeding Events/Year (%) 出血事象発生率／年（%）, 横軸 Incidence of Thromboembolism/Year (%) 血栓塞栓症発生率／年（%）. 直線 0.8, 0.65, 0.5. 領域 "Do not anticoagulate 抗凝固不十分", "Anticoagulate 抗凝固十分". 点 A(10, 70), B(26, 78), C(30, 35).]

図 4-19
3元（three-way）感度分析では，3つの変数間の関係を示して，意思決定を支援する．ここでは抗凝固薬を処方するか否かの決定が，3つの変数の値を選ぶことにより示される．

表 4-13 選択肢と選択物（option and preference）を示して，意思決定（decision-making）を支援するように作成された表．

A Guide to Choosing Material Based on the Most Commonly Reported Considerations. 最もよく報告される検討事項に基づいた，材料を選ぶためのガイド．

材料の容認性 Acceptability of material	輸送費 Transportation Costs	加工時間 Processing Time	材料 Material
あり Yes ➡	高い High ➡	速い Fast ➡	B
		遅い Slow ➡	A
	安い Low ➡		C
なし No ➡	高い High ➡		E
	安い Low ➡	速い Fast ➡	F
		遅い Slow ➡	G

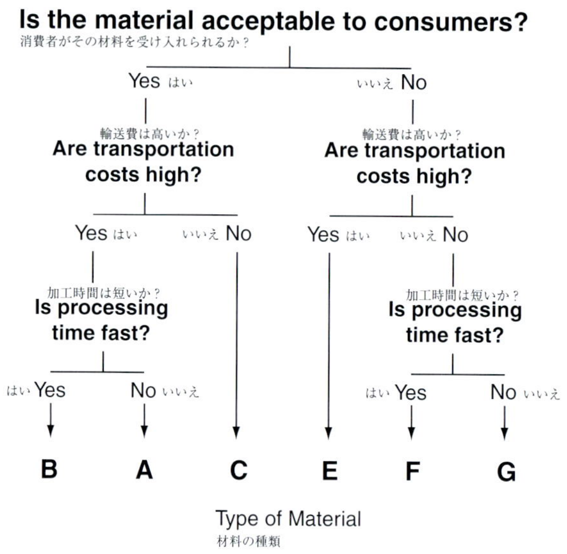

Is the material acceptable to consumers?
消費者がその材料を受け入れられるか？

```
          Yes はい                              いいえ No
           │                                    │
   輸送費は高いか？                          輸送費は高いか？
  Are transportation                       Are transportation
     costs high?                              costs high?
     │        │                              │        │
   Yes はい  いいえ No                     Yes はい  いいえ No
     │        │                              │        │
加工時間は短いか？                        加工時間は短いか？
 Is processing                             Is processing
  time fast?                                time fast?
  │        │                                │        │
はい Yes  No いいえ                        はい Yes  No いいえ
  ↓        ↓        ↓                      ↓        ↓
  B        A        C                      E        F        G
```

Type of Material
材料の種類

図 4-20
表 4-13 のデータの図示．図表では，データ表示以上のことが可能である．図表は，異なる形式の情報をつくることができる．

文献

1. Lang T, Secic M. **How to Report Statistics in Medicine: Annotated Guidelines for Authors, Editors, and Reviewers, Second Edition.** Philadelphia: American College of Physicians, 2006.

2. Peirce CS. "**Minute Logic.**" CP 2.87, c.1902, and A Letter to Lady Welby, CP 8.329, 1904. See also: Patterson TE. Communication Theory: Semiotics, According to Charles Sanders Peirce. http://209.85.173.104/search?q = cache:5UKtV3TByd4J:say2u.com/MSPTC/semiotics.doc + cenopythagorean + categories&hl = en&ct = clnk&cd = 12&gl = us

3. Harris RL. **Information Graphics: A Comprehensive Illustrated Reference.** Oxford: Oxford University Press, 1999.

4. Wright P. **A user-oriented approach to the design of tables and flow-charts.** In: Jonassen DH, editor. The Technology of Text: Principles for Structuring, Designing, and Displaying Text: vol 1. Englewood Cliffs, New Jersey: Educational Technology Publications, 1982:317–40. Cited in: Schriver KA. Dynamics in Document Design. New York: Wiley Computer Publishing, 1997.

5. Gelman A, Pasarica C, Dodhia R. **Let's practice what we preach: turning tables into graphs.** Am Stat 2002;56:121–30.

6. Wainer H. **Understanding graphs and tables.** Ed Researcher 1992;21:14–23.

7. White J. **Using Charts and Graphs: 1000 Ideas for Visual Persuasion.** New York: R. R. Bowker Company, 1984.

8. American Medical Association. **AMA Manual of Style, 10th Ed.**

New York: Oxford University Press, 2007.

9. Jordan EP, Shepard WC. **Rx for Medical Writing.** Philadelphia: W. B. Saunders Company, 1952.

10. Briscoe MH. **Preparing Scientific Illustrations: A Guide to Better Posters, Presentations, and Publications. 2nd edition.** New York: Springer-Verlag, 1996.

11. Wright P. **Presenting technical information: a survey of research findings.** Instruct Sci 1977;6:93–134-

12. Council of Science Editors, Style Manual Committee. **Scientific style and format: the CSE manual for authors, editors, and publishers.** 7th Ed. Reston, VA: The Council; 2006.

13. International Committee of Medical Journal Editors. **Uniform Requirements for Manuscripts Submitted to Biomedical Journals.** 2001 update. http://www.icmje.org/

14. Davidson HA. **Guide to Medical Writing: A Practical Manual for Physicians, Dentists, Nurses, Pharmacists.** New York: Ronald Press Co., 1957.

15. Cleveland WS. **The Elements of Graphing Data.** Pacific Grove, California: 1985.

16. Wainer H. **How to display data badly.** Am Stat, 1984;38:137–47.

17. Tufte ER. **Visual Display of Quantitative Information.** Cheshire, CT: Graphic Press, 1983.

18. Tufte ER. **Visual Explanations: Images and Quantities, Evidence and Narrative.** Cheshire, CT: Graphic Press, 1997.

19. Tufte ER. **Envisioning Information.** Cheshire, CT: Graphic Press, 1990.

20. Schriger DL, Cooper RJ. **Achieving graphical excellence: suggestions and methods for creating high-quality visual displays of experimental data.** Ann Emerg Med 2001;37:75–87.

21. Kosslyn SM. **Elements of Graph Design.** New York: W. H. Freeman and Company, 1994-

22. Smart LE, Arnold S. **Practical Rules for Graphic Presentation of Business Statistics.** Columbus, Ohio: Bureau of business Research, The Ohio State University, 1951.

参考資料

MacGregor AJ. **Graphics Simplified: How to Plan and Prepare Effective Charts, Graphs, Illustrations, and Other Visual Aids.** Toronto: University of Toronto Press, 1979.

Cleveland WS. **Visualizing Data.** Summit, New Jersey: Hobart Press, 1993.

Smart LE, Arnold S. **Practical Rules for Graphic Presentation of Business Statistics: Columbus,** Ohio: Bureau of business Research, The Ohio State University, 1951.

Cooper RJ, Schriger DL, Tashman DA. **An evaluation of the graphical literacy of Annals of Emergency Medicine.** Ann Emerg Med 2001;37:13–9.

Cleveland WS, McGill R. **Graphical perception and graphical methods for analyzing scientific data.** Science 1985;229:828–33.

Jones GE. **How to Lie with Charts.** San Jose, California: toExcel Press, 1995.

Monmonier M. **How to Lie with Maps.** Chicago: University of Chicago Press, 1991.

Wainer H. **Graphic Discovery. A Trout in the Milk and Other Visual Adventures.** Princeton: Princeton University Press, 2005.

4章 表とグラフでのデータ表示法　まとめとキーワード

データの表示は正確，完全，明確に．

表とグラフの共通要素

1) 値を，2) ラベルで特定し，3) 目盛や分類ラベルの座標系上に，4) 研究の文脈に置いて，示す．

表とグラフの選択

1. どの程度詳しくデータを示すか？
2. 目的は情報の分析か，参照か？
3. 示すのは正確な値か，値の視覚的なパターンか？

上記3点を考慮して表かグラフかを決定（最初ではなく最後に）．

表の要素とデザイン

要素：表番号，題目，列見出し，行見出し，値，罫線，拡張略記，脚注

デザインの原則：表で示す妥当性，目的に応じて配列，比較する値を並べる，測定単位や群の大きさを示す，有効数字は2ケタで表示，など

グラフの要素とデザイン

種類：チャートは分類データ，グラフは連続的データ．

棒グラフ，積み上げグラフ，円グラフ，箱型図・箱ひげ図，直行座標系（デカルトグラフ）

要素：図番号，キャプション，データ領域，縦軸，横軸，各軸のラベル，データ，参照基準，記号説明と凡例

デザインの原則：白黒でつくる，表媒体の寸法に合わせる，データを最も強調する，長方形でデータ領域の輪郭を描く，データ以外の要素は最小限に，など

グラフと表の応用

値を対にした増減表示，意思決定支援，計算図表（nomogram）

CHAPTER 5

抄録の書き方

　抄録（abstract）は，基になる文書の後につくられることもあれば，その前につくられることもあります．いずれにせよ，より長い文書の特徴を記述するものです．抄録は，読者が学術誌の論文全体を読むか（または，入手するか，出版を待つか），学会の講演を聴くか，ポスターセッションで著者と話すかを決める助けになります．抄録は，標題と同じく，読者が興味を引く論文，講演，ポスターを正確に区別するための，感度・特異度の高いスクリーニング手段でなくてはなりません．

　科学コミュニケーションでは，記述的（descriptive），報知的（informative），構造化（structured），学会用（meeting）という4タイプの抄録が使われます．前3タイプは**出版抄録（publication abstract）**と呼ばれ，それぞれの論文の全文とともに出版されます．**学会抄録（meeting abstract）**は論文を伴わずに学会講演集に掲載されますが，通常は論文も後日出版されます．

　すべての抄録に共通した2つの大きな特徴は，**短く**（short），**簡潔**（concise）であることです．さらに，抄録は実際の論文とは別に掲載されることが多いため，論文を読まなくても内容を理解できるものにします．

　本章では，これら4タイプの抄録を説明し，作成にあたってのアドバイスとテクニックを紹介します．

> 彼は私が出会った中で最小の概念を最も多くの言葉を使って表現できる人間である（冗長に話す相手の弁護士を批判して）．

第16代合衆国大統領，Abraham Lincoln（1809–1865年）

抄録の目的

科学分野のすべてにおいて，学術誌の抄録の目的は，読者が論文全文を読むかどうかの判断を助けることです．つまり，抄録を基に決定する（べきな）のは，論文全文を読むかどうかということです．研究報告の全文を読まずに，抄録に書かれた結論や示唆，推奨をうのみにしてはいけません．研究の妥当性（研究課題の枠組み，方法の堅実さ，結果の正確性，結論の正当性）を評価することは，論文全文を読んでも難しいものであり，まして抄録から判断することはまずできません[1]．抄録に限界があることは，多くの学術誌が抄録を文献として引用することを認めていないことでもわかります．抄録にはこれらの問いに答えるための十分な情報が含まれていないのです．

にもかかわらず，抄録の要件を示す20～30以上のチェックリストを使った研究は，抄録が読者に研究の適切さ（relevance）を十分に伝えているかということより，むしろ研究そのものの質や妥当性を評価しているようです[2-9]．これらのチェックリストのほとんどは，臨床研究の論文向けのもので，基礎研究には使えません．さらに，たとえわずか250語の抄録を20や30もの項目でチェックできたとしても，多くの著者はそれに対応できるようなスキルをもっていませんし，それに時間をかけたりもしません．しかし，このチェックリストを抄録作成に使うことの問題は，別にあります．それはたとえばランダム化（randomization），一般的な統計手法，有害事象（adverse event），研究の限界（limitation of study）の詳細といったチェックリストの項目ばかりに気をとられ，論文を読むかどうかを決めるのに，もっと大切な情報が犠牲になってしまうことです．

お勧めしたいのは基礎であれ臨床であれ，研究の質（quality）を記述する以上に，その内容（content）を強調することです．もちろん，両方できるのなら，申し分ありません．抄録は，読者がどの論文を読むかを選ぶのに役立つ情報を強調しましょう．臨床研究論文の抄録では，少なくとも研究のセッティング（study Setting），患者（Patients），介入（Intervention），対照（Control），主要評価項目（primary Endpoint）[訳注1]そして研究デザイン（Design）を含むべきです（頭文字をとってSPICED：7章参照）．基礎科学では，仮説が興味深いもので，方法がありきたりのものなら，仮説を強調しましょう．方法が斬新で，結果が実証されたなら，方法を強調します．仮説が確立されたものなのに結果が想定外であったなら，強調するのはその結果です．

抄録は，テクニカルリポートといわれるものに付随している要約（summary）とは異なります．抄録の目的は，読者が全文を読むかどうかを決める手助け

訳注1）primary endpointはprimary outcome measurementとともに一次エンドポイント，主要評価指標，主要アウトカム指標とほぼ同義で使われる．

となることです．要約の目的は全文を表現し，凝縮することなので，本文の代わりに読まれることもあります．要約には，通常，語数制限（word limit）がありません．

標題の次に最もよく読まれる論文の部分として，抄録は論文のなかで2番目に重要な部分といえます．ですから，抄録をうまく書くために時間をかけるべきです．しかし，限られた語数にできるだけ多くの情報を入れ込む必要があるので，良い抄録をつくるにはかなりのスキルが必要です．何を述べるかを注意深く選び，それを注意深く述べましょう．

抄録の問題点

抄録には一般的に，3つの重大な問題がつきものです（各問題ごとに文献をあげました．これらは典型的な報告のみで，網羅はしていません）．

1. **抄録には，読者が全文を読むかどうかを決めるのに必要な情報が，多くの場合，含まれていない．**
   - 腫瘍学の学会抄録で，研究の主要評価項目が記述されたものはわずか22％（510件中112件）であった[10]．
   - *British Journal of Dermatology*, *Archives of Dermatology*, *Journal of the American Academy of Dermatology* に掲載された217抄録のうち，研究デザインが記述されたものは41％，49％，20％にすぎなかった[11]．
   - 2005年のAmerican College of Rheumatologyの学会におけるランダム化比較試験の143抄録のうち，介入が明確に記述されていたものは85％であり，比較群については37％しか明確にされていなかった[2]．
   - 1996年のAmerican Academy of Orthopaedic Surgeonsの学会抄録465のうち，重要な方法論上の問題点が報告されていたものは，半分もなかった[12]．

2. **抄録には，本文にない，本文と矛盾した情報が頻繁に含まれている．**
   - 5つの主要医学誌に発表された220論文のうち，18〜68％の抄録が，本文と矛盾するか，本文にない情報を含んでいた[13]．
   - ある学術誌で，修正のために著者に返却された203原稿の抄録のうち，27％は本文と矛盾した情報や，本文にない情報，データの裏づけがない結論を含んでいた[14]．

☞ご存知のように私は書くのが遅い．それは，できる限りのことを短い言葉で語るまで決して満足できないからだ．文章を簡潔に書くには，長々と書くよりも時間がかかるのだ．

ドイツの数学者・科学者．Karl Friedrich Gauss（1777–1855年）

- 6つの薬学誌で発表された原著論文の243抄録の調査では，61％に本文に関して不足あるいは不正確な部分が見つかった[15].
- 学会発表後に，論文化されたランダム化比較試験148件のうち，学会発表と異なる主要評価項目基準が，41％にみられた[16].
- *Journal of Pediatric Surgery* で2年間に発表された33論文のうち，2年前の学会で発表された抄録と同じ標題と著者であったものは，わずか10件であった．著者リストは14件で異なり，33論文中，抄録と同じデータが示されていたのはわずか11件であった．そのうちの10論文では結論が抄録と異なっていた[17].

3. **学会抄録では，研究の詳細な報告を後日出版することは少なく，研究の重要性と質が疑われる．**
   - 米国臨床腫瘍学会で発表された研究からランダムに選んだ197抄録のうち，最終的に論文化されたのはわずか63％であった．しかし，論文化されなかった抄録は，されたものと同じくらいの頻度で引用されていた[18].
   - 欧州麻酔専門医学会で発表された472抄録のうち，最終的に論文化されたのはわずか42％であった（著者の人数や役職名が抄録と論文とで異なるものが73％，9％で筆頭著者が異なっていた．前ページ2を参照）[19].
   - 米国神経放射線医学会と北米放射線医学会で発表された抄録のうち，最終的に論文化されたのはわずか35％であった[20].
   - 1996年のAmerican Academy of Orthopaedic Surgeonsの学会抄録465のうち，論文化されたのはわずか34％であった[12].

論文が出版されない一般的な理由には，研究活動（執筆・出版も含まれていることを忘れないように）の時間不足，誰が原稿の責任者となるかをめぐる論争，役割をまっとうしない共著者の問題，出版の優先順位が低いことなどがあげられます[21].

次に4タイプの抄録と語数制限を守るテクニックを紹介します．

出版抄録

ほとんどの学術誌が，各種論文に対する抄録のタイプと語数制限を投稿規定に明記しています．記述的，報知的，構造化の3タイプの抄録は，論文の全文を読まなくても内容が理解できるものでなければいけません．ですか

> Ali B, Zafari AM. **Narrative review: cardiopulmonary resuscitation and emergency cardiovascular care: review of the current guidelines**. Ann Intern Med. 2007 Aug 7;147(3):171-9.
>
> Sudden cardiac death is a major clinical problem, causing 300,000 to 400,000 deaths annually and 63% of all cardiac deaths. Despite the overall decrease in cardiovascular mortality, the proportion of cardiovascular death from sudden cardiac death has remained constant. Survival rates among patients who have out-of-hospital cardiac arrest vary from 5% to 18%, depending on the presenting rhythm. The latest guidelines for cardiopulmonary resuscitation (CPR) and emergency cardiovascular care published by the American Heart Association include substantial changes to the algorithms for basic life support and advanced cardiovascular life support. For unwitnessed cardiac arrest, immediate defibrillation of the patient is no longer recommended. Rather, 2 minutes of CPR before defibrillation is now recommended. People in cardiac arrest should no longer receive stacked shocks. The compression-ventilation ratio has been changed from 15:2 to 30:2. **This article is a contemporary review of the management of CPR and emergency cardiovascular care. It examines current practice and data supporting use of CPR, along with changes in the management of sudden cardiac death.**
>
> PMID: 17679705

叙述的レビュー：心肺蘇生と救急心血管治療：最新ガイドラインのレビュー．

心突然死は重大な臨床問題であり，毎年30〜40万人が死亡し，すべての心臓死の63%を占める．心血管死亡者数の全体の減少にもかかわらず，心突然死による心血管死亡の比率は，一定のままであった．院外心停止患者の生存率は，示す心調律により5〜18%と異なる．米国心臓協会が発表する心肺蘇生（cardiopulmonary resuscitation：CPR）と救急心血管治療の最新ガイドラインでは，一次救命と二次救命処置のアルゴリズムが大きく変化している．目撃されていない心停止では，患者に即時に除細動を行うことは，もはや推奨されない．むしろ，除細動の前に2分間のCPRを行うことが推奨されている．心停止の患者には，電気ショックを何度も行うべきではない．胸骨圧迫と換気の比率は，15:2から30:2へと変更された．**本論文は，CPRのマネジメントと救急心血管治療に関する最新の総説である．心突然死の対応における変更点とともに，CPRの実施を裏づけている最新の治療法とデータを検討する．**

図5-1
記述的（指示的）抄録．方法や結果といった特定の情報を提供するよりも，論文の内容を記述する．実験研究には不向きだが，総説や討議資料では役立つことがある．この例では，強調するために太字にした最後の2文に記述的な性質が示されている．

ら，定義されていない略語の使用や，その論文にしか書かれていない情報への言及，文献の引用は控えるべきです．

記述的抄録（descriptive abstract）もしくは**指示的抄録**（indicative abstract）は，研究に関する特定の情報ではなく論文に何が書かれているかを記述するもので，通常150語以下の1段落からなります．このような抄録は，論文の内容を示すだけなので，原著論文の抄録としては推奨されません．しかし，理論的，あるいは方法論的な論文や，いくつかの主題をカバーし，多くの知見を報告し，複数の結論を有するような総説論文では役立つことがあります（図5-1）．

報知的抄録（informative abstract）は，論文の特定の情報を報告するものです．最も一般的なタイプの抄録で，通常150〜250語の1段落からなります．通常見出しは表示されませんが，序論（introduction），方法（methods），結果（results），結論（conclusions）が含まれます（図5-2）．

構造化抄録（structured abstract）は，もっぱら臨床系学術誌にみられるもので，よくランダム化試験の報告に使われます．以下のような一連の見出しを用いて論文の情報が記述されます．

糖尿病ケトアシドーシス治療における低用量 vs. 既存インスリン療法の有効性.

筋肉注射による低用量インスリン療法の効果は，糖尿病ケトアシドーシス患者48例において，静注もしくは皮下注の高用量インスリン療法と比較された．対象をランダムに2つの治療法に分け，有効性を比較する簡易プロトコルが用いられた．血漿グルコース濃度は，低用量群で6.7±0.8時間，高用量群で4.5±0.8時間で250mg/dL未満に下がった（P=有意差なし）．血漿グルコース濃度を250mg/dLまで減らすのに必要なインスリン量は，高用量群で263±45U，低用量群で46±5Uであった．高用量群の25%で低血糖症が生じたが，低用量群では生じなかった．他の生化学・臨床変数は2群間で比較された．治療合併症は，低用量群ではみられなかった．私達の研究は，糖尿病ケトアシドーシスの治療において，筋肉注射による低用量インスリン療法が簡便で，高用量療法と同等の効果を有することを示唆する．また，低血糖症のリスクがなく，低カリウム血症の発生率も減少する．さらに，低用量インスリン療法に対するこれらの患者の良好な応答は，糖尿病ケトアシドーシス患者のインスリン抵抗性が欠如していることを示唆する．

Kitabchi AE, Ayyagari V, Guerra SM. The efficacy of low-dose versus conventional therapy of insulin for treatment of diabetic ketoacidosis. Ann Intern Med. 1976 Jun;84(6):633–8.

The effect of low-dose intramuscular insulin therapy was compared with that of high-dose insulin therapy by intravenous and subcutaneous routes in 48 patients with diabetic ketoacidosis. A simplified protocol was devised to compare efficacy of the two methods of therapy in a randomized manner. **Plasma glucose dropped to less than 250 mg/dl in the low-dose group in 6.7 +/- 0.8 h and in the high-dose group in 4.5 +/- 0.8 h (P = not significant). The amount of insulin necessary to lower plasma glucose to 250 mg/dl was 263 +/- 45 U in the high-dose group and 46 +/- 5 U in the low-dose group. Twenty five percent in the high-dose group and none in the low-dose group developed hypoglycemia. Other biochemical and clinical variables in the two groups were comparable. No treatment complications were noted in the low-dose group.** Our studies suggest that low-dose intramuscular insulin therapy is simple and as effective as high-dose therapy in the treatment of diabetic ketoacidosis without the risk of hypoglycemia and with a diminished incidence of hypokalemia. Furthermore, the favorable response of these patients to low-dose insulin therapy suggests the absence of insulin resistance in diabetic ketoacidosis.

PMID: 820228

図 5-2　報知的抄録．通常，見出しはなく，序論，方法，結果，結論からなる．この例では，序論と結果の部分を太字にして各項をわかるようにしている．

- 背景（Background or Context）
- 目的（Purpose or Objective）
- 患者/参加者（Patients or Participants）
- 研究のセッティング（Study Setting）
- 介入/方法（Intervention or Methods）
- 主要アウトカム指標（Main Outcome Measure）
- 結果（Results）
- 結論（Conclusions）

一般的に，背景，結果，結論は完全な文章で記述しますが，他のタイプの抄録と異なり，構造化抄録は完全な文章を必要としません．通常，語数制限は250〜300語です（図5-3）．

多くの研究は，構造化形式で抄録の質が改善することを示しましたが[6,22-25]，そうでなかった研究もあり[26,27]，すべての学術誌が構造化形式の使用を歓迎したわけではありません．Schererらは，構造化抄録により詳細な記述が求められることで，研究そのものに関する報告が，より完全なものになるという仮説も検証しました．その結果，臨床試験の報告において構造

Sigal RJ, Kenny GP, Boulé NG, Wells GA, Prud'homme D, Fortier M, Reid RD, Tulloch H, Coyle D, Phillips P, Jennings A, Jaffey J. **Effects of Aerobic Training, Resistance Training, or Both on Glycemic Control in type 2 Diabetes: A Randomized Trial**. Ann Intern Med. 2007 Sep 18;147(6):357–69.

Background: Previous trials have evaluated the effects of aerobic training alone and of resistance training alone on glycemic control in type 2 diabetes, as assessed by hemoglobin A1c values. However, none could assess incremental effects of combined aerobic and resistance training compared with either type of exercise alone.

Objective: To determine the effects of aerobic training alone, resistance training alone, and combined exercise training on hemoglobin A1c values in patients with type 2 diabetes.

Design: Randomized, controlled trial.

Setting: 8 community-based facilities.

Patients: 251 adults age 39 to 70 years with type 2 diabetes. A negative result on a stress test or clearance by a cardiologist, and adherence to exercise during a 4-week run-in period, were required before randomization. Interventions: Aerobic training, resistance training, or both types of exercise (combined exercise training). A sedentary control group was included. Exercise training was performed 3 times weekly for 22 weeks (weeks 5 to 26 of the study).

Measurements: The primary outcome was the change in hemoglobin A1c value at 6 months. Secondary outcomes were changes in body composition, plasma lipid values, and blood pressure. RESULTS: The absolute change in the hemoglobin A1c value in the combined exercise training group compared with the control group was -0.51 percentage point (95% CI, -0.87 to -0.14) in the aerobic training group and -0.38 percentage point (CI, -0.72 to -0.22) in the resistance training group. Combined exercise training resulted in an additional change in the hemoglobin A1c value of -0.46 percentage point (CI, -0.83 to -0.09) compared with aerobic training alone and -0.59 percentage point (CI, -0.95 to -0.23) compared with resistance training alone. Changes in blood pressure and lipid values did not statistically significantly differ among groups. Adverse events were more common in the exercise groups.

Limitations: The generalizability of the results to patients who are less adherent to exercise programs is uncertain. The participants were not blinded, and the total duration of exercise was greater in the combined exercise training group than in the aerobic and resistance training groups.

Conclusion: Either aerobic or resistance training alone improves glycemic control in type 2 diabetes, but the improvements are greatest with combined aerobic and resistance training.

ClinicalTrials.gov registration number: NCT00195884.
PMID: 17876019

図5-3
構造化抄録．一連の見出しの下に情報が構成される．もっぱら臨床系学術誌にみられ，ランダム化比較試験の報告に求められることが多い．各学術誌が，独自の見出しを指定していることもある．

2型糖尿病の血糖管理における有酸素運動，レジスタンス運動，混合運動の効果：ランダム化比較試験．

背景：過去の試験では，2型糖尿病の血糖管理に関する有酸素運動単独，レジスタンス運動単独の効果について，ヘモグロビンA1c値の測定により評価が行われた．しかし，有酸素・レジスタンス混合運動とそれぞれの単独運動と比較した増強効果の評価は行われていない．
目的：有酸素運動単独，レジスタンス運動単独と混合運動の2型糖尿病患者のヘモグロビンA1c値に対する効果を評価する．
デザイン：ランダム化比較試験．
セッティング：8つの地域施設．
患者：2型糖尿病の39〜70歳までの成人251例．循環器専門医によるストレス試験またはクリアランスにより陰性が確認され，運動を順守させるための4週間の慣らし期間がランダム化の前に行われた．介入：有酸素運動，レジスタンス運動，両方の種類の運動（混合運動）．運動なしの対照群が設定された．運動は週3回，22週間行われた（本研究の5〜26週が該当）．
測定：主要アウトカム指標は，6か月時点のヘモグロビンA1c値の変化であった．副次アウトカム指標は，身体組成，血漿脂質値，血圧の変化であった．結果：混合運動群におけるヘモグロビンA1c値の変化の絶対値は対照となる有酸素運動群に対して-0.51%（95% CI，-0.87〜-0.14），レジスタンス運動群に対して-0.38%（CI，-0.72〜-0.22）であった．混合運動群は，有酸素運動単独群と比較して-0.46%（CI，-0.83〜-0.09），レジスタンス運動単独群と比較して-0.59%（CI，-0.95〜-0.23）とヘモグロビンA1c値をより低下させた．血圧と脂質値の変化は，群間で統計的な有意差は認められなかった．有害事象は，運動群でより多くみられた．
限界：運動プログラム非順守者の結果の概要は，明らかでない．対象は盲検化されておらず，運動の全継続時間は有酸素運動群，レジスタンス運動群より混合運動群で長かった．
結論：有酸素運動単独，レジスタンス運動単独のいずれも血糖管理を改善する．しかし，その改善度は有酸素・レジスタンス混合運動が最も大きい．

化抄録を伴う場合とそうでない場合で，報告の完全性に差はありませんでした[27]．残念ながら，といったところでしょうか……．

学会抄録

学会抄録（meeting abstract）は研究（必ずしも出版された論文である必要はありません）の要点を提示します．多くの場合，結果の発表前，時には，研究の終了前に出されることもあります（後述参照）．学会抄録は学会講演集（conference proceedings）（学術誌とは対照的です）に掲載されたり，学会でポスターやスライドとして発表されたりします．そのため一般的には，出版抄録とはスペース，語数制限が異なります．また図・表，文献を含む場合もあります（図5-4）．

以下は，学会抄録作成の標準的な規定です．

> 「抄録は英語で，シングルスペース，11ポイントのArialフォントを使い，300語以内で書く．標題は太字の大文字で，スペースを含めて70字未満．標題の下に著者名，研究機関名，国名を明記する．発表者の名前に下線を引く．著者名は名前のイニシャルに続き，姓を示す．文献は最後に含めてよいが，語数制限に含む．本文の最後で資金提供団体に謝辞を示すが，これも語数制限に含む．」

規定によっては，全体を一定の字数（「1,900字に限定」つまり，325〜350語相当）や申請用紙に与えられたスペース内に限る場合もあります．

研究の終了前に書かれた抄録は，**約束的抄録（promissory abstract）**と呼ばれることがあります（広くは使われておらず，説明的な言い回しです）．約束的抄録は，多くの場合，学会発表の可能性がある際に提出され，学会開催のかなり前に，開催までに何らかの報告ができることを予測して作成されます．約束的抄録は，通常通り，問題と方法を示しますが，研究が進行中なので，最終結果が示される部分は形式のみであったり，時には中間結果や，期待される研究成果の意義（possible implications）が記述されます．

約束的抄録の魅力は，学会が，その研究課題に関して，最先端で最新の情報を取りあげられることです．一方でそれらを禁じる学会もあります．理由は，研究が終了していないため，その意義は推測にすぎず，また，学会開催までに研究が完了しない可能性すらあるからです．そのような学会では「抄録は，完了した研究について記述すべきである」と規定されています．

926-24

Clinical and Electrophysiological Characteristics In Patients with Exercise Induced Idiopathic Multiform Ventricular Tachycardia. Differential Effects of Atrial Pacing and Isoproterenol Infusion on QTc Interval and Induction of Ventricular Arrhythmia

Shogo Suzuki, Tohru Ohe[1], Takashi Kurita, Wataru Shimizu, Kazuhiro Suyama. Naohiko Aihara, Shiro Kamakura, Katsuro Shimomura, Yoshio Arakaki. *National Cardiovascular Center, Osaka, Japan;* [1] *Okayama University, Okayama, Japan*

Idiopathic multiform ventricular tachycardia (VT) is characterized by *normal QT interval at rest* and 3 or more distinct QRS configuration during VT, which has been distinguished from torsade de pointes in long QT syndrome. Facilitation by exercise and suppression by β-antagonist of this VT suggest that it may depend on rapid heart rate (HR) or increased sympathetic tone. To determine which factors is responsible, we performed atrial pacing (120/min) and isoproterenol (ISP) infusion (0.5 or 1.0 μg to attain HR 120/min) in 6 patients (2 males/4 females, mean 15.8 years) and 10 control (4 males/6 females, mean 22.8 years). Inducibility of premature ventricular contraction (PVC) or VT, and response of QTc interval (QT/√RR) were evaluated during the procedures.

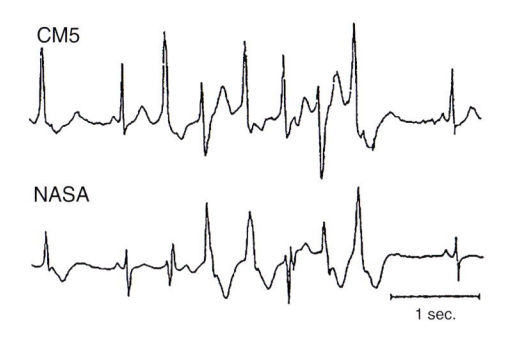

	control	multiform VT	p value
PVC/VT induction			
Atrial pacing	0/7	1/6	n.s
Isoproterenol	0/8	6/6	0.001
QTc (sec 1/2)			
Rest	0.40 ± 0.02 (n = 10)	0.40 ± 0.03	n.s
Atrial pacing	0.43 ± 0.02 (n = 7)	0.47 ± 0.03	<0.01
Isoproterenol	0.44 ± 0.01 (n = 8)	0.50 ± 0.05	<0.001

Conclusion; Although both rapid HR and increased sympathetic tone may be responsible for this VT, contribution of the latter is predominant. Differential response of QT interval to atrial pacing and isoproterenol infusion may have a possible role for the occurrence of this VT.

図 5-4
学会抄録．学会講演集に掲載される．左上の数字は，学会プログラムと学会講演集の抄録を特定する．出版抄録と異なり，図表，文献を含めてよいことが多い．（第 44 回米国心臓病学会抄録，ルイジアナ州，ニューオーリンズ，1995 年 3 月 19～22 日より引用）

> **短**さと簡潔さは修正の親.
>
> 米国の万人救済論聖職者, Hosea Ballou (1771–1852年)

> **抄**録は短く簡潔で, 読者の意思決定を助け, 論文を読まなくても理解でき, 論文と矛盾なく, 論文の出版が後に続くべきものである.
>
> 抄録についての引用文を切実に必要としている著者, Thomas A. Lang, 2008年

抄録を書くステップ

効果的な抄録を書くことはやりがいがあり, かなりのスキルが求められます. 何を載せて, 何を省くかを決めることは難しく, 語数制限の範囲でできるだけ多くの情報を含むには, 言葉を使いこなす (command of the language) ことが不可欠です.

次のステップに従うと, 抄録が書きやすくなるでしょう.

1. 原稿 (manuscript) を書き終え, 推敲した後に抄録を書く.
2. 原稿の中で抄録に入れたいフレーズや文を選び, それらを序論, 方法, 結果, 結論, または構造化抄録の見出しに応じて, 新しいワープロソフトの新しいファイルに貼り付ける.
3. 何が主な比較対照かを明確にし, 主要な分析の結果と結論を必ず報告する. その他の結果や結論は, スペースに余裕がなければ, 言及しない.
4. 集めたフレーズや文を, すらすら読めて, 語数, スペース制限に合うように, 編集, 修正する.
5. 抄録の結論を報告されたデータが裏づけていることを確認する.
6. 完成した抄録を論文と照らし合わせて, 目的, 結果, データ, 結論の整合性, 抄録に書かれたすべての情報が, 論文で述べられていることを確認する.

語数を減らす方法

抄録を書くには, 言葉を自由に使いこなせることが何より重要です. 特に英語を母国語としない人 (non-native English speaker) は, 入れたい情報を語数制限内に収めることが難しいと感じても, 落胆は無用です. 英語の助けを得られなければ, 語数制限をあまり気にせず, 必要な情報を述べてください. 研究が良いものなら, 学術誌の編集者や学会のスポンサーが, 抄録の修正に協力してくれるでしょう.

以下のテクニックは, ささやかなものですが, 組み合わせれば, 情報を失わずに語数を減らすのに役立ちます. ここでの「語数」は, ワープロソフトによるカウントを指します. ほとんどの学術誌では, 2, 3語であれば, 制限を超えても許されます——ほんの少しだけですが.

1. 冠詞（"a", "an", "the"）を除くために，単数形が必須でなければ複数形を使う．

    原文：The scan was diagnostic in most cases

    修正：Scans were diagnostic in most cases
    （特定のスキャンに言及するのでなければ）

    スキャンは，ほとんどの症例で確定診断だった
    スキャンは，ほとんどの症例で確定診断だった

    原文：The error spoiled the experiments

    修正：Errors spoiled the experiments
    （特定のエラーに言及するのでなければ）

    エラーは，実験を台無しにした
    エラーは，実験を台無しにした

2. 文法的に許される範囲でハイフンを使う〔しかし，長々と「積み重ねた修飾語（stacked modifier）」をつくらないよう注意〕．

    原文：We studied the ways in which patients sought health information（10語）

    修正：We studied patients' health-information-seeking behaviors（5語）

    私達は，患者が健康情報を探した方法を研究した
    私達は，患者の健康情報探索行動を研究した

    原文：Cardiomyopathy caused by anthracycline therapy（5語）

    修正：Anthracycline-induced cardiomyopathy（2語）

    アントラサイクリン療法に起因する心筋症
    アントラサイクリン誘発性心筋症

3. 学術誌が許可し，初回に定義したものであれば略語を使う．

    初回使用時：The initial hazards ratio（HR）was 7.2

    2回目以降：The final HR was 2.8

    最初のハザード比（hazard ratio：HR）は，7.2であった
    最終的なHRは，2.8であった

    初回使用時：After administering the angiotensin-converting-enzyme inhibitor（ACEi）

    2回目以降：After administering the ACEi

    アンジオテンシン変換酵素阻害薬（ACEi）投与後に
    ACEi投与後に

4. 語句を修飾する代わりに接頭辞を使う．

    原文：Most neurons had not completely developed

    修正：Most neurons were <u>under</u>developed

    原文：A problem with several dimensions

    修正：A <u>multi</u>dimensional problem

    大部分のニューロンは，十分に発達しなかった
    大部分のニューロンは発達<u>不</u>十分であった
    いくつかの側面をもつ問題
    多面的な問題

5. 情報を含まない無意味な言葉（"empty" words）は避ける．

    原文：The patient's <u>past</u> history was kept for <u>future</u> reference.

    修正：The patient's history was kept for reference.
    （病歴や照会はどの時点のものだろうか？）

    患者の<u>過去の</u>病歴は，<u>後の</u>参考のために保存された．
    患者の病歴は，参考のために保存された．

    原文：<u>In order</u> to insert the probe...

    修正：To insert the probe...

    プローブを挿入する<u>目的で</u>……
    プローブを挿入するために……

6. 名詞化（名詞や形容詞として使われる動詞）を避けて，動詞形を使う（2章の効果的な書き方参照）．

薬剤は，皮膚に対する刺激物である．	原文：The medication is an irritant to the skin.（8語）
薬剤は，皮膚を刺激する．	修正：The medication irritates the skin.（5語）
検体の<u>保存</u>は……で行われた	原文：<u>Preservation</u> of the sample was done with...（6語）
検体は……で保存された	修正：The sample was preserved with...（4語）

7. 前置詞句は形容詞に．

<u>脊椎への損傷</u>	原文：Injuries <u>to the spine</u>
脊椎損傷	修正：Spinal injuries
<u>事象に関する情報</u>は，利用可能である	原文：Information <u>about the event</u> was available
事象情報は利用可能である	修正：Event information was available

8. 「回りくどい表現」（circumlocution）を避ける．

この成長因子が神経形成の<u>役割を果たすことが知られてきた</u>	原文：This growth factor has been <u>known to play a role</u> in neurogenesis（12語）
この成長因子は，神経形成の一因となる	修正：This growth factor contributes to neurogenesis（6語）
変化は，プロセシング時間を短縮したが，純度を<u>代償とした</u>．	原文：The changes shortened processing time but <u>at the expense of</u> purity.（11語）
変化はプロセシング時間を短縮したが，純度を低下させた．	修正：The changes shortened processing time but reduced purity.（8語）

9. フレーズを，同義で明確な1語に置き換える．

実験1と2は，同時に行われた．	原文：Experiments 1 and 2 were run at the same time.
実験1と2は，同時に行われた．	修正：Experiments 1 and 2 were run simultaneously.
患者は，急速で，広範囲に及ぶ大量出血で死亡した．	原文：The patient died from rapid, massive hemorrhaging.
患者は大量失血して，死亡した．	修正：The patient exsanguinated and died. （"exsanguination"は，急速な大量出血，つまり短時間に致命的な量の血液を失うという意味）

10. 数字を使う．文頭では数字をスペルで書かなくてはならないため，数字で文章を始めない．

455枚を超える複製	原文：Above four hundred fifty-five replications
455枚を超える複製	修正：Above 455 replications
53例の患者が試験に登録され，そして，39例が完了した．	原文：Fifty-three patients were enrolled in the trial and 39 completed it.（11語）
53例の登録患者のうち，39例が試験を完了した．	修正：Of 53 enrolled patients, 39 completed the trial.（8語）

11. 能動態を使う．

患者は，治療によって救われた．	原文：Patients were saved by the treatment.
治療は，患者を救った．	修正：The treatment saved patients.
診療記録は，病歴管理部によってファイルされた．	原文：The chart has been filed by Medical Records.（8語）

修正：Medical Records filed the chart.（5語）"The chart has been lost（診療記録が失われた）"でも（同じく5語で，不注意な病歴管理部ではより正確かもしれない……）

病歴管理部は診療記録をファイルした．

12. 数学記号，演算子，数字の間にスペースを入れない．

原文：(n = 26)（3語にカウント）

修正：(y＝26)（1語にカウント）

原文：(y = mx + b + 2z)（7語にカウント）

修正：(y＝mx＋b＋2z)（1語にカウント）

13. 多重修飾を避ける．

原文：Our <u>preliminary</u> results <u>suggest</u> the <u>possibility</u> that the drug <u>might</u> be of <u>some</u> benefit to women…

修正：Our results suggest that the drug may benefit women…

私達の予備結果は，本剤が女性に<u>若干</u>の利点があるかもしれないという<u>可能性</u>を<u>示唆する</u>……

私達の結果は，本剤が女性に利点をもたらす可能性を示唆する……

原文：It may be that our results are not always accurate when the conditions are different from those we found.（19語）

修正：Our results may not be accurate under different conditions.（9語）

条件が本研究のものと異なるとき，私達の結果は必ずしも正確ではないかもしれない．

私達の結果は，異なる状況の下では正確でない可能性がある．

14. 反復を避けるために，共通の要素を先に書く．

原文：Median BMI was reduced by 8% in the treatment group, by 6% in the usual-care group, and by 4% in the placebo control group.（24語）

修正：Median reductions in BMI were, by group: treatment, 8%; usual-care, 6%; and placebo, 4%.（14語）

BMIの中央値は，治療群で8%，通常治療群で6%，プラセボ対照群で4%低下した．

BMI低下量の中央値は，群それぞれで治療8%，通常治療6%，プラセボ対照4%であった．

原文：Total cholesterol was decreased after treatment, as was LDL cholesterol; however, HDL cholesterol was increased.（15語）

修正：Treatment decreased total and LDL cholesterol and increased HDL cholesterol.（10語）

総コレステロールは治療後，減少し，LDLコレステロールでも同様であった．しかし，HDLコレステロールは増加した．

治療は，全体およびLDLコレステロールを減少させて，HDLコレステロールを増加させた．

15. 並列構文を使う．

原文：Patients who received therapy had a median life expectancy of 7 years, compared to 2.3 years for those who did not receive therapy.（23語）

修正：Median life expectancy was 7 years for treated patients and 2.3 years for untreated patients.（15語）

治療を受けた患者の平均寿命の中央値は7年で，治療を受けなかった患者は2.3年であった．

平均寿命の中央値は，治療患者7年，未治療患者2.3年であった．

治療群では，治癒までの期間は 3 か月であったが，対照群では 5.5 か月であった．

治癒までの期間は，治療群の 3 か月，対照群の 5.5 か月であった．

原文：In the treatment group, time to complete healing was 3 months, whereas in the control group, this time was 5.5 months.（21 語）

修正：Time to complete healing was 3 months in the treatment group and 5.5 months in the control group.（18 語）

文献

1. Haynes RB, McKibbon KA, Walker CJ, et al. **A study of the use and usefulness of on-line access to MEDLINE in clinical settings.** Ann Intern Med. 1990;112:78-84.

2. Hill CL, Buchbinder R, Osborne R. **Quality of Reporting of Randomized Clinical Trials in Abstracts of the 2005 Annual Meeting of the American College of Rheumatology.** J Rheumatol. 2007, Nov 1. (Epub ahead of print)

3. Hopewell S, Clarke M, Askie L. **Reporting of trials presented in conference abstracts needs to be improved.** J Clin Epidemiol. 2006;59:681-4.

4. Herbison P. **The reporting quality of abstracts of randomised controlled trials submitted to the ICS meeting in Heidelberg.** Neurourol Urodyn. 2005;24:21-4.

5. Wong HL, Truong D, Mahamed A, et al. **Quality of structured abstracts of original research articles in the British Medical Journal, the Canadian Medical Association Journal and the Journal of the American Medical Association: a 10-year follow-up study.** Curr Med Res Opin. 2005;21:467-73.

6. Taddio A, Pain T, Fassos FF, et al. **Quality of nonstructured and structured abstracts of original research articles in the British Medical Journal, the Canadian Medical Association Journal and the Journal of the American Medical Association.** CMAJ. 1994;150:1611-5.

7. Froom P, Froom J. **Deficiencies in structured medical abstracts.** J Clin Epidemiol. 1993;46:591-4.

8. Hopewell S, Clarke M, Moher D, et al. **CONSORT for reporting randomised trials in journal and conference abstracts.** www.thelancet.com. Published online January 22, 2008 DOI:10.1016/S0140-6736(07)61835-2.

9. Narine L, Yee DS, Einarson TR, Ilersich AL. **Quality of abstracts of original research articles in CMAJ in 1989.** CMAJ. 1991;144:449-53.

10. Krzyzanowska MK, Pintilie M, Brezden-Masley C, et al. **Quality of abstracts describing randomized trials in the proceedings of American Society of Clinical Oncology meetings: guidelines for improved reporting.** J Clin Oncol. 2004;22:1993-9.

11. Ubriani R, Smith N, Katz KA. **Reporting of study design in titles and abstracts of articles published in clinically oriented dermatology journals.** Br J Dermatol. 2007;156:557-9.

12. Bhandari M, Devereaux PJ, Guyatt GH, et al. **An observational study of orthopaedic abstracts and subsequent full-text publications.** J Bone Joint Surg Am. 2002;84-A:615-21.

13. Pitkin RM, Branagan MA, Burmeister LF. **Accuracy of data in abstracts of published research articles.** JAMA. 1999;281:1110-1.

14. Pitkin RM, Branagan MA. **Can the accuracy of abstracts be improved by providing specific instructions? A randomized controlled trial.** JAMA. 1998;280:2071.

15. Ward LG, Kendrach MG, Price SO. **Accuracy of abstracts for original research articles in pharmacy journals.** Ann Pharmacother. 2004;38:1173–7. Epub 2004 May 18.

16. Toma M, McAlister FA, Bialy L, et al. **Transition from meeting abstract to full-length journal article for randomized controlled trials.** JAMA. 2006;296:653.

17. Weintraub WH. **Are published manuscripts representative of the surgical meeting abstracts? An objective appraisal.** J Pediatr Surg. 1987;22:11–13.

18. De Bellefeuille C, Morrison CA, Tannock IF. **The fate of abstracts submitted to a cancer meeting: factors which influence presentation and subsequent publication.** Ann Oncol. 1992;3:187–91.

19. Castillo J, Garcia-Guasch R, Cifuentes I. **Fate of abstracts from the Paris 1995 European Society of Anaesthesiologists meeting.** Eur J Anaesthesiol. 2002;19:888–93.

20. Marx WF, Cloft HJ, Do HM, Kallmes DF. **The fate of neuroradiologic abstracts presented at national meetings in 1993: rate of subsequent publication in peer-reviewed, indexed journals.** AJNR Am J Neuroradiol. 1999;20:1173–7.

21. Sprague S, Bhandari M, Devereaux PJ, et al. **Barriers to full-text publication following presentation of abstracts at annual orthopaedic meetings.** J Bone Joint Surg Am. 2003;85-A:158–63.

22. Burns KE, Adhikari NK, Kho M, et al. **Abstract reporting in randomized clinical trials of acute lung injury: an audit and assessment of a quality of reporting score.** CRIT CARE MED. 2005;33:1937–45.

23. Sharma S, Harrison JE. **Structured abstracts: do they improve the quality of information in abstracts? Am J Orthod Dentofacial Orthop.** 2006;130(4):523–30.

24. Dupuy A, Khosrotehrani K, Lebbé C, et al. **Quality of abstracts in 3 clinical dermatology journals.** Arch Dermatol. 2003;139:589–93.

25. Trakas K, Addis A, Kruk D, et al. **Quality assessment of pharmacoeconomic abstracts of original research articles in selected journals.** Ann Pharmacother. 1997;31:423–8.

26. Einarson TR, Lee C, Smith R, et al. **Quality and content of abstracts in papers reporting about drug exposures during pregnancy.** Birth Defects Res A Clin Mol Teratol. 2006;76:621–8.

27. Scherer RW, Dickersin K, Langenberg P. **Full publication of results initially presented in abstracts.** A meta-analysis. JAMA. 1994;272:158–62.

参考資料

Bryne DW. **Publishing your Medical Research Paper: What They Don't Teach in Medical School.** Baltimore: Williams and Wilkins, 1998.

Day RA, Gastel B. **How to Write and Publish a Scientific Paper, 6th Edition.** Westport, Connecticut: Greenwood Press, 2006.

Hall GM. **How to Write a Paper.** London: BMJ Publishing Group, 1994.

Haynes RB, Mulrow CD, Huth EJ, et al. **More informative abstracts revisited.** Ann Intern Med. 1990; 113:69–76.

Huth EJ. **Writing and Publishing in Medicine, 3rd Edition.** Baltimore: Lippincott, Williams & Wilkins, 1999.

5章 抄録の書き方　まとめとキーワード

短く（short），簡潔（concise）で，本文を参照せずに理解可能に．

目的

読者が本文を読むかどうかを決めるためのスクリーニング手段．標題の次に重要．

問題点

1. 必要な情報が不十分
2. 本文の情報との不一致
3. 学会抄録では，研究の重要性と質が疑われる．

出版抄録

記述的・指示的抄録：原著論文には不適
報知的抄録：序論，方法，結果，結論を含む
構造化抄録：一連の見出しで論文の情報を記述

学会抄録

研究の要点を提示．
約束的抄録：研究終了前に書かれるが，一部学会では禁止．

書くステップ

1. 本文を執筆．推敲後に着手
2. 本文から抄録に入れたい箇所を抽出
3. 主要な分析結果と結論を必ず報告
4. 読みやすく，語数制限に合うように編集・修正
5. 結論がデータに裏づけられていることを確認
6. 抄録と本文の目的，結果，データ，結論の整合性を確認

語数を減らす方法

ささやかなテクニックを組み合わせ，情報を失わずに語数を制限内に．

CHAPTER 6

助成金申請書の書き方

2008年には，米国のおよそ7万5千の助成金（grant）を出す財団が，合計で1億3千万件以上，金額にして456億ドルの助成金を交付しました．これらの多くは生物医学研究と保健サービス事業を対象としたものです．この金額には，ヘルスサイエンス研究の主な連邦政府系出資団体である米国国立衛生研究所（National Institutes of Health：NIH），米国国立科学財団（National Science Foundation），米国疾病管理予防センター（Centers for Disease Control and Prevention：CDC）など，政府系機関からのものは含まれません．

　信じられないかもしれませんが，これらの財団や政府系機関は，助成金を交付するために存在するのです．さらにいえば，助成金の原資は公金（public money）です．つまり企業や財団は，研究助成を含む慈善事業への寄付（philanthropic giving）と引替えにかなりの税金控除を受け，政府系機関は税金そのものを助成金として交付している，ということです．

　ですので，あなたが助成金の交付を受けるために必要以上に頭を下げたり（beg），裏技を用いたりする必要はありません．助成機関がどのような優先順位で助成金を交付しているかを十分に知り，あなたの計画案がその助成機関の目的に適うことを納得させればよいのです．

　本章では，助成金申請（grant proposal）のプロセス（助成機関の特徴，

助成金の種類，助成にふさわしい計画案）を解説し，助成金申請書作成のステップを確認してから，助成金を獲得するポイントを述べます．また企業出資型研究についても簡単に説明します[訳注1]．

助成金申請のプロセスの概要

助成金申請のプロセスは，助成機関（funding agency）がその使命を果たすため，助成事業の資金を使えるようにすることから始まります．もし，助成機関が，達成したい具体的な目標を明確にしていれば，**助成金申請依頼書（request for proposal：RFP）**，**助成金応募依頼書（request for application：RFA）**，**研究助成案内（funding opportunity announcement：FOA）**，**プログラム案内（program announcement：PA）** などの文書を公表します．また，助成機関の使命，資金提供の一般的な優先順位などを書いた**助成指針（funding guideline）** を発行し，事業目的にあった申請を募ることもあります．

助成金交付（grant award）によく似ているのは委託契約（contract）です．**委託契約**は，たとえば大学と州の機関との間で「給付金（benefit for compensation）」の支払いにあたって結ばれる協定のようなものです．契約とは，計画に沿って特定の物資やサービスを提供することを求める法的な文書です．これに対して**助成金**は，たとえば，助成団体から大学に交付される資金で，提案した研究の目的に沿って，それに限るか，もう少し幅広く使用されるものです．この場合法律は，両者の関係を明確には規定しません．つまり，委託契約は具体的な成果が必須ですが，助成金交付の場合は，より自由です．ですから，研究助成は委託契約に比べて，研究の方法，目的，サービスの提供など，資金を受ける側である程度管理でき，資金の使い方も融通がききます．しかし，政府系機関からの助成金の場合は，委託契約に近く，会計処理もそのような取り扱いになります[訳注2]．

応募者が，助成金申請書の募集や指針を見つけて，それに応じて申請書を提出すると，助成機関はその内容を審査し，順位をつけます．助成金は，最終的に各資金の提供期間中に交付されるすべての助成金がなくなるまで，最も順位の高い申請書から順に割り当てられます．ただし，助成金は通常，応募者の所属組織に交付され，その組織が管理します．したがって受領する機関は，研究プロジェクトであれば**代表研究者（principal investigator）** が，保健サービス事業（service delivery project）であればその**プロジェクト担当責任者（project director）** が必要に応じて資金を引き出せるように，口座（account）を開設します．

助成金が交付されると，代表研究者またはプロジェクト担当責任者は所属

それで生計を立てていく必要がなければ，科学はとてもすばらしいものだ．

ドイツ生まれの米国の物理学者，ノーベル賞受賞者 Albert Einstein（1879-1955年）

訳注1）本章では，著者は米国の研究助成金申請について述べている．日本とシステム等が異なる点もあるが，助成金申請書作成時の留意点は共通している．日本の公的研究助成については，下記ホームページを参照（2011年12月現在）．
日本学術振興会科学研究費補助金　http://www.jsps.go.jp/j-grantsinaid/index.html
文部科学省の競争的資金一覧　http://www.mext.go.jp/a_menu/02_itiran.htm
厚生労働省科学研究事業　http://www.mhlw.go.jp/bunya/kenkyuujigyou/index.html

訳注2）日本においても文部科学省や厚生労働省は研究助成金（補助金）とは別に，委託研究や事業委託を行うことがある．委託の場合には研究者の自由度・裁量は助成金の場合よりも限定される．

組織の代表としてその研究や事業を実施します．プロジェクト担当責任者は責任をもって，交付された助成金を，助成機関との間で同意された目的に使います．所属組織の契約事務室（contracts office）は，すべての助成金を管理し，契約に従って適切に使われていることを確認します．責任者は助成機関に対し定期的に進捗を報告し，終了時には最終報告書を提出します．助成機関が最終報告書を受領すると，委託契約は終了し，口座は閉鎖されます．

助成機関

すべての助成機関には，公的，民間を問わず，共通の関心事があります．

- **助成機関は応募に対し好んで「ノー」と言いたいわけではない**．助成機関は社会的なイメージを大切にしている（image-conscious）から，助成金を交付する可能性のない応募者でも，あまり落胆させたくはない．助成機関に「ノー」と言わせてしまうのは申請書が不適切だからである．内容の乏しい申請書を読ませられることは，助成機関にとって限られた時間や労力の浪費である．そのような申請書をつくったら，あなたの次の申請にも大きなマイナスになりかねない．
- **助成機関は科学的・社会的に有意義なプロジェクトに関わることを求めている**．ほとんどの助成機関は，自らが関与する専門分野の重要プロジェクトの支援を業務としている．つまり，すべてのプロジェクトが各機関の評価につながるのである．もしあなたの助成申請書が，その機関の事業目的に合えば，助成機関はあなたの申請がうまくいくように，申請過程で追加的な手助けをしてくれることもある．
- **助成機関は投資にふさわしい見返り（return）を求めている**．どの助成機関も使える資金には限りがあり，支出にあたっては，計画的で費用対効果が高く，助成期間終了後もその効果が続くような事業に，賢く使いたいと考えている．したがって，各助成機関は，助成金がなくなれば終わってしまうような事業に，日々の活動を支えるための**運転資金（operating fund）**は交付しない．ただし，新規事業の**立ち上げ資金（start-up fund）**やあなたのアイデアを試す試験的なプロジェクトに「**萌芽資金（seed money）**」を交付することはある．
- **多くの助成機関には専門家が配置されている**．あなたの助成金申請書は，その利点，機関の使命との関連性，他の申請書と比べた優位性について慎重に審査される．このような審査は，米国国立科学財団やNIH，CDCなどの研究を中心とする助成機関や民間の大きな財団でよく行われる．

- **助成機関は，提供できる資金以上の申請を受け取っている．**助成金の競争は高倍率である．多くの助成機関は，大規模で高額なプロジェクトを少数助成するよりも，多数の小規模なプロジェクトに助成したいのである．ただし，NIHや米国国立科学財団などの機関には，複数の団体が参加する大規模な共同研究や，国家的あるいは国際的に影響力のある長期的で，高額な研究に対する特別な助成金がある．
- **助成機関は成功を収めたい．**助成機関は次の視点で申請書をチェックしている．1）具体的で解決可能な問題が明確に記述されているか．2）構想（concept）が，科学的・社会的に重要で，助成機関の使命に合致しているか．3）応募者の教育（training），経験（experience），資質（resources），評価（reputation）がその課題に取り組むにあたって適切か．4）応募者の所属機関が対等なパートナーとして，助成機関とともに事業を行うのに値する団体か．

> 永遠に原稿が仕上がらないということを心配する必要はない．締切，極度の疲労，満足のうちどれか1つが必ずそのプロセスをさえぎってくれる．たいていは経験と運によって，著者は他の2つがやってくる前に，満足に達するだろう．
>
> カナダ医師会雑誌編集者
> Peter Morgan（1986年）

助成・契約事務室

あなたの所属機関の助成・契約事務室が，実際に助成金を受け取り，その研究に関する委託契約の事務的管理を行います．また，助成金の希望者（grant seeker）のために，次のような有益な**支援業務（pre-award service）**を行っているかもしれません．

- 応募可能な助成金の確認
- 研究概要書（concept paper）や助成金申請書の批評，時には編集や修正
- 助成金申請書の中の「所属機関の能力について」の記述に用いるための，「模範文例（boilerplate）」的情報（たとえば「子どもの発達研究所」や「生物医学工学部門」についての詳細）の提供
- 予算の立案，給与支払い計画，諸手当にかかる費用，間接費用などの予算額の提供
- 助成金申請指針の説明
- 複雑な書類やオンライン申請書の記入についての支援
- 助成金申請の際に必要な管理者の承認や署名の受理
- 事業計画に関する資料，情報，申請書類の整理，保管
- 研究者に対する最新の助成事業の情報提供
- 助成説明会（助成機関の担当者が交付の優先順位を直接説明する）への参加と内容のまとめ
- 助成機関との連絡調整

助成金申請の種類

　ヘルスサイエンスの助成のほとんどは研究助成金ですが，研究以外，たとえば保健サービスの実施，建物の建設や改修，機材の購入，教育関係費用，会議や学会，芸術作品などへの交付もあります．ここでは，研究助成金と保健サービス助成金の申請と，個人に対する助成について説明します．

研究助成金申請書

　助成金申請では，一般的に特定の科学分野，たとえば遺伝学，細胞生物学，臨床ケア，健康管理システムなどの課題を，特定の科学的研究法を用いて解決するための資金を求めます．このような申請書は非常に複雑なこともありますが，一般には，内容の構成自体は簡単（straightforward）です．

　ほとんどの場合，序論，研究方法，予想される結果，波及効果（implication）の項目（時には各項目でさらに小区分化される）で構成されます．それは，申請書の構成が科学的研究法によって決定されるからです．研究助成金は，研究者の給与や手当[訳注3]，機材購入，実験室の使用料や外注費（laboratory service），サンプルの収集，コンピューター使用料，研究補助員・事務員の雇用，学会への参加，科学論文の準備，成果の周知に用いる媒体の制作（media production）などに当てることができます．

訳注3）日本では，助成金を受け取る研究者自身の給与・手当は，その助成金からは支給できない（2011年更新月時点）．

保健サービス助成金申請書

　申請では，教育訓練プログラム，地域開発活動，地域保健サービス計画，公開データの収集・配布事業などへの資金を求めます．その形式は，研究助成金と比べてかなり多様です．たとえば，ホスピス事業の助成金申請書では，教会を通じての奉仕活動，開業医との連携，地方自治体（county）による財政援助，地域の大学（local community college）による訓練などを記述することもあります．このような申請は，管理体制や関係者との新しい協力体制を充実させるために，多くの労力と慎重な交渉，問題解決のための工夫を要します．

　保健サービスへの助成のもう1つの特徴は，助成機関が，追加の資金を別の出所から「梃子（てこ）入れ（leveraging）」してもらうことで，助成金を生かして使われるように強く望んでいるということです．助成機関による梃子入れの方法には，次に述べるマッチングファンド（matching fund）やプロジェクトの事業化（institutionalization）などがあります．

マッチングファンドとは，応募者の所属組織が負担するプロジェクトへの出資金です．たとえば，助成機関が事業の経費の80％を出資し，残りの20％を所属組織が負担することを求められることがあります．マッチングファンドを要求することで，助成機関は，応募者が責任をもって熱心にプロジェクトに打ちこむことを確信できます．マッチングファンドは「現金（real dollars, hard cash）」で支払われる場合と，応募者のプロジェクトに対する**貢献を金銭に換算**（in kind contribution）する場合があります．たとえば，大学が研究者を3年間，その労働時間の75％をプロジェクトの統括に従事させることに同意した場合，3年間の研究者の給与と諸手当の75％がマッチングファンドに相当します．

　事業化とは，助成金を受けた機関が，助成期間の終了後，そのプロジェクトへの出資を引き継ぐことを意味します．プロジェクトによるサービスを有料化したり，別の助成金を経費の一部に充てたり，最終的には，プロジェクトを別の機関の通常業務の予算に組み入れることもあるでしょう．多くの助成機関は，助成金がなくなったら事業そのものが終わってしまうような事業の運転資金を負担したくはありません．

個人に対する助成金

　政府機関や民間の財団は，助成対象を組織のみ，特に米国国税庁の指定〔501（C）（3）〕する非営利団体（not-for-profit organization）に限定していることがよくあります．また，交付額が大きい場合，助成機関はそれを個人にではなく組織に支払う傾向があります．これは，組織には安定性があり，助成機関との関係が継続する可能性も高く，助成金の管理を任せられる会計や委託契約の担当部署が備わっているからです．

　しかし，個人に直接助成を行う団体も多くあります．そのような助成金には，学生対象の奨学金（scholarship）や貸与金（loan），高度な専門教育，芸術家や芸術作品，芸術家や奨学生対象の住宅，種々の業績に対する表彰，障害児の装具のための補助金などがあたります．

　個人に助成を行う財団の中には，家族の誰かを特に記念したり，何か特別の事由のために設立され，対象者の資格を限定しているものがあります．たとえば，長年微生物学の研究に携わっていた慈善家の娘を称えるために，実験科学を専門とする女性研究者を対象に研究助成金を出す団体があるかもしれません．米国にはこのような比較的小さな助成団体が数千あり，毎年何百万ドルもの資金が「応募者がいない」という理由で交付されていません．

助成金申請書の作成

助成金申請書は，助成機関が公表する募集案内（RFP，RFA），または助成指針に対して書くもので，後者は**研究者主導型助成金申請書**（investigator-initiated proposal）とも呼ばれます．どちらの場合も，助成金を獲得したければ，指針に忠実に書くことが肝要です．

計画案の評価

申請書を書く前に，次の質問で計画案（idea）をチェックしましょう．

- **計画案が，重要な科学的または社会的要望に対応しているか？** プロジェクトの目的が，申請書の中で最も重要である．他のことはすべて，あなたが何をしたいのか，なぜそれをしたいのかという目的に基づいて書かれるためである．目的に説得力があれば，あとはそれにふさわしい助成機関を見つけるだけである．
- **提案している解決策は要望に応えるのに適切か？** 特定した課題に取り組むために，何を行うかを申請書で述べる必要がある．さらに，あなたが代表研究者やプロジェクト担当責任者として，専門性や経歴の面から，プロジェクトを実施する資質を備えていて，あなたの所属機関が，プロジェクトの達成を支援するのに必要な資源をもっている証拠を示す必要がある．
- **その計画案には助成金の援助が必要か？** 保健サービス事業の場合は特にそうだが，事業によっては，目的を達成するために助成金が必要ない場合もある．もし，無料診療所で，健康情報のパンフレットを2万5千部配布したい場合，その印刷代に充てるために助成金を申請するよりは，印刷に協力してくれる地元の企業を探したほうがはるかに簡単（かつ早い）かもしれない．助成機関の中には，助成金申請というプロセスを経ずに，後方支援や技術的なアドバイスを喜んで行う（かつ行える）機関もある．

研究概要書を書く

あなたの計画案を評価するもう1つの方法は，取り組みたい問題，提起する解決策，そしてそれらを選択した根拠の概要を，2～5ページ程度にまとめた**研究概要書**を書いてみることです．構想（concept）を研究概要書の形

金を稼ぐ前に使うな．

第3代米国大統領 Thomas Jefferson（1743-1826年）

にすることで，特に革新的な保健サービス事業の場合，提案するプロジェクトについて考えをまとめ，問題やその解決策のさらなる洞察を得る助けとなるでしょう．この文書は主題についての議論の出発点になりますし，**助成金探し（source search）**の足場にもなります．助成団体への**問い合わせ状（query letter）**に添付すれば，その団体に関心をもってもらうきっかけにできるかもしれません．

助成の可能性がある団体を見つける

研究を助成する団体を見つけることは，保健サービスを助成する団体を見つけるより，はるかに簡単です．ほとんどの研究者は，どのプログラム，機関，財団が自分の分野に助成をするかにすばやく気づき，プログラムのウェブサイトや公示を常に注意して見ています．保健サービス事業を積極的に助成する機関が増えるとともに，助成金を得るチャンスは増えますが，どの助成金に申請すべきか，的をしぼることが難しくなります．

財団情報センター（Foundation Center）は非営利の組織で，複数の財団が出資して設立し，助成を希望する人が適切な助成団体を見つけて，助成金申請を行うことを支援します．ニューヨークの本部と4つの地域センター（ワシントンDC，アトランタ，クリーブランド，サンフランシスコ）の図書館は，管轄地域の民間財団に関する詳細な資料を備えています．また，これらのセンターは，申請書の書き方，事業計画の立て方，保健サービス事業の評価，助成金の管理なども指導しています．毎月，小額の会費を払えば，センターのウェブサイト（foundationcenter.org）で，助成金の種類別〔研究，設備改良（capital improvement）〕，主題別（エイズ，環境保護），地域別など，助成機関についての情報を検索できます．

政府系機関による助成金や委託契約は，*Commerce Business Daily* や *Federal Register*，また各機関のウェブサイトやメールマガジンなどの連邦・州政府の出版物で広報されます．たとえばNIHの27の機関やセンターは，それぞれが独自の活動目標と研究の優先課題をもち，それらを研究所のウェブサイト（http://www.nih/gov/icd/index.html）に掲載しています．

NIHの助成金プログラムは次の6グループに分類できます．すなわち，**研究助成金（Rシリーズ）**，**キャリア開発助成金（Kシリーズ）**，**研究者育成と奨学助成金（T，Fシリーズ）**，**事業活動／センター助成金（Pシリーズ）**，**資源助成金（多種のシリーズ）**，広範囲のNIH活動に適用できる**横断的（trans）NIH助成金**です．各グループには，2〜14の特定の条件の下で支給される助成プログラムがあります．詳しくは以下を参照．

http://grants.nih.gov/grants/funding/funding_program.htm

あなたの所属機関の助成金・委託契約事務室は，どのような資金源があるか，助言してくれる可能性があります．また，同窓会，企業・会社，民間財団，そして機関を応援したいと望む資産家からの寄付金を集めることを担当する事業推進室も，同様に助言してくれるかもしれません．

指針とプログラム案内の読み方

助成指針とプログラム案内（program announcement）には，3つの応募条件が書かれています．**応募資格**（eligibility requirement）は，誰がその助成プログラムに応募できるのかを示しています．**助成対象**（program requirement）は，助成機関が何に対して助成するのか，しないのか（すなわち，助成機関が助成金を交付し，何を達成したいのか）を示しています．**必要書類**（submission requirement）は応募に際し，申請書をどのように準備し，提出するべきかを具体的に示しています．

これらの条件を熟読し，それに忠実に従ってください．もし不明な点があれば，助成機関の担当者に連絡してみましょう．あなたが質の高い申請書を提出するための手助けは，助成機関にとっても非常に有益なのです．質問することは決してルール違反ではありません．そもそも，あなたや他の誰かが競争で優位に立てるような「内部情報」などめったにありません．しかし，間違った解釈は減点の対象となる可能性があるため，推測するよりは問い合わせたほうが良い結果を生むでしょう．

助成金申請書を書く

どの応募書類を書くときも，時間が足りそうにないと思うと，いつもぞっとするものです．申請書を書くだけでも時間がかかりますが，それに加えて，助成金を使って行う活動の計画，研究の背景と関連情報の収集，研究者間での申請書の調整，助成申請に不可欠な所属機関の承認を得る時間が必要です．締切までにすべてを揃えなくてはならないと思うと，切迫感がつのります．できるだけ早く取りかかり，夜遅くまで働く覚悟をしましょう．

研究助成金と保健サービス助成金では，申請書の構成や内容にいくつかの重要な違いがありますので，次に説明します．

申請書の構成：研究助成金

研究助成金の申請書には，あなたが立てた仮説を検証し，研究課題（research question）を解決するために計画されたプロジェクトについて記述します．研究課題は，どのようなかたちで課題を解決するかを示すべきで

すが，そこで述べる研究内容は一般的なものです．帰無仮説または対立仮説の場合は，より具体的で，特定の統計的方法を用いて真偽を検証します．

- **研究課題（research question）** "What effect does the medicated bandage have on the nature and rate of wound healing in thoracic surgery patients?（薬用包帯は，胸部外科手術をした患者の創傷の状態と治癒率にどのような効果があるか？）"（この研究は対象集団の "the nature and rate of wound healing（創傷の状態と治癒率）" に関するものであるべき）

- **帰無仮説（null hypothesis）** "The mean time to complete wound healing in thoracic surgery patients treated with the medicated bandage will not differ significantly from that in patients treated with the standard sterile but nonmedicated bandage.（胸部外科手術をした患者の創傷が完治するまでの平均期間は，薬用包帯を使用した場合と，殺菌のみの非薬用包帯を使用した場合とでは変わらない．）"

- **対立仮説（alternative hypothesis）** "The time to complete wound healing in thoracic surgery patients treated with the medicated bandage will be, on average, at least 3 days shorter than that in patients treated with the standard sterile but nonmedicated bandage.（胸部外科手術をした患者の創傷が完治するまでの期間は，薬用包帯を使用した場合，殺菌のみの非薬用包帯を使用した場合に比べて，平均で少なくとも3日短縮する．）"

まず，研究課題や仮説を明確にしたら，助成金申請のための研究計画を書きましょう．使用すべき見出しや構成は，助成機関が様式を具体的に指定していることがありますが，通常，IMRAD形式に準じているはずです．

まず序論で研究課題の背景を示し，なぜその課題を選んだのかを述べます．ここでは，この課題への解答が重要な科学的，臨床的意味をもつことを主張する必要があります．方法の項目では，どのようにその課題を研究するのかを詳細に記述します．その研究方法は確かなもの（credible），つまり，研究課題に対する適切な答えを導き出す可能性が高いものでなければなりません．もしあなたの研究方法が創造的で革新的であれば，なおよいでしょう．「予測される結果」の項目では，予想される研究結果や，そのような結果にならなかった場合，それがどのような意味をもつか推論します．

一般的に，助成金申請書や応募用紙には，あなたが研究を行う資質を備えた研究者であるという記述が求められます〔NIHのいう略歴（biological sketch）〕．あなたの学歴，研究歴，そして当該分野での業績（publication）

研究は4つのことから成り立つ．考えるための頭脳，見るための目，測定するための機器，そして4番目は資金だ．

ハンガリーの生理学者，ノーベル賞受賞者 Albert Szent-Gyorgyi（1893–1986年）

一覧をつくりましょう．自分の資質を誇張してはいけませんが，謙遜しなくてもよいのです．また，所属機関があなたの研究をどの程度支援できるかを書く必要があります．このような**機関能力報告書（institutional capability statement）**は，しばしば過去の助成金申請書の中の「文例」を修正してつくられます．運が良ければ，あなたの所属部署か助成金事務室に，たとえば大学附属農場での獣医学研究の一覧，化学実験室の分析能力，小児心臓病学研究のグループが NIH から受けた助成リストなどを記述した文書が保存されているでしょう．

申請書の作成：保健サービス助成金

　保健サービスの助成金申請書は，目的の提示（purpose statement），到達目標（goal），具体的目標（objective）などで構成されます．**目的の提示**は，あなたが何を達成したいのかを大まかに記述し，なぜそれをやりたいのかについて説明することもあります．**到達目標**は，あなたが達成したいことをより具体的に記述するもので，通常は提示した目的を詳しく述べます．**具体的目標**は，あなたが達成したいことについての最も明確な記述です．特定の評価可能な結果（outcome）や，通常，その結果を得るための具体的な評価期間と，時にはその結果を得るための環境条件なども記述します．説得力のある具体的目標は，到達目標との関係が明らかで，目的と矛盾がなく，わかりやすく明快な言葉で表現され，論理的で，実行可能で，さらに評価可能なものです〔これは Specific（具体的），Measurable（評価可能），Achievable（達成可能），Realistic（現実的），Time-limited（期限つき）の頭文字から SMART な具体的目標と言われます〕．以下に例を示します．

Purpose statement: "The purpose of this public health initiative is to make the vaccine against human papillomavirus available to the Anytown community, especially to girls and women between the ages of 11 and 26."

目的の提示

「この公衆衛生の新規事業の目的は，抗ヒトパピローマウイルスワクチンを，○×地域の 11 歳～26 歳までの女性にも接種可能にすることである．」

Goals: "To accomplish this purpose, we have set 2 goals: 1) to prepare an educational brochure targeted to teenage girls, their parents, and young women that describes cervical cancer and its risk factors and the reasons for getting vaccinated; and 2) to distribute these brochures to schools, physicians, pharmacists, and libraries in the community."

到達目標

「この目的の達成のために，次の2つを到達目標とする．1) 10代の女児，その両親，若い女性を対象に，子宮頸部癌とその危険因子，ワクチン接種の理由を記述した教育パンフレットを作成する．2) このパンフレットを地域の学校，内科医，薬剤師，図書館に配布する．」

Objectives for Goal #1: "We want the brochure to educate readers about cervical cancer and the vaccine and to leave a lasting impression of the reasons for getting vaccinated. Therefore, this goal has 2 objectives. Objective 1: Immediately after reading the brochure, readers will be able to answer correctly 80% of the questions on cervical cancer and the vaccine. Objective 2: Two weeks after reading the brochure, readers will be able to remember at least one reason for getting vaccinated."

到達目標1に関わる具体的目標

「私達は，パンフレットが，読者に子宮頸部癌とそのワクチンの情報を伝え，ワクチン接種が必要な理由を印象づけることを願っている．そこで，次の2つを具体的目標とする．具体的目標1) パンフレットを読んだ直後には，子宮頸部癌とワクチンについての質問に対する読者の正答率が80％以上である．具体的目標2) パンフレットを読んだ2週間後，読者がワクチン接種が必要な理由を，少なくとも1つは覚えている．」

　到達目標と具体的目標を明確にしたら，次にすべきことはそれらを達成するための**作業計画**（work plan）の立案です．主要な活動をいつ始めるか，いつ終えるのか，誰がその責任者か，どのようにそれらの活動を評価するのかを述べる必要があります．

　また，**成果物**（deliverable），つまり，助成金の終了時に作成や配布を助成機関と同意する，目に見える成果について記述する必要があります．成果物とは，たとえば，患者の麻薬鎮痛剤乱用のリスクを評価する新しいコンピューターソフトウェア，ウイルス培養ハンドブック，救急部門における急性心筋梗塞の診断に関する文献のシステマティックレビューの報告書のような

ものです.

　プロジェクト管理（project management）とは，到達目標と具体的目標を達成するために，そしてプロジェクトの範囲，質，時間，予算内で成果物を生み出すために，人材，資金，活動などを組織し，管理することです．助成金申請書には，プロジェクトに関わる各ポジションの担当者の略歴や，指揮系統などの**組織図**（organization chart）を添付しましょう．

　プロジェクトの各部分の相互関係は，次ページに示すガントチャート（Gantt chart）やPERT図をつくると見やすくなります．**ガントチャート**（1900年代初期にこの概念を広めた機械技師 H. L. Gantt にちなみます）は，プロジェクトの各活動を図の左側に上から下に並べて書き，上部にはプロジェクトの時間経過を示します．そして，各活動ごとに，開始日と終了日を水平の線で結び，視覚的に表示します（図6-1）．**PERT図**（Project Evaluation Review Technique の頭文字）は，イベントや作業段階を示す囲みと，それらを結ぶ線でできた工程表です．矢印をつける場合は線の方向，すなわち作業の順序を示します．連続する作業は順序に従って同じ線上に描かれますが，並行して（同時に）行う作業については，それぞれが共通の囲みから枝分かれするように描きます（図6-2）．プロジェクト管理のためのコンピューターソフトウェアには，ガントチャートやPERT図を作成できるものもあります．

　プログラム評価（program evaluation）は，プロジェクトが具体的目標をどの程度達成できたかを判定するプロセスです．具体的目標は評価可能なもので設定します．この項目では誰が（who），何を（what），いつ（when），どのように（how），なぜ（why），そのデータを集め，測定するのかを示します．**形成的評価**（formative evaluation）[訳注4] は活動を継続的に評価することで，プロジェクトを目標に向かってうまく進める助けとなります．**総括的評価**（summative evaluation）は到達目標と具体的目標を達成できたかを最終的に評価します．多くの保健サービス助成の場合，各項目で，このような評価を求められます．

訳注4）形成的評価は進行状況やプロセスを示す指標による評価．

予算書の準備

　助成金の申請は，通常，研究に伴う人件費，物品購入費，業務費などを詳細に示した，実際の，あるいは推定の**予算**に基づかなくてはなりません．また，多くの助成機関は，予算項目とその項目に充てられた経費を正当化するために**予算説明書**（budget narrative）を求めています．

　直接経費（direct cost）とは，あなたが予算項目としてあげた給与（salary），賃金（wage），諸手当（fringe benefit），事務や研究のための事

> 競争相手より速く学習する能力は，競争における唯一の，持続できる強みかもしれない．
>
> ロイヤル・ダッチ・シェル石油会社戦略計画部長 Arie de Geus（1930年–）

活動	1月	2月	3月	4月	5月	6月	7月
サンプリング	●●●●●●●●●						
データ収集			●●●●●●●●●●●●				
分析					●●●●●●●●●●●●●		
アドバイザーによる校閲	●●●		●●●●●●●			●●●	
論文作成							●●●●●●●●●●

図 6-1
ガントチャート
開始時期，終了時期，活動期間が経時的に示され，各活動を調整しやすい．

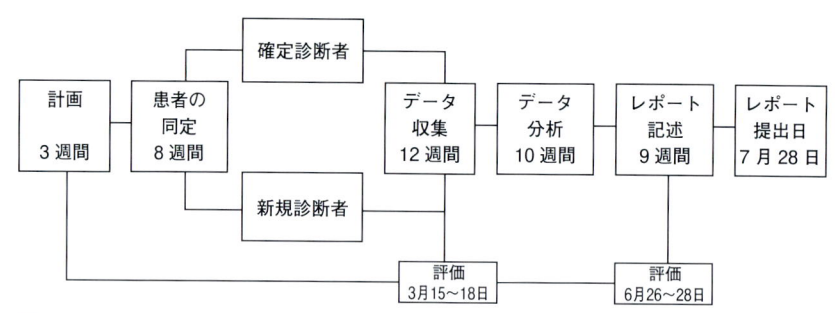

図 6-2
PERT 図
ガントチャートより複雑で，プロジェクトの活動計画を経時的に示しているが，時間軸は必ずしも共通ではない．開始・終了の時期は日付やプロジェクトの「節目」として示されることもある．

務用品費，外部に委託する業務（役務）費，旅費・宿泊費などを指します．人件費は所属機関の給与規定に準じて決めます．しかし，提示した給与に加えて，諸手当（所属組織の規定に従う）や，研究が長期にわたる場合には，生活費の上昇や役職の昇進に伴う昇給も考慮する必要があります．

他に予算に含めるべき項目として，通常，間接経費（indirect cost）があります．**間接経費〔諸経費（overhead cost），設備・管理費（facility and administrative costs）〕**とは，助成事業の実施に際し，あなたの所属機関が負担する経費で，その助成事業のためだけに限定するものではありません．たとえば，助成された研究プロジェクトを行う環境を提供するために，大学は光熱費，清掃業務，助成金の管理，警備，賃貸料，実験室の研究用品とサービス，動物実験設備や図書館サービス，減価償却費（depreciation）などの費用を負担しています．

間接経費は予算の中に項目として計上されず，その代わりに，直接経費の合計の一定割合，あるいは給与と賃金の一定割合を支払うなどの方式で決定されます．一般的に，間接経費は直接経費の50％またはそれ以上とされますが[訳注5]，その割合は機関ごとに異なります．

助成金を必要とする多くの人は，間接経費を費用に加えることに反対で

訳注5）間接経費は，日本では通常30％程度である．

す．なぜなら間接経費を加えると，助成金の要求額が大幅に増えてしまい，他の応募者に比べて不利になるからです．もし，あなたの所属機関が間接経費を直接経費の50％と決めていたら，15万ドルの助成金申請は，即座に22万5千ドルにはねあがってしまいます．さらに，間接経費として受け取った助成金は，必ずしもあなたの所属部署やあなたの研究の環境に回されるとは限らず，所属組織のどこかで使われてしまいます．そのため助成金を獲得する研究者は気分を害して不快な気持ち（hard feeling）になってしまうこともあります．

それでも，やはり間接経費は業務進行に必要な経費です．ほとんどの助成団体はこの事実を認めて，ある程度の額を支払い，あなたの所属機関は研究を支援する環境を整備しているのですから，申請者もこれらの経費を受け入れるべきでしょう．

もう1つの経費の種類として助成機関が支払えない**許可できない経費**（unallowable cost）があります．これには，広告，資金調達，申請書の作成事務，娯楽費，罰金や違約金，借入金の利子，税金などが含まれます．

予算作成は複雑で，助成金の受け取りには法的な関わりもあるため，多くの助成機関は，申請書の提出前に，所属組織に予算の承認を得るように求めています．この承認を得ることは，あなたにとっても所属組織や助成機関にとっても有益です．

申請書類の提出

申請書類の提出は，単に締切に間に合うように申請書類をポストに入れる（電子メールや別の方法で送る）だけのことではありません．

- 助成機関への提出に際し，おそらく1通以上の申請用紙に記入しなくてはならない．通常，この書類は分量が多く，詳細で複雑である．特に政府系機関の書類を仕上げるには相当な時間を要する．
- あなたは，所属組織が応募書類に目を通し，すべてが揃っていることを確認する時間を残しておかなければならない．組織にもよるが，この確認作業に数日から数週間かかることがある．ただし，重要な申請の場合は例外が認められることもある．
- あなたは，申請書類を組織の代表として提出することになる．そのことを所属組織が承認していることを示すために，指定された組織の担当者から署名を得なければならない．申請が受理され助成金が支払われると，あなたがずっとその研究に携わるかどうかにかかわらず，あなたの所属組織が法的責任を負う契約になることを覚えておくこと．

- 印刷して複数部数を提出する場合，書類をコピーして，綴じて，包装して，郵送する時間も確保する．**締切日が「消印有効（"postmarked by" date）」か，「必着（"received by" date）」かも確認する**．

成功する申請書としない申請書の特徴

　助成金獲得に成功する申請書と，しない申請書には，いくつかの典型的な違いがあります（表6-1）．良くできた申請書でもいくつかの理由（助成機関の資金の限界，助成趣旨とのずれ，助成の優先順位の変化，申請者数が膨大）で採択されない場合もありますが，成功しない申請書には，たいてい，以下のような特徴があります．

- **助成機関の使命やプログラムとの不一致**．つまり，そもそもその助成機関に申請すべきではなかったということ．助成機関の指針やプログラム概要をきちんと読むことが第一．申請書の提出前に，助成機関の担当者と連絡を取り合えば，ほぼ万全である．
- **検討が不十分な研究計画・研究目的**．申請書で述べた研究計画では，その課題に十分対応できないと受け取られた，ということ．その分野の専門家に目を通してもらえば，研究計画の修正に役立つであろう．
- **欠陥（technical flaw）がある**．業務内容，作業計画，設備，予算は相互の整合性が必要．申請書は，必要項目が揃い，きちんと仕上げられ，読みやすく，うまく構成すべきである．粗雑にみえる申請書では，あなた自身がそのような人間と思われてしまう．
- **課題とその解決方法，申請者とその所属機関の計画遂行能力が十分述べられていない**．申請書は具体的で，詳細に記され，必要事項を網羅し，そのうえで説得力が求められる．
- **非現実的な見込み予算**．助成金の申請額は，申請書の作業計画に基づく活動に必要かつ十分であるべき．予算が低く見積もられた（underfunded）計画は，水増しされた（padded）予算と同様に問題である．助成金の交付は1つの契約であり，受託した機関は，助成金がすべての経費をまかなうのに十分か否かにかかわらず，研究が適切に行われることを監視する責任がある．

助成金獲得に成功する申請書の特徴を以下に示します．

- **申請書の作成中に助成機関の担当者と連絡を取っている**．助成機

表 6-1　NIH の助成金申請書におけるよくある誤り

　申請書を評価する 5 つの規準は重要性（significance），研究方法（approach），独創性（innovation），研究者（investigator），環境（environment）である．独創性は必須ではないが，研究結果は十分大きな意義をもつべきである．

重要性に関する問題
- 意義のない，おもしろくない，新しい研究ではない
- 説得力のある論理的根拠がない
- 多くの類似の研究に少し付け加えた内容（incremental）でインパクトに欠ける

特定の目的に関する問題
- 過度な抱負（too ambitious），過度な作業の提案
- 目的が曖昧で，目標が不明確
- 目的が限定的で，将来の方向性が不明確

実験方法に関する問題
- 不必要な実験の説明が過多
- 実験方法の説明，特に未試験の方法に関する説明が不十分
- 実現可能性（feasibility）を考えるための予備データが不足
- 各目的の実現可能性が示されていない
- 実験方法に関して十分な知識がない
- 適切な対照群がない
- 直接的な仮説検証ではない
- 相関あるいは記述的データ（に関する記述のみ）
- 記述されている実験がメカニズムの解明を直接目指すものではない
- 他のモデルまたは対立仮説に関する考察がない
- 潜在的な問題点に関する考察がない
- データの解釈に関する考察がない

研究者に関する問題
- 研究方法に関する専門性や業績が示されていない
- 低い生産性（low productivity），最近は科学論文をほとんど発表していない
- 共同研究体制の不備，共同研究者からの承諾書が添えられていない

環境に関する問題
- 所属組織の支援がほとんど示されていない
- 所属組織に研究を開始するための必要物品や備品が十分でない

http://www.ninds.nih.gov/funding/grantwriting_mistakes.htm より引用．Accessed August 22, 2007.

は，成果が出そうなプロジェクトを探している．適切で，助成可能な申請書の作成には喜んで協力してくれる．

- **助成機関の指針に忠実かつ完全に従っている．**そうすれば助成機関の求める通りの申請書が作成でき，あなたが注意深く，良い成果を得るために必要な努力を惜しまない人間であることが伝わる．

- **しっかりと書かれた完全な要約（summary）．**良い要約はあなたの申請書を売り込むためにも効果的である．助成金交付の審査員でも，分厚く，複雑な助成金申請書を時間をかけて読む人はまれで，ほとんどの場合，読むのは短い要約である．もし要約が読んでわくわくする

（exciting）ようなものなら，その申請書は審査員の注意をおおいに引くだろう．

- **申請者が課題遂行能力（command of the topic）をもつ証拠がある．** 助成機関は，助成金をあなたに支払うことが正しい決定である保証を求めている．あなたの専門家としての資質（professional credential），業績（publication），職位（academic rank）などは，研究者そしてプロジェクト担当責任者としてのあなたの信頼性（credibility）の証拠となるだろう．
- **現実的で，測定可能な具体的目標．** 課題遂行能力に加えて，現実的で測定可能な具体的目標を示すことで，あなたがしたいことや実際にやってきたことについての疑問を払拭できる．
- **裏づけされた（documented）予算要求．** 内容が合理的であり，規模的にも矛盾がないことで予算は適正とみなされる．方法や予算案の中で，各費用の必要性を説明し，それぞれの額が正当であることを十分述べる．

申請が認められるかどうかに影響するその他の要因には，競争相手の申請書の質，助成機関の資金総額，人的バイアス（personal bias）[訳注6]があります．最後の1つは避けられる場合もあれば，避けられない場合もありますが，存在するのは確かです．

訳注6）人によって審査基準に偏りがあること．

企業出資型研究

近年，企業出資型研究（industry-sponsored research）は研究者たちの研究資金の主要な財源，そして，研究機関にとっても主要な収入源となっています．米国では，現在，臨床試験に要する資金の約75％が企業からのものです[1]．あなたが臨床研究に関わっているのなら，きっと人生のどこかで企業出資型研究に携わることがあるでしょう．

民間企業の助成研究は，公的機関のものと，いくつかの点で異なります．民間企業は，

- 公的機関より，助成資金を多く，簡単に，すばやく準備できる．
- 研究者からの申請を待たずに，研究者に目的の研究を行うように打診できる．
- 研究機関ではなく研究者個人と契約できる（ただし，このような個人契約を管理する規則をもつ研究機関もある）．

- 研究に対して公的機関とは異なる規制を行うことができる．
- 利益の最大化を法的に求められる．一方，公的に助成された研究は，少なくとも理論的には，経済的な影響にかかわらず，客観的真実の追求を目指している．
- 助成した研究の秘密保持を行う強い動機をもつ．一方，公的に助成された研究は，自由に議論ができる．

企業出資型研究の最大の問題は，有益な結果を得ようとする企業の明らかな金銭的利害に対して，実際には期待通りの研究成果が得られない場合です．このような金銭的な葛藤が生じると，出資企業は次のような行動をとる傾向があります．

- 自社製品を，明らかに劣った他社製品と比較し，その優位性を証明するような臨床試験を計画する．
- 不利な研究結果の公表を阻止，妨害，あるいは，結果をゆがめて発表する．
- 研究者に対してデータの解釈をより楽観的に（optimistically）するよう圧力をかけ，時には，今後の研究助成を保留すると迫る（threaten）．
- 出資企業の非倫理的な研究の実施に警鐘を鳴らす「告発者（whistle-blower）」に対して処置を講じるように，研究機関に要求する．実際，2002年に，NIHの助成金を受けた科学者のランダム化抽出匿名調査の結果，回答者2,247名のうち15.5％が，企業の圧力で研究デザイン，方法，結果に変更を加えたと回答している[2]．

また研究者は，助成金に加えて，臨床試験に患者を1人参加させるごとに最高で数百ドルの「報奨金（bounty）」を受けとる（時には要求する）かもしれません．このような金銭の支払いは，研究の条件に合わない患者を参加させたり，リスクの過小評価，利益の強調，有害事象を過少申告する動機（incentive）を生むことになります．また研究機関も，企業出資型研究の契約による収入を当てにするようになり，資金を失うことをおそれて，研究実施の適切性を確認するための管理が不十分になるかもしれません．

財政的な，あるいは他の面での利益相反（conflict of interest：COI）が，研究にバイアスを生じさせていることをそのまま意味するわけではありません．しかし，研究の信頼性や医薬品開発，研究参加者の保護に対する社会の信頼を保つには，潜在的な利益相反の注意深い管理が必要です．そのため，ほとんどの学術研究機関は企業出資型研究に関する厳格な方針をもっています．また，学術誌も，企業出資型研究を報告する論文の著者に対して，特別

な条件を課しています．

企業出資型研究の契約にはいくつかの必要条件があります．

- 臨床試験は，患者が参加する前に適切な登録機関に登録する必要がある．臨床試験登録は不都合な研究結果の隠蔽を防ぎ，現在では主要な学術誌の多くで，論文化の前提条件となっている[訳注7][3,4]．
- データの収集と処理は，出資企業から独立して実施する必要があるかもしれない．それができない場合，少なくとも1人の研究者（通常，代表研究者）が，すべての研究データに，常に制限なくアクセスできるようにする．研究結果の公表にあたり，この研究者はデータが正確で完全である（accuracy and integrity）ことを認定（certify）する必要がある[3]．
- 独立した「データ・安全性モニタリング委員会」による，さらなる監視と管理も必要かもしれない．
- 研究結果の公表前に，第三者的な立場の統計家による研究データの再解析が必要かもしれない．統計家はすべてのデータ，研究プロトコル，最初のデータ解析計画を受け取るとともに，再解析の結果を文書で報告すべきである．たとえばJAMAでは，企業出資型研究の場合，出資企業が雇った統計家だけしかデータを解析していない論文を受け付けない[3]．
- 出資者は研究に関する情報の公表に圧力をかけたり，遅らせたり，制限したりする権力をもつべきではない．たとえデータの解釈に明白な意見の違いがあったとしても，研究に関わる情報や知見の開示・公表は，出資者の同意を必要とせずに行われるべきである[4]．

> **障**害なのは資金不足ではない．アイデア不足だ．
>
> 米国の発明家，テレビタレント Ken Hakuta（Dr. Fad）

訳注7）日本国内では，次の3つが臨床試験登録システムとして機能している．
・大学病院医療情報ネットワークのUMIN-CTR
・日本医師会のJMACCT
・日本医薬情報センター（JAPIC）の臨床試験情報

文献

1. Chopra SS. **Industry funding of clinical trials: benefit or bias?** JAMA. 2003;290:113.
2. Martinson BC, Anderson MS, de Vries R. **Scientists behaving badly**. Nature 2005;435;737–8.
3. Fontanarosa PB, Flanagin A, DeAngelis CD. **Reporting Conflicts of Interest, Financial Aspects of Research, and Role of Sponsors in Funded Studies**. JAMA. 2005;294:110–111.
4. International Committee of Medical Journal Editors. **Statement on sponsorship, authorship, and accountability.** http://www.icmje.org/sponsor.htm. Accessed 12/1/07.

参考資料

- *The Foundation Center* http://foundationcenter.org/findfunders/
- *http://grants.nih.gov/grants/sitemap.htm*
- *http://grants.nih.gov/grants/funding/funding_program.htm*

- *New Investigator and career development awards: http://grants.nih.gov/grants/new_investigators/index.htm*
- *Tutorial on developing an application: http://www.niaid.nih.gov/ncn.grants/basics/index.htm*

6章　助成金申請書の書き方　まとめとキーワード

計画案が助成機関の目的達成に適うと納得させるよう作成．

プロセスの概要

助成機関：有意義なプロジェクトに関わり，投資に見合う見返りを求める．

助成・契約事務室：助成金を受け取って管理し，支援業務を行う．

種類

研究助成，保健サービス助成，個人に対する助成など

申請書の作成

1. 計画案の評価
2. 研究概要書を書く
3. 助成の可能性がある団体を見つける
4. 指針とプログラム案内を熟読して遵守
5. 申請書の作成

    研究者間の調整，所属機関の承認に多くの時間がかかる．

    1) 研究助成金申請書の構成：

        IMRAD 形式，研究課題を明確に

    2) 保健サービス助成金申請書の作成：

        目的，到達目標，具体的目標で構成された作業計画を立案．

        プロジェクト管理は，組織図，ガントチャートや PERT 図で提示．

        プログラムは，形成的評価・総括的評価などで評価．

    3) 予算書の準備：

        直接経費と間接経費があり，許可されない経費もある．

成功する申請書としない申請書 （表 6-1 参照）

助成機関の指針を遵守	vs	助成機関のプログラムと不一致
しっかりと書かれた完全な要約	vs	欠陥がある
測定可能な具体的目標	vs	研究計画・目的の検討が不十分
課題遂行能力の証明	vs	課題遂行能力の記述が不十分
裏付けされた予算要求	vs	非現実的な見込み予算

企業出資型研究

潜在的な利益相反を慎重に管理．臨床試験は登録機関に登録．

CHAPTER 7

原著論文の書き方

　科学の進歩は，学術誌に論文として掲載されるオリジナル研究の報告に依拠しています．また，善くも悪くも，「出版するか，消えるか（publish or perish）」（というルール）は，多くの研究者や医学・医療の専門家にとって，昇進，名声，財産を得るための原動力になっています．たとえ，学術誌へ投稿しないとしても，専門分野の最新情報を知るには，学術誌を読む必要があるでしょう．したがって，科学論文の各項や機能，それらの強み，弱み，多様性を知ることは，生命科学分野のどの立場にいても専門家としての重要な訓練といえます．

　もし科学論文を書くのであれば，研究を始める前に，できるだけ多くの部分を書いておくことを勧めます[1]．この助言を変に思うのなら，助成金申請書を書くときの作業と，まったく同じだということを思い出してください．この作業は，研究方法や分析方法を計画するのに役立ちます．研究中に得られるデータ（たとえば生物医学的画像；10章参照）には後から複製できないものもあるため，そのようなデータが必要になる可能性を事前に認識することは有用です．文献は研究を始める前に（そして再度，学術誌への投稿のときにも）しっかり検討すべきです．最後に，そしておそらく最も重要なことは，事前に論文の著者資格（authorship）を決めておくことでしょう．誰を著者とするか，少なくとも共著者の基準や著者名の記載順序を決めておけ

> ……主要な学術誌の目的は，すでに妥当性が証明されており，出版費用を正当化するだけの十分な重要性と関心のある科学的調査の結果を出版することだ．このことは，学術誌が新しいこと，正しいこと，そして重要なことを出版すべきであるという基本的なルールにつながる．
>
> ベイラー医科大学科学コミュニケーション学教授，Lois DeBakey，1976年

ば，研究課題に対する責任の分担や，後から起こる著者資格を巡る対立の回避に役立つかもしれません（8章参照）．

本章では，学術誌に投稿するオリジナル研究の報告原稿をどのように準備するか説明します．まず，科学論文の各項を簡単に見直し，その役割や構成，記述の様式を説明します．投稿や出版のプロセスは11章で述べます．

まずはじめに

学術誌の投稿規定（instructions for authors）に従うことは，原稿の準備に際して最も重要なことの1つです．生命科学分野の著者にとって特に有用な情報源は，トレド大学健康科学キャンパスの**マルフォード図書館（Mulford Library of the University of Toledo, Health Science Campus）**のウェブサイト：http://mulford.meduohio.edu/instr/ です．このサイトには，健康・生命科学分野の3,500以上の学術誌の投稿規定へのリンクがあります[2]．すべてのリンクは，学術誌の編集責任をもつ出版社や組織につながっているため，この情報は非常に信頼性の高いものです．

投稿原稿の構成要素の順番は基本的にどの学術誌も共通で，標題ページ（title page），論文の本文（text），謝辞（acknowledgments），文献リスト（references），表（table），図のキャプション（caption），そして図（figure）となります．しかし，これらの要素内で重要な違いがいくつかあります．たとえば，科学論文の最も一般的な構成はIMRAD方式[訳注1]ですが，学術誌によって，これらの順番や名前が異なります．一般的な順番は，次の3通りです．

訳注1）Introduction（序論），Methods（方法），Results（結果），And，Discussion（考察）の頭文字をとってIMRAD方式と呼ぶ．

1. 序論（Introduction）	1. 序論（Introduction）	1. 序論（Introduction）
2. 患者と方法（Patients and Methods）	2. 結果（Results）	2. 実験的検討（Experimental Considerations）
3. 結果（Results）	3. 考察（Discussion）	3. 結果と考察（Results and Discussion）
4. 考察（Discussion）	4. 結論（Conclusions）	4. 結論（Conclusions）
5. 研究の限界（Limitation of Study）	5. 実験材料と方法（Materials and Methods）	
6. 結論（Conclusions）		

執筆の際に各項の順番を決めるだけであっても，必ず学術誌の投稿規定を読み，最近の号をよく調べましょう（表7-1）．

表 7-1　学術誌の投稿規定の中で確認すべき内容

このリストの他にも多くの必要条件があります．
- 標題の文字数制限
- 「欄外見出し（running head）」（掲載論文の各ページの上部欄外に示される短い標題）が必要か，必要なら，その文字数制限
- 抄録の種類（報知的抄録，構造化抄録）とその語数制限
- 「要約された（condensed）」抄録も必要か，必要なら，その語数制限
- 単語，ページ，図表の数の制限
- 略語一覧が必要か
- どの略語を定義しなくてもよいか（もしあれば）
- IMRAD の見出しの順序と表現法
- 利益相反の情報，研究資金源や研究計画書（protocol）承認の記述箇所
- 引用形式（連番方式か，上付き数字か括弧内か，著者名・発行年方式か，文末ピリオドの前か後か）
- 文献スタイル（統一規定，ACS スタイル）
- 認められる図の作成形式やファイルの種類
- 補足データは受け付けているか

標題ページの準備

　投稿原稿の標題ページ（title page）には，通常，標題以外の内容も含まれます．なぜなら，原稿が学術誌の出版システムで取り扱われる際に，その原稿を特定する情報をこのページが示すからです．ほとんどの学術誌の投稿規定は，少なくとも次の情報を標題ページに記載するように求めています．

- 論文の標題（後述参照）
- 各著者の氏名，最高学位，所属先．もし著者資格が大きな共同研究組織（たとえば，Eastern Cooperative Oncology Group）に帰するなら，各著者は著者資格の必要条件を満たす必要がある（8 章参照）．もし著者資格が大きな研究組織の中の 1 グループである執筆グループ（writing group）に帰するなら，執筆グループの全員が著者資格の必要条件を満たす必要があり，それ以外のメンバー名は謝辞で述べる．
- 研究が未発表であること，もし既発表であれば，どこで発表されたか．もし学会で発表されていれば，学会主催組織名，開催日と場所を記載．抄録が出版されていれば，その抄録集を引用．要旨か研究の一部がどこかで出版されていれば，編集者宛の添え状（cover letter to the editor）でその事実を説明する．
- 希望する「欄外」見出し（"running" title）．多くの場合，文字数制限がある．出版論文の各ページでその論文を識別できるようにする．

- 著者にとっての，すべての潜在的な利益相反の開示．たとえば，研究で使用した薬剤を製造している会社から研究費や講演料を受け取ったか，研究で試験を行った医療機器の製造会社の株式を保有しているかなど（8章参照）．これらの情報を特定の様式で示すことに加え，添え状，方法の項目，または謝辞で示すよう指定されるかもしれない．
- キーワードまたは索引語（抄録の後に書かれることもある．後述）．
- 臨床研究の場合は，臨床試験登録番号（8章参照）．
- 出版プロセスで原稿をやり取りし，注文した場合に別刷を受け取る連絡担当著者（corresponding author）の氏名と連絡先（住所，e-mailアドレス，電話・ファックス番号）．連絡担当著者は筆頭著者や上席著者でなくてもよいが，通常，同一住所にしばらくいることが予想され，もし他の著者が去っても，研究データを利用可能な人とする．

多くの学術誌では，標題ページ以外の各ページに筆頭著者の姓とページ番号を表記するように指示しています（標題ページは，普通，第1ページと数えますが，ページ番号を振りません）．学術誌によっては，査読時のバイアスを減らすために，投稿原稿から著者や著者の所属先が特定できるすべての情報を削除するよう求めることがあります．

標題を書く

標題（title）は，科学論文の最も重要な部分です．最もよく読まれる部分であり，多くの場合，読まれる唯一の部分です．あなたの研究とそれに興味をもつ読者を結びつけるものとして，標題の第一の目的は読者が論文を見つけ，論文を全部読むかどうかを決める手助けをすることです．一般的過ぎたり，不正確で，誤解を招く標題では，読者はその論文を読んだほうがよいのかを正しく決められません．そのため，うまい（well-written）標題は，論文が何についてのものか，そして何についてのものでないかを正確に示して，読者の大切な時間を節約してくれます．標題は論文の最も重要な部分なので，時間をかけて書き上げる価値があります．

標題は，抄録や本文とは別に読まれることが多い（たとえば，印刷された文献検索やオンラインの書誌データベース上で）ため，論文の続きを読まなくても理解できるものが望まれます．標題は正確かつ簡潔に書き，最も一般的なもの以外の略語の使用は避けましょう．

学術誌によっては，何が研究されたのかを特定することよりもむしろ，研究結果を報告する**宣言的標題（declarative title）**〔または**指示的標題（indic-**

ative title)，見出し的標題（headline title），文章的標題（sentence title）〕を認めています．たとえば *Microbiology* は，「標題は論題のキーワードを含み，論文の興味深い結論を示唆すべきである．主な結論を強調したり，疑問を提示したりする標題は，単に研究の内容を述べるだけの標題よりも影響力がある」と助言しています[3]．実際，多くの基礎系研究では，検討対象とする因果的つながり（causal chain）は短く，結果は首尾一貫しており，臨床上の意義は限定的です．そのため，宣言的標題であっても診療ケアに間違った影響を与えず，おそらく，読者にとってより有用です．

> Lack of Fiber Cell Induction Stops Normal Growth of Rat Lenses in Organ Culture（線維細胞の誘導の欠如は器官培養におけるラットの水晶体の正常な成長を抑制する）
> Insulin Resistance is an Intrinsic Defect Independent of Fat Mass in Women with Turner's Syndrome（インスリン抵抗性はターナー症候群の女性の体脂肪量とは無関係の内因性の異常である）

大部分の臨床系学術誌を含め，宣言的標題を認めない学術誌もあります．このような標題は単純化され過ぎて，時に誤解を招き，不要だという考えもあります[4]．もし標題で，ある薬剤は効果的だと述べると，読者は，重要な判断情報を提供しているであろう論文自体を読まずに，それを確立された事実として受けとるおそれがあります．次の2つの標題を比べてみましょう．

> *The original, declarative title:* "Hepatocyte Growth Factor Prevents Renal Fibrosis in Chronic Renal Disease"
> *The revised, informative title:* "Effects of Hepatocyte Growth Factor on DNA Synthesis of Tubular Epithelial Cells in a Mouse Model of Chronic Renal Disease"
> 元の宣言的標題：「肝細胞増殖因子は慢性腎疾患での腎臓の線維症を予防する」
> 修正後の報知的標題：「慢性腎疾患のマウスモデルにおける尿細管上皮細胞のDNA合成に対する肝細胞増殖因子の効果」

元の標題では線維症が予防されたと述べています．しかし論文全体では，実際に起こったことは，肝細胞増殖因子を与えられたマウス6匹は，与えられなかったマウス6匹と比べて，尿細管上皮細胞でのDNA合成量が4.4倍

自分自身の書きたいことを明確にできないのは，次の3つの原因が考えられる．第1に，対象を熟知しているため，議論の絶対不可欠な段階をとばしているのかもしれない．第2に，アイデアは明確なのだが，言葉で表現できていないのかもしれない．第3に，これはとても深刻なことだが，その意味が自分自身にも明確になってないということだ．

Good English for Medical Writers の著者，Ffrangcon Roberts，1960年

高かったことである，と書かれています．

　もし，読者が肝細胞増殖因子や尿細管上皮細胞に詳しくなければ，修正後の標題はわかりにくいかもしれません．一方，元の標題は，研究の全体的な話題に多くの読者を導くのに十分わかりやすい単語を使っています．臨床系学術誌は，基礎系学術誌と比べて科学者ではない，より幅広い読者に読まれ，患者の治療に直接関係する研究の報告が多いため，誤解を防ぐため宣言的標題は避けたほうがよいでしょう．

　疑問形の標題（interrogative title）や質問形式の標題を認める学術誌もあります．"Measurement of colonic polyps by radiologists and endoscopists: Who is most accurate?（放射線専門医と内視鏡専門医による大腸ポリープの測定：どちらがより正確か？）"のようなものです．また，"Is it Time to Change the Peer-Review System?（査読制を変えるときか？）"のように，質問形式の標題を論説のみに使用する学術誌もあります．

　特に臨床系学術誌では，標題は通常，研究された事象の関係性を明示する必要があります．そのため，疫学研究や臨床研究の論文では，次の6要素を標題にできるだけ多く含めましょう．それらは，介入，結果，患者〔または生物種（species）や組織（tissue）〕，比較群，セッティング（臨床研究の場合），そして研究デザインです．これらの要素を，頭字語で **SPICED** とするか〔Setting（セッティング），Patients（患者），Intervention（介入），Comparator（比較群），Endpoint（結果），Design（デザイン）〕，順番に"Ideally, Every Person Can Select Deliberately.（理想的には，すべての人が慎重に選択できる．）訳注2)"と覚えましょう．

訳注2) 英文の各単語：Intervention, Endpoint, Patients, Comparator, Setting, Design の頭文字．

　これら6要素すべてを含むことが不可能，または望ましくなかったり，他の要素を必要としたりする論文もあります〔たとえば，研究期間（date），GUSTO や CADILLAC などの臨床試験名（trial name），Eastern Cooperative Oncology Group などの研究主催組織（study sponsor）〕が，これら6要素は標題を考える良い手がかりとなるでしょう．

Original: "A Randomized Trial of Low-Air-Loss Beds for Treatment of Pressure Ulcers"

Revised: "Low-Air-Loss Beds vs. Foam Mattresses for Treating Pressure Ulcers in Nursing Home Patients: A Randomized Trial"

元の標題：「褥瘡治療のための低空気漏洩ベッドを用いたランダム化試験」（英文はスペース含め72字）

修正後の標題：「高齢者福祉施設の患者の褥瘡治療のための低空気漏洩ベッドとフォームマットレスの比較：ランダ

ム化試験」（英文はスペース含め 111 字）

元の標題には，6要素のうち3つしか含まれていませんが，修正後の標題はすべてを含んでいます．投稿規定で標題の文字数とスペース数が制限されている場合は，いくつか要素を除きましょう．

Shorter: "Low-Air-Loss Beds vs. Foam Mattresses for Treating Pressure Ulcers: A Randomized Trial"
Shorter still: "Low-Air-Loss Beds vs. Foam Mattresses for Treating Pressure Ulcers"
短く：「褥瘡治療のための低空気漏洩ベッドとフォームマットレスの比較：ランダム化試験」（英文はスペース含め86字）
さらに短く：「褥瘡治療のための低空気漏洩ベッドとフォームマットレスの比較」（英文はスペース含め66字）

Journal of Virology[5] や *American Journal of Surgery*[6] のように副題（subtitle）を使えない学術誌もありますが，標題の初めの重要な位置に限定的な情報を置かないようにするため，副題を認めている学術誌もあります．

Without a subtitle: "A Cost-Benefit Analysis of Low-Air-Loss Beds vs. Foam Mattresses for Treating Pressure Ulcers in Nursing Home Patients"
With a subtitle: "Low-Air-Loss Beds vs. Foam Mattresses for Treating Pressure Ulcers in Nursing Home Patients: A Cost-Benefit Analysis"
副題なし：「高齢者福祉施設の患者の褥瘡治療のための低空気漏洩ベッドとフォームマットレスの費用対効果分析」
副題あり：「高齢者福祉施設の患者の褥瘡治療のための低空気漏洩ベッドとフォームマットレスの比較：費用対効果分析」

私は文字数の制限をあまり心配せず，できる限り完全で正確な標題をつけた原稿を提出することを提案したいと思います．標題を短くすべきかどうかは，学術誌の判断に委ねましょう．

臨床系学術誌で避けるべき標題の1つが**「私達の経験（our experience）を示した標題」**です．

"Outcomes of Heart Transplantation: The Cleveland Clinic Experience."
「心臓移植の結果：クリーブランドクリニックでの経験．」

この標題は研究がクリーブランドクリニックで実施された事実を強調しており，読者がクリニックの評判を知っていると仮定していますが，外国や別の専門分野の研究者には必ずしも通じません．似たような標題の論文に対するあなたの興味（または，興味のなさ）を想像してみましょう．

"Outcomes of Heart Transplantation: The Tinytown Community Hospital Experience."
「心臓移植の結果：タイニータウン地域病院での経験．」

「タイニータウン」は地域病院があるどの町にも当てはまるので，その名前を強調しても論文に対する読者の関心を引かないでしょう．このような場合，標題をより適切なかたちにするには，その論文が重要である理由を示す必要があります．

"Outcomes of Heart Transplantation: A Review of 250 Cases with 3-Year Followup."
「心臓移植の結果：250症例の3年間追跡調査の検討．」

明確な研究課題に取り組む意義に比べ，論文で「経験」のみを報告する価値も再考する必要があるでしょう．

標題を書く別の手段として，次のステップがあります[7]．

- **あなたの研究に関連する最も重要な単語をあげる（例：変数名，経過，試薬，結果，介入，実験の条件）．**
    skin testing（皮膚テスト），ankylosing spondylitis（強直性脊椎炎），humoral immunity（液性免疫），HLA B27，streptococcal vaccination（連鎖球菌ワクチン接種），cell-mediated immunity（細胞性免疫）

- **単語を論理的順番（logical order）に並べる．**
    skin testing humoral immunity cell-mediated immunity ankylosing spondylitis streptococcal vaccinations HLA B27
    皮膚テスト　液性免疫　細胞性免疫　強直性脊椎炎　連鎖

　　　　球菌ワクチン接種　HLA B27

- **単語を，句，接続詞，連結語でつなげる．文章は長くなってもよい．**
  skin testing to determine humoral immunity and cell-mediated immunity responses to streptococcal vaccination in patients with HLA B27 and ankylosing spondylitis
  HLA B27と強直性脊椎炎をもつ患者に対する連鎖球菌ワクチン接種に対する液性免疫と細胞性免疫の反応を測定するための皮膚テスト

- **単語を並べ替え，不必要な語を取り除いて，文章を標題にする．**
  Immune responses in HLA B27-positive patients and ankylosing spondylitis: responses to streptococcal vaccination
  HLA B27陽性患者と強直性脊椎炎の免疫反応：連鎖球菌ワクチン接種に対する反応

- **最終的な標題ができるまで，単語とその順番を推敲（refine）する．**
  Immune Responses to Streptococcal Vaccination in HLA B27-Positive Patients with Ankylosing Spondylitis
  強直性脊椎炎を伴うHLA B27陽性患者における連鎖球菌ワクチン接種に対する免疫反応

抄録を書く

　抄録（abstract）は，科学論文で2番目に重要な部分です．なぜなら，標題に続いて最もよく読まれる部分であり，標題以外ではここしか読まない，またはここしか入手できないことがよくあるからです．標題と同じく，抄録の目的は読者が本文を読むかどうかを決める手助けです．

　5章で抄録について詳しく説明していますので，ここでは投稿規定には，通常，抄録の長さと，1段落で書くべきか，いくつかの見出しをつけて構造化すべきかが示されている，と述べるだけにします．また，少数の学術誌は，読者の目を引くために目次に掲載する第2の短めの要約文（summary statement）も求めています．

　抄録の執筆は，述べたい事実と言葉の両方を注意深く選ばなければならないため，やりがいのある，そして，困難な作業です．略語は使わず，もし使

う場合は定義しましょう．文献を示したり，論文の本文を参照させたりしないようにしましょう．抄録は，多くの場合，論文の本文とは別に示されるので，本文を見なくても理解できることが望まれます．

学術出版で最も多い誤りの1つは，抄録に論文にはない情報や論文の内容と一致しない情報が書かれていることです．特に，抄録で示された結論は，本文で示された結論と一致すべきです．他によくある抄録の問題は，問題提示が背景の詳細記述と区別されていなかったり，背景や問題提示が完全に省略されていたりすることです．

キーワードと略語

多くの学術誌では，研究に関する**索引語**（index term）または**キーワード**（key word）を3〜6個あげる必要があります．学術誌は，MEDLINEで使用されているMedical Index Subject Headings（MeSH）のような標準語彙の情報源を示し，そのウェブサイト上の一覧から選ぶか，著者自身の判断で選ぶよう指示してます（この場合，MeSH語を使ってください）．最適な語を選ぶために最善を尽くしましょう．しかし，索引語のプロが，著者が選んだ語を吟味し，最終的に決定することは知っておいてください．索引語の選択は，大変重要であり，素人には任せられないのです．

時に学術誌は，標題ページか抄録の後の別ページで，論文中で用いられた**略語**（abbreviation）の一覧をつくるように求めます．略語は標準的で普及しているものにすべきですが，特定の状況に応じた略語をつくることも時に有効です．いずれにしても，慎重に適切な頻度で使えば有用です．略語を使う場合，少なくとも5回の使用を要求する学術誌もあります．使う初出の際に括弧内に完全なつづりを示し（spell out），それ以降で略語を使います．

序論を書く

序論はおそらく，科学論文で最もその価値が認識されていない部分です．良い序論は，読者にとって大いに有用ですが，ほとんどの著者は良い序論の書き方を学んでいないため，その重要性がないがしろにされています．

序論の目的は，あなたの論文を理解できるよう読者に準備してもらうことです．研究の必要性と重要性を明らかにし，どのようにその必要性に取り組んだのかを大まかに示し，論文から何を得られるかを読者に伝えることで，読者をあなたの研究へ導くのです[8]．この目的を達成するために，4部構成

の序論を書くことを提案します．

1. 問題点とそれに対するあなたの研究へのアプローチを理解するための背景（context）を示す**背景記述**（background statement）
2. 問題の本質，範囲，重大さ，重要さ，またはあなたの研究を刺激した知識格差を説明する**問題提示**（problem statement）
3. 研究課題，仮説，研究へのアプローチ，または問題を検討するためのあなたの取組みを詳しく示す**活動記述**（activity statement）
4. 読者が論文を読み続けた場合に得られる情報を示す**予測記述**（forecasting statement）

短縮した例：

> **[Part 1: Background Statement]** In patients with atherosclerotic vascular disease, aspirin is widely recommended to prevent myocardial infarction, graft occlusion after coronary artery bypass surgery, and stroke. **[Part 2: Problem Statement]** However, aspirin is also associated with prolonged bleeding. Patients are often asked to stop taking aspirin for several days before undergoing bronchoscopy, to reduce the presumed risk of bleeding. The effectiveness of this practice has never been tested, but it does mean that patients must, for a short while, stop taking a medication with proven benefits, and it can also delay the planned bronchoscopy if aspirin use is not stopped soon enough. **[Part 3: Activity Statement]** Thus, we sought to determine whether aspirin really does increase the risk of bleeding after bronchoscopy. **[Part 4: Forecasting Statement]** In this article, we describe a prospective trial of 138 consecutive patients undergoing bronchoscopy in which we compared the number and severity of bleeding events in those taking aspirin with those who were not.
>
> **［第1部：背景記述］** アテローム性動脈硬化性疾患の患者には，心筋梗塞，冠状動脈バイパス術後の血管閉塞，脳卒中の予防目的で，アスピリンが広く勧められている．**［第2部：問題提示］** しかし，アスピリンは出血時間を延長さ

せる．気管支鏡検査を受ける患者は，予想される出血リスクを減らすために，しばしば検査前の数日間のアスピリンの休薬を指導される．この処置の有効性はまだ検証されていない．だが，このことは，有効性が証明された薬の内服を患者が短期間中断しなければならないことを意味し，そして，もしアスピリン休薬のタイミングがずれたら，予定している気管支鏡検査の実施が遅れることもありうる．[第3部：活動記述] そのため，私達はアスピリンが実際に気管支鏡検査後の出血リスクを高めるのかどうかを明らかにすることを試みた．[第4部：予測記述] 本論文で，私達は気管支鏡検査を受ける138例の連続症例において，アスピリン内服群と非内服群間で出血の重症度を比較した前向き試験を記述する．

　序論で最も多い過ちは背景記述と問題提示が不十分なことです．多くの著者は，何が問題か，なぜその研究が重要かを読者が知っていると誤解しています．活動記述が研究を実施する際の最初の段階にあたるので，序論を活動記述から書き始める著者もいます．これらの著者は，すべての研究活動に先立つ段階の説明，つまり，問題を明確にし，特徴づけ，そして問題に取り組むために必要な時間と資源を正当化することを忘れています．

　米国医師会（American Medical Association：AMA）スタイルマニュアル（*AMA Manual of Style*）を使っている学術誌は，結論を序論で述べないように指示していますが，述べるべきケースもあり[9,10]，このような慣例は基礎系学術誌で一般的です．結論を示す目的は，論文全文を読まなくてもよい，とすることではありません．むしろ読者に論文の方向性の目安を与え，読者が示された結果や結論を踏まえて即座に研究方法や分析を評価できるようにするためです．前述の例は，イタリック体で示された文章を追加すれば，次のようになります．

> In this article, we describe a prospective trial of 138 consecutive patients undergoing bronchoscopy in which we compared the number and severity of bleeding events in those taking aspirin with those who were not *and determined that aspirin does not increase the risk of bleeding.*
> 本論文で，私達は気管支鏡検査を受ける138例の連続症例において，アスピリン内服群と非内服群間の患者数と出血

の重症度を比較した前向き試験について述べ，アスピリンは出血リスクを増加させないことを明らかにした．

社会科学やいくつかの看護系学術誌は，序論に文献レビュー（literature review）を含みます．臨床・基礎系学術誌では，文献レビューは，ほとんどの場合，考察で行います．ヘルスサイエンス系学術誌の序論は，通常，その研究に関連する情報だけを含むべきです．これらの学術誌には，研究の理論的根拠と研究へのアプローチを確立するために必要な文献のみを引用しましょう．基礎系論文の序論は，臨床系学術誌に比べてだいぶ長いのですが，それは研究がいくつかの別々の実験から成り立っていて，研究の背景，正当性，研究へのアプローチの記述が，より複雑だからです．また，序論では本文中で使用される用語や略語を紹介し，定義することもあります．

序論の1つの目的は抄録の目的と似ています．つまり選ばれた情報を示して，読者が論文を読むかどうかを決める手助けをすることです．しかし，序論と抄録にはいくつかの重要な違いがあります．抄録は論文の本文とは別に読まれ，論文全体を代表すべきもので，本文を読まなくても内容がわかる必要がありますが，序論は本文の一部であり，本文に統合されるべきで，独立している必要はありません．抄録には語数制限があり，一般的に問題，方法，結果，結論の概観を示すことに限られています．しかし，序論には語数制限がなく，問題の本質，重大性，範囲を述べて，研究の正当性を示し，研究課題と研究方法の理論的根拠を示します．

方法の項を書く

研究の性質や学術誌によっては「実験材料と方法（Materials and Methods）」「実験の項（Experimental Section）」「患者と方法（Patients and Methods）」とも呼ばれますが，この項の目的は，読者があなたの研究方法の妥当性を判断できるようにすることです．方法の項をしっかり書けば，他人が実験を再現できるという考えは立派ですが，研究の複雑性を考慮すると，多くの場合，非現実的です．より合理的な目標は，十分な情報提供によって，研究課題に取り組む方法の適切さを立証し，注意深く綿密な研究者としてのあなたの信頼性も立証することです．

ここでは，すべての論文に共通する実験方法，測定，統計手法に関する一般的な情報を述べた後，基礎系論文（basic research article）[11]と臨床系論文（clinical research article）に特有の注意点を説明します．

調べている主題に関連していると読者にまったく思わせない標題は，とても重要かもしれない情報を葬ることになる．これは書き手の罪だ．

Philadelphia Medical Journal の編集者で，現在の米国医学図書館協会（Medical Library Association）の創設者，George M. Gould, MD．1900年

実験方法の一般的情報

方法の項の構成は，科学の分野で大きく異なりますが，次のような類似点もあります．

- 人間を対象とした研究の場合，研究が適切な施設内審査委員会（Institutional Review Board：IRB）で審査されたことの証明が必要．実験動物を対象とした研究の場合，動物実験委員会（Institutional Animal Care and Use Committee：IACUC）の承認が必要．加えて，すべての研究参加者から書面によるインフォームドコンセントを得たこと，実験動物は認められた倫理指針に沿って取り扱われたことを確認し，各著者の金銭的利益相反があれば，それを開示する．これらの保証は，方法の第一段落で述べることが多いが，他で書かれることもある（8章の研究と出版の倫理を参照）．
- どのようにして研究サンプルが選定されたのか，該当する場合は，どのようにして必要症例数（sample size）が決定されたのかを示す．基礎研究では，なぜその生物種が選ばれたのか，どのように組織が採取されたのか，実験動物の数がどのように決定されたのか，などを説明する．臨床研究では，どのように患者が募集されたのか，つまり，サンプルは（ランダム抽出による）確率的なものか，便宜的（convenience）サンプルか，連続症例（consecutive patients）か，そして目標の症例数を決定した統計的検出力の算出に関する詳細，などを報告する．
- 誤差（error），交絡（confounding），バイアス（bias）が生じうる可能性と原因を明確にし，研究でこれらの因子を最小にするためにとった手段を明示する．
- 研究で用いた実験材料と，その供給元や製造業者の所在地を示す．実験材料は，実験動物，薬剤，試薬（reagent），実験用・外科用器具，細胞株（cell line），測定器具，コンピュータープログラムなど．
- 方法の論理的な欠陥（gap in the logic）を放置しない．"We used Colin's method, with modifications（私達は改良したColinの方法を用いた）"というような記述は，著者はColinの方法を用いなかったことを意味する．著者はなんらかの方法でその方法を改良したため，改良の内容を述べるか，参照先を示す．複雑な方法は，論文の付録（appendix）に記述するか，学術誌のウェブサイトの補足情報に掲載する．
- 読者が情報を見つけやすくするため，妥当な数の小見出し（subheading）を使って，方法の項を整理する．

測定に関する一般情報

　科学は測定です（Science is measurement）．測定できなければ，そして測定ができるまでは，何事も科学的に研究できません．そのため，方法の項では測定とデータ収集の実施者，対象，時，場所，理由，方法を報告すべきです．特に，次のようなことを書く必要があるでしょう．

- 測定が行われた**環境条件**（environmental condition），または**実験条件**（experimental condition）．
- **測定単位**（unit of measurement），または**観察単位**（unit of observation）．研究対象は同じ母親から生まれたマウスか，母親は関係のない個々のマウスか，マウスの腎臓か，マウスの腎臓の細胞か．心臓発作を起こした人か，または心臓発作を1回以上起こしたことがある人における心臓発作か．
- 研究対象に起こっている生物学的または臨床的事象の代わりに測定された**指標**（indicator），**バイオマーカー**（biomarker），または**代替エンドポイント**（surrogate endpoint）．たとえば，抗体価の上昇は直接測定できない感染の指標となる．
- **操作的定義**（operational definition）．操作的（または「運用上の」）定義は，明確な測定が可能なように，はっきりと概念を定義する客観的基準からなる．運用上（operationally），酸性環境は，pH7.0未満．抑うつ状態は，ベック抑うつ調査表（Beck Depression Inventory）のスコアが17点を超えた状態と定義できる．操作的定義が本来の概念をどれほど適切に測定しているか問われるかもしれないが，操作的定義自体が明確なら，研究を進める手立てとしては許容される．
- 主要変数の**測定レベル**（level of measurement）．**名義レベル**（nominal level）で測定される変数は固有の順番がない分類からなり（血液型：O型，A型，B型，AB型），**順序レベル**（ordinal level）で測定される変数は順序づけられた分類からなり（年齢グループ：出生から15歳，16歳〜35歳，36歳以上），**間隔レベル**（continuous level）で測定される変数は等間隔尺度で測定され，分数を含むこともある（cmで測られた身長，秒で測定された時間）訳注3）．多くの変数は，これら3つのどのレベルでも測定可能なため，選択した測定レベルを示すことが重要かもしれない．測定レベルは，データに対して用いる統計的検定や手順にも影響する．
- 判定者の決定が研究データになる場合，**判定者の特性と資格**（characteristic and qualification of judge）．その病理学者の当該分

訳注3）それぞれ「名義尺度」，「順序尺度」，「間隔尺度」に該当．

野における経験年数は？　彼女は認定を受けているか（board-certified）？　癌細胞を見分ける技術に関する特別な訓練を受けたことはあるか？　関連事項として，特定の検査（test）を実施する研究所の認証があげられる．

- **測定精度**（precision of the measurement）．精度とは**正確性**（accuracy）の程度で〔**分析感度**（analytic sensitivity）とも呼ばれる〕，これに基づいて測定が行われる．たとえば，1 nm 以内の誤差で測定するほうが，1 mm 以内の誤差で測定するよりも精密である．関連概念として**診断における感度**（diagnostic sensitivity）や**特異度**（diagnostic specificity）があり，診断検査がどれだけ正しく疾病の有無を調べられるかという概念である．

- **機器の較正と設定**（calibration and setting of equipment）．多くの器具は，正確な測定のために使用前の目盛り調整が不可欠で，論文に記述する必要のある設定がいくつかある．たとえば，倍率の程度，露出時間，流出率，温度などである．このような情報はしばしば表や図のキャプション（caption）に含まれている（10 章を参照）．

- **測定の妥当性**（validity of the measurement）．妥当な測定とは，測定したいものを測定することである．妥当性は，新しい測定方法を参照基準（reference standard）〔または至適（gold）基準〕と比べて評価するので，この参照基準も明確にする必要がある．

- **測定の信頼性**（reliability of the measurement）．信頼性の高い測定とは，同じ条件で同じ結果が得られる測定をいう．信頼性は，くり返しの測定や 2 人以上の判定者が観察を行った際に，どの程度結果が一致するかで評価する．

統計手法に関する一般情報

多くの方法の項の最後に，統計手法に関する小見出しが置かれます．統計を用いる研究では，下記に示す内容を詳しく述べる必要があります．〔統計手法と結果の報告に関する詳細情報は，『わかりやすい医学統計の報告[訳注4]（How to Report Statistics in Medicine）』[12] か，バンダービルト大学生物統計学部のウェブサイトの Statistical Problems to Document and to Avoid を参照．http://biostat.mc.vanderbilt.edu/twiki/bin/view/Main/ManuscriptChecklist〕

訳注4）邦訳は中山書店より刊行．

- **データの記述形式**．たとえば連続データの中央値や範囲，名義データや順序データの総数やパーセンテージ，アウトカム変数の推定値や信頼区間．

- **行った主な統計的比較とその方法**．たとえばランダム化試験で行ったのは，intention-to-treat 解析[訳注5]か per-protocol 解析[訳注6]，またはその両方か．
- 必要症例数の決定に用いた**統計的検出力（statistical power）の算出**の詳細．
- **群割付け（group assignment）の詳細**．たとえば対象者の割付けの隠蔽（concealment），ランダム割付け，または「ブロック化や層別化」の詳細．
- 統計的有意性（statistical significance）を定義する**有意水準（alpha level）**，たとえば 0.05 や 0.01．
- 解析に用いた**統計ソフトウェアのパッケージ（statistical software package）**．

訳注5）ITT 解析ともいう．臨床試験で各群に割付けられた全例（全参加者）を逸脱例（逸脱者）も含めて割付けられた群のまま解析すること．

訳注6）臨床試験で，予想される逸脱例をあらかじめプロトコルに除外基準として設けておき，逸脱例を除外して解析すること．

統計学に関する適切な支援を受けていないことは，多くの研究に見られる重大な問題です．生物統計学者には集めたデータを見せて「これで何がわかりますか？」と尋ねるのではなく，できるだけ研究を始める前に相談をしましょう．そうすれば，統計学者は，あなたの研究がうまく行くように適切な方法でデータを収集し，潜在的なエラー，交絡，バイアスに対処する方法を助言してくれるでしょうし，解析法の提案，実施，統計手法の項の執筆や結果の解釈を助けてくれるでしょう．こうした作業のうちの1つでも行って，研究に実質的に貢献した統計学者は，共著者として論文に氏名を掲載してください．統計学者はデータ解析が仕事なのだから，研究論文の著者資格に値しないという考えは，ナンセンスです．

学術誌によっては，論文出版の条件として，企業が行った統計解析では別の統計学者による検証を求めることがあります．このような条件が大学の統計学者による解析に要求されないのは，少々不思議です．

基礎系論文の特徴

基礎系研究では，何がどのように研究されるかの範囲が広いため，方法の項をどのように書くかの助言も幅の広いもの（general）になります．たとえば基礎系論文では，1回の実験，複数の独立した実験，または各実験が先行実験の結果に左右される一連の実験（series of experiments）として記述される場合があります．さらに，実験方法の記述は長く，詳細になり，結果は「存在する，しない」というような単純なものになるかもしれません．または，ある標準的な実験手順で，いくつかの異なるサンプルを複数回調べるような場合は，方法の項は短めで，結果の項は長めになるでしょう．これら

や他の理由により，基礎系論文の方法の項の構成は，通常，臨床研究論文よりも多様です．

次に，方法の項を書く際の原則や提案を述べます．

1つの実験は，序論，方法，結果，考察は比較的明確で，学術誌の指定する順番通りに書けば，特に問題ありません．方法の項は，通常，時間の順（経時的）に構成します．

複数（multiple）・一連（sequential）の実験は，平行型か連続型で記述されます（表7-2参照）．**平行型（parallel pattern）**では，少数のあまり複雑でない実験について，方法の項で各手順，結果の項でそれぞれに対する結果，そしておそらく考察の項でそれぞれに対する意味合いが記述されます．方法の項は，通常，経時的に構成します．

連続型（sequential pattern）では，1つの実験の手順，データ，さらなる研究の意味，さらに複雑な研究の意味が，次の実験を紹介する前に示されます．そのため，中間結果（intermediate result）が，しばしば結果の項ではなく方法の項で示されます．ここでも，方法の項は，通常，経時的に構成します．

連続型では，方法の項は，通常，各方法の「レシピ」が集められたものからなり，結果の項は一連の「ミニレポート」で，それぞれが小見出しと1～2段落分の1つの実験についての記述からなります[11]．小見出しは，たいてい実験の結論を記述します．ミニレポートは，実験の理論的根拠を述べた後，使用した手法を示し（方法の項で詳細に記述），そして主な実験結果を示します．結果を裏づけるデータを図表で示す場合，本文内ではあまり詳しくは記述しません．ミニレポートは，それに続く実験のお膳立てをする記述で終わる場合もあります．そして，解釈と結論は考察の項で統合されます[11]．この構成では，結果と考察の項をまとめて，結論の項で解釈を行うような変形もあります．

実験方法の記述では，以下の2つの定型が役立つでしょう．第1に，すべての試薬やその出所は，実験手順と分けた段落ではなく，一緒に書くという方法です（後述例の**オリジナル**）．そうしたほうが，各試薬がどのように使われたかが確実に記述され，読者もその部分だけを読んで方法を理解できます（後述例の**第一型**）．第2に，読者に負担をかけないように，試薬や手順の目的を簡潔に述べるという方法です（後述例の**第二型**）．

> *Original:* "Goat IgG against PDGF (1:100) was obtained from Becton Dickinson (Bedford, MA) and rabbit IgG against TGF-alpha (1:30) was supplied by R&D Systems (Minneapolis, MN)."

出版にまでたどり着いた論文には，以下のようなものがあるとは思えない．すなわち，断片化されすぎた研究，些細すぎる仮説，偏りすぎの，または利己的すぎる文献引用，ゆがみすぎた研究デザイン，手抜きしすぎた研究方法，不正確すぎる結果の表示，循環論法（circular argument，訳注：「Aの根拠はBである」，「Bの根拠はCである」，「Cの根拠はAである」という議論），取るに足らなさすぎる，または根拠がなさすぎる結論，不快すぎる文法や構文．

米国医師会誌（*Journal of the American Medical Association：JAMA*）の編集主任，Drummond Rennie，1986年

表7-2 基礎系論文における複数・一連の実験の記述型

平行型	連続型
序論	**序論**
方法	**方法**
実験1　手順	手順の詳細説明
実験2　手順	**結果**
実験3　手順	実験1　特定の手順
結果	実験1　結果
実験1　結果	実験1　結論
実験2　結果	実験2　特定の手順
実験3　結果	実験2　結果
考察	実験2　結論
実験1　考察	実験3　特定の手順
実験2　考察	実験3　結果
実験3　考察	実験3　結論
結論	**考察**
	結論

First revision, with the reagents identified in context: "Goat IgG against PDGF (1:100; Becton Dickinson, Bedford, MA) and rabbit IgG against TGF-alpha (1:30; R&D Systems, Minneapolis, MN) were applied on the dewaxed sections for the primary reactions, which was followed by the ABC immunoperoxidase technique."

Second, preferred, revision, with the purpose of the procedure stated: "To visualize expressions of the growth factors, goat IgG against PDGF (1:100; Becton Dickinson, Bedford, MA) and rabbit IgG against TGF-alpha (1:30; R&D Systems, Minneapolis, MN) were applied on the dewaxed sections for the primary reactions, which was followed by the ABC immunoperoxidase technique."

オリジナル:「PDGFに対するヤギのIgG（1:100）はBecton Dickinson（Bedford, MA）から入手し，TGF-alphaに対するウサギのIgG（1:30）はR&D Systems（Minneapolis, MN）から供給された．」

第一型，試薬を本文中に記載:「PDGFに対するヤギのIgG（1:100；Becton Dickinson, Bedford, MA）とTGF-alphaに対するウサギのIgG（1:30；R&D Systems, Minneapolis, MN）が初回反応の脱脂過程に用いられ，そ

の後，ABC 免疫ペルオキシダーゼ法が施された．」

第二型，手順の目的を含んだ修正版で，好ましい表現：
「成長因子の発現を可視化するために，PDGF に対するヤギの IgG（1：100；Becton Dickinson, Bedford, MA）と TGF-alpha に対するウサギの IgG（1：30；R&D Systems, Minneapolis, MN）が初回反応の脱脂過程に用いられ，その後，ABC 免疫ペルオキシダーゼ法が施された．」

臨床系論文の特徴

臨床研究は，一般的に様式，構成要素が似ています．方法の項でよくある小見出しは以下の通りです．

- 研究デザイン（例：コホート研究，症例対照研究）
- 患者の選択（抽出または募集，適格基準）
- 患者の割付け（実験群の定義．例：症例の定義，ランダム化割付けの手順）
- 介入（薬剤，治療方法，曝露）
- 測定
- エンドポイント
- 統計手法（統計解析，必要症例数の計算）

『わかりやすい医学統計の報告（*How to Report Statistics in Medicine*）』は，次のような研究や活動を記述するための包括的な指針を載せています．具体的には，ランダム化比較試験，コホート研究と縦断研究，症例対照研究，サーベイと横断研究，システマティックレビューとメタアナリシス，診断検査の特徴，時間−イベント（生存時間）解析，経済的評価（例：費用対効果分析），決断分析，診療ガイドライン[12]のような研究や活動です．

また，特定の種類の研究を報告するため，簡潔なチェックリストも開発されています．ランダム化比較試験用の CONSORT 声明[13]，ランダム化試験や観察研究のシステマティックレビューやメタアナリシス用の QUOROM（PRISMA）声明や MOOSE 声明[14,15]，観察研究用の STROBE 声明と TREND 声明[16,17]，診断検査開発用の STARD チェックリスト[18]，非薬物療法用の CONSORT 声明拡張版などです[19]．これらは，すでに述べたマルフォード図書館[2]や EQUATOR のウェブサイト[20]から入手できます．

結果を書く

　結果の項の目的は，研究の間に起こったことを記述し（例：プロトコルからの逸脱，試薬の代替，予期しないデータ欠損），得られた結果を報告することです．つまり，収集されたデータとデータから明らかになった関係を示すことです．

　可能であれば，結果を図表で示し，本文中で情報が重複しすぎないようにします．本文中では，図表で示したなかで，どのデータに注目してほしいかを述べるようにします．その場合は，図や表を主語にするのではなく，結果を主に説明します．たとえば「図2は血液検査の値の下降を示した．(Figure 2 shows the decline in blood values.)」ではなく「血液検査の値が下降した（図2）．〔Blood values declined (Figure 2).〕」とします．

　データは，適切な記述統計とともに示します．平均値の標準誤差（SEM）は記述統計ではありません．これは測定結果の分布のばらつきを示すものではないのです．その代わり，正規分布データにおける標準偏差（SD），範囲，非正規分布データにおけるパーセンタイル値間の範囲〔訳注：例えば四分位範囲（interquartile range）〕などで示します．学術誌から求められれば，測定結果は，国際単位系（SI単位）で示します（換算が必要かもしれません）[21]．

　考察の項を独立させている基礎系学術誌では，結果であまり多くの結論を述べないようにしましょう．各項の終わりに要約文は不要です．特に，次の例のように，結果を結論としてくり返し書かないようにしましょう．"Treatment X increased Y, therefore, Y is higher after treatment X.（治療XによりYが上昇した．すなわち，Yは治療Xの後に高値となった．）" 連続実験の結果を示す際には，次の例のように前の結果を参照できます．"Because we found A, we further examined the effect in B...（私達はAを発見したため，Bにおける効果をさらに検証した……）"

　臨床系論文では，通常，まず対象の基本特性を記述しますが，これは，こうした特性が対象抽出（sample selection）の作業の結果だからです．最初に主要な比較の結果を示し，その後で他の重要な結果を示します．あなたの研究の公正さ（integrity）が疑われるよくある間違いは，統計的に有意な結果だけを記述したり，統計的に有意な結果が二次解析か計画外（unplanned）の解析から導かれたにもかかわらず，それらの結果を最初に示すことです．P値は不等号ではなく等号で表します（つまり，$P<0.05$ ではなく，$P=0.02$）．記述すべきP値の最小値は $P<0.001$ です（ただし，遺伝学的関連性についての研究の場合，P値の小数点以下がさらに増える場合

> うまく実施された試験，実験，観察研究が公正，正直，ていねいに報告された場合，とても多くの問題点，脚注，例外が記載される．そのため，初心者にはその研究の質の高さを信じることが難しいかもしれない．
>
> 統計学者，Frederick Mosteller，1980年

> すべての論文が書くに値するわけではない.
>
> カナダ医師会誌（*Canadian Medical Association Journal : CMAJ*）の編集者, Peter Morgan, 1986 年

があります）．しかし，多くの学術誌では，現在，P値よりも，またはP値に加えて，95％信頼区間を示すよう求めています．

群間の実際の（絶対的な）変化や違い〔臨床系論文における「推定治療効果（estimated treatment effect）」〕と，各推定値の95％信頼区間を記述しましょう（信頼区間は68％の標準誤差についてではあ̇り̇ま̇せ̇ん̇）．パーセンテージには注意が必要です．小さな集団では，小さな数字でもパーセンテージで示すと大きく見えます〔"In all, 33% of the rats lived, 33% died, and the last one got away.（全体で33％のラットが生存し，33％が死亡し，残りの1匹が逃げた.）"〕．すべてのパーセンテージの分子と分母は，すぐにわかるものでなければなりません．「有意な（significant）」や「有意に（significantly）」という語は，統計的意味において使用しましょう．臨床的または生物学的重要性は「実質的な改善（substantial improvement）」や「明らかに減少した（markedly reduced）」という語句で示します．

結果で報告すべき他の項目は以下の通りです．

- データ収集日と収集期間
- 結果に影響を与える可能性のある計画外の，または予期しなかったすべての事象
- 治療プロトコルに関連するすべての有害事象やその時期
- すべての対象や観察の完全な記述結果と欠測データや追跡できなくなった患者についての説明
- 分析で用いた特定の統計的検定や手法の名称
- データが統計解析の前提条件を満たしているという保証
- 計画していた結果の解析後か，結果がわかってから行われた，計画外の二次解析（サブグループや他の探索的な解析）を正当化する理由

方法，結果，考察で書かれた内容の不一致は，研究論文でよく見られる問題です．方法の項で述べた全データが，結果の項で報告され，考察の項で取り上げられていること，そして，結果の項で述べる全データの収集方法が書かれていることを確認してください．

補足データ

補足データ（supplemental data）とは，その費用，量，形式のために出版論文に含められないものですが，研究の記録を助けるものです．大きなデータセット（データベースや集計表），補足的な図（たとえば，DNA配列やクロマトグラフ），カラーの図，ビデオクリップ，アニメーションのファ

イル，プログラムコード，録音音声，印刷には不向きの電子グラフィックファイルなどがこれにあたります．

　補足データは論文と関係するものですが，論文はそれ自体で（補足データがなくても）完結しているべきです．論文はその要旨を伝える際に，補足データに頼ってはいけません．補足データは，通常，原稿の中で参照，説明されるものですから，原稿と同時に提出して，査読を受けることになります．

　補足データを受け付ける学術誌は，投稿規定でそのように示しています．提出できるデータファイルの数やサイズを制限し，受付可能なファイル形式を指定している場合もあります．実行可能なプログラムのファイル，たとえば統計ソフトウェア，シミュレーション，Java アプレット，ストリーミングメディアファイルなどは，通常認められません．多くの学術誌は，最終版のファイルの送付を求めています（9 章の描画と写真の準備を参照）．

　補足データは，出版の条件として，公開された保管場所に預託する場合もあります．たとえば，新たに決定されたヌクレオチドとアミノ酸配列データは，**GenBank**〔米国国立生物工学情報センター（National Center for Biotechnology Information：NCBI）にある〕，**ヌクレオチド配列データベース**（Nucleotide Sequence Database）〔欧州分子生物学研究所（European Molecular Biology Laboratory：EMBL）にある〕，または**日本 DNA データバンク**（DNA Data Bank of Japan：DDBJ）での公開を求められる場合があります．マイクロアレイデータは，**遺伝子発現情報オムニバス**（Gene Expression Omnibus：GEO），ArrayExpress〔欧州バイオインフォマティクス研究所（European Bioinformatics Institute：EBI）〕，または**生物遺伝発現情報センター**（Center for Information Biology Gene Expression：CIBEX）のデータベース[22]で公開を求められる場合があります．これらの受付番号は普通，方法の項の最後に別の段落として記載が必要です．

　米国では，データや技術的な補足事項は，インターネットか**米国技術情報局**（National Technical Information Service：NTIS）を通して入手可能です[23]．NTIS は，政府資金による科学，技術，工学，ビジネスに関する主要な情報源です．カナダでは，**カナダ国立科学技術情報機関**（Canada Institute for Scientific and Technical Information：CISTI）が運営されています．

考察を書く

　考察の項では，あなたの研究を検討（discuss）しましょう！[11]　あなたの研究を多くの研究やこれまでの背景の中で位置づけ，結果を解釈し，結果の意味，できればその重要性を説明します．ここでは学術誌の編集者が投げかけるのと同じ，次の2つの問いに答えてください．「だから何なのか？（So what?）」（この研究は新しく，妥当性があり，重要なのか？）と「誰が気にするのか？（Who cares?）」（誰がなぜそれを知る必要があるのか？）という問いです．

　特に研究者として一人立ちする前は（during training），あなたは論文になる（publishable）研究を行うことを求められるでしょう．しかし，十分な資金，経験，指導がなくては，必要性のあることではなく，限られた資源の中で可能なことを研究せざるを得ないかもしれません．この不幸な状況は，考察の項を書き始め，研究の理論的根拠（rationale）が弱く，結果も平凡だと気づいて，ようやくわかります（別の選択肢は付録「医学教育における研究活動としてのシステマティックレビューの価値」を参照）．あなたは自分の研究を正当化するのに苦しみ，多かれ少なかれ考察の項で結果をくり返してしまうでしょう．これは考察でよくある——とてもよくある問題です．

　考察では，以下の構成を考慮してください．

1. **1～2段落で，研究と主な結果を要約する**．序論であげた研究課題に必ず答える．
2. **結果を解釈し，それに対する説明を提示する**．結果は何を意味するのか？　結果はあなたの仮説を支持するか？　結果は特定の生物学的メカニズムによるものか？
3. **問題点に関する既存の知識と比べて，結果がどのようなものかを記述する．文献を検討し，結果を文脈の中で捉える**．考察の項の一部で文献を要約し，もう一部であなたの研究を解釈するよりも，研究の各要点を1つずつ述べる．要点を紹介し，それと関係する先行研究の知見を述べる．
4. **どのように結果が一般化されるかを提示する**．結果は他の種類の細胞にも適応できるか？　他の病気に対してはどうか？　違う母集団に対してはどうか？
5. **結果の意味合いを考察する**．結果は患者ケアを変えるか？　結果は別の仮説か追跡実験を示唆するか？　結果はどのように使用されるべきか？　結果は新しい治療の開発につながるか？

6. **小見出しをつけて，研究の限界，限界が結果に及ぼす影響，可能なら，その影響を減らすために取った手段を記述する**．すべての研究には（あなたの研究でさえも）限界がある．限界を明記すれば，謙虚で注意深い研究者と受けとられる．限界が書かれていないと学術誌の編集者や読者は，その著者を不注意（careless）とみるか，最悪の場合，人をだまそうとしている（deceptive）とみるだろう．
7. **小見出しをつけて，結論を列挙する**．結論を分けて書けば，より具体的になり，読者が理解しやすくなる．

考察における最も一般的な問題は，次の通りです．

1. 序論で示した研究課題に答えていない．
2. 結果の意味を考察する代わりに，結果をくり返す．
3. 統計的有意性を生物学的または臨床的重要性と混同する．
4. 裏づけのある結論と憶測（speculation）を区別しない．

謝辞を書く

謝辞の目的は，著者としての資格がない研究貢献者（contributor）を明確にして感謝すること，そして研究に出資した人を明確にすることです．学術誌によっては，科学的な支援をした人だけに謝辞を認め，編集や事務上での支援者は認めていません．ほとんどの学術誌では，研究の関係者とみなされることを望まない者に謝辞掲載を辞退する機会を与えるために，また有名人による支持を示唆しようと彼らの名前を本人の許可なく謝辞に含むことを防ぐために，謝辞に含まれる人から書面で承認を得ることを求めています．助成金番号や資金支援は，謝辞，標題ページ，または編集者宛の添え状の中に示しますが，これは学術誌によって異なります．

引用文献の整理

何を引用すべきか

文献を引用する目的は，第1にあなたの研究の理論的根拠が正しいことを読者が検証できるようにすること，第2に研究方法が妥当であること，そして結果と結論の解釈が適切であることを読者に理解してもらうこと，第3に

あなた自身の研究に影響を与えてくれた研究者の功績を明示することです．原著論文では，あなたは結果が妥当で，解釈が適切だと主張します．それは科学者として，事実としっかりした根拠に基づく論理的議論を提示することを意味します．引用文献は，研究で得られた事実が真実で，エビデンスがあなたの持論（reasoning）を支持することを立証する助けになります．したがって，原稿が完成したら必ず論理性を検証し，論証のプロセス（reasoning process）の必要なところでは必ず文献を引用しましょう．

投稿前に，新しいものも含めて包括的に文献をレビューしたか確認してください．重要な論文が抜けていたり，時代遅れの論文が引用されていると，不受理の原因となります．

一般的なルールとして，容易に，公的に入手可能な文献のみ引用するべきです．個人的なやりとり（personal communication），未出版の観察，口頭発表，査読中の論文は，通常，引用できません．その代わり，これらは，本文中に括弧書きで引用できます．抄録や学会発表が，文献リストに含まれないのは，研究の妥当性を判断できる十分な情報を含んでいないからです．これらも，本文中で括弧書きにすれば引用可能です．

あなたが実際に読んだ，かつ全部を読んだ文献だけを引用しましょう．抄録だけを読んで文献レビューを書くと，情報が不正確で，大切な情報を逃すことになり（抄録については5章参照），あなたや読者も深刻な誤解をするでしょう（倫理については8章参照）．また，元論文を引用した二次資料（secondary source）を引用する（読む）よりは，元の出典（original source）を引用して（読んで）ください．二次資料の著者が取り違えをしていることもあります．例外として，一流の査読学術誌に掲載された信頼できる総説論文は自信をもって引用して構いません．

不必要な文献を引用すること，そして不必要に文献を引用することは避けましょう．状況によりますが，包括的またはシステマティックレビューを書くのでなければ，1～2本の質の高い研究を引用すれば十分です．一般的な主張〔例："The estrogen receptor is important for female hormone regulation and signaling.（エストロゲン受容体は，女性ホルモンの調節とシグナル伝達のために重要である．）"〕には，良質の総説論文を1本引用すれば，それで足ります．

引用表示をどこに置くか

引用表示（citation）は，通常，関係する事実や主張の後，できるだけ近い位置に置きます．この位置は，学術誌によって，文末ピリオドの前か後になります．本文中で研究者名を引用した場合はそのすぐ後に入れます．生命

科学の多くの学術誌では，上付き文字（superscript），角括弧（bracket），丸括弧（parenthesis）で記載します．社会科学，看護学，いくつかの基礎系学術誌では，著者名・発行年方式がよく用いられ，最初の1～2人の著者の姓と出版年を本文中の角括弧や丸括弧内に書きます．

文献リストの準備

最も一般的な文献リストの構成方法は，文献に本文の引用順の番号をつけ，その順でリストに掲載する**順次・番号方式**（sequential-numeric system）です．文献リストの文献をアルファベット順で並べて連番をつけ，本文ではこの番号を引用する**アルファベット・番号方式**（alphabetic-numeric system）もあります．この方法では，本文中の引用表示は番号順にはなりません．第3の方法は**著者名・発行年方式**（name-date system），すなわち**ハーバード方式**（Harvard system）で，これも文献リストの文献をアルファベット順で記載し，本文中に少なくとも筆頭著者の姓と出版年を括弧内で示します（Michaels and D'Andre, 2008; Manzo, 2009）．

もし，文献を足し，本文を編集する際に，自動的に文献番号を振りなおす文献管理ソフトウェアを使っていないのであれば（後述参照）[24]，原稿が最終的な形になるまでは著者名・発行年方式を用いましょう．そうすれば修正のたびに，文献番号を振りなおさなくてもすみます．

学術誌の投稿規定には，文献リストの記載の仕方が書かれています．臨床研究であれば，生物医学誌への投稿のための統一規定（*Uniform Requirements for Manuscripts Submitted to Biomedical Journals*）[25]のバンクーバースタイル（Vancouver style）を投稿先が採用しているはずです．これは効率的なスタイルで，かつ臨床系学術誌に広く受け入れられています（表7-3）．これ以外であれば，多くのスタイルマニュアルの中のどれかに従うことになります．たとえば，科学編集者会議（Council of Science Editors：CSE）[26]，米国医師会（American Medical Association：AMA）[27]，米国精神医学会（American Psychological Association：APA）[28]，米国化学会（American Chemical Society：ACS）[29]，米国物理学協会（American Institute of Physics：AIP）[30]，米国近代語学会（Modern Language Association：MLA）[31]，または Chicago Manual of Style [32]のスタイルマニュアルです．

ほとんどのスタイルで，各文献に必要な情報は共通ですが，その順番や書き方が大きく異なります．たとえば，論文の標題を省くスタイル，著者全員を列挙するスタイルに対して，et al. の前に最初の3人か6人の著者名を列挙するスタイルがあります（ラテン語の略語 "et alia" は「および，その他」という意味．記す際，略語なので al の後にピリオドがつき，et は略さ

どの文献も正しいと思ってはいけない．親友がくれた文献，尊敬している所属長がくれた文献，なによりも，自分自身が見つけたり，書きとめたりした文献を検証しよう．人間は間違う．

ニューヨーク医学会の参考文献担当司書 Frank Place, 1916年

実験室での数か月によって，図書館での数時間を節約できる．

作者不明

表7-3　異なる文献リストのスタイル*

文献スタイル	科学論文での参考例
Uniform Requirements for Manuscripts Submitted to Biomedical Journals（バンクーバースタイル）	Lau J, Ioannidis JP, Balk E, Milch C, Terrin N, Chew P, et al. Evaluation of technologies for identifying acute cardiac ischemia in emergency departments. *Ann Emerg Med*. 2001;37(5):453–60. Review.
American Medical Association (AMA) スタイル[†]	Lau J, Ioannidis JP, Balk E, et al. Evaluation of technologies for identifying acute cardiac ischemia in emergency departments. *Ann Emerg Med*. 2001;37(5):453–460. Review.
American Chemical Society (ACS) スタイル	Lau, J.; Ioannidis, J.P.; Balk, E.; Milch, C.; Terrin, N.; Chew, P.; et al. *Ann. Emerg. Med*. **2001**, 37, 453–460.
American Psychological Association (APA) スタイル	Lau, J., Ioannidis, J. P., Balk, E., Milch, C., Terrin, N., Chew, P., & Salem, D. (2001). Evaluation of technologies for identifying acute cardiac ischemia in emergency departments. Annals of Emergency Medicine, 37:453–460.
American Institute of Physics (AIP) スタイル	Joseph Lau, John P. Ioannidis, Ethan Balk, Cathy Milch, Phyllis Chew, and D. Salem. *Ann. Emerg. Med*. **37**, 453 (2001)
Institute of Electrical and Electronics Engineers (IEEE) スタイル	J. Lau, J.P. Ioannidis, E. Balk, C. Milch, N. Terrin, P. Chew, D. Salem, "Evaluation of technologies for identifying acute cardiac ischemia in emergency departments," *Annals of Emergency Medicine*, vol. 37, pp. 453–460, 2001.
Chicago Manual of Style（シカゴスタイル）	Lau, Joseph, John P. Ioannidis, Ethan Balk, Cathy Milch, Phyllis Chew, and Deeb Salem. 2001. Evaluation of technologies for identifying acute cardiac ischemia in emergency departments. *Ann Emerg Med* 37: 453–460.

* それぞれの学術誌は異なる文献リストのスタイルを採用しているため，学術誌の投稿規定を読む必要がある．著者名の数と順番，句読点，発行年の挿入場所，標題の有無，学術誌の掲載法（略語）の違いに注意．
[†] 終ページ番号のフル表記のみバンクーバースタイルと異なる（そう，この程度の違いには私もがっかりである）．

れていないのでつきません）．

　学術誌名が略される場合，略称は通常，米国国立医学図書館（National Library of Medicine：NLM[33]，www.nlm.nih.gov/tsd/serials/lji.html）で使われているものです．

　誌名が単語1語の学術誌（*Cell*，*Gut*，*Memory* など）は略されません．長

い誌名は，適度に短くされます．たとえば，*Annals of Internal Medicine* は *Ann Intern Med*，*Journal of Clinical Investigation* は *J Clin Invest*，*Archives of Toxicology* は *Arch Toxicol* です．

あらゆる媒体の文献引用に関する情報は，米国国立医学図書館の *Citing Medicine: the NLM Style Guide for Authors, Editors, and Publishers* を参照してください．これは無料で米国国立生物工学情報センター（National Center for Biotechnology Information：NCBI）から入手できます（www.ncbi.nlm.nih.gov/books/bv.fcgi?rid=citmed.chapter.32352）．

どの学術誌の文献スタイルでも，それに正確に従ってください．また，どんな出版論文でも，文献リストには他のどの項よりも多くの誤りが見られます（文献リストにどれくらい誤りがあったか実証した研究は文献[34-36]を参照）．ですので，このうえなく退屈ですが，引用した文献をきちんとチェックしてください．自分の書いた論文ごとに引用した全文献のコピーを紙媒体や電子ファイルで保管している著者がいますが，これを私は強く推奨したいと思います．出版の前でも後でも，手元に全文献をもっておくに越したことはありません．また NLM の MEDLINE データベースである PubMed（www.ncbi.nlm.nih.gov/sites/entrez）で各引用を電子的に確認もできます．

多くのオンライン文献は，出版社から与えられた独自の**デジタルオブジェクト識別子（digital object identifier：DOI）**または「**e ロケーター（e-locator）**」によって，どこで保管されていてもインターネット上で検索できます．デジタル情報は，探し場所も含め，将来変化する可能性がありますが，DOI は不変です〔DOI システムは，国際 DOI 財団（International DOI Foundation）が管理している．www.doi.org 参照．CrossRef. は，学術的・専門的な出版物の正式な DOI リンク登録機関であり，CrossRef.org にアクセスすると，DOI 番号で何百もの論文が見つかる〕．文献に DOI がふられていれば，文献の最後に置きましょう．オンライン文献やウェブサイトを引用する場合は，アクセスした日付を明記します．

ウェブサイトも文献として引用できますが，最新版の日付と引用目的のためにアクセスした日付を，末尾に示すべきです．おどろくほど多くのウェブサイトが短期間で運用停止になっているので[37]（「リンク切れ（link rot）」または「手入れされていないリンク（stale link）」），できるだけ，印刷された文献を引用しましょう．

文献管理ソフトウェア

いろいろな論文原稿を書く際に，多くの文献を整理してくれるソフトウェアがあります．これらは文献を主要な文献形式に自動的に変換してくれるの

> **書**いて，書き直して，また書き直して，そして修正する！

> 米国医師会誌（*Journal of the American Medical Association：JAMA*）の編集者．Morris Fishbein，1925 年

で，非常に時間が節約できます．たとえば，EndNote，ProCite，Reference Manager，RefViz，ウェブベースの RefWorks，sciPROOF などです．文献の書誌情報をこれらのソフトに手入力するか，MEDLINE からダウンロードするか，既存のファイルから取り込むと，文献と関連づけられた引用表示を原稿に追加できます．本文が編集されると，変更に応じて，自動的に文献を並び替えます．しかし，これらのソフトの互換性は不十分で，他のソフトでつくられたファイルを認識しないものもあります．学術誌は，原稿の投稿時に，これらのソフトが使用したフィールドコードを単純テキストファイルに変換するように求めることがあります．ソフト間の相反を避けるためにも，必要かもしれません．変換する場合は，修正しやすくするためにフィールドコードつきのコピーを残しておきましょう．

表や図の構成

4 章では表やグラフのデザイン〔『わかりやすい医学統計の報告（*How to Report Statistics in Medicine*）』の 20 章と 21 章も参照〕，9 章では描画と写真の準備，10 章では臨床および実験画像の説明をしました．ここでは，学術誌に投稿する表や図をどのように作成（format）すべきかポイントだけを述べます．

文章よりも効果的で効率的に情報を伝えるため，表や図を用いましょう．多くの背景データや結果を文章で読むことは，読者にとって大きな負担です．文章の要点だけを書いて，読者に表や図を見てもらいましょう．

データの表示に使う表やグラフは，データの記録や解析のためのものと必ずしも同じではありません．読者に示す表やグラフは，特定のデータ，データ群，または群間比較が注目されるようにデザインします．「受け身的」なデータ収納庫（"passive" repository of data）ではありません．

表の題目や図のキャプション（caption）は，本文を詳しく参照しなくても表や図の意味がわかるようにするためのものです．それらは，データ領域にあるデータを特定するべきもので，単に表の行や列の見出し，軸ラベルをくり返すものではありません．測定やデータ収集の方法を報告する場合，これらの詳細は，もし表や図が複数あるなら，それぞれの題目やキャプションでくり返し示す必要があるかもしれません．診断や解析画像のキャプションでは，画像の対象物と，どのようにして画像を得たのかという関連情報を示すとともに，画像の重要な特徴やその意味合いも強調する必要があります．しかし，キャプションに方法を詳しく書くべきではないと指示している学術誌もあります．また，各題目やキャプションでは表や図の中で使われている

すべての略語と記号を特定しましょう．

　表や図に本文で現れる順に番号をつけてください．ほとんどの学術誌は，アラビア数字ですが，ローマ数字を指定する学術誌もあります．2つ以上の表や図を用いたときだけ番号をつけることを求める学術誌もあります．

　可能なら，表や図は本文とは別のページにしましょう．投稿原稿の典型的な順番（これが唯一の順番ではありませんが）は，文献リストの後に，表，図のキャプション，図です（図のキャプションは，図とは別にします．学術誌の編集プロセスで別々に処理されるためです）．

表

- データパターンを示す分析的な表（analytical table）をつくるため，データを並べ替える．値を探しやすい参照表（reference table）をつくるため，行や列を並べ替える．
- 比較できるようにデータを並べる（side-by-side）．
- 編集できるように，脚注を含むすべての表をダブルスペース（double-space）にする．
- 縦線は使わない．
- 横線3本だけを使う．題目の下に1本，列の見出しの下に1本，データ領域の下に1本（合計を示す線や項目を区分するための線は可）．学術誌には出版用に独自の表の形式があるので，投稿した表はそれに合わせて変更されるかもしれない．
- 太字にしたり，セルを枠線で囲ったり，セルに濃淡をつけたりするなどで，重要な値を強調する．

チャート，グラフ，描画，イラスト

- 図をプロのイラストレーターに描いてもらう．素人がコンピューターでつくったチャートやグラフが，出版に適していることはめったにない（実際にはそんなことには関係なく出版されているが……）．
- スライドやOHP用シートで準備した図を投稿しない．このような画像は，発表用や投影用という利点を失い，出版用画像の利点も最大限に生かせない．
- すべての図にキャプションをつける．
- 二次元データを示すのに三次元グラフィックを用いない．
- 画像とラベルは，出版時にサイズが縮小されても判別可能でなければならない．

- 印刷物を投稿する際には，通常は各図の裏面に，図の天地を明記し，さらに著者名と図番号をつける．
- デジタルファイルを投稿する際には，学術誌の指定するフォーマットを用いる（9章参照）．

写真

- 出版できるように準備した写真（camera-ready print）や，学術誌が指定する形式のデジタルファイルを投稿する．
- 対象物の構造や標本の大きさを示すために目盛り線を入れる．必要なら，倍率（magnification）も掲載する．
- 写真に写っている特定可能な人から，書面で掲載許可を得る．単にその人の目を隠すだけでは，匿名性は十分に保証できない．
- 注目してもらう部分を示すために，矢印（arrow）やラベルをつけ加える．

臨床・実験画像

- どの物質（substance）や組織（organism）から画像を得たのかを特定し，その物質や組織について説明する．
- 画像を得た理由を示す．
- 画像を得るために用いた技術（technology）を明示し，その入手方法を説明する．
- 画像の解釈に必要な参考情報を示す〔目盛り棒（calibration bar），倍率，帯域通過フィルター（band-pass filter），測定尺度など〕．
- 画像がどのような特徴を説明し，または指摘しているのかを述べ，画像中でその位置を示す．

式の表記

訳注7）数学的な式をここではすべて「数式」とした．

数式（equation and mathematical expression）[訳注7]は，原稿で示すのが複雑で困難なことがあります．数式をよく使う分野の学術誌では，数式表現のガイドラインを示し，専用のソフトウェア（MathType，MathMagic，DragMathなど）を勧めています．また，LaTeX，Microsoft Word，Microsoft PowerPointのようなワープロやプレゼンテーションのソフトは，数式編集機能を含んでいます．

数式を示すときには，以下の点を明確に区別しましょう．

- 小文字の「エル」と数字の 1（l と 1）
- 小文字の「エックス」と掛け算の記号（x と ×）
- 大文字の「オー」と数字の 0（O と 0）
- 小文字の「ケー」とギリシア文字のカッパ（k と κ）
- 小文字の「ユー」とギリシア文字のミュー（u と μ）
- 小文字の「ピー」とギリシア文字のロー（p と ρ）
- 大文字の「ビー」とギリシア文字のベータ（B と β）
- 大文字の「エックス」とギリシア文字のカイ（X と χ）
- 比例記号とギリシア文字のアルファ（∝ と α）

フォントの置き換え（font substitution）の結果，あるコンピューターシステムやフォントで入力された特殊文字（special character）は，他のコンピューターやワープロのプログラムでは表示されないことがあります．これを避けるには，記号ではなく，その名称を使う方法があります．TNF-α は TNF-alpha，β-glucosidase は，beta-glucosidase となります．記号はすべて本文中で定義が必要で，多くの学術誌は記号や略語のリストを原稿に示すよう指示しています．

ランイン（追い込み）数式（run-in equation）または**インライン数式（in-line equation）**は，本文に挿入される簡単な数式です．文法的な意味での句読点はつけ，番号はつけません．たとえば，$y = mx + b$ というものです．**ディスプレイ数式（display equation）**は，本文から離れて置かれ，通常，ページの中央に寄せられ，行の始めか終わりに番号がふられます．変数は，たいてい式の下に定義されます．たとえば，「直線の式は，

$$y = mx + b \qquad [1]$$

ここで y は縦座標（ordinate）（Y 軸）の値，m は直線の傾き，x は横座標（abscissa）（X 軸）の値，b は Y 切片（Y intercept）を表す．」

ランイン数式は，通常，「積み重なった」構成要素（"stacked" elements）を含みません．たとえば，$y = (X_1 + X_2)/(X_1 - X_2)$ はその構成要素を積み重ねると，以下のようにも示せますし，おそらく，そのほうが読みやすいでしょう（方程式 [2]）．

$$y = \frac{X_1 + X_2}{X_1 - X_2} \qquad [2]$$

良いソフトウェアがない場合，数式の構成要素を分けてより簡単に間隔を

あけるために，表のセルの中に入れることもできます．ここでは数式 [3] のセルの境界線はこの方法の説明のために残しています．境界線は，投稿前に削除しましょう．

y =	$X_1 + X_2$	[3]
	$X_1 - X_2$	

文献

1. Babbs CF, Tacker MM. **Writing a scientific paper prior to the research**. Am J Emerg Med. 1985;3:360–3.

2. **Mulford Library, University of Toledo, Health Science Campus.** Links to Instructions to Authors. Website: http://mulford.meduohio.edu/instr/.

3. *Microbiology*. **Instructions for authors**. http://mic.sgmjournals.org/misc/ifora.shtml

4. Goodman NW. **Survey of active verbs in the titles of clinical trial reports. Informative titles in the BMJ**. BMJ. 2000;320:914–5.

5. *Journal of Virology*. **Instructions to authors**. http://jvi.asm.org/misc/ifora.shtml

6. *American Journal of Surgery*. **Instructions for authors**. http://www.elsevier.com/wps/find/journaldescription.authors/525051/authorinstructions

7. Lynch BS, Chapman CF. **Writing for Communication in Science and Medicine**. New York: Van Nostrand Reinhold Company, 1980.

8. Mathes J, Stevenson D. **Designing Technical Reports**. Indianapolis: ITT Bobbs-Merrill Educational Publishing Co., Inc., 1976.

9. Day RA, Gastel B. **How to Write and Publish a Scientific Paper, 6th Edition.** Westport, Connecticut: Greenwood Press, 2006.

10. Souther J. **What management wants in a technical report**. *J Engineer Ed* 1962;52:498–503.

11. Tacker M. **Writing Papers on "Sequential" Research: Sources of Guidance Sought** (letter). Science Editor 2004;27:208.

12. Lang T, Secic M. **How to Report Statistics in Medicine: Annotated Guidelines for Authors, Editors, and Reviewers, Second Edition.** Philadelphia: American College of Physicians, 2006.

13. Moher D, Schulz KF, Altman DG. **The CONSORT statement: revised recommendations for improving the quality of reports of parallel-group randomised trials.** Lancet. 2001;357:1191–4.

14. Moher D, Cook DJ, Eastwood S, et al. **Improving the quality of reports of meta-analyses of randomized controlled trials: the QUOROM statement.** Lancet. 1999;354:1896–1900.

15. Stroup DF, Berlin JA, Morton SC, et al. **Meta-analysis of observational studies in epidemiology: a proposal for reporting.** JAMA. 2000;283:2008–12.

16. von Elm E, Altman DG, Egger M, et al. **The Strengthening the Reporting of Observational Studies in Epidemiology (STROBE) Statement: Guidelines for Reporting Observational Studies.** Ann Intern Med. 2007;147:573–7.

17. Des Jarlais DC, Lyles C, Crepaz N, and the TREND Group. **Improving the Reporting Quality of Nonrandomized Evaluations of Behavioral and Public Health Interventions: The TREND Statement**. Am J Public

Health. 2004;94:361-366.

18. Bossuyt PM, Reitsma JB, Bruns DE, Gatsonis CA, Glasziou PP, Irwig LM, et al. **Towards complete and accurate reporting of studies of diagnostic accuracy: the STARD initiative**. BMJ. 2003;326(7379):41-4. Review.

19. Boutron I, Moher D, Altman DG, Schulz KF, Ravaud P, for the CONSORT Group. **Methods and Processes of the CONSORT Group: Example of an Extension for Trials Assessing Nonpharmacologic Treatments**. *Ann Intern Med.* 2008;148:W-60-W-66.

20. **Enhancing the Transparency and Quality of Health Research: The EQUATOR Network.** http://www.equator-network.org/.

21. **ASTM SI10-02 IEEE/ASTM SI 10 American National Standard for Use of the International System of Units (SI): The Modern Metric System.** Available from: http://webstore.ansi.org/RecordDetail.aspx?sku=ASTM+SI10-02.

22. **Microarray Gene Expression Data (MGED) Society.** http://www.mged.org

23. **The National Technical Information Service.** http://www.ntis.gov

24. **Reference management software information: http://www.the-aps.** org/publications/journals/styles.htm

25. **International Committee of Medical Journal Editors.** Uniform requirements for manuscripts submitted to biomedical journals: writing and editing for biomedical publication. http://www.icmje.org/index.html#top.

26. **Council of Science Editors, Style Manual Committee.** Scientific style and format: the CSE manual for authors, editors, and publishers. 7th Ed. Reston, VA: The Council; 2006.

27. **American Medical Association.** AMA Manual of Style, 10th Ed. New York: Oxford University Press, 2007.

28. **Publication Manual of the American Psychological Association 5th Ed.** Washington, DC: American Psychological Association, 2001.

29. Coghill AM, Garson LR, editors. **ACS Style Guide: Effective Communication of Scientific Information, 3rd Ed.** American Chemical Society, 2006.29. AIP Publication Board. AIP Style Manual, 4th Ed. American Institute of Physics, 1997.

30. AIP Publication Board. **AIP Style Manual, 4th Ed**. American Institute of Physics, 1997.

31. **The MLA Style Manual and Guide to Scholarly Publishing.** Modern Language Association of America, 1985.

32. **University of Chicago Press Staff, editor.** The Chicago Manual of Style 15th Ed. Chicago: University of Chicago Press, 2003.

33. **National Library of Medicine.** *List of Journals Indexed in Index Medicus, 2001.* National Institutes of Health Publication Number 01-267. (See http://www.nlm.nih.gov/tsd/serials/lji.html.)

34. Goldberg R, Newton E, Cameron J, Jacobson R, Chan L, Bukata WR, Rakab A. **Reference accuracy in the emergency medicine literature**. Ann Emerg Med. 1993 Sep;22(9):1450-4.

35. Orlin W, Pehling J, Pogrel MA. **Do authors check their references? A survey of 500 references from the Journal of Oral and Maxillofacial Surgery**. J Oral Maxillofac Surg. 1996 Feb;54(2):200-2.

36. Doms CA. **A survey of reference accuracy in five national dental journals**. J Dent Res. 1989 Mar;68(3):442-4.

37. Dellavalle RP, Hester EJ, Heilig LF, Drake AL, Kuntzmann JW, Graber M, et al. **Going, going, gone: lost Internet references**. *Science Magazine. 2003*;302 (31): 787-8.

参考資料

Briscoe MH. **Preparing Scientific Illustrations**. Second edition. New York: Springer-Verlag, 1996.

Bryne DW. **Publishing your Medical Research Paper: What They Don't Teach in Medical School**. Baltimore: Williams and Wilkins, 1998.

Day RA, Gastel B. **How to Write and Publish a Scientific Paper**, 6th Edition. Westport, Connecticut: Greenwood Press, 2006.

Guidelines for authors. **Computational and Mathematical Methods in Medicine**. http://www.tandf.co.uk/journals/authors/gthmauth.asp. Accessed Oct 13, 2007

Guidelines for Genetic Association Studies Submitted to Heart. Heart. http://heart.bmj.com/ifora/heart_genetic.pdf. Accessed May 26, 2009.

Hall GM. **How to Write a Paper**. London: BMJ Publishing Group, 1994

Harris RL. **Information Graphics. A Comprehensive Illustrated Reference**. New York: Oxford University Press, 2004.

Haynes RB, Mulrow CD, Huth EJ, Altman DG, Gardner MJ. **More informative abstracts revisited**. Ann Intern Med. 1990; 113(1):69–76.

Huth EJ. **Writing and Publishing in Medicine**, 3rd Edition. Baltimore: Lippincott, Williams & Wilkins, 1999.

Katz MH. **Study Design and Statistical Analysis. A Practical Guide for Clinicians**. Cambridge: Cambridge University Press, 2006.

Little J, Bradley L, Bray MS, Clyne M, Dorman J, Ellsworth DJ, et al. **Reporting, Appraising, and Integrating Data on Genotype Prevalence and Gene-Disease Associations**. *Am J Epidemio. I* 2002;156: 300–10.

Morgan P. **An Insider's Guide for Medical Authors and Editors**. Philadelphia: ISI Press, 1986.

Mitchell-Hatton SL. **The Davis Book of Medical Abbreviations**. Philadelphia: F.A. Davis Company, 1991.

National Research Council. **Guide for the Care and Use of Laboratory Animals**. Washington, DC: National Academy Press, 1996.

Schwager E. **Medical English Usage and Abusage**. Phoenix: Oryx Press, 1991. Systems Internationale (SI)

Zeiger M. **Essential of Writing Biomedical Research Papers**. New York: McGraw Hill, Inc., 1991.

Tacker M. **Parts of a scientific paper: the discussion section**. Int J Prosthadon 1991;4(3):301–2.

7章　原著論文の書き方　まとめとキーワード

研究開始前に，論文の多くの部分が書ける．

まずはじめに：投稿規定の確認

標題ページ：投稿論文を特定する情報

標題：最も重要

抄録：5章参照

キーワードと略語

序論：読者を論文に導き入れる．背景，問題，研究の枠組，得られる情報の予測．

方法：読者が研究方法の妥当性を判断できる．
　実験方法，測定方法，統計手法，基礎系論文，臨床系論文の記述

結果：主なデータと明らかになった関係を図表で提示．

考察：研究成果の位置づけ，意義の説明．
  1. 主な結果の要約，序論であげた課題（クエスチョン）への回答
  2. 結果の解釈と説明
  3. 文献の検討，文脈における結果の解釈
  4. 結果の一般化
  5. 結果の意味合いの考察
  6. 研究の限界が結果に及ぼす影響，その影響を最小にする手段
  7. 結論

謝辞

引用文献の整理：公的に入手可能で，全文を読み，必要な文献に限定．表記は投稿規定を遵守．

図表の構成：4章，9章，10章参照

式の表記：フォントトラブル防止のため，記号の代わりに名称を使用．

PART II

ヘルスサイエンスにおける出版の方法

CHAPTER 8

研究と出版の倫理

　科学および学術出版の複雑化とともに，関連する倫理的課題も複雑化しています．「正しいことを行う」という意思だけでは，もはや不十分です．最初はあまり明瞭ではないかもしれませんが，研究を行い論文を出版するためには，いくつかの倫理的原則や慣習を認識し，遵守していることを毎回文章化する（document）ことが必要です．

　本章では，学術出版における最も重要な倫理的課題，さらに科学論文の基本にある研究の倫理的課題を概説します．追加情報は，大手学術出版社 Elsevier の以下のサイトで入手可能です．http://www.elsevier.com/wps/find/editorshome.editors/Introduction

研究実施上の倫理

研究対象者の保護

　第2次世界大戦中，医学研究の名の下に，いくつかの国で残虐な行為が行われました．その反省の上に立ち，世界医師会（World Medical Association）は，人間[訳注1]を対象とした研究の実施に関する一連の倫理的原則「ヘルシ

訳注1）生命関連の翻訳資料では，"human" は「ヒト」と和訳される場合が多いが，本書では「人間」とした．

<u>科</u>学における）
不正行為を目撃した者は，行動を起こさねばならない．

科学者であるということ：研究における責任ある行動．米国科学アカデミー，1995年

訳注2）インフォームドコンセントは法的規制を受けるが，"assent（賛同）"は，法的な規制を受けない患者への説明および同意を得る場合に使用する．本書で「賛同」と訳したが，定訳はない．子どもでも可能であれば，assentを得るべきと考えられている．

訳注3）すべての医学研究において，かならずしも個別のインフォームドコンセントは必要とされてはいない．日本の疫学研究倫理指針の規定では，1）介入研究で，人体から採取された試料を用いないで，集団単位で行う研究，2）観察研究で人体から採取された試料を用いない研究などが該当する．この場合は，研究の実施について情報を公開する．詳細は，関係各省庁のホームページから入手できる研究指針を参照．

ンキ宣言（Declaration of Helsinki）」[1] を採択しました．とりわけ，人間を対象とする研究の原則として**インフォームドコンセント（informed consent）**を定めたことは注目すべきです．この原則によると，研究者は，提案された研究に参加するリスク（risk）と利益（benefit）に関するすべての情報を参加協力者に提供し，研究に参加する意思がある者から自発的な文書による同意を得て，対象者が不利益や偏見を受けることなく，その研究への参加を拒否したり，いつでも参加を取りやめたりできるようにする必要があります．研究対象が身体的・精神的に同意ができない者や未成年者であるときには，代理人がインフォームドコンセントを行うこともあります．**賛同（assent）**は，子どもなどの法的には同意を与えることができない者からも得なければなりません[訳注2]．インフォームドコンセント文書の書き方に関する見解と情報は，以下を参照してください．http://www.research.umn.edu/irb/consent/

　研究対象者のさらなる保護は，**施設内審査委員会（Institutional Review Board：IRB）**，**独立倫理委員会（Independent Ethics Committee：IEC）**，あるいは**研究倫理委員会（Research Ethics Board：REB）**によって規定されています．これらの委員会は，管轄の（通常）研究所で行われる，あるいはその研究所の研究者が行う，人間を対象とするすべての研究計画を審査します．委員会の目的は，対象者が不要なリスクにさらされないこと，研究の利益がリスクを上回ること，遅発性の有害作用が起こりうる場合は，研究期間中や研究後もケアを受け，適切にフォローされるように保証することです．

　現在，ほとんどの学術誌は投稿原稿に，通常は方法の項において，当該研究は適切なIRBあるいはIECに承認され，すべての対象者から文書によるインフォームドコンセント（該当する場合は，賛同）を取得している旨の記載を求めています[訳注3]．

患者のプライバシーの保証

　患者と医師の関係におけるプライバシーの権利は，学術出版にも及びます．守秘義務が損なわれる可能性に同意がある場合でも，具体的な文書での同意なしに，氏名，画像，記述，推測（たとえば，遺伝的形質の研究のなかで引用された血縁者から）によって患者が特定されてはいけません．時には，データの**識別情報（identifying feature）**の削除や変更（たとえば，氏名を数値コードに置換），つまり「非識別化」（厳しくいえば，「匿名化（anonymizing）」）により，患者の身元を保護します．しかし，匿名性を保証するために，患者のデータを変更や改ざんしてはいけません．もし患者が特定されないようにデータを変更するなら，著者は，データの変更が科学的意味[2]を歪めないことを保証すべきです．遺伝形式や家系を示す研究では，

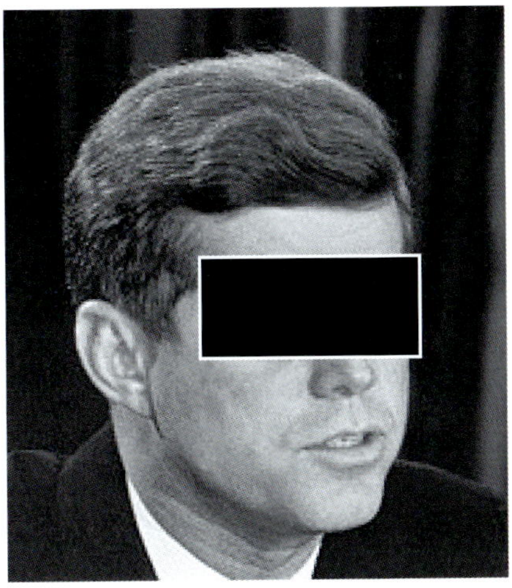

図8-1
「特定しない」写真．人物写真では，目を隠すだけでは十分に匿名性を保証できない．個人の身元を一般の人から隠せても，その人物を知る人は匿名性を確保できない（図8-2ではこの人物が誰かを明かしている）．

家系図で特定できるすべての人からの同意が必要です[3]．

　患者の写真を撮る承諾は，できれば撮影前に患者から得るべきです．科学論文では，写真上で患者の目を黒い太線で隠す方法は，**匿名性**（anonymity）を保証するのに十分ではなく，文書による同意の代わりにはなりません．目を隠せば大部分の読者は患者を特定できなくなりますが，患者を知る人たちが見ればわかってしまいます（図8-1，8-2）．匿名性が保証できないなら，患者に投稿論文を見せ，出版されたら身元が特定されることに，文書で同意を得るべきです．インフォームドコンセントが得られたときは，出版論文にその旨を明記してください．

　医療保険の相互運用性と説明責任に関する法律（Health Insurance Portability and Accountability Act：HIPAA）には，臨床研究に影響する患者プライバシーに関する規定があります．**プライバシールール**（Privacy Rule）は**保護健康情報**（protected health information：PHI）や，健康状態，健康管理，医療費など，個人に結びつくすべての情報を扱います．このような情報は，通常，患者の診療記録や支払履歴のすべてを含みます．現在，患者を特定できる健康情報を収集したい研究者は，患者から文書で許可を得るか，彼らの研究が文書での許可を要しないことを示す必要があります[訳注4]．

　プライバシールールにより，後向き研究，症例対照研究，臨床データベースや登録データの研究，そして追跡データの収集のために患者の連絡先が必要となる研究でのデータ取得が，より困難になりました．ある研究では，プライバシールールの遵守によって，追跡できた心不全患者は96％から34％に減少し[4]．別の研究では，癌予防研究における参加患者の登録が週あたり

訳注4）日本では，医療保険情報などの扱いが，米国と異なる．その都度，データ入手の範囲などについて，最新の情報を確認すること．

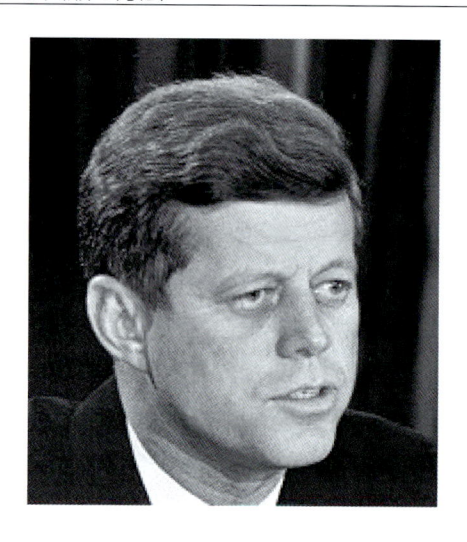

図 8-2
図 8-1 の人物．この人物が誰か（この場合，John F. Kennedy 大統領）見当がつけば，個人は容易に特定できる．

73％減少し，募集にかかる時間と費用が 3 倍に増加しました[5]．

研究動物の保護

　動物を対象とする研究もまた，適切な**動物実験委員会（Institutional Animal Care and Use Committee：IACUC）**や審査履行能力のある IRB の承認を受けて，投稿論文にその旨を述べなくてはなりません．いくつかの学術誌（*Journal of Physiology* など）は，動物に不要な苦痛や不快感を与えた可能性のある研究の論文を不採択にする権利をもっています[6]．

　動物は通常，米国国立衛生研究所（National Institutes of Health：NIH）[7]，米国学術研究会議（National Research Council：NRC）[8]，または国際実験動物管理認定協会（Association for the Assessment and Accreditation of Laboratory Animal Care）[9] のガイドラインか，それに相当するガイドラインに従って取り扱う必要があり，そうしたことも投稿原稿に明記します．

　通常，麻酔や手術手順，周術期ケアは，すべて論文に記述します．実験手順に関しては，該当する場合，次の項目を記述しましょう．

- 動物実験の種類と数
- 麻酔薬の薬品名，投与量，投与経路，追加用量
- 神経筋遮断薬の投与基準，追加用量
- 麻酔，安楽死の方法を含む，組織あるいは培養細胞の取得方法の詳細
- 安楽死の方法

一般に，原稿の方法の項で，実験の各段階において，動物に不要な苦しみを与えないための適切な措置を行ったことを明記します．

臨床試験の登録

臨床試験（clinical trial）登録制度の動きは，好ましくない結果に終わった研究――特に企業がスポンサーの場合――は投稿されにくいというエビデンスに応えたものです．患者登録の前に臨床試験の研究計画を登録すれば，試験の存在が知られるので，どのような結果でも隠せません．さらに，投稿論文に臨床試験登録番号（trial registration number）〔たとえば，**ランダム化比較試験の国際統一識別番号（International Standard Randomised Controlled Trial Number：ISRCTN）**，www.controlled-trials.com を参照のこと〕を書くようにすれば，複製出版や細切れ出版を特定しやすくなります（後述参照）．

国際医学雑誌編集者会議（International Committee of Medical Jounal Editors：ICMJE，あるいはバンクーバーグループ）の基準を遵守している学術誌は，現在，出版の条件として，2005年7月1日以降に患者募集を始めた臨床試験の登録を求めています[10]．登録先の要件は，1）公衆が誰でも閲覧でき（publicly available），2）検索可能で，3）すべての見込まれる登録者が利用でき，4）登録データの検証方法があり，5）非営利団体が管理していることです．

委員会は，世界保健機関（World Health Organization：WHO）の臨床試験の定義である「個人，もしくは集団に，健康アウトカムの影響を評価する目的で，1つ以上の健康に関連する介入を前向きに割り当てるすべての研究」を採用しています．健康関連の介入は，さらに「生物医学的あるいは健康に関するアウトカムを変えるために使われるすべての介入（医薬品，手術法，医療機器，行動療法，食事介入，診療過程など）．健康アウトカムとは薬物動態や有害事象を含む，患者あるいは参加者から得られたすべての生物医学的あるいは健康関連の測定結果を含む．」と定義されています[11]．

WHOは完全で，公的で，検索可能な臨床試験データベースをつくる取り組みのなかで，国際臨床試験登録プラットフォーム（International Clinical Trials Registry Platform：ICTRP）を構築し[11]，登録機関の参加基準をつくりました．WHOにデータを直接提供する**臨床研究登録機関（primary registry）**は，あらゆる介入研究を登録し，質のチェック，重複登録の削除，データの更新を行います．また，この機関は地域的，国家的，あるいは国際的であり，非営利団体が運営します．さらに多くの**パートナー登録機関（partner registry）**は，この臨床研究登録機関にデータを提供します[訳注5]．

訳注5）日本国内では，以下の3つの登録システムが利用できる．
・大学病院医療情報ネットワーク UMIN-CTR
・日本医師会の JMACCT
・日本医薬情報センター（JAPIC）
臨床試験登録の背景・経緯に関しては UMIN-CTR のサイトに詳しい解説がある．

パートナー登録機関は，その領域を，特定の疾患や地域に限定することもあり，営利団体が運営することもあります．しかし，ICMJE 基準を遵守している学術誌は，パートナー登録機関への登録だけでは出版の必要条件を満たすものとして，認めない可能性があります[11]．

WHO のプラットフォームが支援しているいくつかの臨床研究登録機関は，いずれも ICMJE 基準を満たしています．ICMJE はまた，研究が臨床研究登録機関を通して，その研究の抄録（500 語未満）を公開することは，研究の「事前の出版（prior publication）」にはあたらないと定めました．こうしておかないと，事前の出版を禁ずる Ingelfinger-Relman ルールに違反することになり，その研究は将来出版できなくなります（後述参照）[12]．

米国食品医薬品局（Food and Drug Administration：FDA）の近代化法（Modernization Act）は，重篤な疾患や病態のために開発している新医薬品（investigational new drug）の有効性試験（IND 研究）を，ClinicalTrials.gov（FDA が管理する登録機関）に登録するように義務づけています[13]．第Ⅱ相と第Ⅲ相の試験に加えて，臨床試験の登録要件は，人間（通常，健常ボランティア）を対象に開発中の新薬の代謝や薬理作用，用量の安全域を決める第Ⅰ相試験も含みます．

訳注6）Clinical Trials. gov は米国政府が運営する登録システム．米国外からも登録可能．

ClinicalTrials.gov[訳注6] は，1）人間を対象とする研究倫理審査委員会（IRB の 1 つ）が承認し，2）適切な国の保健当局の規則に従っている，すべての臨床試験の登録を認め，観察研究と介入研究のどちらも受け入れています．いつでも臨床試験の登録は可能ですが，多くの学術誌は，患者の参加登録前の登録を求めています．登録されると，**個別の識別番号（Unique Identifier）**が付与されます．この登録番号は，臨床試験から得られるデータを報告するすべての原稿，論文，ポスター，抄録に記載します．

臨床試験登録が，完了した研究の出版を促進し，出版バイアスを防ぐかどうかは，まだわかりません．ClinicalTrials.gov に登録され完了した癌の臨床試験 2,028 件のうち，想定される遅れを考慮しても，約 18％しか査読のある学術誌に出版されていません．登録された研究の中で，1 論文として PubMed に掲載されている研究の割合は，臨床試験ネットワークが出資した研究が最も高く（59％），NIH（27％），学術機関（14％），および企業（6％）が出資した研究が続きます．出版された全論文のうち，65％の結果が肯定的なものでした[14]．

研究結果の公表

多くの生物医学研究は税金から資金を得ています．公的資金を得た研究は公的に利用可能であるべきとの理由から，議会は**パブリックアクセス方針**

(Public Access Policy) の設立を NIH に求める法案を可決しました．2008年4月に施行されたこの政策によると，公的資金を受けた研究を報告する研究者は，論文が受理されたら，査読された最終原稿の電子ファイルを，国立医学図書館の PubMed セントラルデータベースに提出しなければなりません．NIH の助成を受けた研究責任者は，彼らが論文の（共）著者でなくても，その助成金を直接用いた研究の論文を提出する責任があります．その論文は学術誌の公式な出版日から 12 か月以内に公的に入手が可能となります（学術誌への出版に関する 11 章も参照）．

2008 年 9 月以降，新しい FDA 改生法（Federal Drug Administration Amendment Act：FDAAA）は，ClinicalTrials.gov データベースに登録された臨床試験（第 I 相試験を除く）の結果が，最後の対象者のデータ取得から 12 か月以内に公的に入手可能となるように義務づけました．この要件は，結果が論文として出版されたか否かにかかわらず，満たさなければなりません．ICMJE のガイドラインに従えば，これらの報告が，学術誌より前に出版されたとみなされはしないでしょう．

科学上の不正行為[訳注7]

科学は信頼（trust）に基づくものです．つまり，研究手順（protocol）が記載されたとおりだという信頼，データが説明どおりに収集され，分析されたという信頼，誤差，交絡，バイアスが可能な範囲内で制御されたという信頼，研究に関する主要な偏りや問題が解明されたという信頼，そして，出版された論文が正確に実施された研究を表現し，実施した人にその功績が帰されているという信頼です．科学論文の読者はその結論に同意することも，異議を唱えることもできますが，使用された手順と，その手順により生じた結果についての説明は信じなくてはなりません[15]．

同時に，科学論文では，研究プロジェクト中に生じた出来事のすべてを報告することは通常できませんし，ありません．誤り，修正，事故，完全な大失敗でさえ，どのような研究でもよくあることです．科学論文は，あったとしたら結果に混乱を生じるであろう不備は（願わくば）生じることなく，研究は行われたはずであると論理的に記述します．しかし，通常，金銭的または昇進へのプレッシャーの結果，研究は実際に行われていたら期待される結果が得られていたはずだという信念をもって，研究者は時にデータを捏造し，結果を改ざんしてしまいます．

英国医学研究評議会（United Kingdom's Medical Research Council）は**科学上の不正行為（scientific misconduct）**を次のように定義しています．

訳注7）本書では，"Scientific Misconduct" を「科学上の不正行為」と訳した．第 19 期（2003～2005年）日本学術会議の学術と社会常置委員会報告「科学におけるミスコンダクトの現状と対策：科学コミュニティの自律に向けて」では，「ミスコンダクト」という語を用い，その理由を，「不法性，違法性よりも倫理性，道徳性を重視する意味で，また，対象として広く社会規範からの逸脱行為も視野に入れておくために，あえて『ミスコンダクト』と呼ぶこととした．」としている．

良くないことに，論文執筆者に引用と言い換えを正確にするよう強く求める必要がある．彼らの多くは，医学論文の原稿における引用や言い換えの誤りの頻度と重大性に気づいていないようだ．

ミネソタ大学医学論文研究分野の准教授．メイヨー財団，Richard M. Hewitt，1957 年

「研究の提案，実施，結果報告における捏造（fabrication），改ざん（falsification），盗用（plagiarism）やごまかし（deception），そして研究の実施における，一般的な慣例からの意図的な，危険な，または不注意な逸脱．確立された研究手順の違反も，人間やその他の脊椎動物（vertebrate），環境に不合理なリスクと損害を起こす場合，そして，他人による同様の行為を共謀し，隠匿することで研究における不正を促進する場合，科学上の不正行為に含まれる．計画，実行，研究方法や結果の評価における解釈や判断に関する意図的でない間違い（honest error）や，意図的でない相違，研究経過に無関係な不正行為（著しいものであっても）は含まれない．」[16]

学術誌は，撤回通知を掲載することで，不正な，改ざんされた，または重大な不備があるとみなされる論文を「出版物から撤回します（retract from publication）」．MEDLINEには，そのような撤回論文を記載する欄があります．論文を書く際には，これらの撤回された出版物を引用していないことを確認する責任があります[17]．

捏造データ

捏造（fabrication）は，出版する意図をもって，架空の研究データを使用する行為です．1974年に起きた有名な事例では，スローン・ケタリング癌研究所の移植免疫部門の部長であったWilliam Summerlinが，遺伝的に無関係の動物からレシピエント動物へと，拒絶反応なしで組織を移植したと主張しました．彼は，「移植した皮膚」である黒い斑点が背部にある白いネズミを見せることで，その主張を裏づけました．しかし，彼はこれらの「移植された斑点」をサインペンでネズミの皮膚に描いていたのです．

捏造は，おそらく最も明白で，倫理的な違反行為といえるでしょう．もし科学界が，そのデータを真実と思って物事を進めたら，大変危険です．1995年に，南アフリカ共和国の癌研究者であるWerner Bezwodaは，高用量化学療法とその後の骨髄治療が，従来の治療より転移性乳癌患者の生存期間を延長したと報告しました．この研究は，*Journal of Clinical Oncology*に発表され，世界中の癌治療に影響を及ぼし，その研究を再現，または拡大させる試みを促進しました．しかし，その結果は再現されず，Bezwodaは，最終的にデータの捏造を認めました．

まれなことですが，**いたずら（prank）**も，そうだと気づかれなければ，一種の捏造となります．著名な医師で，熟練したいたずら者のWilliam Oslerは，Egerton Yorrick Davisという仮名で，いくつかのいたずらをしました（その1つは，彼が"penis captivus"と呼ぶ病気の架空の症例報告です．この症例報告は*Philadelphia Medical News*の編集者をだまして，

Kisch の *Sexual Life of Women* で引用されています)[18]. Osler 医師はそのような悪ふざけを罰を受けることなくやり遂げましたが，あなたは絶対に真似をしてはいけません.

データの改ざん

改ざん（falsification）は，結論を支持，または反証するために研究結果を操作したり（「データの調理（cooking the data）」），省略したりする（「データの刈り取り（trimming the data）」）行為です．1つの悲惨な例が，ニューヨークの Stratton VA メディカルセンター腫瘍学プログラムの研究調整役だった Paul Kornak の患者です．Kornak は 1999〜2002 年まで医師になりすまし，患者のデータを改ざんして適格基準から外れた患者を研究に登録しました．彼は 78 歳の患者の血液生化学検査を改ざんし，その患者の肝・腎機能の異常を隠しました．患者は，治験薬投与後死亡し，Kornak は過失致死罪（criminally negligent homicide）で刑事罰を受けました[19].

最近では，デジタル画像の不適切な操作（inappropriate manipulation）が問題とされています（9 章の出版用の描画と写真の準備，10 章の生物医学画像の準備を参照)[20]．多くの学術誌は，そのような操作がないか画像を検査し，比較のために元の画像を要求する場合もあります．元の画像を提示できない場合，投稿論文は受理されないかもしれず，故意のごまかしが疑われたら，著者の所属団体や助成機関に報告されることもあります（NIH が助成している研究であれば，その機関は，法律に従って調査を行う必要があります）．

厳密にいえば改ざんではありませんが，**選択的な結果報告（selective reporting of results）**〔「いいとこ取り（cherry picking）」や未公表の「データ浚渫（data dredging）」〕は，倫理的問題になりえます．ほとんどの研究では，報告される以上のデータを集め，分析します．統計的にすべてのデータを探ることは正当で，望ましいことですが，このような二次解析から得られる知見はすべて，探索的なものに分類する必要があります．なぜなら，1) それらは主要なデータ収集と分析に付随したものであり，2) 主分析の結果が出た後に論文づくりのために解釈され，選択されているからです．「データ浚渫」は，統計的に有意な P 値を見つける目的のみで行われる，当初の予定にない探索的なデータ分析です．多くの分析がなされ，有意な比較だけが報告されます（「いいとこ取り」）．時には，まるでその部分が研究の核心であるかのように論文が書かれていることもあります．

訳注 8) 水深を深くするために，海底や川底の土砂を掘削することを浚渫という．ここでは，収集したデータから，当初の研究計画にない探索的解析で，統計学的な有意差を掘り起こそうとすることを指す．

1 人の作者から盗むなら，それは盗用である．多くの作者から盗むなら，それは研究である．

米国の劇作家・才人，Wilson Mizner（1876-1933 年）

詐欺

詐欺（fraud）は，だます意思をもって他人の研究を自分の功績とする行為です．言い換えれば，それは知的財産の窃盗です．不必要に著者とする行為（gratuitous authorship）（後述参照）は詐欺の一種です．

おそらく米国で最も有名な詐欺疑惑の事例は，1984年の*Science*の論文で，初めてヒト免疫不全ウイルスの分離を主張したRobert Galloのものでしょう．その論文では，ウイルスを分離したサンプルを提供したフランス人共同研究者への謝辞を述べていませんでした．調査によると，実際にウイルスの初分離に成功していたのはフランスにあるパスツール研究所のLuc Montagnierの研究チームでした．数百万ドルの利権とノーベル賞争いのなかで，この衝突は国際問題化し，両国の政府を巻き込みました．米国研究公正局（US Office of Research Integrity）はGalloを科学上の不正行為で有罪としましたが，Galloは一貫して無実を主張し，最終的に判決で潔白が証明されました[21]．

執筆上の倫理

著者資格

科学において，著者資格（authorship）ほど取り扱いに慎重さを要するトピックはありません．つまり，誰に研究の功績を認めるかということです．誰が著者であるかないかに関する確立されたガイドラインと，数十年に及ぶ学術機関と学術誌による研究者の教育と基準強化の試みにもかかわらず，著者資格はいまだに個人的な偏見，部門の力関係，組織の駆け引きで決定されています．事実上，科学者の誰もが，正当な著者が正当な著者として名前をあげられなかったり，研究に実質的な貢献をしなかった人が，著者となった事例を知っています．

生物医学で最も使われている著者資格の定義は，ICMJEによるものです．

> 「著者資格の表示は，1）研究構想デザイン，データ取得，データ分析・解釈に相応の貢献がある，2）論文の草稿作成または重要な知的内容にかかわる批判的校閲に関与した，3）出版原稿の最終的承認を行った，ことに基づく．上記の1，2，3の要件をすべて満たさなければならない．資金確保，データ収集，または研究グループの一般的な指

揮（general supervision）だけでは著者資格の正当な理由にはならない」[17,22].

通常の科学論文では，著者はその研究への貢献度の順に記載されるべきです[23]．筆頭著者（first author）は，事実上，その研究に最も責任のある主要な執筆者です．最終著者（last author）は，しばしば上席著者（senior author）と考えられていますが，これは，研究室メンバーが書いた論文で，礼儀上，その研究室の責任者を最後に記載した古いドイツの慣例の名残です．多くの研究グループがこの慣例を続けていますが，あまり奨められません．貢献の順に著者を記載すれば，最も貢献した著者の名前は，よくあるように著者の記載数が3人か6人に制限されても，文献リストに含まれます．

学術誌のなかには，著者の順番に関する争いを防ぐために，著者の姓をABC順に記載することを求める学術誌もあります．いずれにせよ，申し合わせは学術誌ごとに異なるため，筆頭著者が研究に最も責任があるということを除いて，著者の順番になんらかの意味づけはできません．

通常とは異なる著者

時には，**著者の匿名化（anonymous authorship）**が適切なこともあります．論議を呼んでいる話題（医師による自殺幇助，妊娠中絶，死刑の手順，細菌戦）で意見を述べる場合は名前を明かさずにいるか，仮名での出版を願うかもしれません．しかし，通常，著者の正体は学術誌の編集者には明かさなければなりません．また，著者が求める場合，著者の所属機関も論文では明かさないことがあります．問題の論文や論説を書いたのが本人であることを保証するため，親展の手紙を著者に送る学術誌もあります．

正当な著者とは別に，ゴースト著者（ghost author）とゲスト著者（guest author）がいます．**ゴースト著者**は，正当な著者資格の基準を満たすけれども，著者としてあげられない人です．それは，研究の大部分を担っているにもかかわらず，その上司が功績を独占してしまう研究グループの部下かもしれません．製薬企業のマーケティングではメディカルライター（medical writer）が総説を書き，著者として名前を貸してくれる研究者を探すこともあります．誰かが引き受けてくれるまで，その分野の研究者に「売り込まれ」るのです．認められない著者（ゴースト著者）や偽って著者（ゲスト著者）として名前を貸す行為は，ともに非倫理的です．ゴースト著者による代作（ghost authorship）は，実際に書いた者の功績を認めず，そうでない者を著者とする詐欺的な行為です．

ゲスト著者は，著者名をあげられていますが，著者資格を満たしていない

> **医学論文執筆者の十戒**
>
> 1. 汝は，特別な状況でなければ，新しい事柄を含むことなく，また，古い事柄を新たな観点から見直すこともない論文を出版してはならない．
> 2. 汝は，主題に関係する信頼できる知識をもち，根本的な研究に参加し，報告書に含まれるすべての単語および数を評価する程度に努力したのでなければ，汝の名前が共著者としてあげられることを認めてはならない（著者資格の定義は，国際医学雑誌編集会議の現在の定義である）．
> 3. 汝は，他人の言葉に必ず引用符をつけなくてはならない．そして，その引用の正確さについて確かめなければならない．
> 4. 汝は，他者の言葉を言い換えることにより，汝が拝借した観念を生み出した他者の功績を認める義務から解放されると考えてはならない．
> 5. 汝は，抄録，または言い換えを読んだだけで，汝がその論文自体を読んだと読者に勘違いさせる文献を示してはならない．
> 6. 汝は，自分の楽しみのためではなく，汝の読者のニーズを満たすために書かなければならない．
> 7. 汝は，確信していない事柄を，まるで確信しているかのように示してはならない．
> 8. 汝は，論文の一部と別の部分とで意見を異にさせてはならない．
> 9. 汝は分類上の区分を混ぜてはならない（表のデータは行と列の見出しと一致しなければならない）．
> 10. 汝は，汝の計算をくり返し確かめなければならない．
>
> ──ミネソタ大学医学論文研究分野の准教授，メイヨー財団，Richard M. Hewitt, 1957 年

人です．ゲストとして〔不必要に（gratuitous），贈与として（gift）〕著者とする行為は，重要人物の名前を借りて研究の信頼性をあげようとしたり，その相手に感謝の気持ちを伝えたり，ほとんど，あるいはまったく関与していない研究活動に対するつながりを示すためによく使われます．研究が単にグループの共同活動の一側面にすぎないという理由で，研究グループのメンバー全員がゲスト著者となる場合もあります．それも一理あるかもしれませんが，読者は，誰がその論文の責任を持つのかを知る必要があり，やはり著者資格を満たす著者だけを記載するべきでしょう．いくつかの報告が，実際には 25〜33％の著者がゲスト著者であることを示唆しています[24-26]．

　ここまで述べたゴースト著者とゲスト著者の問題は，**ゴーストライターによる草稿（ghost writership）** と区別が必要です．著者はテーマの内容を思考によって発展させ，ゴーストライターはその内容を表現することに関わります．ライターは正当な著者の指示で働き，著者の思考内容を文章にします．科学において，この分業は必要であり，望ましくもあります．それは，研究を発表しない第一の理由が研究責任者に論文を書く時間がないためであり[27-29]，著者からの情報を得て仕事をする熟練したライターは，著者自身

が書くより，速く，うまく，安く草稿を準備できるからです[30]．著者はライターとともに草稿を推敲し，最終版を仕上げます．すなわち，ライターは著者の代役ではなく，アシスタントであり，著者としては記載されません．

にもかかわらず，メディカルライターや著者担当編集者（投稿に向けて原稿を編集する人）の貢献まで，全面開示を求める学術誌もあります（奇妙なことに，本当は著者なのに，なんらかの理由で，論文と関わりたくないと望めば，その事実を学術誌に開示することなく，自分の名前を，原稿から削除できます）．

著者資格への認識を高め，ゴースト著者による代作とゲストとして著者とする行為（guest authorship）を阻止するため，多くの学術誌は，**研究貢献者（contributorship）**の要件を設けました．これは各著者の研究とその報告への貢献を特定するものです．研究貢献者の背景には，研究全般のためのアイデアの創出，文献検索，研究計画，データ収集と分析，結果の解釈，論文執筆を含む研究のすべての部分に，誰かが責任を負うべきという原則があります[17,23]．

貢献は，編集者宛の添え状（submission letter to the editor）や，出版論文中に記載されます．こうすることで，違反者は貢献のない人物を著者に入れるためには積極的に嘘をつかざるをえなくなります．そうすれば同じ団体やその分野の関係者は，その著者資格の主張と当該の著者について知られている事柄を比べる機会が与えられるので，ゲストで著者とする行為を抑止できるでしょう．研究貢献者の延長上にあるのは完全な**透明性（transparency）**です．たとえば，研究助手，メディカルライター兼編集者，医療コミュニケーション会社の社員，製薬会社の社員，統計学者など，研究にかなりの情報や意見などを提供した人の名前と貢献を，たとえその貢献が著者資格に値しなくても，認めることがあります．

最後に，学術誌のなかには**保証人（guarantorship）**，または個人的および公的にその研究と報告の信憑性（authenticity）を保証する1人か2人の著者の指名を求めるものがあります．筆頭著者が，プロジェクトの最高責任者である保証人の指示で研究を行った大学院生の場合など，保証人か「立場が上の責任ある著者」が最終著者として記載される場合もあります[23]．

盗用と著作権侵害

盗用（plagiarism）は，他人が書いたり，創作したりした作品を自分の功績にする（しようと試みる）不正行為です．事実や考えを，正当な情報源のものではなく，自分のものだとすることです．定義上，科学は人々の研究の積み上げであり，そのため研究を正当な情報源に意図的に帰属させないこと

利益相反テストは簡単だ．それは投書，総説，論評を含むすべての*Lancet*への投稿に適用される．たとえば，株式，助成金の領収書，製薬企業からの相談料，あるいは医療機器メーカーとの契約書など，出版後に表面化され，それを申告していなかった場合，恥をかく可能性があるか否か，である

オリジナルの利益相反方針，*Lancet*

が盗用となるので，その研究自体の使用が必ずしも盗用となるわけではありません．

おそらく最も一般的な盗用は**引用盗用**〔citation plagiarism，または「引用忘れ（citation amnesia）」，「無視症候群（disregard syndrome）」，「引用文献の不注意（bibliographic negligence）」〕です．これは故意か不注意で，他者の功績を自分自身の功績と主張することです．

それほど一般的ではないものの，典型的な盗用として，他人の文章，表，図を原作者の承認なしに，自分自身の著作に取り込んでしまうことがあります．これは，標準的な実験方法の記述などの「定型的情報」をコピーするようなほぼ無害なものから，著作権侵害（violation of copyright，以下参照），他人の知的財産や発見の主張を盗み取る意図をもつ完全な詐欺にまで及びます．

もう1つの，盗用となり得る，より実利的（pragmatic）な行為は，英語を母国語としない人が，英語のうまい人が書いた文を用いて，彼らの文章を良くしようとする誠実さから生まれます〔「つぎはぎライティング（patch writing）」〕．このような著者は，英文誌に論文を投稿する際，自分が不利なことを知っています．へたな英語は不採用の理由になります．言い換え（paraphrasing）は，その言語が堪能でないと困難ですし，このような著者は，研究が独創的なら，それを良くみせるために他人の記述を借りても差し支えないと思っています．

ここで定義される盗用は西洋の概念です．いくつかの非西洋文化では，学生は，出典を明示せずに重要な文章を引用したり，言い換えることが求められます．それは読者が当然これらの文章を知っているためです．確かに，引用を示すことは，読者がそれを知らないだろうという含意があるため，読者に失礼な場合があります．他の非西洋文化において，法律上の知的財産所有権（ownership of intellectual property）は比較的新しい観念です．グループへの貢献と知識の共有は，アイデアと独創性に関する個人の功績よりも重視されます．西洋の概念である盗用に特有の価値観は，米国においてさえ，多くの学者，弁護士，科学者が疑問をもっています．

いずれにしても，他人の研究を論文に盛り込む場合，彼らの研究を認めて，盗作を避けるあらゆる努力を払うべきです．一言一句違わず引用して，その著者の考えと表現の両方を複製する場合，引用した文章に引用符を置き，元の文献を明示しましょう．取り込みたいのは他人のアイデアのみで，その表現ではない場合，自分の言葉で文章を書き直し，元の文献を明示しましょう．情報や表現がその出所の特定が不要なほど一般的であっても，文書の他の部分の文体に合うように，文章の修正を考えてみましょう．

公正な利用（fair use）は，著作権保有者から許可を得ずに著作権で保護

された資料の限定的利用を許容する**米国著作権法（United States copyright law）**の原則です．公正な利用は「批評，論評，報道，教育（授業で使う複数のコピー作成を含む），奨学金，研究」に使用される資料に適用されます[31]．公正な利用を決定する要素は，新たな用途が商業的か，教育的か，著作物（work）がどの程度複製されるか，著作物が創作か，新たな用途が原著作物（original work）の潜在的な市場や価値にどのような影響を与えるか，などです．事実やアイデアは，著作権で保護されません．それらの特定の表現や（紙などの）有体物に固定されたもの（fixation）だけが著作権で保護されます．書籍や科学論文の写真，図，表を転載するときは，常に著作権許可を得るべきです．

自己盗用（self-plagiarism） とは，以前の出版物を新しい編集者や読者に開示せずに，自分自身の著作の大部分を同一の，または，ほぼ同一のかたちで再提出することです．問題となるのは，複製出版（duplicate publication）と潜在的な著作権侵害です．当然ながら，多くの著者は，本質的に同じ話題について，くり返し，論文，書籍の章，総説や論評を書いたり，そのように依頼されたりする専門家です．このような状況では，本人の以前の著述をくり返さないことは難しく，たとえ表現を変えても，根本的な情報は変わりません．念のために，新しい編集者に元の出版物について知らせ，新しい著作で，元の著作に言及して参照文として引用し，必要であれば，元の著作の著作権保有者から文書による許可を得ましょう．

大切なことは，自分が行わなかったことを自分の功績にしないことです．独自の仕事の価値を損なわないように，他人の仕事をおかしく扱ってはいけません．

出版の倫理

研究成果の発表の抑止

適切な公開討論の場で迅速に研究成果を出版しないことや，故意に結果を発表しないこと，内容を選んで研究成果を発表することは非倫理的です．有名な事例をあげましょう．シントロイド（甲状腺ホルモン製剤レボチロキシンの商品名）は，甲状腺機能低下症患者の薬です．一時は米国で3番目に多く処方された医薬品でした．企業はシントロイドが後発医薬品より優れていることを示そうとして研究を支援しました．ところが研究は期待通りの成果を出せず，企業は，結果の発表には企業の許可を要するとした契約の条項を盾に，研究者の結果発表を阻止したのです．研究者がそれでも発表すると決

> **模倣**（imtation）は，私を最も怒らせる．内容を盗み，著作権を侵害することはやめてくれ．
>
> Jen T. Verbumessor

心すると，雇用者であるカリフォルニア大学サンフランシスコ校は高額で長期化する訴訟を恐れ，論文の出版を取り下げるように研究者に命じました．最終的に結果が発表されるまでの6年間に，企業はその医薬品で，およそ8億ドルの利益を得たのです[32]．

結果が未発表だったり，公表が不完全であったりした多くの事例は，数億ドルがかけられた企業出資型研究に関係しています．しかし，研究者が専門家としての評判をつくり，保持し，高めるために「研究を発表しない」という過ちを犯したこともあります．この問題に関する郵送調査に回答した2,167人の生物医学者のなかで，410人が過去3年以内に6か月以上出版を遅らせたことがあると回答しました．このうち28%が，出版を遅らせた理由は，特許出願のため，科学における主導的地位を守るため，望ましくない結果の普及を遅らせるため，特許について協議する時間をかせぐため，知的財産所有権に関する論争を解決するためだったと報告しています[33]．

複製出版，重複出版

複製（二重）出版〔duplicate (dual) publication〕とは，関与している学術誌が認識，または同意せず，2冊以上の学術誌に，本質的に同じ論文を同時または後続して出版することです．このような行為は，時に，すでに出版された論文とかなり重複する論文の出版と定義され，業績の水増しが一般的な動機です．これは，決して珍しくはありません[34-36]．

2番目の論文を，第一報と偽って発表することは，倫理的に問題であるだけではなく，著作権を侵害し，編集者の原稿処理の時間，査読者の時間，誌面などの乏しい学術誌の資源の無駄使いにもなります．また，出版の追加は特定の研究プロジェクトや関連の論文数をつりあげ，おそらくその主題を過度に強調することになります．ほぼすべての学術誌が複製出版を認めておらず，提出された原稿が1）新規の投稿であり，2）過去に出版されておらず（抄録，ポスター，予備的な報告を除く），3）別の学術誌や出版社において，出版のために検討されておらず，4）もし出版が承認されたら，その原稿を出版社の同意なしに他で出版しないことを，著者が確認することを求めています．

複製出版の主な倫理的問題は，2番目の論文の出版そのものではなく，2つの論文の存在を，双方の編集者に知らせていないことです．投稿された原稿の複製出版に関して連絡を受けていれば，学術誌は（著作権問題は別にして）望むものを自由に出版できます．実際，容認可能な複製出版の特例は二次出版（secondary publication）と呼ばれます．同一，または別の言語による，特に外国における研究の**二次出版**が，以下のすべての条件を満たす場

合，役に立つこともあります[17]．

1. 著者は，両方の学術誌の編集者から許可を受け，二次出版に関わる編集者は，初版のコピー，別刷，あるいは原稿を所持している．最初の学術誌は，二次出版の許可に対する対価請求をするべきではない．
2. 一次出版（primary publication）の優先権は，（双方の編集者が，特別の取り決めをしないかぎり）二次出版を少なくとも1週間遅れとすることで尊重する．
3. 二次出版の論文は，異なる読者グループ，特に，異なる言語を話す，他国の，または他の学問領域の読者を対象とする．
4. 二次出版は，一次出版のデータと解釈を忠実に反映する．
5. 二次出版の標題ページ（title page）の脚注では，その論文全体，または一部が出版されていることを，読者，査読者，著作権管理機関に通知し，一次出版の出典を示す．以下が適切な脚注である．"This article is based on a study first reported in the (title of journal, with full reference).〔この論文は（学術誌名，完全な出典）において最初に報告された研究に基づく．〕"
6. 二次出版の標題は，それが一次出版の二次出版（完全な再版，簡約化された再版，完全な翻訳，または抄訳）であることを示す．注意点として，米国国立医学図書館は，翻訳版を「再出版（republication）」とはみなしていない．元の論文がMEDLINEの収載誌で発表された場合，翻訳版（translation）の引用・登録はしていない．

複製出版の問題には，研究成果を科学論文で出版する前に，一般的な報道により発表することが含まれます．*New England Journal of Medicine*の編集者にちなんで名づけられた**Ingelfinger-Relman**ルールは，学術誌は，別の学術誌や特にメディアなど，他で報告されたいかなる研究も，出版対象としないと言明しています[37]．多くの学術誌によって採用されたこの規則の目的は，公衆を未評価情報の時期尚早な公表から守り，そのために科学的発見の査読を奨励し，そして研究内容の独創性を保護することです．

これに反対する人は，この規則が，情報源としての学術誌の経済的な立場を高めると指摘します．また，研究者が出版の機会を損なうことを恐れ，公の場で研究について議論をしたがらなくなるために，この規則が，研究団体におけるコミュニケーションを阻害するとも主張します．ほとんどの学術誌は，添え状や投稿原稿の標題ページで編集者に正式に知らされていれば，学会発表，ポスター，研究抄録を例外としています．重要な公衆衛生に関連する情報公開も例外です．たとえば1997年に，抗肥満薬「フェンフェン」が

> **人**に見られているとき，私たちは，決して悪いことをしない．
>
> 米国のユーモア作家，Mark Twain（1835–1910年）

訳注9) 最新版は CONSORT 2010 声明．

心臓弁膜症のリスクと関連する可能性は，論文が出版される7週間前に記者会見で発表されました．2001年にランダム化比較試験を報告するためのCONSORT声明の改正[訳注9]が，*JAMA*, *Lancet*, *Annals of Internal Medicine* で同時に出版されたように，重要な施政方針の同時公表（simultaneous publication）も例外です．

複製出版に関連して，**重複出版（redundant publication）**，つまり，著作権で保護された資料に，多少の新しい，あるいは未発表データを追加した出版があります．このような出版は，「増量肉」**論文**（"meat-extender" article）とも呼ばれます[38]．牛肉の節約のために植物性タンパク質を牛ひき肉に混ぜるように，新しいデータを古いデータに追加し，付加的な，そして通常は不要な論文が生まれます．たとえば，新しい論文をつくるために，新しいデータを予備報告論文（preliminary report）に追加するなどです．新しい治療に関する予備的なデータの発表は重要ですが，後に続く論文は予備報告論文を引用すべきでしょう．増量肉論文はそれを行いません（私のお気に入りの増量肉論文はいわゆる**クリスマスレター（Christmas letter）**です．著者が彼らの最近の活動を科学界に知らせるために，たとえ新しい症例がほとんど追加されず，データ分析が新しい知見を示さない場合も，定期的に臨床データベースの更新情報を発表するものです）．

細切れ出版：「サラミ科学」

細切れ出版（divided publication），あるいは「サラミ科学（salami science）」は，1つの研究プロジェクトをできるだけ多くの出版可能な論文に分割する行為です．つまり，サラミを長く食べられるように，より薄く切るようにするのです．ここでも，根本的な原因の多くは，ほとんどの臨床家や研究者が学問的に，そして時に企業から論文発表の圧力を受けていることです．サラミ科学では，1つの論文が研究の完全な記録になりにくく，また，しばしば発表される論文が同じ研究プロジェクトに基づくことを示さずに，複数の学術誌に割り振られます．

時には，1つの研究プロジェクトを，合理的に，異なる対象読者の興味の対象となるわかりやすい単位に分割することが可能です．つまり，複製出版の許容可能なかたちです．新しい小児心臓外科の技術に関する論文は，外科医，循環器専門医，小児科医の関心を引くでしょう．ただ各分野の読者のために別々の論文が準備された場合，論文を受け取る各学術誌の編集者は，他の2つの論文についての連絡を受けるべきです．臨床試験については，発表の前提条件として，現在，多くの学術誌が事前登録を求めています．そこで振られた固有の登録番号をその臨床試験に基づく各論文に記載します．

多施設により数年間にわたって行われる大規模な臨床試験が，研究デザイン，患者募集の戦略，データ収集と統計解析の計画，計画されたサブグループ解析，予期しない，または説明のつかない調査結果など，研究の異なる側面に関する多くの論文を生み出すことはもっともなことです．この場合もやはり，各論文は研究プロジェクト名を明示し，臨床試験登録番号を示すべきです．

編集者と査読者の守秘義務

学術誌の編集者（editor）と査読者（peer reviewer）は，投稿論文の受理・不受理にかかわらず，査読する論文の内容を内密にしておくことが求められます．実際，彼らは，論文が投稿されたことや，その査読依頼を受けたことさえ認めるべきではありません．査読者は特に，その分野の専門家として，論文著者の競争相手か共同研究者の可能性があります．多くの査読者は，自己の利益が科学的判断を妨げないように努力します．しかし，彼らは論文発表に先んじて査読論文から新しいアイデアを学ぼうとして，特定の人しか知りえない情報で不適切に行動する誘惑にかられるかもしれません．

利益相反[訳注10]

利益相反（conflict of interest）〔または，競合利益（competing interest）〕は，個人や企業が2つの競合している役割を担うときに起こります．たとえば，1つの役割に好ましい決定が，一方には好ましくない場合です．そのような相反は，公平な意思決定を脅かし，不正を引き起こし，ひいてはその個人や企業，そしてその決定の信頼性を損ねる危険があります．

学術出版では，読者は，どちらの利益が発表の決定理由かがわからないため，未公表の競合利益は潜在的バイアスの原因になります．金銭上の利益相反の意味合いは明らかですが，個人的・専門家的利益相反も同様に客観性を損なう場合があります．しかし，利益相反は，非倫理的あるいは不適切な行為がそこから生じない場合でも存在します．また，そのような相反があるだけでは，不正行為を意味するものではありません．これらの理由により，ほとんどの学術誌は，各著者が，発表を希望する研究に関するすべての潜在的な（potential）利益相反を開示し，資金提供者（sponsor）とのいかなる金銭的関係も開示することを求めています．

訳注10) 利益相反を conflict of interest の頭文字を取って COI と表する場合もある．

個人の利益相反

　競合利益をもつ著者の書いた原稿（典型的な大学や業界の研究環境を考慮すれば，かなりの割合でしょう[39]）でも，ほとんどの場合，発表が可能です．著者は，学術誌の編集者と，その読者に，相反を開示すればよいのです．しかし，論説や総説などの特定の種類の論文や，経済的評価などの研究は，多くの重要な仮定，価値判断，解釈に基づくため，金銭的な利益相反をもつ可能性のある著者の書いた論文を受理しない学術誌もあります[40]．

　金銭的な利益相反は次のような人たちに生じます．1）自分が働いているか，株式を保有する企業の製品を評価する研究者，2）研究資金を失うことを恐れて，肯定的な結果を報告する義務があると感じる企業出資型研究（industry-sponsored research）を行う研究者，3）優先的に医薬品を処方する見返りに製薬企業から講演料を受ける医師，4）自社の製品がよく売れることを望む医療機器企業のライター．

　他の利益相反は個人的，信条的，専門的な相違から生じます．胎生組織研究に関する論文の査読を依頼された場合，妊娠中絶に反対の査読者には信条的な（ideological）利益相反があり，著者と同じ学部に所属する査読者には，著者との仕事上の関係で，個人的な（personal）利益相反があります．

企業の利益相反

　学術誌は通常，誰が研究を支援し，研究の実施と論文の作成において支援者がどのような情報を提供したかを知りたいと考えます．支援者は研究資金以上のもの，すなわち研究用のサンプル，診断や分析サービス，専門的助言や技術的支援，そして研究の最終報告を書くための支援を提供する可能性があります．そのような貢献はすべて，編集者に開示が必要です．また，学術誌は，各著者と支援者，時には支援者の競争相手との間の，いかなる金銭的あるいは職業的関係をも知ることを望みます．そのような関係があっても論文の発表資格を失うわけではありませんが，その事実は明示すべきです．

　医療コミュニケーション企業（medical communication company）とその顧客（通常，製薬企業や医療機器企業）との関係にも利益相反が見られます．**医療コミュニケーション企業**の仕事は，1）顧客の研究に関する論文の執筆と投稿を助け，2）新薬の発売時に臨床家向けの教育行事を企画し，3）顧客の治療分野，または製品に基づく生涯教育資料を準備し，4）製品の公開討論会や学会を調整し，5）学術誌の論文や抄録集として，あるいは他の活動によって学会発表を支援することです．このような企業のほとんどに，倫理観をもった有能な専門家が勤めていますが，彼らの第1の忠誠心は，科学よりもむしろ顧客である製薬企業の営業部などに対してのものでしょう．研究の実施や科学コミュニケーションの準備に医療コミュニケーション企業

がどのように関わったかについては，透明性を保つために編集者に開示が必要です．

製品販売促進が目的の**出版計画**（publication planning）とは，次のようなプロセスを含んだ包括的な取り組みです．すなわち，1）製品に関して何が書けるか・書くべきかの決定，2）製品を購入または処方する可能性が高い人が最も目にする学術誌と学会の特定，3）論文を準備，または入手し，学術誌や学会へタイミング良く投稿する，ことです．このように計画的に製品販売市場を標的とすることで，潜在的利用者に役立ちそうな製品を知らせ，医師の処方行為にも影響を与えます．

出版計画は製薬企業と医療コミュニケーション企業により行われます．薬剤の市場開拓と医師教育の目標は，時に相反する可能性がありますが，出版計画は合法的で確立した活動です．この潜在的な相反を意識し，この領域の専門家は2つの専門家組織を設立しました．国際医学出版専門員学会（International Society of Medical Publication Professionals：ISMPP）と国際出版物計画協会（International Publication Planning Association：TIPPA）です．これらの組織は，業界基準の設定を支援し，会員へ継続的に情報を提供します．

出版計画への批判は，それが科学論文を広告媒体として扱うことで，論文に望まれる客観性を脅かすというものです[41-44]．事実，出版計画で，時に，製品に関する総説論文や論説を書いたり，製品の主要な研究から多くの派生的な論文を生み出したりするためのゴースト著者が募集されています．そして，その分野の**オピニオンリーダー**（opinion leader）が，「有名人」のお墨つきを与えるようなかたちで，謝礼を得て，その論文の著者として名前を貸すかもしれません．それらは製品のイメージを高めるため巧みに計画され，注意深く書かれ，管理された販売促進のメッセージを含んでいるでしょう．

販売広告のメッセージは，注意深く書かれた編集者への投書，論説，ガイドライン，教育プログラムなど，ゴースト著者が書いたもの以外も含まれますが，それはやはり企業の利益のために論文を操作する試みです．問題は，これらのメッセージが，その製品の需要を人為的に増加させたり，製品本来の価値を超えた使い方を推し進めてしまう危険があることです．このような行為はもちろん非倫理的ですが，心配の種になるほど一般的です．ISMPP，TIPPA，米国メディカルライター協会（American Medical Writers Association：AMWA）はすべて，そのような行為を非難する声明を発表しました．米国では，医薬品の市場開拓と広告も，米国食品医薬品局によって厳しく統制されています．

判断が科学的手段として認識されると，価値により，科学がどのように影響されうるかがわかりやすくなる．価値は科学と切り離せず，また，切り離すべきではない．

科学者であるということ：研究における責任ある行動．米国科学アカデミー，1995年

倫理的にグレーの領域：「枠組みづくり」と「情報操作」

　幸い，著者資格の問題を除き，前述の倫理原則の違反はまれです．しかし，より微妙ですが，はるかに一般的な倫理的懸念があります．それは明確な意図の有無にかかわらず，情報の示し方（how information is presented）によって生じるバイアスです．すなわち，情報自体に偽りはなくても，その示し方によって，ある1つの解釈が，別の同等な解釈以上に支持される場合です．たとえば，手術の失敗率が32％と書くより，成功率68％と書いたほうが，手術を受ける患者が多くなるのです[45,46]．どちらの表現も真実ですが，データの解釈が異なり，治療の選択結果も変わってきます．

　枠組みづくり（framing） は，事実に前後関係（context）を与えるプロセスで，避けることはできません[47]．枠組みによって，ある一定の解釈が支持され，他は除外されます（表8-1）．上記の例では，手術成功率の説明は「利得の枠組み（gain frame）」，失敗率の説明は「損失の枠組み（loss frame）」です．別の枠組みとして緊急性（urgency）もあります．「毎年，米国では，31,000人の男性が前立腺癌で死にます」といわれた場合と，緊急性を強調して「17分に1人の男性が前立腺癌で死にます」といわれた場合の印象を比べてみましょう．さらにもう1つの枠組みは，対立する何かを基準として定義することです．たとえば，妊娠中絶を巡る論争において，中絶賛成，すなわち「選択の自由賛成派（pro-choice）」といえば，その対立相手は「選択の自由反対派（anti-choice）」であり，中絶反対，すなわち「生命尊重派（pro-life）」といえば，その対立相手は「生命軽視派（anti-life）」になります．

　情報操作（spinning） は，通常，著者の都合に合わせて，1つの解釈を別のものよりも魅力的に見せる行為です[48]．情報の操作には枠組みづくり以外にも方法があります．最近前立腺癌と診断された男性について考えてみましょう訳注11)．彼の前立腺癌による死亡リスク（この例では，8年以上）とその治療〔ここでは，前立腺切除か経過観察（watchful waiting）か〕の報告の仕方はいくつもあり，そのすべてが正しいのです〔詳細は，『わかりやすい医学統計の報告訳注12)（*How To Report Statistics in Medicine*）』の2章を参照[49]〕．

訳注11) 本文の指標の基になる2×2表は以下の通り．

	死亡	生存	計
前立腺切除	14	186	200
経過観察	22	178	200

訳注12) 邦訳は中山書店より刊行．

- 癌による死亡リスクは，経過観察では11％だが，前立腺切除ではわずか7％である〔**絶対リスク（absolute risk）**〕．
- 前立腺切除は癌による死亡の絶対リスクを4％低下させる〔**絶対リスク減少率（absolute risk reduction）**〕．
- 切除後の癌による死亡リスクは経過観察によるリスクの64％である

> **表 8-1　問題の「枠組みづくり」が視点を確立する**
>
> - バラに刺があることを残念に思うか，茨の茂みにバラがあることを喜ぶか？
> - 祈り中の喫煙を許さないなら，なぜ喫煙中の祈りは許されるのか？
> - グラスは，半分しかないか，半分も入っているか？
> - 経営者が18ドルの時給を申し出て，労働者がそれ以上を要求しているのか，労働者が時給24ドルで働くことを申し出て，経営者がそれ以下を受け入れるように要求しているのか？
> - 卵は，ニワトリを永続させるニワトリの手段か，ニワトリは，卵を永続させる卵の手段か？
> - 延滞料を請求して人を罰するべきか，期限内の支払いに割引を設けて人に報いるべきか？
> - 標識は，「指定地域以外禁煙」と書くべきか，「指定地域内喫煙可」と書くべきか？

〔**相対リスク（relative risk）**〕．

- 前立腺切除は，癌による死亡の相対リスクを36％低下させる〔**相対リスク減少率（relative risk reduction）**〕．
- （癌で死亡しないことと比べた）癌で死亡する確率は，経過観察では0.12であるが，前立腺切除ではわずか0.08である〔**オッズ（odds）**〕．
- 癌による死亡において，経過観察に対する切除のオッズ比は0.66である〔**オッズ比（odds ratio）**〕．
- 1人の癌による死亡を防ぐために，約25人の男性が前立腺切除を受ける必要がある〔**治療必要数（number needed to treat）**〕．
- 前立腺癌で経過観察を受けている患者100人中，11人が死亡する可能性がある．前立腺切除を受けた100人中，7人が死亡する可能性がある〔**自然頻度（natural frequency）**〕．

　前立腺切除では絶対リスクの減少が4％と告げられた患者は，相対リスクの減少が36％と告げられた場合も同じ決断をするでしょうか？　切除後の前立腺癌による死亡のオッズはわずか0.08であるにもかかわらず，切除を受けた100人の男性のうち，7人が前立腺癌で死亡するのでしょうか？　数学的には，リスクは単なる頻度にすぎませんが，心理学的には，はるかに複雑です．それには，不確定要素と不安要素，そして個人的，社会的，経済的損失要因が含まれます．リスクとその結果の説明の仕方で，その認識は大きく変わってしまいます．

　科学論文では，少なくとも絶対リスクと絶対リスク減少を報告すべきです．他のすべての指標は，この2つから計算できます．また，自然頻度は他の指標よりも理解しやすいので，常に指標として適切です[50]．

リスクを説明する「客観的な（objective）」方法はありません．残念ながら，読者のリスクの感じ方は説明の仕方によって操られてしまうでしょう．この操作は，前述のようにある指標を別の指標の代わりに報告するという微妙なものであったり，1つの選択肢から予想される結果を誇張し，別の選択肢の意味合いを退けるほど意図的であるかもしれません．したがって，リスクの示し方は，倫理的課題といえます．リスクの記述は読者がどのように認知するのかという問題が多いので，次の点について留意してください．1) 可能な限りバランスよく示す，2) 2つ以上のリスク指標を報告する，3) 肯定的・否定的な両方の表現でリスクを提示する．

文献

1. World Medical Association. **Declaration of Helsinki: Ethical Principles for Medical Research Involving Human Subjects.** 2004. http://www.wma.net/e/policy/b3.htm. Accessed 9/24/07.
2. International Committee of Medical Journal Editors. **Protection of patients' rights to privacy.** BMJ. 1995;311:1272.
3. JAMA. **Instructions for Authors.** http://jama.ama-assn.org/misc/authors.dtl. Accessed 3/3/08.
4. Armstrong D, Kline-Rogers E, Jani S, et al. **Potential impact of the HIPAA privacy rule on data collection in a registry of patients with acute coronary syndrome.** Arch Intern Med. 2005;165:1125–9.
5. Wolf M, Bennett C. **Local perspective of the impact of the HIPAA privacy rule on research.** Cancer. 2006;106:474–9.
6. Journal of Physiology. **Instructions for authors.** http://jp.physoc.org/misc/ita.shtml. Accessed 1/12/08.
7. Public Health Service Policy on Humane Care and Use of Laboratory Animals. **National Institutes of Health, Office of Laboratory Animal Welfare, Amended August, 2002.**
8. **Guide for the Care and use of Laboratory Animals.** Institute of Laboratory Animal Resources, Commission on Life Sciences, National Research Council, National Academy Press, Washington, D.C., 1996. http://books.nap.edu/catalog/5140.html.
9. Association for the Assessment and Accreditation of Laboratory Animal Care http://www.aaalac.org. Accessed 9/24/07.
10. De Angeles C, Drazen JM, Frizelle FA, et al. **Clinical trial registration: a statement from the International Committee of Medical Journal Editors.** Ann Intern Med 2004;141:477–8. See also: http://www.icmje.org/clin_trialup.htm.
11. Reidenbach F. **Guidelines for clinical trial registration modified.** AMWA J. 2007;22:132–3. See also: WHO Guidelines http://www.who.int/ictrp/faq/en/index.html.
12. Laine C, De Angelis C, Delamothe T, et al. **Clinical trial registration: looking back and moving ahead.** Ann Intern Med. 2007;147:275–7.
13. Clinicaltrials.gov. http://prsinfo.clinicaltrials.gov. Questions should be referred to register@clinicaltrials.gov.
14. Ramsey S, Scoggins J. **Practicing on the tip of an information iceberg? evidence of underpublication of registered clinical trials in oncology [Commentary].** The Oncologist. 2008;13:925–929.
15. Tacker M. **What makes a biomedical manuscript publishable?** Int J

Prosthadon. 1990;3:205–6.

16. Medical Research Council. **Policy and Procedure for Inquiring into Allegations of Scientific Misconduct.** 1997. Available at: http://www.mrc.ac.uk/Utilities/Documentrecord/index.htm?d=MRC002454. Accessed September 23, 2007.

17. International Committee of Medical Journal Editors. **Uniform requirements for manuscripts submitted to biomedical journals: writing and editing for biomedical publication.** http://www.icmje.org/index.html#top.

18. Kronick D. **The Literature of the Life Sciences.** Philadelphia: ISI Press; 1985:24.

19. Sontag D. **Abuses endangered veterans in cancer drug experiments.** New York Times. 2005;Feb 6.

20. Rosner M, Yamada KM. **What's in a picture? The temptation of image manipulation.** JCB. 2004;66:11–15. doi:10.1083/jcb.200406019.

21. Hilts PJ. **Federal inquiry finds misconduct by a discoverer of the AIDS virus.** New York Times. 1992;Dec 31.

22. Council of Science Editors. **CSE's White Paper on Promoting Integrity in Scientific Journal Publications.** http://www.councilofscienceeditors.org. Accessed 9/24/07.

23. Rennie D, Yank V, Emanuel L. **When authorship fails: a proposal to make contributors accountable.** JAMA. 1997;278:579–85.

24. Sharp D. **A ghostly crew.** Lancet 1998;351:1076.

25. Goodman NW. **Survey of fulfillment of criteria for authorship in published medical research.** BMJ. 1994;309:1482.

26. Bates T, Anic A, Marusic M, Marusic A. **Authorship criteria and disclosure of contributions: comparison of 3 general medical journals with different author contribution forms.** JAMA. 2004;292:86–8.

27. Camacho LH, Bacik J, Cheung A, Spriggs DR. **Presentation and subsequent publication rates of phase I oncology clinical trials.** Cancer. 2005;104:1497–504.

28. Sprague S, Bhandari M, Devereaux PJ, et al. **Barriers to full-text publication following presentation of abstracts at annual orthopaedic meetings.** J Bone Joint Surg Am. 2003;85-A:158–63.

29. Krzyzanowska MK, Pintilie M, Tannock IF. **Factors associated with failure to publish large randomized trials presented at an oncology meeting.** JAMA. 2003;290:495–501.

30. Woolley KL. **Goodbye ghostwriters! how to work ethically and efficiently with professional medical writers.** Chest. 2006;130:921–3.

31. US CODE: Title 17,107. **Limitations on exclusive rights: Fair use.** http://www4.law.cornell.edu/uscode/17/107.html. Accessed 3/10/08.

32. Altman LK. **Drug firm, relenting, allows unflattering study to appear.** New York Times. 1997;Apr 16.

33. Blumenthal D, Campbell EG, Anderson MS, et al. **Withholding research results in academic life science. Evidence from a national survey of faculty.** JAMA. 1997;277:1224–8.

34. Sun M. **Peer review comes under peer review.** Science. 1989;244:910–2.

35. Tramèr MR, John D, Reynolds M. **Impact of covert duplicate publication on meta-analysis: a case study.** Br Med J. 1997;315:635–40.

36. Raju T. **Republication of research data and meta-analysis.** J Pediatr. 1994;124:830–1.

37. Relman AS. **The Ingelfinger Rule.** N Engl J Med. 1981;305:824–6.

38. Huth EJ. **Irresponsible authorship and wasteful publication.** Ann

Intern Med. 1986;104:257–9.

39. Campbell EG, Weissman JS, Ehringhaus S, et al. **Institutional academic industry relationships.** JAMA. 2007;298:1779–86.

40. **The journal's policy on cost-effectiveness analyses (Editorial).** N Engl J Med. 1994;331:669–70.

41. Horton R. **The dawn of McScience.** New York Rev Books. 2004;51:7–9.

42. Angell M. **The truth about drug companies: How they deceive us and what to do about it.** New York: Random House;2005.

43. Kassirer JP. **On the take: How medicine's complicity with big business can endanger your health.** New York: Oxford University Press;2004.

44. Barbour V, Butcher J, Cohen B, Yamey G. **Prescription for a healthy journal.** PLoS Med 1:e22, 2004. DOI: 10.1371/journal.pmed.0010022.

45. Armstrong K, Schwarts JS, Fitzgerald G, et al. **Effect of framing as gain versus loss on understanding and hypothetical treatment choices: survival and mortality curves.** Med Decis Making 2002;2:76–83.

46. McNeil PJ, Pauker SG, Sox HC, Tversky A. **On the elicitation of preferences for alternative therapies.** N Engl J Med. 1982;306:1259–62.

47. Kahneman D, Slovic P, Tversky A, eds. **Judgment Under Uncertainty: Heuristics and Biases.** Cambridge: Cambridge University Press;1982.

48. Fletcher RH, Black B. **"Spin" in scientific writing: scientific mischief and legal jeopardy.** Med Law. 2007;26:511–25.

49. Lang T, Secic M. **How to Report Statistics in Medicine: Annotated Guidelines for Authors, Editors, and Reviewers, Second Edition.** Philadelphia: American College of Physicians;2006.

50. Gigerenzer G. **Calculated Risks: How to Know When Numbers Deceive You.** New York: Simon and Schuster;2002.

参考資料

Angell M. **Science on Trial: The Clash of Medical Evidence and the Law in the Breast Implant Case.** London: W.W. Norton & Company;1996.

Benos DJ, Fabres J, Farmer J, et al. **Ethics and scientific publication.** Adv Physiol Educ. 2005 Jun;29(2):59–74. Review.

Council of Biology Editors Editorial Committee. **Ethics and Policy in Scientific Publication.** Bethesda, Maryland: Council of Biology Editors;1990.

Council of Science Editors White Paper. **3.4 Digital Images and Misconduct.** http://www.councilscienceeditors.org/editorial_policies/whitepaper/3-4_digital.cfm

Fischhoff B, Lichtenstein S, Slovic P, Keeney D. **Acceptable Risk.** Cambridge, Massachusetts: Cambridge University Press;1981.

Jones AH, McLellan F, editors. **Ethical Issues in Biomedical Publication.** Baltimore: Johns Hopkins University Press;2000.

LaFollette MC. **Stealing into Print, Fraud, Plagiarism, and Misconduct in Scientific Publishing.** Los Angeles: University of California Press, 1992.

Ottawa Statement on Trial Registration. http://ottawagroup.ohri.ca/index.html

Public Library of Science. **The PROCTOR Initiative** (Public Reporting Of Clinical Trial Outcome and Results). http://www.plos.org/cms/node/354

Plous S. **The Psychology of Judgment and Decision Making.** New York:

McGraw-Hill;1993.

Sarasohn J. Science on Trial: The Whistle-blower, the Accused, and the Nobel Laureate.

8章 研究と出版の倫理 まとめとキーワード

倫理的原則や習慣の遵守し，文章化．

研究実施上の倫理

対象者の保護：インフォームドコンセントと子どもからの賛同

プライバシーの保証：HIPAA，PHI

研究動物の保護：IACUC

臨床試験の登録：出版バイアスの防止

結果の公表：公的資金による研究は広く利用可能に

科学上の不正行為

捏造：架空の研究データ

改ざん：結果の操作・省略．いいとこ取り・データ浚渫．

詐欺：他人の業績の横取り．不適切な著者資格．

執筆上の倫理

著者資格の3要件：ICMJE

著者資格をめぐって：匿名の著者資格，ゴースト著者，ゲスト著者，ゴーストライター，メディカルライター，研究貢献者，透明性の確保．

盗用と著作権侵害：他人が執筆・創作した成果の不適切な利用．
　英語を母国語としない著者のつぎはぎライティング．
　複製出版は自己盗用．

出版における倫理

研究結果の発表の抑止：不利な結果を故意に発表しない

複製出版と重複出版：二次出版ルールの遵守

細切れ出版・「サラミ科学」：1つの研究から多数の類似論文の作成．同一プロジェクトであることを明記．

編集者と査読者の守秘義務：査読者の多くは著者の競争相手か共同研究者．

利益相反（COI）：適切に開示

個人：金銭的関係，専門的な立場・意見の相違など

企業：企業関連の研究はその事実を論文で明示

グレーの領域：「枠組みづくり」と「情報操作」

CHAPTER 9

出版用の描画と写真の準備

　　版用の描画（drawing）と写真（photograph）は，優れた医学イラストレーターやグラフィックアーティスト，医学写真家に準備してもらうのが一番です．優れた描画や写真は，説明に役立ち，情報量が多く，見た目にも気持ちよいものです．理想的には，最良の制作技術法で示されるべきですが，専門家の助けがなくても，視覚認知のルールを知っていれば，効果的な画像を作れます（便宜上，本章の「画像（image）」という言葉は，特殊な画像に言及しない限り，描画と写真を指します）．

　印刷された画像は従来，次の2つに分類されていました．1つは，いわゆる**線画（line art）**や描画で，はっきりとした2色（「高コントラスト」画）だけを使用した，チャート，グラフ，イラスト，ダイアグラム，地図，心電図，脳波記録などです．もう1つは**連続階調画（continuous-tone art）**で，色に濃淡をつけたり，連続した階調（グラデーション）をつけるもので〔「半階調」や「グレースケール（gray scale）」画〕，陰影のあるイラスト，絵，写真，X線写真，PETスキャン画像，超音波画像，ゲル・ブロットがあります．**コンビネーション画（combination art）**は，線画と連続階調画の両方を含みます．たとえば，画像領域外にラベルのついた顕微鏡写真などです．線画と連続階調画が2つに分類された理由は，デジタル画像処理の導入前，両者の機械的処理が異なっていたからです．デジタル画像処理が普及

> **ど**の写真にも常に2人の人がいる．写真家と見る人だ．
>
> 米国の写真家・環境問題専門家，Ansel Adams（1902-1984年）

して，その分類はあまり重要ではなくなりましたが，今でもそれらの扱いには明確な違いがあります．

本章では主に，**出版画像**（publication image），つまり印刷（ハードコピー）や電子化された（オンライン）学術誌や技術報告書の中で示すようにデザインされたものについて述べ，次に，**プレゼンテーション画像**（presentation image），つまりポスターやスライド（12，13章参照）のような離れた所から見られるようにデザインされたものについて述べます．まず，描画と写真の視覚的特性を通じ，どのようにコミュニケーションを行うかを考えた後，学術誌への投稿のために，どのように描画や写真を準備すべきかをお話しします．

描画と写真の計画

ある種の描画と写真は，他のものに比べて，いくつかの点で優れています．実際，1つの画像をつくろうとするとき，まず，その**役割**（function）を決めなければいけませんが，それは何を，誰に伝えたいかによって変わります．使う画像の種類を決めたら，**内容**（content）や**対象物**（subject），その画像における対象物と他の要素との**コントラスト**（contrast），**解像度**（resolution），**サイズ**（size）を考える必要があります．加えて，適切な**キャプション**（caption）や，多くの場合，**ラベル**（label）を用いて，画像と文章をつなげる必要があります．

画像の種類と機能

描画や写真はその視覚的特性によって役割が異なります．

- **チャート**（chart）と**グラフ**（graph）は，それぞれのデータ点，データ群，群間の比較を示す（4章参照）．
- **ダイアグラム**（diagram）は，一連のプロセス，構造や機能的関係を示す．
- **地図**（map）は，場所，位置，地域，空間的関係を示す．
- 心電図のような**アナログの出力記録**（analog tracing）は，経時的な測定を記録する．
- **イラスト**（illustration）は，さまざまなきめの細かさ（various levels of detail）で対象を表現し，さまざまな様式で描かれる．
- **写真**（photograph）は，実体を視覚的に表現する．

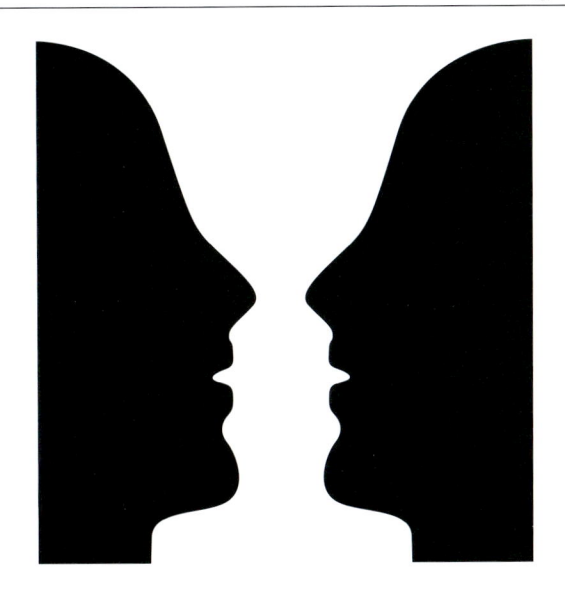

図 9-1
「**対象・背景**」**の関係**. あらゆる画像に「対象・背景」（または「図と地」）の関係があり，背景に対し，対象が浮かびあがる．良い画像は対象に注意を集め，背景の不要な細部は最小限に抑える．顔と壺の絵（ルビンの顔，1915年にこれを制作したオランダの心理学者，Edgar Rubin にちなむ）は，技術的な画像としては良いものではない．対象と背景があまりに容易に反転し，どちらに注意を払うべきかわからない．

- **顕微鏡写真**（**micrograph**）は，実体を視覚的に拡大して示す．
- **医学画像**（**medical image**）や**診断画像**（**diagnostic image**）（たとえば，X線写真や超音波画像，MRIスキャン画像）は，通常見えない構造や一連の作用を示す．
- **実験画像**（**laboratory image**）（たとえばゲル・ブロット）は，定性的，定量的分析の結果を示す．

画像の対象と背景

　すべての画像は，1つ以上の**対象・背景の関係**（**subject-background relationship**）（または「図と地の関係」）で構成されており，その結果，ある対象が背景に対して浮かびあがります．画像の性質の一つとして，対象が背景から際立って見える程度の違いがあります．「向き合う顔と壺」の絵では，対象と背景が容易に入れ替わります（図9-1）．この絵では，もし絵の両端を対象，絵の中央を背景と見るなら，2人が絵の両端から向き合っているように見えます．もし絵の中央を対象，両端を背景と見るなら，壺の絵のように見えます．しかし，向き合う顔と壺の絵を面白くするこの曖昧さのために，この絵は技術的に下手な画像にもなってしまいます．

　そこで，あなたが画像をデザインしたり，選んだりする際には，読者にそ

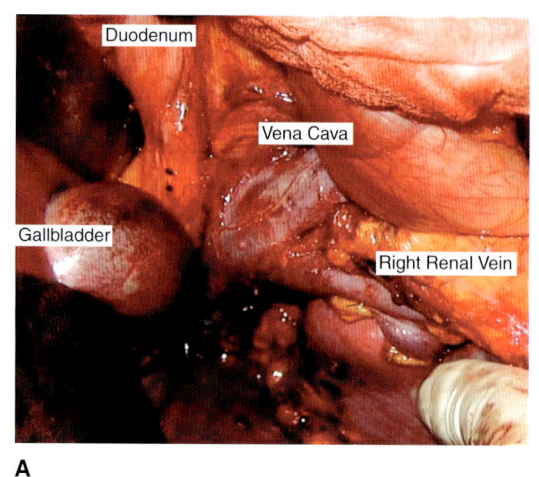

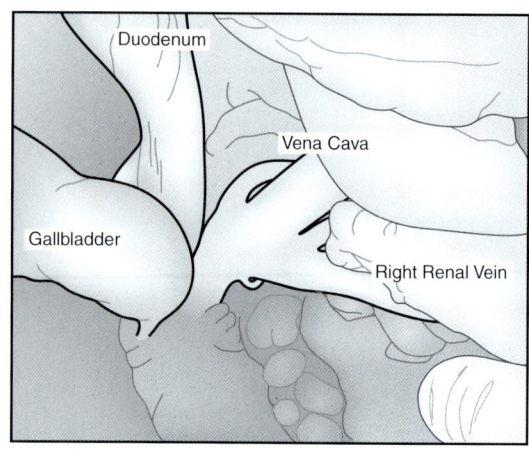

図9-2
読者の注意を画像の重要な要素に導く．読者に見てもらいたいものを基準に画像を選ぶ．大切な特徴を強調し，それほど重要ではない細部は取り除くか，減らして，読者が重要な特徴に注目できるようにする．**(A)** 読者が外科手術や解剖中にどのように腹部が見えるかを知る必要があるなら，印刷物としては最も現実に近い描写である写真を用いる．**(B)** 読者が解剖学を学んでいる段階なら，線画のほうが写真より適切な可能性がある．写真には目的から注意をそらす付加的な細部が含まれるが，線画にはそれがなく，各臓器の位置や形に注意が向く．
Duodenum：十二指腸，Vena Cava：大静脈，Gallbladder：胆嚢，Right Renal Vein：右腎静脈

の画像の中で見てもらいたいもの，つまり**対象（subject）**に注意を引くために，背景が対象と競合しないようにしてください．もし，あなたが，大学の新入生に人体腹部の基礎的な解剖学を教えるのなら，形や腹腔内での相対的な位置を示す臓器の線画は，解剖された人体の腹部写真よりも効果的でしょう．描画はまた，表面的な構造に隠された，より深部にある構造の情報も描写可能です．臓器の形や位置のみを示すことで，描画は臓器に注意を集めますが，写真はより多くの対象物の画像や詳細な背景を含み，臓器の形や位置に関する手がかりは埋もれてしまいます．その結果，うまく臓器に注意を引きつけられなくなります．もしあなたがマクロ解剖を教えているなら，写真は学生が直面する現実的な一面を示してくれるのに対し，線画は単純化され過ぎた説明にしかなりません．描画と写真の両方を提供すれば，双方の目的が適うでしょう（図9-2）．

対象と背景のコントラスト

対象と背景のコントラストは，背景の詳細に対する対象の色，サイズ，形，位置の影響を受けます．最も鮮明な色のコントラストは，白と黒ですから，白黒の線画は，グレーの濃淡がある白黒写真よりもコントラストが大きくなります．異なる色の組み合わせは，コントラストの程度も異なり，情報

の伝わりやすさにも影響します（強弱の色のコントラストの例は13章のスライドを参照）．写真や顕微鏡写真のコントラストは調整可能ですが，注意深く行い，調整したことの報告が必要です（後述のデジタル画像処理の考察を参照）．

画像の解像度

解像度（resolution）は，画像のきめ細かさの程度を表し，画像の鮮明さ（sharpness）に影響を与えます（写真の鮮明さは，ピントにもよります）．印刷された画像では，解像度は **dots per inch**（**dpi**），つまり，1インチあたりのドット数で示されます．dpiが高いほど，解像度は良くなります．2,400dpi×1,200dpiの解像度をもつプリンターは，横1インチに2,400ドット，縦1インチに1,200ドット，すなわち紙上1インチ四方におよそ300万ドットを示すことができます．

学術誌に発表される線画の最低解像度は，通常1,200dpiで，カラーやグレーの濃淡がある連続階調画では600dpiです．この解像度であれば，標準的な引き伸ばしでも，鮮明できれいな線や読みやすい文字になります．しかし，アナログ写真のように真の連続階調画では，印刷するためには網点（half-tone）[訳注1]画像に変換する（スクリーニング）必要があります．アナログ画像処理では，元の写真の連続階調が，ガラス板などのスクリーンを通して撮影され，小さな網点の集まりに分解されます．印刷すると元の写真よりも低い解像度になりますが，その小さな網点が元の画像を再現します．たとえば写真やX線写真，CTスキャンなどのデジタル画像や，スキャナで取り込むことでデジタルデータに変換されたコンビネーション画や画像は，通常，出版学術誌では最低300dpiの解像度が必要です．

電子出版物では，解像度は通常 pixels per inch（ppi），1インチあたりのピクセル数（ときに1インチ四方あたりのドット数，ただし「ドット（dot）」は厳密には正しくありません）で示されます．**ピクセル**（**pixel**，"picture element"の短縮形）は，画像ファイルやコンピューター画面上の1つの色つきのドットのことで，基本的にデジタル画像の最小単位となります．画像ファイルのインチあたりのピクセル数が多いほど，より詳細な画像，つまり，より解像度が高くなります．デジタル画像中のピクセル数は，その画像の取り込みに使った機器により決まります．いったん取り込まれれば，解像度は表示される大きさで決まります．1,200×1,500ピクセル（1.8メガピクセル：1,200×1,500＝1,800,000ピクセル）で取り込まれた画像は，300ppiで4×5インチ（1,200ピクセル/4インチ＝300ppi；1,500ピクセル/5インチ＝300ppi）の画像に圧縮したり，150ppiで8×10インチ（1,200ピクセル/8イ

訳注1）複数のドットが1個の網点を構成．

ンチ＝150ppi；1,500 ピクセル／10 インチ＝150ppi）の画像に拡大したりできます．ピクセル数は変わらず，密度のみ，すなわち解像度が変化します．ですから画像が大きくなれば，解像度は低くなり，逆もまた同様です．デジタル画像をきれいに印刷するなら，一般的には少なくとも 300ppi の解像度が必要です．

　デジタル画像の解像度は，**再サンプリング（resampling）**または**アップサンプリング（up-sampling）**とよばれる処理で修正できます．画像のピクセル数は取り込まれるときに固定されますが，ソフトウェアにより人工的にピクセル数を増やし，解像度を上げることができます．新たなピクセルの値は，隣接するピクセルの値から「**補間（interpolating）**」してつくり出されます（補間は，画像内の総ピクセル数を元の画像の総ピクセル数よりも大きく設定したときにソフトウェアが行います）．異なる補間法により，低解像度画像を大きなサイズで表示するときに起きる**ピクセル化（pixelization）**[訳注2]を減らし，新しいサイズにした場合の見た目を改善できます．しかし，情報を人工的に画像に加えることになるため，多くの学術誌は，再サンプリングによる画像の解像度の調整を望ましくない，あるいは非倫理的とさえ考えています．

訳注2）画面がギザギザに荒くなること．

　もし大きな高解像度の画像から，小さな画像をつくりたい場合，画像のピクセル数を減らすこともできます．ここでは，ソフトウェアが選択された領域からピクセルを抽出し，それぞれの色と明るさ（brightness）の値の平均値をもつ新しいピクセルをつくって ppi を減らします．この作業は元の画像を変更することになりますが，なかったものをつくるわけではありません．

画像のサイズ

　出版用画像の準備にあたって最後に考えることは，発表した場合の画像の**サイズ（size）**です．画像サイズは，縦×横（例：3×5 インチ），総ピクセル数，画像の電子ファイルの大きさなど，いくつかの方法で表示可能です．また，画像サイズは段（column）サイズでも表示できます．多くの学術誌のページは，1～4 段の文章から成り，最も一般的なのは 2 段か 3 段です．便宜上，多くの学術誌は，投稿画像の横幅が段幅の倍数になるように指定するため，1 段幅の画像や 3 段幅の画像といった形で投稿することになるかもしれません．たとえば，*Journal of Clinical Oncology* は，1 段幅，1.5 段幅，2 段幅の画像を受理します．1 段幅は 8.5cm（3.5 インチ）で，1.5 段幅は 12.5cm（5 インチ），2 段幅は 17cm（6.75 インチ）です[1]．

　印刷されたページでは，文章の段は**段間（alley）**で区切られ，**とじしろ（bound margin）**は，**のど（gutter）**で区切られています．段間の幅は（見

開きページのとじしろにまたがる画像ではのどの幅も），通常，複数段の計測幅に含まれます．たとえば，1段分の画像の幅が 8.5cm なら，0.5cm の段間を含んだ2段分では 17.5cm になります．発表画像の最終的な寸法を知っておけば，画像中の対象物やそのラベルが縮小された後もはっきりと見えるように，元の画像の大きさを調節できます．

写真では，引き伸ばしは拡大と同じではありません．**拡大（magnification）**は，レンズを通して見ることができる細部の量を増やします．一方で，**引き伸ばし（enlargement）**は単に，すでに見えている細部のサイズを大きくするだけです．たとえば，100 倍で撮られた顕微鏡写真は，10 倍で撮られた写真の 10 倍の詳細を示します．低倍率（×10）で撮られた顕微鏡写真を 10 倍に引き伸ばしても，より多くの情報を示すわけではなく，印刷された顕微鏡写真が 10 倍の大きさになるだけです．印刷やウェブ投稿処理の際に解像度の調整は可能ですが，いったん撮影されてしまうと，その写真の引き伸ばしや縮小はできても，拡大はできません．

画像のキャプション

あらゆる画像にとって最も重要な部分は，そのキャプション（caption）です．キャプションにより，画像とその重要な要素を特定し，画像を文章で表現します．加えて，画像が入手された経緯も説明できるかもしれません（生物医学的画像の解説は 10 章参照）．また，キャプションでは，画像内のすべての文字，記号，略語，ラベル，そして画像に対して行われた処理も明示します．学術出版では，上手なキャプションで可能な限り，本文を参照しなくても画像を理解できるようにしましょう．そのようなキャプションをつくるには，通常，多くの時間と思案が必要です（わかりやすい，または不十分なキャプションの例は 4 章参照）．

図を準備する：線画

線画（line art）は，通常，白い紙の上の黒い線で構成されます（図 9-3）．どのような色の組み合わせも可能ですが，重要なことは，画像のすべてがある 1 色とその他の 1 色であり，グレーの（またはその他の色の）濃淡がないことです（濃淡のある連続階調画は後述）．前述の一般的で視覚的な考慮に加え，線画の最も重要な点は，通常，線の厚み，すなわち**線の太さ（line weight）**，そして画像の**ラベル（label）**すなわち「**引き出し線（callout）**」で使用される**文字サイズ（type size）**や**フォント（font）**です．

> 図はいつもキャプションのレベルまで引き下げられる.
>
> 米国のユーモア作家・イラストレーター, James Thurber (1894–1961 年)

A

（胃バイパス手術の図：Esophagus 食道／Staple line ステープルライン／Stomach 胃／Roux-en Y loop Roux-en Y ループ／Jejunum 空腸／Large Intestine 大腸）

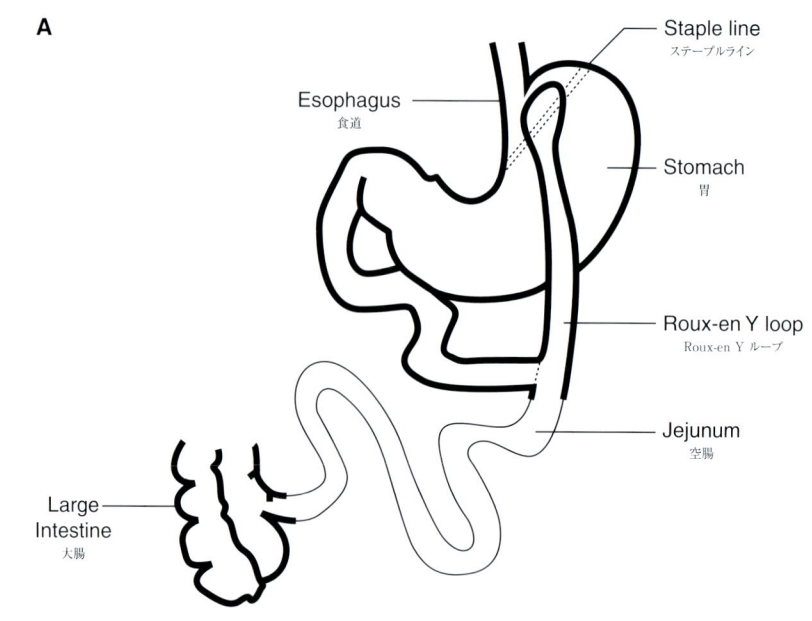

図 9-3A

線画の例. **(A)** 簡単な線画．白地に黒線が一般的だが，どの対照的な色の組み合わせでも線画となる．**線の太さ**と呼ばれる線の厚みも重要．線の太さは，読者の注意を引くために変えてよい．この図は，胃バイパス手術の概念を示す．上部胃内の小嚢は太線で示され，小嚢の下で胃を閉じるよう，2 本のステープルラインが点線で示されている．小嚢に吻合された空腸端と Roux-en Y ループも太線で示されている．2 つのセグメントが吻合されると，胃内容と十二指腸内容が合流する．大腸の太線は，読者の注意を引くが，大腸はこの術式の理解には無関係であるため，紛らわしくなっている．

　出版される画像のすべての要素は，読みやすくすべきです．このため，すべての線は少なくとも 1 ポイント以上の太さ（1 インチの 1/72，すなわち 0.35mm）にします．ラベルには 8 ポイント以上の文字サイズ（小文字の大きさは少なくとも 3mm 高），上付き文字や下付き文字には 6 ポイント以上の文字サイズを使いましょう．通常，画像上の小さめのフォントとしては，Helvetica や **Chicago** などのサンセリフ系のフォントが好まれます．ラベルを画像中の各部と結ぶ線は，画像そのものを構成している線よりも細くします．

　これらの寸法は，出版論文における最終的な寸法であることを覚えておきましょう．画像は学術誌が指定する寸法に大きさを合わせるか，学術誌がどのように縮小しても対応できるように，大きめにつくります．

写真や「連続階調」画を準備する

　連続階調画（continuous-tone image）には色の濃淡や階調の変化があり

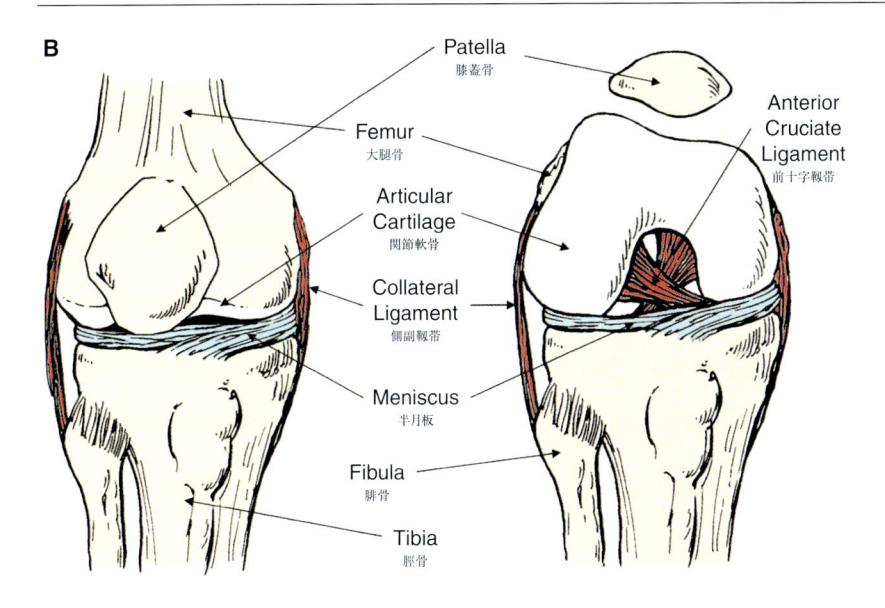

図9-3B
線画の例（続き）．（B）さらに複雑な図．このイラストは三次元の外観を生み出す質感（texture）があるが，線画である．線（**細かい平行線**）や点（**点刻**）でつくられた陰影は，線や点と背景の間の明確な境界を保っている．どちらの図でも線画を出版するための最低解像度は通常1,200dpiとなる．

　ます（図9-4）．これらにはグレーの濃淡がある描画から全色調の写真まで含まれます．

　対象をはっきりと表現するために，描画に濃淡のある階調を用いる場合，適切なコントラストになるように，隣接した部分は濃淡率（percentage of shading）が20％以上異なるようにしましょう．グレースケールでは，20％未満の濃淡では白く見え，80％以上では黒く見えるので，使用可能な範囲は20〜80％の間と限定され，それに白と黒が加わります（図9-5）．似かよった色の濃淡や非常に薄い（light）色は避けましょう．目につくほど，または期待するほど，十分なコントラストにならないかもしれません．

　写真は対象に焦点を当ててください．重要な部分が詳細に見えるようにすべきで，不要な部分が細かく見えても，かえって邪魔になります（図9-4A）．Photoshopなどのプログラムを使用したデジタル処理は有用ですが（図9-4B），慎重かつ適切に行われるべきで，その内容をキャプションや本文で述べる必要があります（後述参照）．また，写真を切り取ったり，適切な大きさに引き伸ばしたりする必要があるかもしれません．**切り抜き（cropping）**訳注3)では，よけいな背景を除いて許容されたスペースいっぱいに対象を引き伸ばすことができます（図9-6）．

　多くの学術誌は，図番号，複数の部分から成る図であることを示す文字ま

訳注3) クロッピング（cropping）は，不要な部分を刈り込むという意味でトリミングと同じ意味で使われることもある．本章では「切り抜き」の意味．

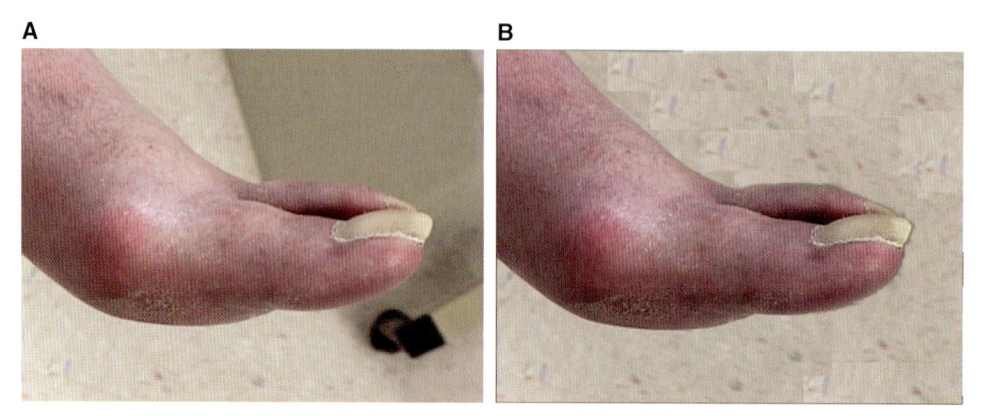

図 9-4
連続階調画の例. さまざまな色の階調やグレートーンがある（濃淡が連続的でなければ，その画像はおそらく連続階調画ではない）．写真，X線写真，絵，CT・MRIスキャン画像は連続階調画である．この写真は，糖尿病患者の足を示す．（**A**）背景の黒い四角形と一様ではない影が，対象への注意をそらす．（**B**）これらは，グラフィックプログラム（たとえば Photoshop）で元の画像の情報に影響を及ぼさずに取り除ける．連続階調画の出版には，通常，最低 300dpi の解像度が必要．

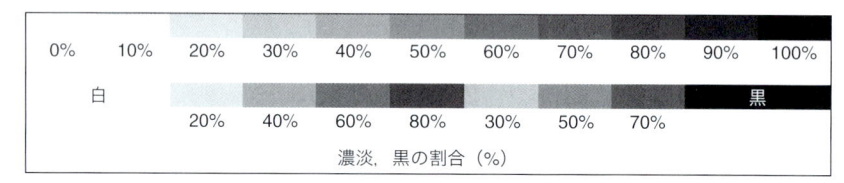

図 9-5
黒の割合として表されている「グレートーン（gray tone）」．20％未満の濃淡は白く見え，80％以上は黒く見える．可能であれば，隣接する部分は，コントラストを保つために，少なくとも 20％は異なるようにすべきである．

たはラベルを，写真自体に組み込まないようにしています（すなわち，学術誌はコンビネーション画を受け取ることを望みません）．これはデジタル処理の場合も，実際の写真上に直接ラベルを貼る場合も当てはまります（図9-7, 9-8）．代わりに，これらの番号やラベルを，デジタル画像において別のレイヤー（階層）に置いたり，写真の場合は上に置いた透明シートに配置したりもできます．また，画像領域の外側に配置したり，図の凡例に含めたりできます．

　スクリーンショット（screenshot）はデジタル表示機器から取り込まれた画像です．一般的に，スクリーンショットは取り込まれた解像度（例：1,024×768ppi）で提出してください．より高い解像度で保存しなおす利点はありません．

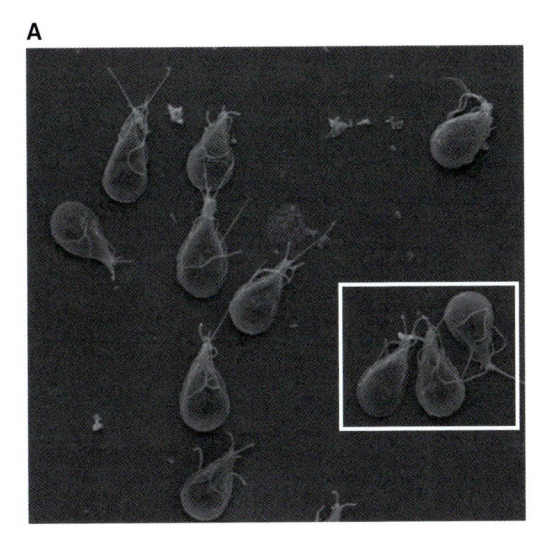

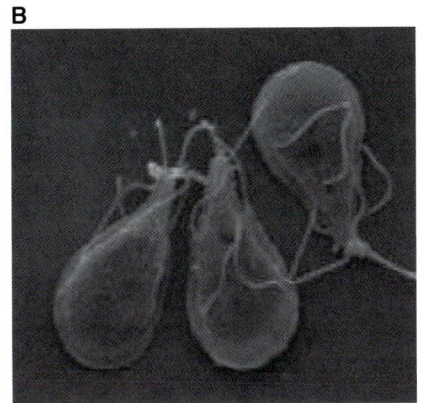

図 9-6

切り抜きと引き伸ばし．(A) 寄生虫ランブル鞭毛虫 *Giardia lamblia* の走査電子顕微鏡写真．白い四角の中の画像を切り抜くために示されている．画像の残りの部分は捨てられる．**(B)** 切り抜かれた画像は，この生命体の形に焦点を絞るために引き伸ばされた．切り抜かれた部分は引き伸ばされたのであり，拡大されたのではない．拡大は元の画像を入手していれば，実行できる．引き伸ばし時には画像の元のピクセル数が変わらないため，切り抜かれた部分の引き伸ばしでは解像度が低下する．同じ数のピクセルがより大きい領域に分布することになる．

出版用デジタル画像を投稿する

電子画像を受け付けている学術誌は，通常，画像ごとに別個のデジタルファイルを求めます．その場合，画像を本文のファイルに埋め込まないようにしましょう．学術誌は次のようなファイルを要求することもあります．

- Tagged Image File Format (TIFF)，Encapsulated PostScript (EPS)，BMP (ビットマップ，あるいはデバイス非依存ビットマップ

図 9-7
コンビネーション法. この写真——肩部プラスチックモデルの連続階調画——は，線画である線とラベルも示す．学術誌によっては，デジタルのテキストボックスの階層を画像の階層と分けて，ラベルを画像から区別し，1つの階層の「平らな（flat）」画像として保存しないこと，または，画像のハードコピー上の透明なシートにラベルを加えることが好まれる．

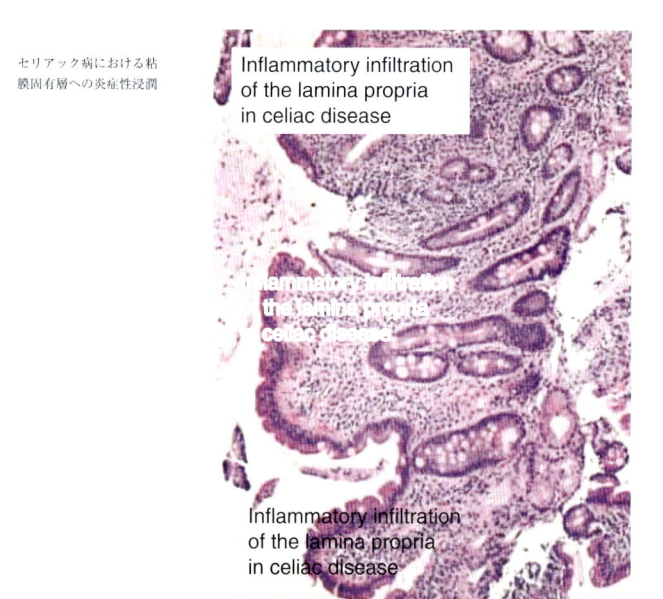

図 9-8
フォント，文字サイズ，背景の関係. フォント，文字サイズ，文字を照らす背景は読みやすさに影響する．画像に直接貼られたラベルは，背景の色や画像の詳細により見えないことがある．無地のパネルを使えば，ラベルは一定したコントラストを示すので，背景がラベルを読む妨げになりそうなら無地のパネルを使う．

形式），Portable Document Format（PDF）など，特定のファイル形式で投稿する．指定された最大ファイルサイズを超えないこと．
- 特定の「色モデル（color model）」，通常は RGB（red-green-blue）（オンライン出版向け）または CMYK（cyan-magenta-yellow-black）（印刷出版向け）を使用する．
- 8 ビットまたは 32 ビットカラーなどの，特定の「色深度（color depth）」を使用する．
- 特定のファイル命名規則にならい，名前をつける．
- Packbits や LZW など，利用したファイル圧縮法を明記する．
- 画像にどのような処理が行われたかの情報を添える．

画像を個別に認証できるように，ラベルをつけた写真のレーザープリントかコピーを郵送するように求める学術誌もあります．

グラフィック形式

　デジタル画像はベクターグラフィックもしくはビットマップグラフィックとして作成・保存します．**ベクターグラフィック〔vector graphic，もしくはオブジェクトベースのグラフィック（object-based graphic）〕**では，画像の各要素は個々のかたちとして数学的に表示されます．これは，ある要素を他要素とは別に選択，編集，操作できることを意味します．イラスト全体は，解像度を失うことなく引き伸ばし・縮小（もしくは「縮尺比に従った拡大縮小」）が可能です．デジタル線画は通常はベクターグラフィックです．Adobe Illustrator や Adobe Freehand，CorelDRAW，Canvas などの画像プログラムでベクターグラフィックを作成できます．一方，**ビットマップグラフィック（bitmapped graphic）**は一定のピクセルの配列です．ピクセルはイラストの画像を構成し，その特性を変えられますが，ベクターグラフィックのように画像のより大きな視覚要素を選択したり，変えることはできません．従来のペンとインクで描かれた線画を含む，写真やスキャナで取り込まれた画像は，通常はビットマップグラフィックです．ビットマップ画像は，MS Paint や Corel Photo Paint，Adobe Photoshop，Jasc Paintshop Pro などのプログラムで作成や操作が可能です．

　出版のために作成されたビットマップ画像は，少なくとも 300ppi 以上[2]の解像度にしましょう．しかし，前述の通り，ピクセル数はその画像のサイズを変更しても変化しないので，ビットマップ画像の寸法と解像度は両立でき，電子出版物に適した 300ppi の 3×3 インチ画像は，900×900 ピクセルです．9×9 インチ画像にこれらのピクセルを配置すると，解像度が 100ppi

表9-1 学術誌への投稿画像として，通常受理される画像ファイル形式．画像形式と色深度に関する記述は本文を参照．

ファイル拡張子	説明	画像形式	色深度
.AI	**Adobe Illustrator** ファイル形式は，主要な描画グラフィックプログラムである Adobe Illustrator で使われる Encapsulated PostScript（EPS）形式の一種である．	ベクター ラスター	1-，8-，24-，32-ビット
.BMP	**ビットマップ**（Device Independent Bitmap または DIB）は，Microsoft Windows 上で実質的にあらゆるタイプのビットマップデータを保存するために用いられる．これらのファイルは，通常圧縮されないため，しばしば大きくなる．主な利点は広く普及していること，単純であること，Windows 互換プログラムで使用できること．	ラスター	24
.EPS	**Encapsulated PostScript** は，グラフィックや書式つき文章をインポート，またはエクスポートする際の標準的なファイル形式である．多くのページ・レイアウトアプリケーション，ワープロソフト，イラストのアプリケーションから EPS ファイルの取り込み，または作成が可能．EPS はベクターグラフィックの投稿に向く．実質的にすべての一般的な描画プログラム，たとえば，Illustrator, Canvas, ChemDraw, CorelDraw, SigmaPlot, Origin Lab において，EPS 形式のファイル保存が可能．	ベクター ラスター	1-，8-，24-，32-ビット
.GIF	**Graphic Interchange Format** ファイルは，1 ピクセルあたり 8 ビット以下の色深度をもち，インデックスカラーを用いる．このため，比較的少ない色を用いた画像の保存に適する．単純な図，形，ロゴ，ビットマップ（またはラスタライズ処理された）方式の動画など．トゥルーカラーが必要なフルカラーの写真は別の形式で提出する必要がある．多くのウェブブラウザーは GIF ファイルをサポートしている．	ラスター	Indexed
.JPG	**Joint Photographic Experts Group** ファイルは，しばしば，電子的に転送，表示される画像として好まれる．これは，これらのファイルが他のファイル形式より小さく，ダイアルアップのインターネット接続でもすばやく転送されるからである．しかし，JPG ファイルの編集・保存のたびに（送信ではなく），ファイルは解凍・再圧縮されるため，画質が毎回いくらか劣化する．ファイルを数回編集することが見込まれるなら，画像を TIFF ファイルに変換して編集することを考慮する．	ラスター	8-ビット（グレースケール），12-，24-ビット
.PDF	**Portable Document Format** は，ほとんどのアプリケーションでつくられた文書を，どのコンピューターシステムでも，意図せず文書を変更してしまうおそれもなく，閲覧，検索，印刷できる．PDF ファイルから印刷されたページは，基本的に画面の表示通りに見える．PDF ファイルも圧縮可能で，インターネットから効果的に複雑な情報をダウンロードできる．	ベクター ラスター	すべての色深度

（続く）

まで下がってしまい，これでは出版に向きません．1×1インチ画像に圧縮すると解像度は900×900 ppiまで上がりますが，これは出版には小さすぎます．したがって，出版予定の画像を得る際には，先を読む必要があるかもしれません．

印刷やオンライン出版される写真の多くは，ビットマップ画像です．ベクターグラフィックは，**スキャン変換（scan conversion）**もしくは**ラスタライズ処理（rasterization）**と呼ばれる処理により，ビットマップ画像に変換が必要です．ビットマップ基盤のプログラムでベクター画像を開く際は，通常，その画像のラスタライズ処理のダイアログボックスが示されます．ここで取り込まれるファイルのピクセル数，色の方式，解像度を特定します．ベクターグラフィックを，ベクター基盤のアプリケーションからビットマップ形式へ書き出すことでもラスタライズ処理が行われます．

デジタル画像はいくつかのファイル形式での保存が可能です（表9-1）．たとえば，Encapsulated PostScript（EPS）ファイルはベクターグラフィックとビットマップグラフィックの両方を変換できますが，TIFFファイルはビットマップ画像（またはラスタライズ処理画像）のみを変換できます．

色モデル

多くの学術誌は，カラー画像（color image）の印刷に際して，著者に追加料金（additional cost）を請求します．その場合，これらの料金は投稿規定に示されています．

カラー画像を投稿する際には，特定の色モデルと色深度の設定を使う指示があるかもしれません．**色モデル**〔color model，または**色空間**（color space）〕は色を表す方法です．多くの画像ファイルでは，色は**RGB**モデル（red-green-blue，加法混色の原色）か**CMYK**モデル〔cyan-magenta-yellow-black，印刷に使用されるインクの色，つまり，**四色プロセス（four-color process）**または単に**プロセス**カラー〕で保存されます．RGB形式は，インターネットなどのデジタル表示に使用されますが，これは「放射光の（emitted）」色が赤，緑，青の光の組み合わせにより表示されます．一方，CMYK形式は印刷される画像に使用され，これは「反射光の（reflected）」色がシアン，マゼンタ，黄，黒のインクの組み合わせで表示されます．RGB形式は，目的とする色を作成するために，黒（光なし）から始まり，放射された光の色を組み合わせていくため，「加法的な色（additive color）」といわれます．一方，CMYK形式は，目的とする色を作成するには，黒（すべてのインクが合わさる）から始め，インクの色を除いていくため，「減法混色の原色（subtractive color）」と呼ばれます．

図によって，人々は複雑に絡んだ部分間の関係を理解できる．

オーストリアの建築家，Christopher Alexander（1936年–）

表 9-1　学術誌への投稿画像として，通常受理される画像ファイル形式（続き）

ファイル拡張子	説明	画像形式	色深度
.PNG	Portable Network Graphics 形式は，GIF ファイルのオープンソース版後継形式で，元の画像のすべての情報を保持している圧縮形式である．圧縮プロセスで画像情報を削除しないため，PNG ファイルは同程度の JPG ファイルの 3～4 倍の大きさになるが，非圧縮の TIFF ファイルの半分くらいである．PNG 画像ファイルは 24 ビット RGB 色深度以上か，32 ビット CMYK 色深度で保存可能．PNG 形式は，特にファイル送信エラーの早期検出をうながすようにつくられている．開発されてから日が浅いため，PNG は JPG や TIFF ほど広くは支持されていないが，それでも一般的なものではある．	ラスター	1-，2-，4-，8，16-，24-，32-，48-，64-ビット
.PPT	Microsoft PowerPoint ファイルは，文章と画像をスライドまたはポスターとして表示するために，このプレゼンテーションソフトウェアプログラムによって作成される．学術誌によっては，PowerPoint スライドとして提出された画像は受理しないこともある．PPT ファイルは，Adobe Illustrator と Microsoft Word に取り込みが可能だが，画像の要素は再形成が必要なこともある．	ベクターラスター	24 ビット
.SVG	Scalable Vector Graphic ファイルは，ベクターグラフィックの投稿に適する．SVG ファイル形式は，他の広く使用されている規格，たとえば画像形式なら XML，JPG，PNG，スクリプト記述や双方向性なら DOM，動画なら SMIL，様式なら CSS などからつくられている．	ベクター	1-，4-，8-，16-，24-，32-bit
.TIF	Tagged Image File Format（TIFF）はスキャニングとイメージングの形式を集めたもので，一部は圧縮される．多くのスキャナーは，画像の全ピクセルがファイル内に完全に表現された非圧縮 TIFF 画像ファイルを作成できる．大規模な編集を行う際には JPG より優れているが，ファイルサイズは，いくつかの圧縮方式に対応しているものの，大きくなる．オンライン投稿を目的とする画像には向かない形式である．TIFF ファイルは 48 ビット RGB 色，24 ビット CMYK 色とインデックスカラーに対応し，高画質の線画や連続階調画を投稿する際に適する．	ラスター	1-，2-，4-，8-，16-，24-，32，48-ビット，インデックス

　RGB モデルでは，色は赤，緑，青の光の輝度（intensity）を変化させることで表現されます．赤，緑，青の要素の輝度は，0（光放射なし）～255（最高輝度）までの尺度で表されます．したがって，黒は R＝0 G＝0 B＝0 と表すことができ，マゼンタは R＝255 G＝0 B＝255，ホワイトは R＝255 G＝255 B＝255 です．CMYK モデルでは，色は 4 色のパーセンテージで表現されます．黒は C＝100％，M＝100％，Y＝100％（または K＝100％），マゼンタは M＝100％，白は C＝0％，M＝0％，Y＝0％となります．

　2 つの色モデルはまったく同じではありません． RGB モデルは，CMYK モデルより大きいパーセンテージの可視スペクトルを表示します．いったん，印刷のために画像が RGB 形式から CMYK 形式に変換されると，余分な RGB 形式のデータは失われ，色，特に鮮やかな青や緑や赤は，異なった

表示や印刷となります．学術誌によっては，色モデルを他のものに変換しても情報が失われないように，出版方式に合わせた適切な色モデルで画像を提出するように規定してします．したがって，オンライン出版用の画像は，RGB モデルで，印刷出版の場合は CMYK モデルで提出してください．全イメージを RGB モデルで提出するように求め，印刷出版用に CMYK モデルに変換する学術誌もあります．

色深度

色深度（color depth）は，コンピューター画面に表示可能な1ピクセルあたりのデジタルビットの数であり，画像中に表示できる色数の尺度です．1ピクセルあたりのビットが多いほど，より多くの色の表示が可能です．1つの基準として **8 ビット RGB カラー**〔**8-bit RGB color**, すなわち3色それぞれが8ビットで表現されるので，**24 ビットカラー（24-bit color）**〕があります．赤・緑・青の各色素は256の値の1つをとれるので，1,600万以上の色の組み合わせが可能です．別の基準として，**8 ビット CMYK カラー**〔**8-bit CMYK color**, 4色それぞれが8ビットで表現されるので，**32 ビットカラー（32-bit color）**〕があります．

トゥルーカラー（**true color**）の画像は，上記の色深度で正確に表現される画像です．しかし，**インデックスカラー**（**indexed color**）は画像における色がソフトウェアにより提供されるわずか256色の限られたパレットから表現されるため，より限定されます．すなわち色は RGB や CMYK 値として表現されるのではなく，パレット上の最も近い色に「指定」される（indexed）のです．ファイルの形式によっては，256色よりもさらに少ない数に制限されることもあります．たとえば，Graphic Interchange Format（GIF）ファイルでは，1ピクセルあたり8ビット以下の色深度であり，インデックスカラーを利用します．一方，Tagged Image File Format（TIFF）ファイルではインデックスカラーでも，トゥルーカラーでも保存可能です．

学術誌の要求は，採用している色モデル，色深度の点で，さまざまであり，これらは投稿規定に示されています．

コンピューターモニターを較正し，正確なグレースケールと色のバランスを確立していれば，最終的な画像の色は，コンピューターモニターの色と一致します．Adobe Photoshop は，Adobe Gamma という較正プログラムを含んでいますが，その他のプログラムも利用可能です．いつも同じ較正プログラムを使いましょう．2つの異なるプログラムを使うと設定を誤る危険があります．

ファイルの命名規則

学術誌は，作成プロセスがわかるように命名規則を指定する場合があります．図は通常，1つのファイルには1つの図とし，別々のファイルで提出し，それぞれのファイルは最低でも図番号（スペースが許せば筆頭著者の名字）とファイルの形式を示す拡張子を含めます（例：「名字Fig1.jpg」）．

画像の圧縮

ファイルサイズの上限を指定する学術誌もあります．その場合，ファイルを圧縮しましょう．その方法は2通りです．「可逆」圧縮（"lossless" compression）であれば，解凍されたファイルから画像を正確に再構成できますが，「不可逆」圧縮（"lossy" compression）の場合，元画像を近似的に再現するだけです．可逆圧縮法，たとえばLempel-Ziv-Welch（LZW）法やDynamic Markov Compression（DMC）法は，一般的に文章ファイルの圧縮に使用されます．非可逆圧縮法，たとえばJoint Photographic Experts Group（JPG）法は，グラフィックの圧縮に用いられ，圧縮に伴う多少の品質劣化は，使用上，気にならない程度です．圧縮法によっては，学術誌で使われているオンライン投稿や原稿管理のプログラムと互換性がないことがあります．どの方法が受付可能か，学術誌の投稿規定を確認してください．

画像の操作

デジタル画像の利点の1つは，コントラスト，解像度を改善して画質を向上できること，アーチファクト（artifact）を除くために，容易に切り抜きや編集ができることです．画質を良くするための処理の一部は許容範囲ですし，必要ともいえます．しかし，出版される画像は正確に元のデータを表さなくてはなりません．多くの学術誌では，現在，画質の向上のための処理が許容できるものかを編集者が評価できるように，原稿とともに処理前の画像と処理された画像の両方の提出を求めています．加えて，すべての処理をキャプションか方法の項に記述する必要があります[5]．

線形調整（linear adjustment），たとえば，明るさやコントラストの調整では，線形関数によって画像の各ピクセルを同じように変更します．このような調整は，データを歪めず，調整したことが認知されている限り許容されます．**非線形調整**（nonlinear adjustment）は，ピクセルを特異的に変化させるため，画像の見ばえが不適切に変更されてしまうこともあります．たとえば，Photoshopではガンマ（色）設定の変更はカーブやレベルを変更する

ように非線形補正であり，特定の輝度と色のピクセルのみ明るさを調節して，色調の範囲や色のバランスを変更します．非線形調整は，時に画像の重要な特徴を強調するために必要ですが，この方法を使ったことを報告すべきです．たとえば，*Journal of Cell Biology* は，画像のデジタル処理に関する次のような方針を設けています[2]．「画像中の特定の特徴を強調したり，不明瞭にしたり，移動させたり，除去したり，加えたりしない．同じゲルの異なる部分から，もしくは他のゲル，フィールド，フィルムから画像を集めていることは，図の配置や（たとえば，境界線を用いて）図のキャプションの文章で明示する．明るさ，コントラスト，色のバランスの調整は，元画像の情報を不明瞭にしたり，削除したりしない場合に限る．非線形調整（たとえば，ガンマ設定の変更）は，図のキャプションで明示する．編集者は，もし図が操作されたように見える場合には米国研究公正局（Office of Research Integrity）や著者の所属機関の担当職員に意見を求める権利をもつ．」

一般的に，処理や操作に際し，以下の留意が必要です．

- 異なる時間，異なる場所で得た画像は，時間平均または経時的な並びとして示す場合以外は，1つの画像に合成しない．並列した画像の境界は図中で明示し，キャプションに記述する．
- 画像は，Photoshop のクローニング（cloning）やヒーリング（healing）ツールのような修正ツールで操作しない．
- 明るさやコントラストを選択的に変更しない．どのような変更も対照画像と同様に，画像全体にわたり均等に適用する．明るさやコントラストでデータを隠蔽してはいけない．
- 実験データを示す画像の処理は，対照データを示す画像の処理と異なってはいけない．設定や閾値を変更することで，他を犠牲にして一部を強調することは不適切である．

出版用印刷画像を投稿する

多くの学術誌では，現在，画像の電子投稿を要求，または承認しています．そうでない場合，次のように画像を準備しましょう．

- 可能なら，写真や画像の原本コピーを提出する．出版物に掲載された写真のコピーやレーザープリンターで印刷された写真は，スキャナを用いてデジタル的に取り込まなくてはならず，作成プロセスでふるいにかかっているために，うまく取り込めない傾向がある．

1枚の写真では，必要な要素とつまらないこと，意味のある特徴とアーチファクトを区別できない．

Journal of the Medical Society of New Jersey の編集者，Henry Davidson（1957年）

- モノクロで出版予定の画像の場合，多くの学術誌は元の色つき画像を提出前にグレートーンに変換するよう求めている．変換によって大切な細部が失われることがあり，そのような損失に最も敏感に気づけるのは著者自身である．たとえば，元画像では明らかに異なる色でも，その「値」（色の明るさや暗さ）が近いと，グレースケールでは見分けられないことがある．

- 連続階調画では，可能なら，透明なプラスチックのシートを画像に乗せ，その上に線やラベルを加える．線画と同様，ラベルの文字には8ポイント以上の文字サイズ（小文字の大きさは3mm高以上）を，上付き，下付きの文字には6ポイント以上の文字サイズを使用する．さらにいえば，HelveticaやChicagoなどのサンセリフ系のフォントが好まれる．しかし，連続階調画では，フォントやラベルの文字を照らす背景も読みやすさに影響する．ラベルを白地または黒地のパネルの上に配置すれば，確実に見やすくなる（図9-8）．

- もしプラスチックのシートに線やラベルを加えられない場合は，画像のコピーの上にそれらを描き，投稿の際にそのコピーも一緒に提出する．学術誌は，制作プロセスでそれらを利用できる．

- 画像のサイズが，縮小の可能性も含めて，学術誌に適当かどうかを確認する．学術誌によっては，画像を最終的な印刷の大きさで投稿するよう求め，引き伸ばしや縮小に関与しないこともある．画像に関する必要条件は投稿規定を参考にすること．

- 画像は高品質の用紙に印刷して提出する．通常，線画にふさわしいのは白い光沢紙で，高品質のレーザープリンターによる印刷である．写真用紙への印刷は，連続階調またはグレースケールに向く．

- 各画像の裏面に，あなたの名前，図番号，上がどちらか示す矢印をつける．まずこの情報をラベルに記し，そのラベルを画像の裏面に貼りつければ，画像の裏に直接記入して筆圧で画像がへこむことを防げる．へこみは光を反射するため，出版画像では目障りになる．

- 学術誌の求めている数の画像のコピーを同封する．郵送中に折りまがらないよう，2枚のダンボールで挟む．

- もっている中で最高の画質の画像を提出する．複製は，必然的に元の画像よりも画質が低下する．

オーディオ，ビデオクリップを投稿する

いくつかの学術誌は，論文の電子出版を強化するためにオーディオやビデ

オクリップの投稿を許可または推奨しています．学術誌は，MP3（MPEG-1やMPEG-2）やApple QuickTimeなど，受理できる形式を限定したり，ダウンロードの時間が長くならないように，ファイルのサイズ（たとえば，6MB）やクリップの長さ（60秒まで）を制限したりするかもしれません．デジタル画像ファイルと同様に，ビデオファイルも可逆または非可逆圧縮方式で圧縮可能です．しかし，ビデオファイルはとても大きく，可逆圧縮方式ではあまりファイルサイズが変わらないため，ほとんど採用されません．非圧縮オーディオファイルも大きいですが，非圧縮ビデオファイルほどではありません．非圧縮オーディオ形式には，Waveform Audio Format（WAV）やAudio Interchange File Format（AIFF）があります．よく使われる圧縮オーディオファイル形式には，MP3（MPEG-1の音声部分）やWindows Media Audio（WMA），また，Free Lossless Audio Codecなどの可逆・非可逆の両形式が含まれます〔FLAC，「コーデック（Codec）」は「圧縮と解凍（compression and decompression）」の略〕．

多くの学術誌はクリップの編集はしないので，クリップを最終的な形式で送る必要があります．ビデオクリップは本文中で引用し，そのクリップが示すもの，元の記録速度（1秒あたりのフレーム数）や表示速度（同様に1秒あたりのフレーム数）などの，適切な情報を提供するキャプションも添える必要があります．学術誌の中には，ビデオクリップの中身がわかるように，その静止画を印刷版で公開するように求めるものがあるかもしれません．通常，ビデオクリップは原稿と一緒に査読の対象となります．

文献

1. **Instructions for authors,** *Journal of Clinical Oncology.* http://jco.ascopubs.org/misc/ifora.shtml. Accessed 12/27/07.
2. **Instructions for authors,** *Journal of Cell Biology.* http://www.jcb.org/misc/ifora.shtml#Digital_images. Accessed 12/27/07.
3. Rossner M, Yamada KM. **What's in a picture? The temptation of image manipulation.** J Cell Biol. 2004;166:11-5. doi:10.1083/jcb.200406019. Also available at http://www.jcb.org/cgi/content/full/166/1/11

参考資料

Briscoe MH. **Preparing Scientific Illustrations: A Guide to Better Posters, Presentations, and Publications.** New York: Springer; 1996.

Rossner M, O'Donnell R. **The JCB will let your data shine in RGB [Editorial].** J Cell Biol. 2004;164:11-3. doi:10.1083/jcb.200312069. Also available at http://www.jcb.org/cgi/content/full/jcb.200312069.

For an excellent discussion of color: http://www.elsevier.com/wps/find/authorsview.authors/color_information.

9章 出版用の描画と写真の準備　まとめとキーワード

優れた描画や写真は，説明に役立ち，情報量が多く，見た目にも良い．最良の制作技術で提示．

描画と写真の計画

1. 何を誰に伝えたいのか，役割を決定．
2. 1）内容，2）対象物と背景，3）対象と背景のコントラスト，4）解像度，5）学術誌のページを考慮したサイズ
3. 画像と要素を特定し，画像を文章に関連させるキャプションが重要．画像内の文字，記号，略語，ラベル，画像に行われた処理について明記（4章・10章参照）．

図の準備：線画

線画は，2色だけで濃淡なし．

線の太さ，ラベル，引き出し線，文字サイズ，フォントが重要．

写真や「連続階調」画の準備

連続階調画は，色の濃淡や階調の変化あり．

はっきりと表現するには，濃淡率や似かよった色の濃淡に留意．

写真は対象に焦点を当てる．デジタル処理は明記．

出版用デジタル画像の投稿

学術誌への投稿画像のファイルフォーマットは表9-1参照．

色モデル，色深度，ファイルの命名規則，画像の圧縮は，学術誌の投稿規定を遵守．

デジタル画像は許容範囲で操作．正確な出版画像のために，処理前の画像の提出が必要なこともある（使用が認められない処理もある）．

出版用印刷画像の投稿

画像の電子投稿を認めない学術誌への画像の準備方法．

オーディオ，ビデオクリップの投稿

電子出版の強化のため，一部の学術誌ではオーディオやビデオクリップの投稿を推奨．

CHAPTER 10

生物医学的画像の論文掲載方法*

　生物医学的画像（biomedical image）——臨床医学分野での診断画像と基礎科学分野での分析画像——は，科学論文で見られる他の図とは異なるものです．なぜなら，生物医学的画像は，データをまとめたり，整理したりするのではなく，画像そのものがデータだからです．この理由だけでも，画像を適切に表現する必要のあることがわかります．画像は（時に，あきれるほど）さまざまな解釈が可能なので，正しく解釈してもらうには，正確で抜けのない画像表現が必要です．もし重要な情報が抜け落ちていたら，読者の解釈は不完全で不正確となり，まったく誤ったものになってしまうでしょう．

　しかし，1章で述べたように，これらの画像の記録や報告のための，包括的で広く利用可能なガイドラインは見当たりません．画像撮影や解釈の手順は標準化され，参照可能なものもあり，報告のルールもいくつかの学術誌が提案していますが，科学論文の画像に添えるべき情報は不明確なままです．実際，完璧な画像報告はめったにないため，理想的な画像モデルを見つけたり，つくりあげたりするのは困難でした．そのため，ここで取り上げるのは

---

*本章の実験画像の項目内で使用した情報や画像は，トロント大学 Kevin DaSilva 博士のご厚意で提供いただきました．

> 目は頭で理解する準備のあるものだけを見る.
>
> カナダの小説家・ジャーナリスト．Robertson Davies（1913-1995 年）

暫定的なガイドラインです．

9 章では，出版のための印刷，電子線画と写真を投稿するための一般情報を示しました．本章では，画像の物理的またはデジタル特性よりも，むしろ生物医学的画像の対象，撮影，特徴評価についての情報を扱います．生物医学的画像を含む原稿の投稿に際しては，両方の章を参照してください．

画像の掲載における構成要素

生物医学的画像（や科学分野における他の画像）を報告する際の原則は，画像に基づいてなされた主張の的確さや正当性，信憑性を判断するのに必要な情報を，読者に提供することです．その目的は，情報の不足や誤解を与える情報，不正確な解釈，解釈の歪みを防ぐことです．このため，以下の特性を明らかにする必要があります．

1. 画像の**対象**（subject）．画像に示された分子や細胞，組織，器官，生命体，動物，（患者写真での）徴候や状態を明確に示し，その画像を撮るに至った理由を説明する．必要なら，患者に関連する，または患者から採取されたサンプルの人口統計的，臨床的特徴（陽性，陰性所見を含む）を記載する．
2. 画像の**撮影**（acquisition）．撮影に用いた適切なハードウェア名とソフトウェア名を示し，サンプルや患者に施された準備の説明や，画像を撮影する間の身体的・環境的条件を述べ，最終的な出版画像までに元の画像に行ったすべての作業や処理を開示する．
3. **画像**（image）自体の特徴．関連する詳細な特徴が存在する（または存在しない）ことを本文に記載し，画像そのものにも円や矢印，差し込み，アウトライン，その他のグラフィックを用いて示す．
4. 画像の**評価**（interpretation）．上記のすべての情報を考慮して，画像の意味や画像から推測されることを説明する．**すべての画像において，アーチファクト（artifact）によるかく乱の可能性を必ず記述する**．画像を診断に用いる際は，陽性や陰性結果の意味を報告し，複数の画像の場合は，評価できない結果の頻度も報告する．

このような情報の多くをキャプションに示して，読者が本文にそれほど頼らず画像を理解できるようにしましょう．

画像の処理と修正

画像の処理と修正（image enhancement and modification）とは，画像を取り込む機材の設定やPhotoshopなどのソフトウェアを用いて，通常は画質を向上させるために，画像全体もしくは一部を変更するプロセスです．複雑な画像から正確に情報を抽出するために「背景差し引き（background subtraction）」，フィルター，または「デジタルマスク」が必要かもしれません．また，コントラストの変更，背景に対する対象物の「輪郭」の強調，関連しない背景要素の除去，違いを示すために別の画像を重ね合わせること，画像同士の比較を容易にするために，画像のさまざまな部分や別の画像を隣り合わせて配置することも，画像の改善に有用です．

画像処理により，意図せず（不用意に）元の画像の正確性が損なわれて，時として，その画像情報が完全な偽造になってしまうこともあります[1]．そのため，多くの学術誌は，画像に施されたあらゆる処理を論文中で読者に公表し，比較のために原本と処理された画像の両方を提出するよう著者に求めています．画像処理の詳細とその処理を行った理由を詳しく報告すれば，処理に関する懸念を払拭できるでしょう．いずれにしても，常に元画像の写しを保管し，画像を撮影したときの設定（解像度や色空間など）を記録しておくべきです[1]．

ロックフェラー大学出版は，デジタル画像の取り扱いに関する次のような基本ガイドラインを定めています[1]．

- 画像内の特定の特徴を，強調したり，目立たなくしたり，移動したり，取り除いたり，つけ加えたりしない．
- 明るさ，コントラスト，色バランスの調整は，画像全体に適用され，元画像に含まれる情報の隠匿，除去，歪曲がない限り許容される．
- 同じゲルの異なる部分から，または異なるゲル，フィールド，フィルムから画像を集める際には，図の配置（たとえば境界線の使用）と図のキャプションで明示する．
- 元データの提出を求められて，著者が提出できなければ，原稿の受理は取り消されることもある．

診断画像の意味合い

多くの臨床画像や実験画像は，診断の示唆，裏づけ，証明や除外に使用さ

れます．このような場合，次の2つの問題点にも触れるべきです．1つは陽性・陰性所見の意味合い，もう1つは不確実（uncertain），または曖昧（equivocal）な結果の存在です[2-6]．

陽性所見（positive finding）は，通常，異常で，非典型的，あるいは望ましくない状態を示し，その一方，**陰性所見**（negative finding）は，正常で，典型的，あるいは望ましい状態を示します．しかし，陽性や陰性所見の臨床的意味合いは，「正常」と「異常」の定義に左右されます．

- **診断的定義**（diagnostic definition）．陽性所見は疾病の診断を裏づけるが，陰性所見ではそれを裏づけない．
- **治療的定義**（therapeutic definition）．陽性所見は治療効果が保証されていることを示すが，陰性所見ではそれを示さない．
- **リスク因子としての定義**（risk-factor definition）．陽性所見は疾病に罹患するリスクの上昇（マーカーや代理エンドポイントの測定値による）を示すが，陰性所見ではそれを示さない．
- **統計的定義**（statistical definition）．陽性所見は，単にその値が，標準的で健康な母集団ではまれなことを示す．陰性所見では，単に値がその母集団で一般的であることを示す．値の分布の中央95％を「正常」と定義している血液検査は，統計的定義を使っている．
- **社会的定義**（social definition）．「陽性所見」は，その値が現在の社会的価値や予測の外にあるという意見を指す．「異常な痩せ」，あるいは「痩せすぎ」と描写される人物は，実はまったく健康で，単に評価者が望ましいと考える体重ではないだけかもしれない．

ですから，診断画像を報告する際には，陽性や陰性の検査結果の定義と意味合いをはっきり確認しておくことが重要です．

すべての検査で，はっきりとした陽性や陰性の所見が得られるわけではありません．造影用のバリウムを飲み切れていないこと，腸管のガスで腹部の画像の写りが悪いこと，気管支鏡による生検結果が，除外診断も確定診断も示せないこともあり得ます．観察者が，その臨床的徴候の解釈に同意できなかったという場合もあるでしょう．Simel ら[5]は，次の3種類の**曖昧な結果（equivocal result）**を区別しています．

- **中間的な結果**（intermediate result）．陰性結果と陽性結果の間に位置する．例：青色に染色される細胞の存在に基づく組織検査では，まったく染まらないわけでもなく，要求される色調の青でもない「青味がかった」細胞は，中間的な結果とみなされるかもしれない．

- **不確定な結果（indeterminate result）**．陽性所見も陰性所見も示さない．例：子宮頸部細胞診検査でよくある不確定な所見は「意義不明な異型扁平上皮細胞（atypical squamous cells of unknown significance：ASCUS）」．
- **評価不能な結果（uninterpretable result）**．検査が規定の実施基準に則って行われなかったときに生じる．例：X線写真が適切な角度で撮影されていない場合．

臨床画像の特徴

臨床画像は，診断技術の視覚的な出力を含み，**アナログ出力記録（analog tracing）**（心電図，脳波，睡眠ポリグラフなど）や**診断画像（diagnostic image）**（X線写真，MRIスキャン，CTスキャン，超音波画像，PETスキャンなど），標準**写真の撮影（photography）**（疾患の徴候などの患者所見，器官や組織の肉眼的写真，内視鏡画像など）などがあります．一般に，これらの画像に関して何を報告すべきかについて，次のガイドラインがあります．この情報の多くは，図のキャプションで記述できます．

対象の特徴

- 画像の示す組織や器官，身体部位や領域，徴候，状態や診断．
- 患者の**人口統計的（demographic）**特徴（年齢，性別，社会経済的状況，生活環境），**臨床的（clinical）**特徴（診断，バイタルサイン，関連する陽性所見や陰性所見），**生活習慣（lifestyle）**（喫煙，健康状態，職業や生活環境）．
- 画像を撮影した理由（診断の確定，裏づけ，疾患の病期分類，治療の指針や評価のためなど）．

画像撮影の特徴

- 撮影に用いたハードウェアとソフトウェアのモデルとメーカー名．
- どのように撮影されたかを理解するのに必要な，または，画像評価に影響しうるあらゆる設定，光学フィルターやバンドパスフィルター，サンプリング手順，増幅，他の技術的情報．
- 撮影のために患者に施されたすべての処置．該当する場合は，使用した造影剤について，投与した量，経路，タイミング，絶食や排尿，食

この髭剃りがどんなものかは気にしないが，液晶画面があれば，一味違ってくる．

企業家・ソーシャルブックマークウェブサイトDiggの共同設立者，Kevin Rose（1977年–）

事の条件などを含めて記述．
- 撮影に用いた標準的手段や手順（protocol）．該当する場合は，撮影状況（救急外来部門，手術室，外来診療施設，負荷試験中など），画像の診断価値を高めるために行った「喚起的（evocative）」手法も記述．
- 撮影中の患者状態．該当する場合は，体位・姿勢（坐位，背臥位），意識状態（睡眠中，麻酔下），投薬状況も記述．

画像自体の特徴

- その画像が何を示しているか（例：提示している特徴），それは画像のどの部分か．注目部分を強調するため，丸印（circle）や矢印（arrow）などを使用．診断の助けになるなら，わずかな所見でも強調する[7]．
- 画像における対象の位置．患者の左右側，撮影角度，断面の位置や高さ（例：第3胸椎レベルの横断面）を明示．
- 画像すべての処理．
- 該当する場合は，画像所見が典型的か（類似の所見を他の研究者が見かける可能性が高いか），非常に特異な例か（他の研究者が見かける可能性が低いか）を示す．

画像の評価

- 該当する場合は，誰がどのような状況で画像を評価したかを明示．各評価者の経歴（認定専門医か，その分野で何年勤務しているか）．診断画像は，バイアスを避けるため，患者の特徴の一部もしくはすべてを隠して「読影（read）」される．その際は，評価者に提供された情報と，されなかった情報を特定する必要があるかもしれない．2人以上の評価者が画像を評価した場合，κ係数や診断一致率で評価者間の意見の一致を調べ，報告することが望ましい．
- 画像の意味合いを説明．画像の特徴（または特徴がないこと）や，その患者から得られた他の徴候に言及して評価を裏づける．診断画像では，診断基準，陽性・陰性所見のもつ意味，曖昧な結果の存在とその説明を明記．
- アーチファクトによる解釈かく乱の可能性．

次に画像の技術や手順を説明します．これらの領域になじみのない読者のために補助的説明も追加しますが，全体としてやや専門的な内容になります．

臨床画像の掲載に関するガイドライン

臨床写真

　医学において，標準的な光学写真には主に3つの利用法があります．患者の外観の記録（図10-1），肉眼的解剖の記録〔手術中の写真や切除された器官・組織の写真など（図10-2）〕，内視鏡を用いた体内構造の記録〔気管支鏡検査，関節鏡検査，大腸内視鏡検査など（図10-3）〕です．

　患者の写真では，診断や状態，または，画像内で目に見える注目すべき徴候を示します．もし写真で患者個人の特定が可能なら，患者またはその法的保護者から書面で同意を得ていることを確認してください．**一般読者が患者を特定できないだけでは不十分で，患者とその家族も同様にその写真から患者の身元を特定できないようにします**．黒い四角で写真の患者の目を覆うだけでは匿名性を保つのに不十分で，書面での同意が不要とはなりません〔図10-1（図8-1，8-2も参照）〕．患者を特定できる情報はデジタル画像から論文投稿前に削除します．単にその情報を上から覆い隠すだけでは，投稿や学術誌による処理の間にその覆いが失われる可能性があるからです．

　肉眼的解剖写真では，標本の大きさを示すため，写真に定規や目盛りを示し，倍率を表示します．該当する場合は，注目する病変や特徴と同様に，画像中の明らかな汚れや解剖部位も明示しておきます．

　内視鏡写真では注目する病変とともに，画像に描かれた解剖部位を明示しておきます．可能なら，見分けのつく部位（例：左右主気管支が開口した気管分岐部）を示して，読者に画像の位置関係を理解しやすくします．内視鏡検査では，可視性を高めるために窒素，ヘリウム，アルゴンなどの生物学的に不活性なガスを「送気」することがあるので，この処置が行われた場合は報告します．

単純X線写真

　X線写真撮影（radiography）とは，X線による体内画像の撮影です．投影（projection），単純（plain）X線写真〔用語としてはX線（X-ray）やX線像（roentgenogram）ではなく，X線写真（radiograph）を用いるべきです〕は，体を通過したX線が蛍光板に当たってつくられる画像の写真です．X線が通過する際，通過する構造により放射線不透過性が異なり，X線写真上に「影」ができます（図10-4）．**元のX線写真の細部のうち，出版画像に欠けているものはすべて説明しておきます**．X線写真の黒と白の比率

科学における最も刺激的な表現，新しい発見を予告する表現は，「わかった！（Eureka!）」ではなく，「何か変だ……（That's funny...）」である．

生化学者・SF小説家，Isaac Asimov（1920-1992年）

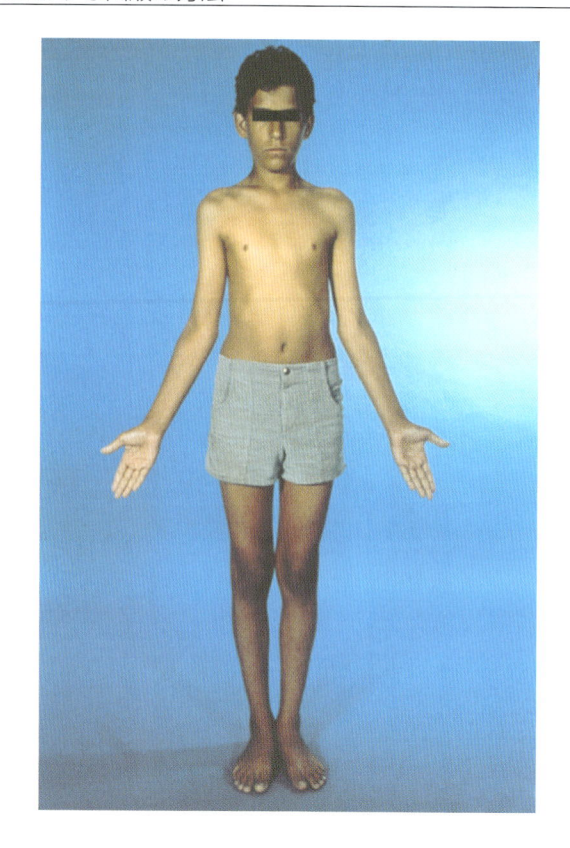

240   Part II　ヘルスサイエンスにおける出版の方法

図 10-1
標準写真は臨床所見の記録に使用される．この少年にはアジソン病に特徴的な色素沈着（皮膚の黒ずみ）が認められる．黒い四角で目を覆うのは一般的だが，匿名性の保証は不十分である．投稿前に患者本人か保護者に写真を見せ，写真掲載の書面での同意を得るべきである．

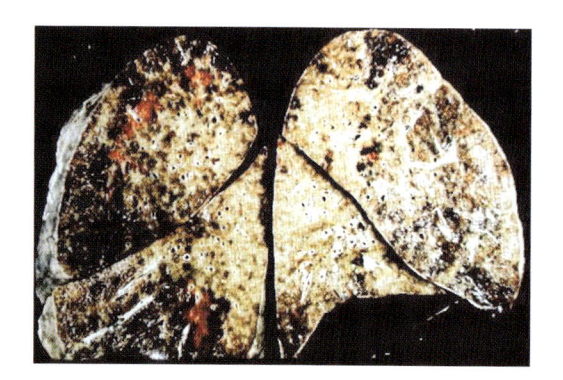

図 10-2
解剖標本写真には，通常，構造物の相対的な大きさがわかるように目盛りを示す．急性呼吸促迫症候群の激しい炎症による肺の障害を示したこの解剖標本写真には，目盛りが示されていない．たとえば，多くの皮膚疾患で見られるように，色調は時に画像の解釈を裏づけるために必要である．

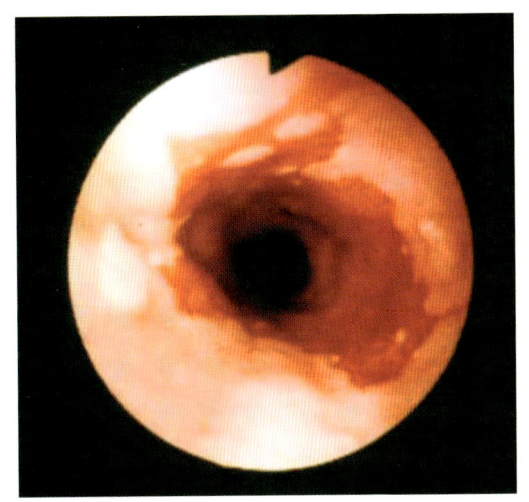

図 10-3
内視鏡写真では,画像の対象とともに,撮影時の内視鏡の位置も示す必要があるかもしれない.この写真は食道のバレット粘膜の内視鏡像を示す.

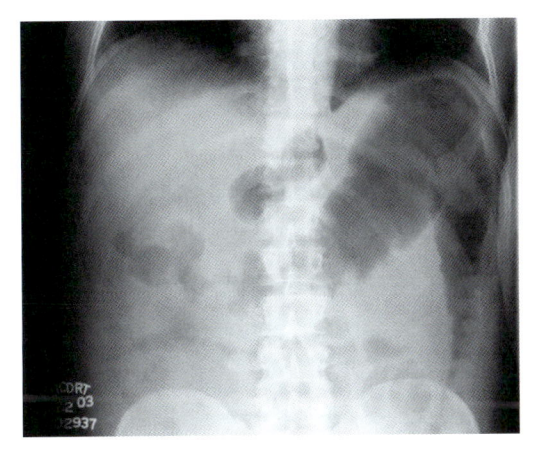

図 10-4
X線写真の「撮影方向」はキャプションで明示する.この単純腹部 X 線写真〔AP像(前後像)〕は,虚血性大腸炎による粘膜浮腫の徴候である斑点,つまり「拇指圧痕像(thumbprinting)」を示す.

はコントラスト比 (contrast ratio) と呼ばれます.黒い部位が最も明るい部位と比べて 500 倍以上暗い X 線写真もありますが,注目する組織の典型的なコントラスト範囲は 32：1 程度です.高品質の X 線写真でもこの比が 63：1 より高くはならず,出版される X 線写真ではさらに低くなります.

このようなコントラストの減損は,骨などの明るい領域を詳細に再現し,組織などの暗い領域をまっ黒に表現することを意味します.印刷のプロセスで最も明るい領域と最も暗い領域をともに再現するためにグレーの色調を調節すると,細かい描写は中間のグレーの色調の中で失われてしまいます.

注目する領域をデジタル処理で読み取りやすい色調に調節した X 線写真

は，**強調X線写真**（enhanced radiograph）と呼ばれます．放射線科医は正確な読影のために，すべての濃淡（density），つまり最大のコントラストを見る必要があります．印刷ではこの濃淡の領域を再現できないため，失われてしまった詳細を，本文や元のX線写真から得た補足的な処理画像によって示す必要があります．

- **画面表示された胸部X線写真やCTスキャンをデジタルカメラで撮影することは絶対にしない**[7]．
- **撮影される体の部位や領域に特有な要素の説明を考慮する**．胸部X線写真を撮る患者の喫煙歴，人工関節やステント，ペースメーカーの存在，撮影部位における過去の骨折や切除・外傷などの情報が該当する．また，画像のX線強度や曝露時間を示す必要があるかもしれない．該当する場合は，撮影時における患者の呼吸サイクルの時点や体位も示す．
- **画像を撮影した際の角度や「撮影方向」，「撮影面」を報告する**．たとえば，AP像〔anterior-posterior view（前後像）〕では，患者はX線装置と向き合い，PA像〔posterior-anterior view（後前像）〕では，患者はX線装置に背を向けている．さらに，体の部位によっては特別な撮影方向が用いられる．たとえば，「ウォーターズ投影法（Waters' view）」は上顎洞の撮影に，「膝グラビティ撮影法（gravity sag view）」は膝関節の後方不安定性の評価に使用される．

X線透視画像

X線透視検査（fluoroscopy）は，X線の連続照射によって，体内構造の動きや腸管蠕動運動などの機能をリアルタイムに描出したり，カテーテル留置操作の際に用いられたりします．血管造影や静脈造影，関節造影など，いくつかのX線透視画像では，診断情報は体そのもののX線透過性よりも，体内の造影剤の形態から得られます（図10-5）．

用いた造影剤は，投与した量や経路，投与から撮影までの時間を含めて示します．画像のX線強度や曝露時間，撮影時の患者体位を示すことが必要な場合もあります．

超音波画像

超音波検査〔medical sonography，エコー検査（ultrasonography）〕は高周波の音波が体内を通過する際の反射を記録するもので，超音波画像

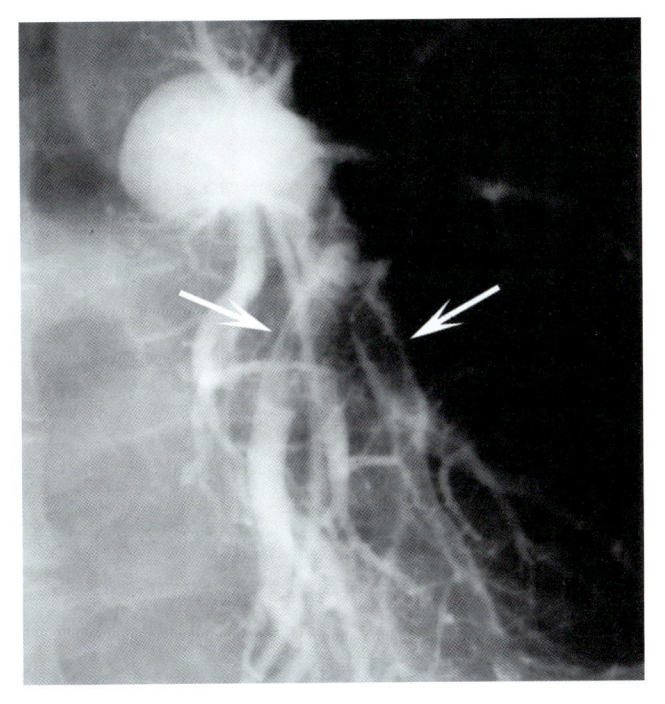

図 10-5
X線透視検査では，キャプションに投与した造影剤の量，経路，タイミングを明示する．
この肺血管造影像では，急性肺塞栓症患者の左肺動脈の血管内陰影欠損像を示す．矢印は欠損を示す造影剤の「辺縁」を指している．

(sonogram) はこの反射波の画像です（図10-6）．超音波は医学分野においてさまざまな利用法があります．たとえば，経胸壁や経食道心エコー検査（心臓の生体構造と動きを「調べる」），産科的超音波検査（胎児の評価），骨盤内の異常を検索する経膣超音波検査や経直腸超音波検査から成る経腹壁超音波検査などがあります．

　超音波画像の質は，さまざまな要素に影響を受けます．たとえば，経胸壁画像は体脂肪が多ければ，その影響を受けるかもしれないので，体型の説明が必要なこともあります．操作者の技術も影響するので，訓練や経験年数の考慮が必要かもしれません．超音波信号を増強させるために，**マイクロバブル超音波造影剤（microbubble contrast medium）** が血液中に投与される場合があります．その場合，造影剤の種類，その量と経路，超音波診断の手順からみた投与のタイミングを明示します．

　画像が記録された際の記録モードも記載します．**A モード**では，1探触子が走査線をスキャンし，画像上にその反射が深度の関数として示されます．**B モード**では，探触子に配列された複数の走査線が同時に体内の平面をスキャンし，二次元の画像として画面に表示できます．**M モード（motion mode）** は，Bモードスキャンを連続的に行うことで，探触子に対する臓器の動きを

244 Part II ヘルスサイエンスにおける出版の方法

> 写真とは，普通，見るもので，詳しく調べることはめったにない．
>
> 米国の写真家・自然保護家，Ansel Adams（1902-1984年）

SYSTOLE：収縮期
RV：右心室
LV：左心室
RA：右心房
LA：左心房

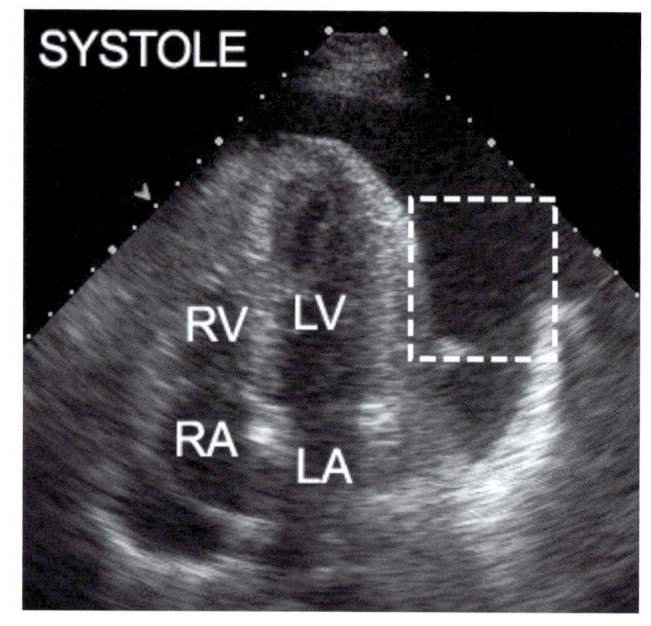

図 10-6
超音波画像では，画像記録時の超音波探触子の位置の記載が必要な場合もある．この経胸壁心エコー像は，心膜炎患者の標準的な四腔断面像（4-chamber view）を示す．心臓腔は文字で，心嚢水貯留部位は正方形で表示されている．この画像は収縮期のものだが，そのことを示すのに，心電図を示し，心周期上のどの時点での画像なのかを特定する方法もある．カラードップラー心エコー検査では，血流の方向と速度が色で区別されて表示される．

　臓器の境界からの反射としてリアルタイムに記録します．**ドップラーモード（doppler mode）**はドップラー効果を利用し，動いている器官（通常は血液）の速度を，それが探触子へ近づいたり離れたりするなかで測定します．血流速度は色分けして示されます．ドップラー情報は**パルス波ドップラー法（pulsed-wave technology）**や**連続波ドップラー法（continuous-wave technology）**にも使われます．

　超音波検査では，どの「断面」を示す画像か識別する必要があります．たとえば，経食道心エコー検査では心臓の心尖部の像を描出できます．また，心エコー検査では，心電図を記録し，心周期上のどの時点で画像が撮影されたのかを示すことも役立ちます．

CT スキャン

　コンピューター断層撮影（computed tomography：CT，computed axial tomography：CAT とも呼ばれる）では，台の上に横たわった患者の周囲を X 線源が垂直の円状に回転します．X 線源が患者の周囲を移動することで，あらゆる角度からの二次元デジタル画像が得られます．そして，X 線源の輪の中を台がゆっくりスライドし，患者の体に沿って極小幅の横断画像が得

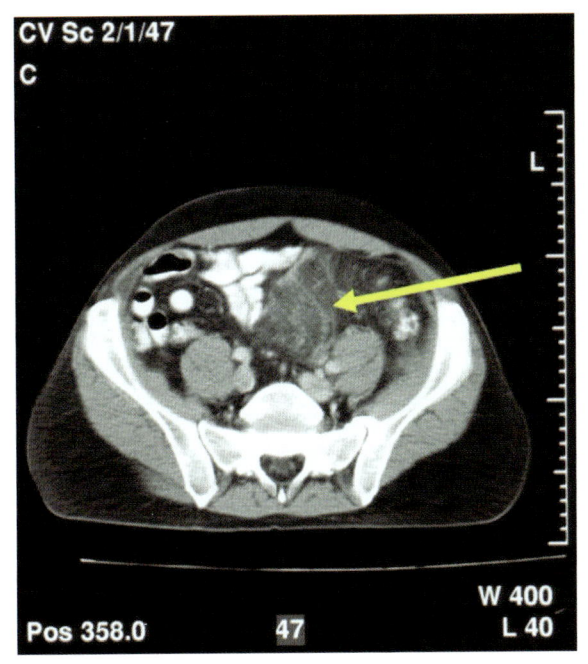

図 10-7
急性憩室炎と憩室膿瘍（矢印）に伴うS状結腸の炎症性変化を示す**コンピューター断層撮影（CT）**スキャン．

られます．あらゆる平面上の体内構造がデジタル画像として数学的に構成されます．この平面の1枚の「スライス」を**断層写真（tomogram）**，得られた一連の断層写真を **CT スキャン（CT scan）** と呼びます（図 10-7）．

　CT スキャンには「step and shoot 法」や cine CT，time-sequence CT，helical CT，spiral CT などの方法があるので，用いたスキャン方法を明示します．断層写真を再構成したアルゴリズム名も記載してください．たいていはフィルタ補正逆投影法（filtered back projection：FBP）か逐次近似法（iterative reconstruction：IR）のどちらかです．

　断層写真に示された「スライス」の断面の方向と厚さを，体の部位（例：「臍レベルの横断像」）とともに報告します．また，画像における患者の左右を示すべきでしょう．造影剤を用いた場合は，投与の量，経路，画像の撮影に対する投与のタイミングを示してください．

MRI スキャン

　磁気共鳴映像法（magnetic resonance imaging：MRI） は，磁場とラジオ波を用いて，電離放射線（X線）や放射性トレーサーを使わずに高画質画像が得られます（図 10-8）．強磁場により体内の水素原子が整列し，ラジオ波がこの磁性の整列を系統的に変えることで，スキャナで検出可能な水素原

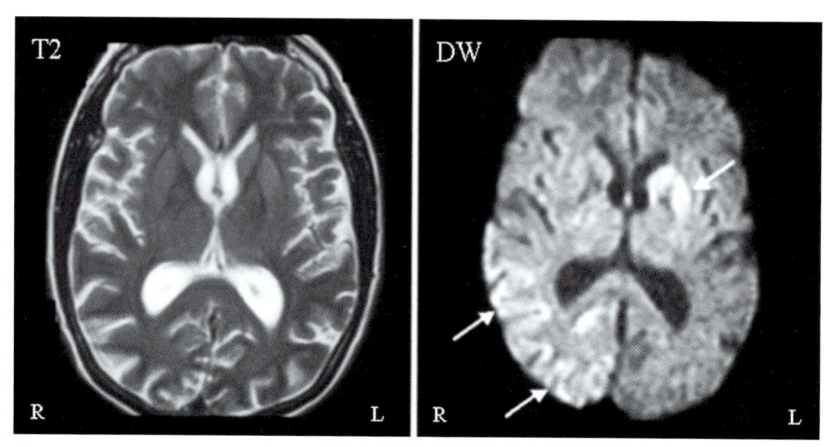

図 10-8
この頭部**磁気共鳴映像法（MRI）**はクロイツフェルト・ヤコブ病患者に特徴的な所見の拡散強調（diffusion weighted：DW）画像である．左側の標準的な T2 強調画像では特に異常は認められない．右側は同一患者の拡散強調画像で，左大脳基底核と右頭頂葉および後頭葉皮質に異常信号が認められる（矢印）．

子による磁場を生み出します．その信号にさらに磁場をかけて操作し，体の画像としてさまざまに再構成が可能です．

　機能的 MRI（functional MRI：fMRI） は，患者がさまざまなものを見たり，聞いたり，触ったり，ジョイスティックを動かしたりするような行動をした際の脳内の構造と変化を画像としてとらえます．この方法では，知覚，考え，動作における脳の生理的な変化がわかります．**磁気共鳴スペクトル法（magnetic resonance spectroscopy）** は，体の組織中の異なる代謝物質の濃度を測定できます．

　MRI 画像とともに，以下の技術的情報を示すのがよいでしょう．

- **磁場の強度をテスラ（tesla：T）かテスラユニット（tesla unit）で示す**．磁場の強度は画像の質を決める重要な要素である．より強い磁場は信号対雑音比〔SN 比（signal-to-noise ratio）〕を上げ，より高い解像度でより速いスキャンを可能にする．たとえば，"All images were acquired with a 1.5-tesla, GE (Milwaukee, WI) Signa magnetic resonance imager^{訳注1)}.〔すべての画像は1.5テスラで，GE（Milwaukee, WI）Signa magnetic resonance imager を用いて撮影した．〕" と記載する．
- **パルスシークエンス（pulse sequence）**．90°FID（free induction decay，自由誘導減衰）パルスシークエンス，スピンエコー法，反転回復法，勾配エコー法などがある．
- **強調画像は T₁ か T₂ か**．水素原子の初期状態への回復は 2 つの物理プロセスで決まる．すなわち磁場に平行な磁化成分が平衡状態へ戻るプ

訳注1）機器名は，「会社名（所在地）機種名」で記載．

ロセス（T_1），および磁場に垂直な成分が平衡状態へ戻るプロセス（T_2）である．画像はそれぞれの成分から再構成できる．

- T_1 と T_2 の緩和時間（relaxation time）．
- 画像が同期されているか．「同期（gating）」とは，体動や血流によって生じる画像のボケを最小化するため，呼吸や心周期に同調させて一連の画像を撮ることをいう．
- 画像のデシメーション（decimation）．デシメーションとは，データセットから一部のデータを除去することである．デシメーション比 4/5 とは，5 つのデータごとに 4 つを削除しているか，5 つおきにデータを保存していることを意味する．
- 勾配エコー（gradient echo）法または「フリップ角（flip angle）」．「GE（30°）」とは，30°の勾配エコーの意味．
- くり返し時間（repetition time）とエコー時間（echo time）．たとえば「TR/TE=11/2ms」という入力は，くり返し時間 11ms，エコー時間 2ms の意味．
- 走査軸（axis of the scan）．
- 対象範囲の深さと領域，スライス厚（slice thickness）．スライス厚は「Thk」と略す．「2.5mm Thk」とは，スライス厚が 2.5mm の意味．
- 加算回数（number of excitations：Nex）（平均回数，収集回数）．画像の信号対雑音比（SN 比）を改善するため，信号の測定値の平均を求めることができる．平均されたデータの収集回数が Nex である．
- 撮像野（Field of View：FoV）．画像のサイズを通常は cm で表す．
- ピクセル（pixel）による画像解像度（例：「256×192 ピクセル」）．

放射性核種画像

核医学（nuclear medicine）は放射線医学の一部門であり，特定の体内組織に親和性のある放射性物質〔放射性医薬品（radiopharmaceutical）〕を患者に投与し，この組織を標識します．この放射線をガンマカメラで検出したものが**シンチグラフィー（scintigraphy）**〔**放射性核種画像（radionuclide imaging）**または**核シンチグラフィー（nuclear scintigraphy）**，図 10-9〕，三次元画像に処理したものが，**陽電子断層撮影法（positron emission tomography：PET，図 10-10）**です[訳注2]．

したがって，放射性核種画像は，細胞や細胞以下のレベルの生物学的プロセスを示します．その他のシンチグラフィーとして，プローブやカウンターを用いる方法があります．**単光子放射型コンピューター断層撮影法（single photon emission computed tomography：SPECT）**は PET と同様であり，

訳注2）陽電子断層撮影法（positron emission tomography：PET）とは「陽電子放出核種を用いて画像化する断層撮影法」とも説明できる．

われわれの認知力の限界が世界のすべてであるとみなすことは，最も多い過ちの1つである．

英国の牧師・作家　Charles Webster Leadbeater（1854 –1934年）

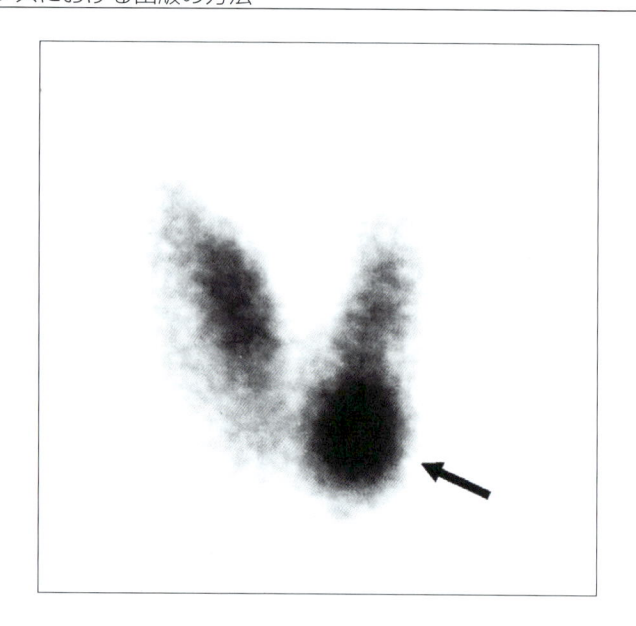

図10-9
核シンチグラフィー．甲状腺左葉側面に大きな「放射性」の甲状腺結節を認める．放射性の結節は機能性甲状腺結節で，放射性ヨードの取り込みが亢進し，周囲の組織よりも濃く描出されている．

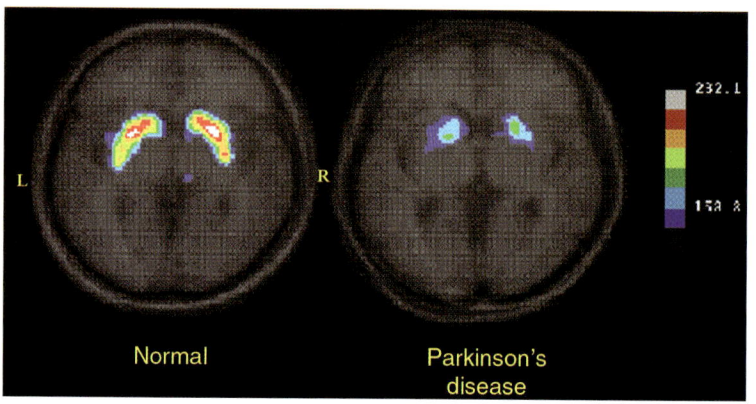

図10-10
陽電子断層撮影法（PET）．この ^{18}F-dopa PET スキャンは正常者（左）とパーキンソン病患者（右）を示す．画像は線条体レベルの横断像である．この画像では，患者の大脳基底核ではドパミン結合の程度が正常者よりも低下していることがわかる．正常と比べて，患者でドパミン結合領域が小さく，明るさが違うのは，放射性 F-dopa トレーサーの取り込み低下を示す．

データの記録にはガンマ線放出同位体とガンマカメラを使用します．

　画像に関連した放射性核種，投与した量，経路，半減期，投与から撮影までの時間を報告してください．**デシメーション率（decimation rate）**とは，サンプリング率（sampling rate）を減らす比率のことで，サンプリング率を増やすプロセスは**内挿（interpolation）**と呼ばれます．デシメーションと内挿はフィルターを使用して行われ，それが行われたことを報告します．

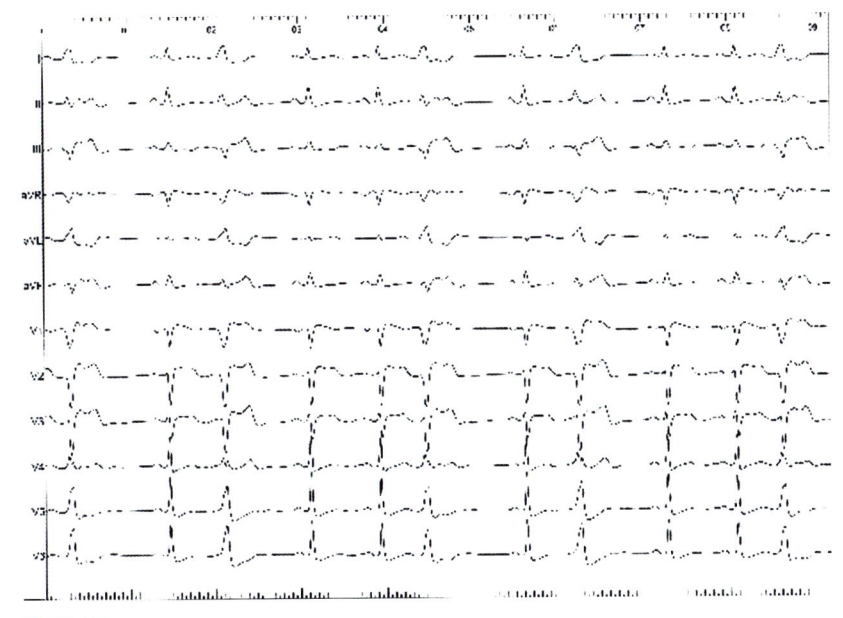

図 10-11
頻回の心室性期外収縮（VPCs）の評価のために専門病院へ紹介された 60 歳女性の安静時 12 誘導心電図．患者は疲労，動悸，目まいを訴えた．24 時間ホルター心電図では 57,000 回の VPCs を認めた．多発性 VPCs であることが下方誘導 II，III，aVF で明らかである．aVR は陰性だが aVL は二相性である．前胸部移行帯は V4 である．これらの所見から，VPCs はヒス束周囲より生じたものであると推察される．心エコー検査で左室駆出率（LVEF）は 40％であった．メトプロロールやベラパミル，アミオダロンでは VPCs の頻発は収まらなかった．この心電図記録は質が悪く，左に記された誘導の表示は小さすぎて見えない．

放射性核種の**半減期**（half-life）は，放射能が半減するのに要する時間です．放射能が十分残存している時間内に画像を撮影する必要があるため，半減期を報告してください．放射性核種の半減期はさまざまで，たとえば，^{15}O は 2 分，^{11}C は 20 分，^{13}N は 10 分，^{18}F は 110 分です．

心電図

心電図記録法（electrocardiography）は，心臓の経時的な電気的活動の記録です．その出力を**心電図**（electrocardiogram：ECG または EKG）と呼びます．これは電圧変動の連続的な記録で，長い紙に印刷されるか（図 10-11），コンピューター画面に表示されます．

心電図は，患者の安静時，歩行時（ホルター心電図），トレッドミル上での運動負荷試験時，手術時や回復時の観察，遠隔測定など，さまざまな状況で記録されます．さらに心電図は，救急隊員，救急外来や手術室のスタッフ，心臓専門の開業医など，さまざまな職種の人によって記録されます．心電図の種類と記録者を明示しましょう．電極数や配置は標準化されています

> 機械は，自然の本質から人間を切り離すものではなく，より深くへと迫らせるものである．
>
> フランスの作家・飛行家
> Antoine de Saint-Exupéry
> (1900-1944年)

が（12誘導心電図が一般的），それ以外の電極数や配置が使用された際には，必要に応じて報告すべきです．

心拍数に関連する患者の特徴，たとえば，心疾患の既往，心臓に影響のある薬や心臓の治療薬の服用の有無などを報告してください．

心電図には較正信号（calibration signal）も記録しましょう．心電図の標準記録速度は25mm/秒（心電図の太い縦線間隔は0.2秒）で，標準信号は10mm/mVに較正されます．ですから，標準的に記録された心電図の細い線で示された1mm四方の正方形は，0.04秒（40ミリ秒）の時間と，0.1mVの電圧を表します．しかし，標準信号は変更されている場合があり，これは波の変位を変えるので，報告が必要です．記録速度は同じままです．心電図上で注目する領域，スパイク，波形を下線や丸印で示しておくのもよいでしょう．

脳波

脳波検査（electroencephalography）は，脳の電気的活動の経時的な記録です．その出力を**脳波**（electroencephalogram：EEG）と呼びます．これは，電圧変動の連続的な記録で長い紙に印刷されるか（図10-12A），コンピューター画面に表示されます．脳波には標準的な頭皮上記録脳波（standard EEG）と頭蓋内脳波（intracranial EEG：icEEG）があり，頭蓋内脳波には硬膜下脳波（subdural EEG：sdEEG）と皮質電図（electrocorticography：ECoG）があります．

標準的な頭皮上記録脳波では，現在のところ20個程度の頭皮電極を置く10-20法が最も一般的です．**高密度配列**（high-density array，通常キャップかネットに固定されている）の脳波記録では，頭皮周囲にほぼ均等に最大256個の電極を配置することが可能です．**深部電極**（depth electrode）は脳内へ挿入します．深部電極の挿入位置は，図で示すか，X線写真で確認できるようにしましょう．

- 脳波記録時の患者の状況，特に，眠っていたかどうか，精神活性薬を服用していたかどうか．
- 記録時に用いられた賦活法や「活性化手法」を報告する．脳の反応を観察するため，時々患者に刺激を与えることがある．ストロボによる断続的光刺激，過呼吸や閉眼刺激は神経活動賦活法として一般的な診断に用いられる．
- **記録時間**．通常，脳波記録時間は20～40分であるが，時に一晩，数日間にわたることがある．

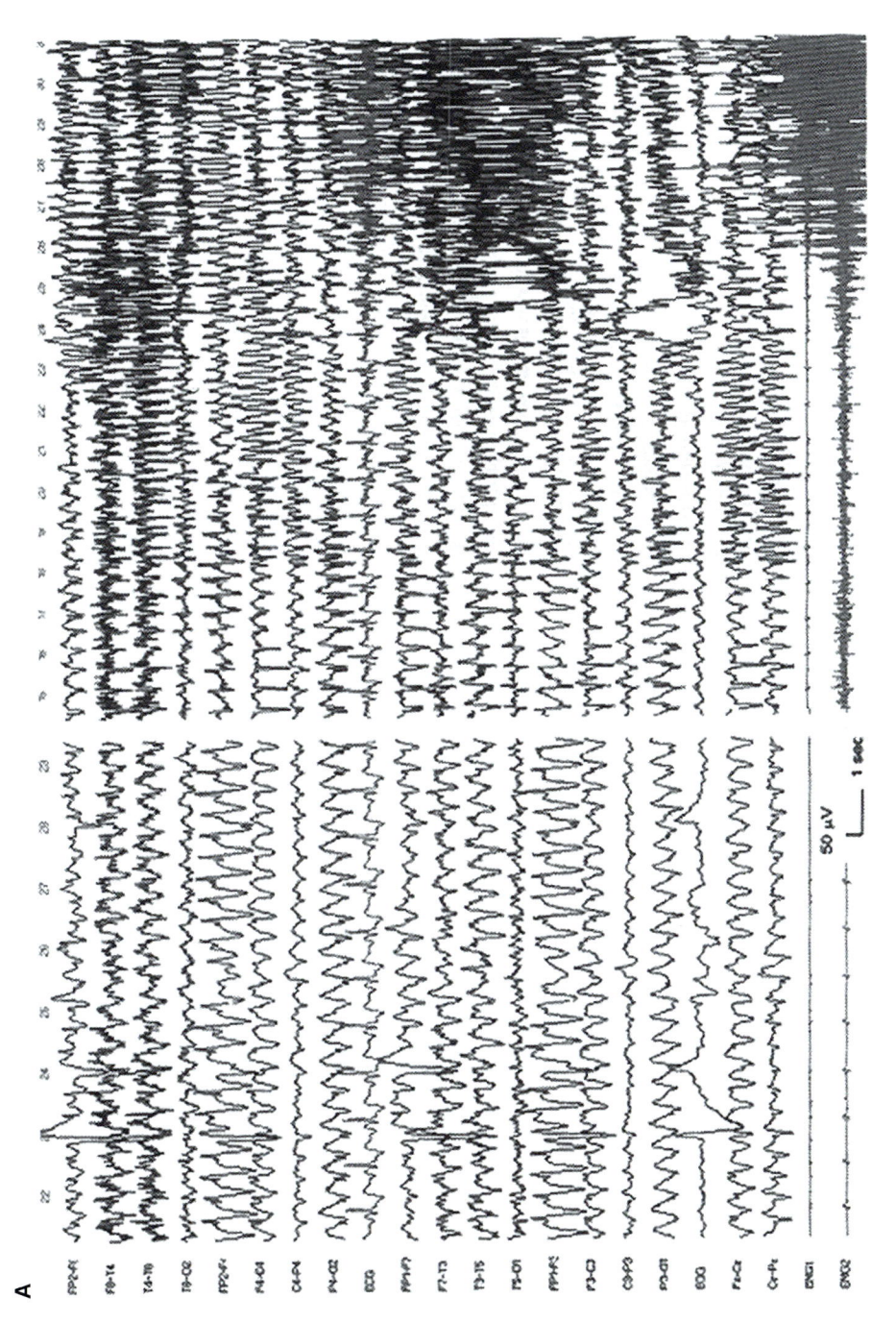

図 10-12A

21年間のてんかん歴があり、現在バルプロ酸を服用している39歳女性の脳波。1年間のことができなかった。左側の脳波は約2Hzで自発スパイク波を示し、右側の脳波は約7Hzの再発スパイク活動で始まる「全般強直性間代性発作」を示す。左の電極ラベルは「モンタージュ」を示す。左側脳波の右下隅にある較正信号が1秒、波形の高さが50 μV を示すが、この較正信号が左右どちらの図にも適用されるかどうかは不明である。時間は記録紙の上に秒で示されている。

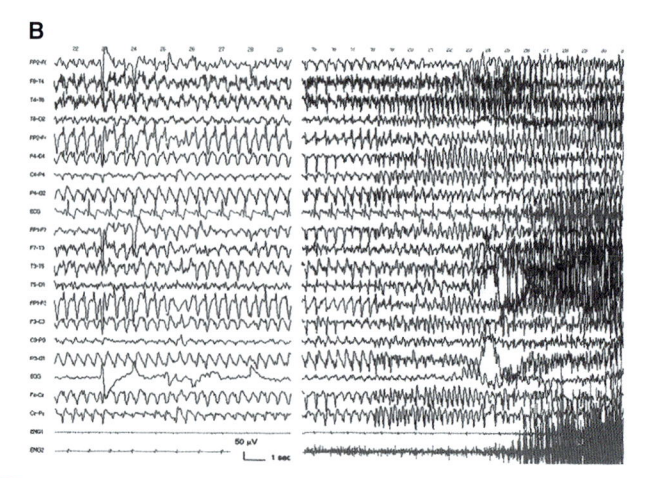

図 10-12B
図 10-12A と同じ脳波だが，受け入れがたいほど縮小されている．この大きさでは，左の電極ラベル，較正信号，時間表示は識別できない．

- **脳波のモンタージュを脳波記録上に明記しておく**．モンタージュとは電極の特定の組み合わせのことで，脳波記録に表示される各組合せの電極間の電位差の記録を指す．モンタージュには，双極モンタージュ，基準電極モンタージュ，基準電極間平均モンタージュ，ラプラスモンタージュがある．
- **記録上に較正基準を示す**．較正基準の X 軸は時間を秒で示し，Y 軸は信号変位をマイクロボルト（μV）で示す．
- **スパイクの極性を示す**．電極の極性が変わると，スパイクの陽性と陰性の向きが逆になる．したがって，陽性スパイクに言及する際，それが上向きか下向きのどちらで表示されているかを示す．

脳波のようなアナログ記録に共通する問題は，出版される際の画像のサイズです．記録の左側に示された電極名と脳波波形そのものが判読できなければなりません．図 10-12B のように過度に縮小された記録は，小さすぎて役に立ちません．

実験画像の特徴

実験画像には，光学・走査・電子顕微鏡写真，ゲルやブロット，質量分析器・クロマトグラフ・フローサイトメトリーの画像，遺伝子配列情報，質的・量的分析に関する多様な技術による画像があります．実験画像のガイドラインは，その技術に精通した研究者や学術誌の編集者がつくる必要があり

ます．ここで提案した項目は，そのようなガイドラインがない現状での初めての実用的な試みです．臨床画像と同様，対象，撮影，画像自体，評価に関する特徴をどう報告すべきか説明します．

対象の特徴

- 画像に示された，タンパク質，細胞，細胞成分，組織，生物，物質の特定．
- 対象の出所に関連した，生物学的，歴史的，物理的特徴．
- 画像を撮影した理由（細胞病理学的もしくは病理組織学的分析，質的もしくは量的評価など）．

画像撮影に関する特徴

- タンパク質構造のモデルをつくるときと同様に，画像撮影や作製に用いたハードウェアやソフトウェアの型式と製造業者．この情報には，顕微鏡・カメラの製造元や型式，使用した対物レンズの種類・倍率・口径も含まれる．
- 撮影方法を理解するのに必要なハードウェアやソフトウェアの設定，フィルター，その他の技術的情報．
- 陽性対照，陰性対照を含む画像撮影におけるサンプル処理の手順を特定するか，文献を引用．該当する場合，サンプルの収集や処理，保管を詳述し，造影剤や染色方法，サンプルの一部を標識するために使用されたマーカーも明示．
- 撮影に使用した標準的な手順（procedure or protocol）を記述するか，文献を引用．

画像自体の特徴

- 画像が何を映し，それがどこにあるのか．注目してもらう領域を切り抜いて引き伸ばし，それを全体の画像の端に挿入したり，別枠で横に並べれば，その領域を強調できる．縮尺目盛りや値をそれぞれの画像で示す．矢印や円などを使用して，注目してもらう領域に注意を引く．
- 画像の解像度．どのような引き伸ばしや処理がなされたか，たとえばデコンボリューションの種類や3D再構築画像，表面レンダリング，体積レンダリング，ガンマ調節などを説明[8,9]．拡大（magnification）は見ることができる詳細の量（amount of detail）を増やすが，引

> ⬛ ミュニケーションの問題は……それが達成されたという幻想である．
>
> アイルランドの劇作家，
> George Bernard Shaw
> （1856-1950年）

き伸ばし（enlargement）はすでに見えている詳細のサイズ（size of detail）を大きくしたにすぎない．拡大倍率は適切な乗数で示す（たとえば×1000）．

画像の評価

- 該当する場合は，誰がどのような状況で画像を評価したか．2人以上で評価を行った場合（たとえば病理学者による組織学的，または細胞学的画像の評価），κ係数や，診断一致率といった評価者間の意見の一致度を調べ，報告することが望ましい．
- 画像のもつ意味合いを説明．画像の特徴（または特徴的な所見がないこと）や，画像に関連するその他の根拠を示すことで，画像の評価を裏づける．分析画像では，何がどれだけ検出されたのかを示し，同定（identification）と定量（quantification）の基準を示す（例：細胞数，推定法）．診断画像では，診断基準，陽性・陰性所見の意味，曖昧な結果の存在とその説明を明記．
- 該当する場合は，画像所見が典型的か（類似の所見を他の研究者が見かける可能性が高いか），非常に特異な例か（他の研究者が見かける可能性が低いか）を示す．
- アーチファクトによる解釈かく乱の可能性．

次に画像の技術や手順を説明します．これらの領域になじみのない読者のために補助的説明も追加しますが，全体としてやや専門的な内容になります．

実験画像の掲載に関するガイドライン

顕微鏡写真

顕微鏡写真，特に染色した細胞や組織の顕微鏡写真は，通常の光学顕微鏡（図10-13）や電子顕微鏡で得られます（顕微鏡には他にも明視野，暗視野，蛍光，共焦点顕微鏡などがあります）．このような写真は，しばしば細胞学的，組織学的分析に用いられます．

- 細胞，組織，生物の出所を明示する．特に画質に影響する場合は，それらがどのように集められたのか，保存方法も含めて明示する．
- サンプルの特徴を示すために，用いた染色剤（stain）を明示す

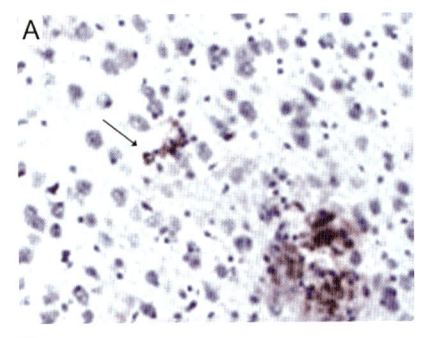

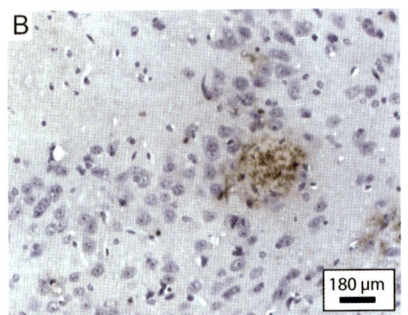

図 10-13
顕微鏡写真．6月齢になるアルツハイマー遺伝子の遺伝子組換えマウスの脳をホルマリンで固定後，パラフィンに包埋し，矢状断切片とした．その後，過酸化水素とヤギ血清でブロッキングした．切片をポリクローナル抗アミロイド抗体と反応させて標識し，最後にジアミノベンジジンを使用して可視化した．ハリスヘマトキシリンで対比染色を行った後，Zeiss Axioscope 2 Plus 顕微鏡を用いて，10倍に拡大し画像を撮影した．A) この写真はぼやけて不鮮明であり，出版にはふさわしくない．出版目的の写真は，最高の解像度でピントが合い，すべての構造物の輪郭が明確で鮮明でなければならない．また，コントラストが高すぎ，見た目が白っぽく，カラーバランスも歪んでいるため，矢印で示した染色されている部分と背景との区別が困難である．さらに，縮尺目盛りが抜けている．B) A の画像を改善させたもの．この画像は鮮明で，色調，コントラスト，明るさのバランスが取れている．染色された部位が中心に配置されており，容易に背景と区別がつく．縮尺目盛りも追加されている．

る[7,8]．組織切片や培養細胞を抗体で標識することがある．2つ以上の抗体を用いた場合，どの色がどの抗体と（サンプル中のどのタンパク質と）一致しているかを示す．抗体の希釈率を報告することは，他の研究者が同じ実験を再現する際に役立つ．**蛍光色素 (fluorochrome)** は，蛍光顕微鏡検査で使用される蛍光染色剤である．蛍光色素とともに，撮影に用いた蛍光色素の励起波長や発光波長，範囲やフィルター，2色ビームスプリッターも明示する．

- **縮尺目盛りと倍率を入れて構造物の相対的な大きさを示す**[7]．
- **複数の顕微鏡の視野からとられた画像を1つの視野にまとめない．**代わりに，補足図として複数の補助枠を使う．
- **Photoshop の「色彩化（colorize）」機能で処理された擬似カラーや非線形調整（たとえば「ガンマ調整」）を報告する．**擬似カラーは，個々のピクセルの明るさは変えないが，使った場合は公表する．
- **対照写真をそのままにして，実験の写真だけコントラストを変えてはいけない．**一枚の写真に加えられた調節は，写真全部にも行うべきであり，詳細に説明する．
- **異なった条件で得られた画像を比べるために目印を使う．**解釈上重要な領域があれば，組織や細胞の形態的な違いを示すラベルをつける．

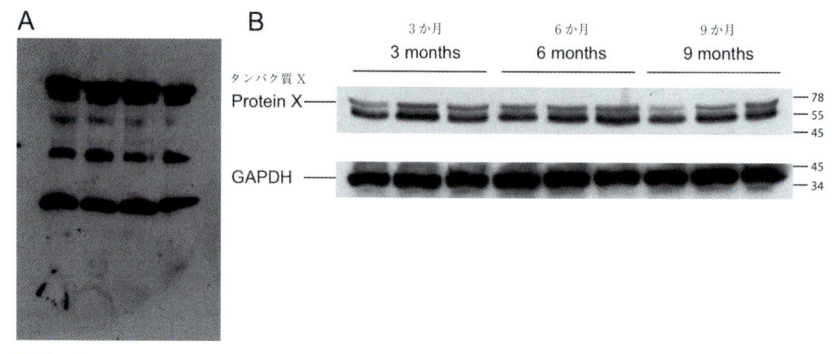

図表 10-14

ウエスタンブロット．重量の 10 倍の RIPA バッファーでマウスの脳のホモジネートを準備した．サンプルを 100,000×g で 10 分間遠心分離した後，上清を解析に使用した．まず 15μg のタンパク質を 10〜20％のトリシンゲルで泳動し，ニトロセルロース膜に転写する．サンプルを 5％ミルクにてブロッキングし，抗タウ抗体を使用して一晩培養した後，ブロットは TBS-T にて洗浄後に二次抗体のヤギ抗マウス抗体を用いて培養した．それから ECL を使って可視化された．GAPDH による標準化のためにブロットを 2％ SDS，100mM 2-メルカプトエタノール，50mM トリス（pH6.8）と 65℃で 30 分間反応させ，前述の一次抗体，二次抗体を取り除いた．膜を洗浄し，抗 GAPDH 抗体で再び標識した．A）このブロットはレーンにラベルがなく，露出過度であり，一番上の平行に位置する 2 本のバンドがにじんで重なっている．この写真では，特に情報のない下の部分の画像を切り取るべきである．一番右のレーンが他のレーンに比べて歪んでおり，他のレーンとの直接比較が難しい．サンプルの泳動を確認する対照のレーンもない．B）このブロットでは**レーン（3，6，9 か月）**と**タンパク質**（ここではタンパク質 X）が明確にラベルされ，**分子量マーカー**も右端に表示されている．また，別枠を利用し，**泳動を確認する対照**として GAPDH（グリセルアルデヒド 3 リン酸脱水素酵素）が示されている．バンドは鮮明で，他のバンドとも容易に区別できる．

ゲルとブロット

　ゲル（gel）とブロット（blot）はしばしば，組織ホモジネートや組織抽出物のサンプルに含まれる核酸やタンパク質の検出，測定に使用されます．これらの画像は**ゲル電気泳動（gel electrophoresis）**〔アガロースゲル電気泳動，ドデシル硫酸塩ポリアクリルアミドゲル電気泳動（sodium dodecyl sulfate polyacrylamide gel electrophoresis：SDS-PAGE）〕，**ブロット**（ウエスタン，ノーザン，サザン，サウスウエスタン，ファーウエスタン）によって得られます（図 10-14）．

　ウエスタンブロット法では，基準サンプルを用いて，溶液中の核酸やタンパク質の相対的な量を測定したり，ゲル上のサンプルが同じように「泳動」されていることを確認します．これらの基準サンプルは，異なる実験条件でも結果の変わらない遺伝子やタンパク質で，これにより実験サンプルの遺伝子やタンパク質と比較ができます．溶液中の各タンパク質の量は，電気泳動後の各バンドの濃さを測定し（NIH Image などのプログラムを用いて），注目するタンパク質のバンドの測定値を同一レーン（lane）内の基準，または対照バンドの測定値で割ることで**標準化（normalized）**〔規格化（standardized）〕できます．その値を図の隣や，本文中に「標準化された発現量（normalized expression levels）」として報告します．注目するタンパク質と対照のタンパク質の両方のブロットを図に掲載すべきです．

- 検出したい核酸を明示する．
- どの（核酸検出用の）プローブ，または（タンパク質検出用の）抗体（antibody）が使用されたかを示し，可視化の方法（放射活性，酵素反応，蛍光マーカーなど）を示す．ブロット法では，ゲル中で分離されたものはすべて膜に転写（ブロット）される．サンプルは，膜上でプローブの**ハイブリダイゼーション（hybridization）**（核酸をサザンブロット法やノーザンブロット法で検出する場合）または**抗体結合（antibody binding）**（タンパク質をウエスタンブロット法で検出する場合）を行い可視化する．使用した抗体を明示する（一次抗体，二次抗体，使用した場合は三次抗体も）．タンパク質のブロットとゲルは，ゲルが変性していたか否か（タンパク質の三次構造が保持されているか否か）を示す．
- ゲルで泳動されたサンプルが**免疫沈降法（immunoprecipitation）**で処理された場合は，免疫沈降に用いた抗体とブロッティングに用いた抗体の両方を示す．
- **サイズマーカー（size marker）も一緒に示す**．核酸分析の分子量マーカーは大きさのわかっている DNA 断片を含み，調べたい核酸断片の大きさを示すために，その断片と一緒にゲルで泳動される．サイズマーカーは塩基対で表示し，分子量の範囲も示す．
- 同じブロットが異なるいくつかの結果を示すために再利用された場合は（たとえば，**注目するタンパク質と標準化のために構成的に発現したタンパク質**），そのことを記載する．各種バンドは明確にラベルし，結果を得るのに用いた方法も明記する．
- **二次元電気泳動を用いた場合は，等電点（isoelectric point：pI）の範囲を明示する**．タンパク質はまず等電点で，ついで大きさによって二次元に分離される．プロテオーム解析では，与えられた条件で組織に発現したタンパク質の全体量を表わすために，ブロット全体を示す．相違を明らかにするためにブロットを並べる場合は，読者がわかるように，存在しない，存在する，または類似するタンパク質を矢印や円で示す．
- **画像の各レーンの内容物を明示する**．文字や数字でレーンにラベルをつけ，キャプションでレーンを特定する．標準化の解説で述べたように，基準サンプルは溶液中の核酸やタンパク質の相対的な量の測定

<small>見るまでは信じるなという思いから，私達はだまし絵にひっかかりやすい．

米国のコミュニケーション学者，Kathleen Hall Jamieson（1946 年−）</small>

や，ゲルで同じように泳動が行われた証明に使用される．標識として用いられる略語や記号は図のキャプション内で完全に説明する．

- **各サンプルの処理方法をラベルで説明し，サンプル処理に用いた試薬の量の増加を示すために，レーンの上にくさび（wedge）をつける．**
- **主要図でも補足図でも，使用した陽性対照・陰性対照をすべて明示する．**各実験において，適切な陰性対照，陽性対照，特異性対照，泳動確認のための対照，分子量を知るための対照は不可欠である[10]．
- **画像を切り抜いた場合は，そのことをキャプションで報告する．**切り抜きは画像を整えすっきり見せるが，残った画像に重要なバンドが保持されていなければならず，切り抜いたことはキャプションで報告すべきである．論文の中心となるブロットの切り抜きでは，目的とするバンドの厚みの少なくとも6倍は上下を残す．多くの学術誌は，補足図として切り抜かれていない完全な画像も要求する．一般的に次のような場合は完全なブロットを掲載する．タンパク質の複数の集合体を示す場合，タンパク質の複数の構造を示す場合（グリコシル化やスプライス変異など），プロテオーム解析，ゲルシフトアッセイ，研究室で作製した抗体の有効性を確認する場合などである．
- **実験でレーンが隣接して並ばず，接合して，横並びになってしまった場合は，余白や黒い線を用いて境界に印をつけることで，その事実を示す．**接合部を越えて，定量的な解釈はしない[10]．
- **背景が淡い色の場合，ブロットの境界を黒線で示す．ブロットやゲル画像の閾値を変えたり，信号領域を広げたり，縮めたり，高信号を変更してはいけない．**
- **たとえ関連性がなくても，ブロットからバンドを消さない．**
- **たとえ，そのタンパク質やDNA断片，RNAが存在していることがわかっているのに，何かの手違いで，そのバンドが現れなかった場合でも[1]，ブロットにバンドを加えてはいけない．**
- **ブロット上の1つのバンドの輝度を調整してはいけない．**画像中の情報を隠したり，除去したりしない限り，画像全体の明るさやコントラストは調整してもよい．スキャナーでデジタル画像化すると，ブロットの背景は，通常，グレーとなる．この背景を消すために過度にコントラストを調整すれば，薄いバンドを見えにくくさせてしまう．バンドを望ましい濃さにするために多重露光を用いれば，取り込まれた画像の明るさやコントラストを調整する必要がなくなる．
- Photoshopなどのグラフィックプログラムのデジタル画像処理機能で**不要な背景要素を取り除かない．**このような処理は見破られ，生物学的に重要な混入（contamination）の証拠を消してしまうかもしれな

A

```
                                      B Domain   B領域
1     ATGACTCGTGTATGCGGTCGTAAGTATATACTCTCCCGGGGTACTTTCGTAAAGGACTGC
1      M  T  R  V  C  G  R  K  Y  I  L  S  R  G  T  F  V  K  D  C


61    GATGTAACCGCCCTTAAGGTAGCGGTATTGGATCACGAATGGCGTGGGTGGAGATCACAA
21     D  V  T  A  L  K  V  A  V  L  D  H  E  W  R  G  W  R  S  Q

                             Nuclear Localization Signal   核局在化シグナル
121   CAGTCGGTCTCGTGGGCACATTCTAAATTAGGGCGTCGTTCCGCCTCCCGAGCGCGACTA
41     Q  S  V  S  W  A  H  S  K  L  G  R  R  S  A  S  R  A  R  L


181   CGTTCCCCGTTGTAA
61     R  S  P  L  *
```

図表 10–15
いくつかの一般的な構成成分をもつ**架空のタンパク質の配列**. 核酸配列が上段に示され〔4つの塩基記号：A はアデニン (adenine), G はグアニン (guanine), C はシトシン (cytosine), T はチミン (thymine)〕. 翻訳されたタンパク質が下段に示されている. 左側の数字は塩基対やアミノ酸が何番目であるかを示す. 下線が引かれた最上段の配列は, PCR のプライマーをデザインするのに, どの配列を用いたかを示す. 通常とは異なった領域や興味の対象となる領域は上線で示されている. 別法として, タンパク質の配列に濃淡をつけて, 異なる配列を強調することも可能. * は停止コドンを示す.

表 10–1 国際純正・応用化学連合の定めるヌクレオチドサブユニットの表記

表記：ヌクレオチドサブユニット
A：アデニン (adenine)
C：シトシン (cytosine)
G：グアニン (guanine)
T：チミン (thymine)
R：G または A〔プリン (purine)〕
Y：T または C〔ピリミジン (pyrimidine)〕
K：G または T〔ケト (keto)〕
M：A または C〔アミノ (amino)〕
S：G または C（強い結合）
W：A または T（弱い結合）
B：A 以外の G, T, C
D：C 以外の G, A, T
H：G 以外の A, C, T
V：T 以外の G, C, A
N：どれでも

http://www.iupac.org/ より

い．背景差し引きやフィルター，デジタルマスクの使用は，複雑な画像から正確に情報を抽出するために必要な場合もある．そのような処理をした際は，そのプロセスを報告する．

- サイズを変えなくても，ゲル上でバンドを移動させてはいけない．
- タンパク質や核酸のレベルを比較するために，別のゲルを一部でも並列させてはいけない．すべてのサンプルを同一のゲル上に示す[1]．

遺伝子配列の情報

DNA 塩基配列決定法（DNA sequencing）とは，生物の DNA 断片を構成するヌクレオチド塩基の正確な並びを決定するプロセスです．遺伝子配列情報の表現法は標準化されています（図 10-15，表 10-1）．ペプチドやタンパク質のアミノ酸配列は各アミノ酸に対応した 3 文字または 1 文字の略語を用いて，表現されます．

文献

1. Rossner M. Yamada KM. **What's in a picture? The temptation of image manipulation**. J Cellular Bio. 2004;66:11-15. doi:10.1083/jcb.200406019
2. Lang T, Secic M. **How to Report Statistics in Medicine: Annotated Guidelines for Authors, Editors, and Reviewers, Second Edition.** Philadelphia: American College of Physicians; 2006.
3. Haynes RB. **How to read clinical journals: II. To learn about a diagnostic test.** Can Med Assoc J. 1981;124:703–10.
4. Griner PF, Mayewski RJ, Mushlin AI, Greenland P. **Selection and interpretation of diagnostic tests and procedures. Principles and applications.** Ann Intern Med. 1981;94(4 part 2):557–92.
5. Simel DL, Feussner JR, Delong ER, Matchar DB. **Intermediate, indeterminate, and uninterpretable diagnostic test results.** Med Decis Making. 1987;7:107–14.
6. Jaeschke R, Guyatt GH, Sackett DL. **Users' guides to the medical literature. III. How to use an article about a diagnostic test.** B. What are the results and will they help me in caring for my patients? The Evidence-Based Medicine Working Group. JAMA. 1994;271:703–7.
7. CHEST. **Guidelines for Manuscript Preparation.** http://www.chestjournal.org/misc/ifora.shtml. Accessed 3/23/08.
8. JAMA. **Guidelines for authors.** http://jama.ama-assn.org/misc/ifora.dtl. Accessed 3/23/08.
9. **Journal of Cell Biology, Instructions for authors.** http://www.jcb.org/misc/ifora.shtml#Digital_images. Accessed 12/27/07.
10. **Gel slicing and dicing: a recipe for disaster (Editorial).** *Nat. Cell Biol.* 2004;6:275. doi:10.1038/ncb0404-275.

参考資料

Council of Science Editors White Paper. **3.4 Digital Images and Misconduct.** http://www.councilscienceeditors.org/editorial_policies/whitepaper/3-4_digital.cfm

10章　生物医学的画像の論文掲載方法　まとめとキーワード

生物医学的画像そのものがデータ．

正しい解釈のために，正確で完全な画像表現が必要．

科学論文の記録・報告の暫定ガイドラインを提供（9章参照）．

画像の掲載における構成要素

生物医学的画像の不正確な解釈や解釈の歪みの防止．

対象・撮影・画像自体の特徴，画像の評価をキャプションに示す．

画像の処理と修正

論文中で公表し，元画像の写しを保管．

診断画像の意味合い

陽性や陰性所見の検査結果の定義と意味合いを確認．

臨床画像の特徴

アナログ出力記録，診断画像，標準的な写真の報告を図のキャプションに記述．

報告内容：対象・撮影・画像自体の特徴，画像の評価．

臨床画像の掲載に関するガイドライン

臨床写真，単純X線写真，X線透視画像，超音波画像，CTスキャン，MRIスキャン，放射性核種画像，心電図，脳波の掲載に関して．

実験画像の特徴

光学・走査・電子顕微鏡写真，ゲルとブロット，質量分析器，クロマトグラフ，フローサイトメトリーの画像，遺伝子配列情報など．

報告内容：対象・撮影・画像自体の特徴，画像の評価．

実験画像の掲載に関するガイドライン

顕微鏡写真，ゲルとブロット，遺伝子配列情報の掲載に関して．

CHAPTER 11

学術誌に出版する方法

　学術誌に論文を出版することは，科学的な研究活動の重要な部分です．出版は，その研究に関する公式な議論の始まりを記し，唯一ではないとしても，通常，最も永続的な研究の記録になります．出版により，あなたの研究が研究者の間（scientific community）で広く共有され，情報検索サービス[1]も利用が可能となります．実際，研究が終了したら，あなたは論文発表の準備に多くの努力を費やすことでしょう（というより，費やすべきです）．通常は，研究を抄録やポスターとして発表することが論文全文の出版への中間的なステップになります（というより，そうなるべきです）．

　科学の世界における学術誌への出版には，次のようなプロセスがあります．まず，適切な学術誌の選択から始まり，原稿を作成して投稿し，査読者のコメントに対応し，学術誌に対していくつかの保証，用紙，文書などを提出し，印刷される前に最終原稿を承認します．

　本章では，学術誌の編集方針を広い視野から見るために，学術誌の運営，制作プロセス，資金管理の概要を述べます．また，出版のプロセスを概観し，著者が投稿や原稿編集の作業で直面する一般的な問題を示します．

学術誌の特徴

学術誌のビジネス的な側面

　多くの著者は，学術誌の科学的な側面についてよく知っています．しかし，学術誌は科学的な側面をサポートする一方で，時にはそれと衝突する別の側面ももっています．すなわちビジネス的な側面です．すべての学術誌は経済的な側面をもっており，ほとんどの学術誌は，経費を管理し，最大の収入を得ることに努力して，ビジネスとして運営されています．学術誌に論文を発表したい著者は，編集者が科学論文の価値に加えて，これらの経済的制約を考慮していることを忘れてはいけません．

　学術誌は，専門の学会，商業出版社，医学センター，あるいは研究機関などが所有しています．学術誌は，所有者または所有者と契約した出版社による出版，利益目的のビジネス，非営利団体・組織の公式出版物として運営されている場合など，さまざまです．いずれも，収支を強く意識して運営されていることは変わりありません．

　典型的な学術誌では，主催学会〔例：米国心臓協会（American Heart Association）や英国医師会（British Medical Association）〕が**主任科学編集者（principal scientific editor）**または**編集長（editor-in-chief）**と，時には1人以上の**副編集長（associate editor）**を指名します．さらに，多くの学術誌には，編集長が選任する**編集委員会（editorial board）**があります．この委員会は編集長に助言し，その学術誌の利益を主催学会と共に代表することもあります．また学会は，その他の職員の人件費，事務所経費，広告宣伝，制作費用などの**運営資金（operating budget）**を準備し，最終的に，編集長を通してその学術誌の成功に対する責任を負います．**編集スタッフ（journal staff）**は査読のプロセスを調整し，出版する論文を選ぶ際に編集委員会を補佐し，各号の内容を決定します．編集スタッフはまた，原稿の状況の確認，著者との連絡，原稿整理，図表，各号のレイアウトとデザイン，広告販売，印刷，各号の宛名印刷と発送を行いますが，これらの作業を出版社やその他の業者が管理することもあります．

　専門の学会が発行する学術誌は，程度の差はあれ，通常は**会員からの会費（membership dues）**で支えられています．また，多くの学術誌は，その出版費用を補うために多かれ少なかれ**研究機関や図書館の定期購読料（institutional or library subscription）**，そして，特に**広告収入（advertising revenue）**に依存しています．また，学術誌は，通常は製薬会社や医療機器メーカーなどの商業スポンサーが費用を負担する**増刊号（supplement）**や

あなたの原稿は優れていて独創的だ．しかし，優れた部分は独創的ではなく，独創的な部分は優れていない．

英国の作家，Samuel Johnson
（1709–1784年）

特集号（special edition）を出版することもあります．さらに，多くの学術誌は，原稿を査読するための**投稿料**（submission charge）に，印刷費を補うための**ページ料**（page charge），**カラー写真印刷料**（charge for printing color photographs），**図版の転載許可料**（charge for permission to reprint figures），最近では**オープンアクセスの電子ジャーナルへの論文掲載料**（charge for posting the article on open-access electronic journal）などの形で著者から収入を得ます．また大部分の学術誌は，出版された論文の**別刷**（reprint）を，通常は著者に販売しますが，製薬会社にも販売しています．製薬会社は将来的に処方してくれる可能性のある医師に配るため，自社製品の販売に有利な論文の別刷を，たとえば50,000部購入するかもしれません．

　学術誌は多くの点で，その他のメディアと同じです．つまり，お金を稼ぐために，学術誌は基本的に対象とする人々（audience），すなわち読者を広告主に売りわたします．広告主は，広告をできるだけ効果的に掲載し，対象を絞れるように，学術誌の**読者層**（readership）の大きさや特徴を注意深く観察します．PERQ/HCI Research[2]という会社が行っているMedia-Chek調査などの読者層調査は，定期的にどのような読者がどの学術誌をどの程度詳しく読んでいるかを調べています．**広告料金**（advertising rate）は，ある程度このような調査を基にして決められます．読者層が広がれば（すなわち，より多くの読者が，より多くの号で，より多くの論文を読んでいれば）広告料金も上がります．読者数が減れば，広告料金も下がります．したがって，学術誌が成功するには，広告収入を減らさないために，編集者は常に読者の興味を引く論文を出版する必要があるのです．

　別刷は，学術誌に出版された論文と同一のコピーです．別刷の印刷や用紙は，学術誌で出版されたものと同じです．出版された論文を教育以外の目的で複製することは著作権の侵害になるため，研究仲間や顧客，取引先などに配ることができるように，学術誌は著者や研究の後援者に対して別刷を販売します．論文や学術誌にもよりますが，別刷の売上は（特に企業や機関に対する売上は），学術誌の主な収入源となっています．

学術誌のランク

　当然のことながら，学術誌はライバル誌と比べた自分達の評判を気にします．評価の高い学術誌は，より質の高い論文が集まり，それによってより多くの読者を引きつけ，広告料金が上昇して，収入が増えます．最も一般的な学術誌のランクの指標を次に説明します．

　学術誌のランクの最も簡単な指標は**論文の不採択率**（rejection rate）です．印刷版学術誌の1年に出版できるページ数には上限があります．投稿原

稿が増えれば，すべてを印刷できないため，不採択の原稿も増えます．さもないと，原稿受理（acceptance）から出版までの**出版所要時間（lead time）**が長くなり，皆から嫌がられます．したがって，多くの原稿を受け取り，多くを不採択とする学術誌ほど，論文の選択が厳しくなります．そのため，不採択率が高いほど，学術誌の評価が高いと考えられます．たとえば *New England Journal of Medicine* の不採択率は 95％，*Journal of Antimicrobial Chemotherapy* は 50％です．

学術誌のランクに関して最もよく知られ，そして最も議論の多い指標は疑いなく**インパクトファクター（Impact Factor）**とそれに関連する「引用指標（citation metric）」でしょう．引用分析は，1955 年に情報科学者で司書でもある Eugene Garfield が導入したもので，論文とそれを出版する学術誌の引用パターンを検証したものです[3]．その後 Garfield は 7,500 以上の主要な学術誌におけるこの情報を蓄積するために，米国科学情報研究所（Institute for Scientific Information）を設立しました．これらの測定基準は図書館や情報科学の分野では重要な用途がありますが，学術誌の重要度の指標として予期せず使われるようになり，論争の的になっています．この基準は *Journal Citation Reports*（以前は Thompson Scientific，現在は Thompson Reuters が発行）で見ることができます．

インパクトファクター自体は，ある学術誌において，過去 2 年間に出版された論文が今年引用された合計回数を，過去 2 年間に出版された論文の合計数で割ったものです．たとえば，*Cell* の 2005 年のインパクトファクターは 29.4 でした．これは，2003 年と 2004 年の *Cell* 各号に掲載された「標準的」な論文が，2005 年には 29 回以上引用されたことを意味します．*Annals of Internal Medicine* の 2005 年のインパクトファクターは 13.3 でした．

インパクトファクターの高い学術誌は，低い学術誌よりも重要と思われがちですが，引用の慣習や，学術誌によって掲載論文の数や種類が異なること，発行部数や頻度の違いなどから，この結論は激しく議論されています．たとえば，原著論文よりも引用されやすい総説論文を多く掲載する学術誌は，インパクトファクターが高くなる傾向があります．他にも，ある学術誌に投稿する著者は，その学術誌に掲載された論文の引用を奨励されるため，学術誌の自己引用（self-citation）の割合が高いことや，引用論文が議論の裏づけとして受け入れられるのではなく，むしろ反証される「反論引用（counter citation）」などがあげられます．

インパクトファクターは他方面での利用においても，過度に重視されています．研究者の昇進審査では，論文を発表した学術誌のインパクトファクターの点数がより上の地位にいる同僚の点数と比較されることもあります．国によっては，研究者は，決められた基準以上のインパクトファクターをもつ

> 正しくつづり，正しく句読点がつけられたたわごとは，やはりたわごとである．
>
> 作者不詳．しかし正しい見解である．

英語の学術誌に一定数の論文を発表することを昇進の条件とされたり，あるいはそのような論文発表に多額の賞金を与えたりすることもあります．引用指標には本来の用途がありますが，それには個々の研究者の質を確証することは含まれていないのです．

インパクトファクターに関連して，**重みづけインパクトファクター（Weighted Impact Factor）**[4] があります．これは，インパクトファクターを計算するときに，引用されている学術誌の評価（すなわち，そのインパクトファクターが引用している学術誌よりも高いか低いか）を比較検討したものです．重みづけインパクトファクターのランクは，インパクトファクターによるものとやや異なります．たとえば，2006年の医学誌のインパクトファクターの上位は，1)*New England Journal of Medicine*，2)*Lancet*，3)*JAMA* でした．それに対して，重みづけインパクトファクターの上位は，1)*Public Library of Science Medicine*（インパクトファクターは5位），2)*New England Journal of Medicine*，3)*Annual Review of Medicine*（同6位）でした．

注目すべき他の2つの引用指標として，電子版学術誌でのページランク（PageRank）と印刷版学術誌でのアイゲンファクター（Eigenfactor：EF）があります．**ページランク**は，開発者であるスタンフォード大学のLarry Pageにちなんで名づけられ，ウェブ（World Wide Web）の検索エンジンGoogle[5] の開発につながりました．ページランクは，たとえば学術誌などの特定のウェブサイトへの「被リンク（incoming link）」数から算出されます．各リンクが「1票」として数えられ，さらに，各リンクはそのリンク元の重要度によって重みづけされます．すなわち，いくつかの高いページランクをもつページからリンクされているページは，それ自身もランクが高くなります．ウェブページにリンクが貼られていない場合は，そのページに対する支持がありません．したがって，ページランクが高いほど，その学術誌は影響力が大きいと考えられます．たとえば，*Journal of Biological Chemistry* のページランクは17.5，*New England Journal of Medicine* は5.7です．ページランクと似たようなものに **SCImagoジャーナルランク**（SCImago Journal Rank：SJR）があります．これは，16,000の学術誌，400万以上の科学的ウェブページ，そして2,300万件の特許記録からの3,600万の記録をオンラインで集めたScopusデータベースを基にしたものです[6]．

アイゲンファクターの算出方法はページランクと似ていますが，ウェブページへのリンク数の代わりに，引用元となる1つの文書から別の文書へ引用される流れをたどることで，引用元文書のネットワーク全体を評価します[7]．引用は，*Journal Citation Reports* のように学術誌からのものに限定せず，その出版論文の影響をより適切に評価するために，新聞，雑誌，学位論文，技術報告書などからの引用も含めます．アイゲンファクターは，

Journal Citation Reports に掲載されているすべての学術誌での総和が 100 となるように決められています．その結果，*Journal of Biological Chemistry* は 1.8212，*British Medical Journal* は 0.20579 となります．アイゲンファクターが大きいほど，ランクが高いとされます．

アイゲンファクターは，**論文影響度スコア**（article influence score）の算出にも用いられます．このスコアは，個々の論文が出版されてから最初の 5 年間における，その論文の平均影響力を示します．論文影響度は，学術誌に掲載された論文ごとの平均影響度を測定したもので，インパクトファクターと似ています．論文影響度スコアは，*Journal Citation Reports* データベース全体における平均的な論文の論文影響度が 1.00 になるように標準化されています．2006 年の *British Medical Journal* の論文影響度スコアは 3.2874 で，これは *BMJ* の平均的な論文は *Journal Citation Reports* に収録されている平均的な論文の 3 倍を少し超える影響度があることを意味します．*Journal of Biological Systems* のスコアは 0.12114 で，これはこの学術誌の平均的な論文が *Journal Citation Reports* に収録されている平均的な論文の影響度の約 10 分の 1 であることを意味します．2006 年は *Annual Reviews of Immunology* の論文影響度スコアが 27.081 で最高でした．

コペルニクス指数値（Index Copernicus Value：ICV）は，生命科学系学術誌の科学的，編集的，技術的な質の複数の測定値と，その学術誌の国際的な供給力，発行頻度，長期安定性の測定値を合わせたものです[8]．数値は 0 ～1,000 の範囲です．2008 年の ICV の上位 3 誌は *New England Journal of Medicine*（535.96），*Science*（294.87），*Nature Medicine*（286.19）でした．

最後に，学術誌のランクを示す別の 2 つの観点を紹介します．**発行部数**（circulation）は各号の印刷冊数で，発行部数が多いほどその学術誌のランクは高いとされます．*Nature* の週刊発行部数は約 66,000 部，*New England Journal of Medicine* は約 200,000 部です．学術誌はまた，MEDLINE，Chemical Abstracts，Excerpta Medica，EMBASE などの数十の索引作成機関（indexing agency）によって**目録化**（indexed）されます．多くの機関の索引に採用されるほど，そして，その機関の評価が高いほど，その学術誌は影響力が大きいと考えられます．これは，学術誌が広く目録化されれば，それに応じて論文を見つけることも容易になるからです．

論文発表までのプロセス

> 編集者のなかには作家として失敗した者もいる．しかし，ほとんどの作家も作家として失敗している．
>
> 詩人・劇作家・批評家・ノーベル賞受賞者，T. S. Elliot（1888-1965年）

学術誌の選択

　原稿の投稿先を決めるにあたり，まず，あなたが書いた論文の主題や種類（原著，総説，解説など）を扱い，その研究に強い興味を示す読者をもった学術誌を見つけなければなりません．そうすれば，より早く論文が出版される可能性が増すばかりでなく，関心をもってくれる読者が目にする可能性も高まります．そのような学術誌はたいてい，あなたが定期購読していたり，あなたが原稿で最も多く引用したりする学術誌です．学術誌の著者のためのガイドラインには，対象読者や掲載論文の種類が記されているはずです．

　たとえば，*Brain* の投稿規定には，次のように記されています．

> *Brain* は，神経学や関連の臨床分野における信頼性の高い論文を優先的に掲載する．誌面に限りがあるため，標準的な研究は現在は掲載していない．動物研究も掲載するが，目新しい取り組みを実施し，知見の根底にあるしくみを明らかにし，臨床的な関連性が相当に高い論文であることが必須となる．本質的に，技術的あるいは方法論的な論文，または，独自のデータによる裏づけのない仮説やモデルは本誌には適さない．
>
> *Brain* は，現在進行中の研究の予備的報告や単独症例（single case）の短報を掲載しない．単独症例の詳細な研究は，その分野の重要な問題を明確に解決したり，そのデータが重要な概念の進歩につながったりする場合にのみ掲載が検討される．患者集団に対して容易に行うことができる単独症例の研究は受理しない[9]．

〔主要な生物医学誌の投稿規定へのリンクは，マルフォード図書館のウェブサイト，http://mulford.meduohio.edu/inst/ を参照してください．このサイトには生物医学誌への投稿のための統一規定（*Uniform Requirements for Manuscripts Submitted to Biomedical Journals*）や，CONSORT や STARD といった臨床系学術誌が採用している主な報告要件へのリンクもあります．〕

　いくつかの適した学術誌が見つかったら，次の問題はあなたの論文をそれらの候補の中でより評価の高い学術誌，またはより低い学術誌に投稿するかを決めることです．著者はたいてい，自分たちの研究分野における学術誌の

ランクを知っています．専門家としての地位向上を示す1つの目安は，徐々にランクの高い学術誌に論文を発表していくことですが，単に様子を見るために，あるいは査読者からのコメントを得るために，その分野の最高ランクの学術誌に投稿してみるという誘惑には抵抗した方がよいでしょう．情報不足のまま論文を投稿しても採択される可能性は低く，査読さえされないかもしれません．査読なしで原稿が返却されたとしても，学術誌側の限られた資源を消費させます．また，不採択になるたびに，最終的な出版の時期が数か月間遅れます．それよりは，あなたの研究がどのようなことに貢献できるのかを現実的に考えて，最も妥当なランクの学術誌に投稿しましょう．

原稿の準備

学術誌の編集者が求めること

まず編集者は主として読者と科学界に責任を負っているのであり，必ずしも著者に責任を負っているのではありません．学術誌の編集者は，読者の関心が高い研究を掲載したいと考えるものです．すなわち，編集者は「新しく（new），真実で（true）（根拠が確かな），重要で（important），明快に（clearly）報告されている」研究[10]を掲載したいのです．編集者は，正確かつ完全で，学術誌の投稿規定に従って作成された原稿を受け取ることを望みます．基本的に学術誌の編集者は，投稿された原稿に対して「私がこの論文を掲載したら，科学はどのように変わるだろうか？」と問いかけます．研究を始める前にこのことを自問しましょう．そうすれば，その研究を出版する準備が整ったときには，あなたも編集者もその問いに答えることができるでしょう．

また，編集者は，マスコミや別の学術誌を通じてすでに一般に公開されている研究を掲載しないことにより，Ingelfinger-Relman ルールを守ります．編集者は，複製出版（duplicate publication），細切れ出版や「サラミ科学（1つの研究を細切れにして方々の学術誌に発表すること）」，不必要に著者とする行為，盗用，捏造や改ざん，不正などの事例がないか，常に気をつけています（8章を参照）．

投稿規定の重要性

投稿先を決めたら，**投稿規定に忠実に従いましょう！** この忠告を強調しすぎるということはありません．学術誌の投稿規定は，その学術誌がどのような種類のどのような主題についての論文を掲載したいかだけではなく，原稿をどのようにして準備し，投稿すればよいかを示しています．学術誌によっては，正しく準備または投稿されていない原稿は即座に不採択とします．

7章で述べたように，投稿規定は次のような条件を示しています：

- 標題の文字数制限．
- 「欄外見出し（running head）」（出版論文の各ページ欄外に示される短い標題）が必要かどうか，必要な場合はその文字数制限．
- 抄録の種類（報知的，構造化）とその語数制限．
- 単語，ページ，図表の総数の制限．
- 略語表を含める必要があるかどうか．
- 時にはフォントの種類と大きさ，行の間隔，余白の幅．
- IMRAD（Introduction, Methods, Results And Discussion）の各項の見出しの順序と用語．
- 利益相反，資金源，計画書（protocol）の承認に関する情報の報告．
- 引用の形式（連番か，上付き文字，あるいは角括弧内か，著者名・発行年方式か，文末ピリオドの前か後か）．
- 文献の形式（統一規定，米国化学会形式）．
- 文法規則（たとえば，percent を略さず書くか，％記号を使うか）．
- 表，図，写真を準備し，提出する方法．
- 原稿の投稿先である編集者の名前と住所．
- 郵送またはオンラインで原稿を投稿するための指示．
- グラフ，描図，写真を投稿するためのデジタル形式．

臨床系学術誌で *JAMA*，基礎系学術誌で *Journal of Clinical Investigation* の投稿規定が最も完成されており，多くの学術誌が指定する要件を一通りつかめます（http://jama.ama-assn.org/misc/ifora.dtl および http://www.jci.org/kiosk/publish 参照）．

投稿

原稿は一度に1つの学術誌だけに投稿します．どれか1つは受理してくれるだろうと期待して，早く論文を出版するため，または，より上位の学術誌が受理する可能性をみるために，原稿を複数の学術誌に同時に投稿することは，医学・ヘルスサイエンスの分野では倫理に反します．

学術誌は，郵送かオンライン，またはこれら両方による投稿を受け付けています．投稿に関する情報は投稿規定に明記されており，どちらの投稿方法も，求められる情報はほぼ同じですが，その準備の仕方には，いくつかの重要な違いがあります．いずれの場合も，学術誌側は原稿の受け取りを確認

し，原稿追跡番号（manuscript tracking number）を割り当てます．

添え状

郵送であれ電子的な方法であれ，原稿を投稿する際には，連絡担当著者（corresponding author）からの添え状（cover letter）を付けます．添え状には，あなたの研究の種類（nature）と価値（value）を2～3文で簡潔に述べましょう．同封した原稿が出版できるか検討してもらうために投稿したことを明記し，（学会によっては複数の学術誌を発行しているので）必要であれば特定の学術誌，場合によっては，掲載を希望する学術誌の中での区分（原著，解説，投書など）を指定します．学術誌の投稿規定には，投稿料や査読料の支払いも含め，提出すべき書類が記されています．

添え状では，学術誌がその情報を要求しているか否かにかかわらず，次のような文章を加えてください．

- 著者全員が，その研究の計画，実施，分析に貢献し，知的な内容に関して論文の草稿執筆や修正を行い，投稿原稿を読み，承諾していること．(All authors participated in planning, conducting, or analyzing the research, or in drafting or revising the text for intellectual content, and have read and approved the submitted version.)
- 原稿がまだ著作権を取得していない，または出版されていないこと．(The manuscript has not yet been copyrighted or published.)（その研究をすでに学会発表した場合は，その詳細を示す．学術誌によっては，以前の発表のコピーを投稿原稿と共に求めることがある）．
- その原稿が，現在，別の学術誌で検討中ではないこと．(The manuscript is not currently being considered for publication in another journal.)（それまでに別の学術誌で不採択になったかどうかをいう必要はない．現時点で別の学術誌で審査されていないことだけでよい）．

あなたの論文が，何かを報告する「最初の論文」であると論文中で宣言するのはあまり勧めませんが，このような見解は編集者への添え状で，たとえば "To the best of our knowledge, our paper is the first to report...（私達の知る限りでは，この論文は……を初めて報告するものです）" というように述べることができます．

また，添え状は投稿料やページ料金の免除を申し出る場でもあります．ほとんどの学術誌は，途上国の著者や所属機関からの資金的支援のない学生が著者であれば，これらの料金を積極的に免除しています．

オンラインでの投稿

電子投稿は，通常は電子メールではなく，その学術誌のウェブサイトを通じて行います．電子投稿は学術誌側の時間と費用を大幅に節約しますが，著者側の負担は逆に増えることがあります．このプロセスは時間がかかるうえに単調だからです．

原稿を実際に投稿する前に，電子投稿の説明をよく読んで，揃えておくべき情報が何かを確認しましょう．重要な情報を入力しないと先に進めないこともあります．最初からやり直さなければならない場合には，それまで入力したデータが失われてしまうかもしれません．

あなたのコンピューターの機能（たとえば，JavaScript やクッキー）の切り換えが必要な場合もあります．また，ウェブサイトは一定サイズ以上のファイル，文献の自動番号づけ，挿入画像のようなワープロ機能を受け付けないことがあります．文献管理ソフトが使用したコードはファイル転送プロトコルと干渉するため，削除したほうがよいでしょう．すべての著者の氏名，学位，住所，電話番号，電子メールアドレスを求められることもあります．原稿の各項の語数や投稿しようとしている原稿の種類に関する条件を確認しましょう．別のウェブサイトから索引語（index term）を集め，文章をオンライン書式に切り貼りしましょう．文章，表，図に対して使える（使えない）ファイル形式に注意してください．通常，Word，JPEG，TIFF，GIF，EPS，BMP，PDF，RTF，MPEG，AVI，MOV，WAV などは可，Excel や PowerPoint ファイルは不可かもしれません．多くの学術誌では，異なる形式のファイルについて，ファイル名のつけ方を指定しています．

原稿をテンプレートに入れるための指示を読み，そのプロセスで使用する新しいツールバーの使い方を学ぶ必要があるかもしれません．**テンプレート（template）** とは電子形式フォーマットのセットで，活字組みのために原稿のさまざまな部分を自動的にコード化します．たとえば，「Level-One Heading」と標識された文字データはページのすべての段において 14 ポイントの Arial 太字体で印刷される一方，「Reference」と標識されたすべてのテキストは 10 ポイントの Times New Roman 活字で印刷され，1 段内に収められて新しい行に改行されます．テンプレートは活字組みされた原稿の PDF ファイルを作成するために用いられ，このファイルは査読者に送られて出版論文の最終版になるまで修正が行われます．

原稿を投稿する前に，その学術誌用のアカウントプロファイルをつくります．ウェブサイトはユーザー名とパスワードを求め，あなたの原稿に追跡番号を割り当てます．編集部と投稿原稿のことでやりとりする際には，この追跡番号を使います．

原稿とは，急いで提出され，ゆっくりと返却されるもの．

英国生まれの米国人作家・芸術家・イラストレーター．Oliver Herford（1863-1935 年）

電子投稿では，あなたの原稿は学術誌の原稿追跡システムに自動的に入力されます．追跡番号を使えば，原稿がシステムのどこにあるのか（査読中か，活字組みの段階か）を，いつでも確認できます．このシステムでは，原稿を査読者，編集者，そして印刷所に電子的に転送したり，締切日の注意や通知を自動的に送ったり，印刷やオンライン表示のために原稿をコード化したり，学術誌のために役立つ処理情報（投稿から初回の判断までにかかる平均時間，査読にかかる平均時間など）を作成したり，査読者の作業遂行能力に関する情報を学術誌側が蓄積したりなど，さまざまな機能が使えます．

郵送による投稿

学術誌の投稿規定には，郵便による投稿の場合，紙の原稿による投稿か，原稿ファイルが入ったコンパクトディスク（CD）による投稿かが説明されているでしょう．一般的な規定は次の通りです：

- ページサイズ（米国レターサイズか，A4か）．
- 余白〔通常，2.54cm（1インチ）～3.81cm（1.5インチ）〕．
- 行揃え〔通常は右行端未調整（ragged right），または不揃え（unjustified）マージン〕．
- ページ番号づけ（標題ページは，通常，第1ページと数えるが，ページ番号はつけない．多くの学術誌は，IMRAD構成の各項は新しいページから始まるように指定）．
- ページ番号の位置（右上隅，下中央）．
- 行間（通常はダブルスペース，時にはトリプルスペース）．
- 文字サイズ（少なくとも10ポイント，12ポイントが望ましい）．
- 表，図，写真を準備し，提出する方法．
- 原稿コピーと図表セットの部数．
- CDでファイルを送る場合は，使用できるファイル形式．
- 提出前に記入して署名しなければならない用紙（著者資格の証明書，利益相反の開示など）．

郵送による投稿では，通常，学術誌側は原稿を受け取ったことを電子メールかハガキであなたに通知します．

査読のプロセス

　ほとんどの学術誌は，まず投稿原稿をふるいにかけて，投稿規定で要求している情報がすべて含まれているか，ファイル転送に問題がなかったか，また，容認しがたいほどへたな英語，学術誌の領域外の主題，学術誌が出版しない種類の原稿など，その原稿をただちに不採択とする明らかな理由がないかを確認します．その後，編集者（editor）または編集委員が原稿を読み，専門家の査読に値する興味深い内容かどうかを判断し，そうであると判断した場合はどの査読者に送るかを決めます．

　査読は，2人以上の「同業者（peer）」——著者と同じ分野に属し，その学術誌の対象読者である専門家——が投稿論文を読み，出版にふさわしいかどうかを編集者に助言するプロセスです．査読のあと，編集者は査読者のコメントの一部またはすべてを著者と共有して，最終的な編集上の決定を行う前にそれぞれのコメントに回答するよう著者に求めます．ほとんどの査読プロセスで，著者は誰が査読者かわかりませんが，査読者は誰がその原稿を書いたかがわかります．その他，著者を特定する情報〔名前，所属機関，時には本文中の著者自身への言及（self-reference）〕が原稿から削除され，少なくとも理論的には査読者が著者を特定できないようにする場合もあります．

　査読者は，その学術誌の編集委員の場合も，編集者から依頼された「外部」査読者の場合もあります．外部査読者は，その仕事を職業的義務（professional obligation）として引き受け，通常，ボランティアで原稿を査読します．彼らは毎年1回，グループとして学術誌から謝意を表されるかもしれませんし，研究業績書に査読者としての立場を載せることもできます．そして，生涯教育（Continuing Medical Education）の単位ももらえるかもしれませんが，査読者が得るのはその程度のものです．査読者は自身の時間をボランティアで提供しているため，編集者は特定の査読者に対して1年に1～2本以上の論文の査読を求めないように心がけています．しかし，多くの臨床家や研究者は，複数の学術誌で査読者候補になっているので，それぞれの学術誌から論文が送られてくるかもしれません．

　ほとんどの査読者は，原稿を念入りに読んで，その研究について包括的で詳細，かつ公正な批評を行うことに最善を尽くします．しかし，彼らはみな多忙な専門家であり，それぞれの原稿の分析に納得のいく時間を取れない場合もしばしばあります．そのため，根本的な論理，研究方法，データ分析に関する奥深い問題よりも，文法の拙さやわかりにくい図表など，すぐに見つかる問題が指摘され，論評されがちです．

　理想的な査読は，原稿の長所と短所に注意を向け，科学と表現の両面から

重要な点を指摘します．また，単に原稿の不備（fault）を指摘するのではなく，著者が原稿を改善できる方法を提案します．

査読者は，通常，査読原稿の情報を内密にし，著者やその研究と利益相反がある場合は査読を辞退し，原稿中のアイデアやデータについては著者の所有権を尊重する義務を負います．さらに，最近の連邦および州の裁判所判決において，査読に係る通信文は秘密情報（privileged communication）であり，学術誌はたとえ召喚状を受けた場合でも，法的紛争の際にそれを当事者に開示する必要はないとされました[11]（研究および出版における倫理については 8 章を参照）．

現在，多くの大手学術誌は，選択された論文中の方法論や統計分析を精査する統計専門の査読者を雇用しています．*Journal of the National Cancer Institute* には，各論文中のすべての数値を可能な限り検証する編集者がおり，*JAMA* には自誌とその姉妹誌に出版されるすべての図表を精査する常勤の編集者さえいます．ほとんどの学術誌にはこのような査読者はいませんが，科学論文の質を向上させる試みのなかで，投稿された原稿のこのような側面が，より綿密にチェックされる傾向が強まっていることを認識しておくべきでしょう．

原稿を投稿してから 60 日以内に学術誌から連絡がない場合は，編集者に連絡して状況をたずねましょう．オンライン投稿や原稿追跡ソフトを使っている学術誌は，たいてい現在の原稿の状況をウェブサイト上に掲載しているので，自分のアカウントにログインすれば状況を確認できます．

編集者の決定

初回の決定と査読コメント

査読結果が編集者に戻されると，編集者はその原稿について初回の決定（initial decision）を行います．通常，初回の決定は，不採択，大幅な修正後の再投稿を提案したうえでの（現状での）不採択，大幅または若干の修正による受理，修正なしで受理のいずれかです．

不採択の場合

不採択率の項で述べたように，ほとんどの決定は不採択です．最も多い理由は，その研究が目新しくないこと，方法論的な弱点や致命的欠陥，重要な問題に取り組んでいないこと，表現が貧弱でその質や重要性が判断できないことなどです．しかし，タイミングも不採択の要因になることがあります．

短期間に同じ話題の論文が複数投稿された場合や，新しい研究方法が出て，方法や知見が陳腐になった後に投稿された場合は，質の高い論文でも不採択となるかもしれません．

決定結果は，連絡担当著者宛に編集者が手紙や電子メールで送ります．編集者は，その理由や査読の詳細を細かく説明する場合もあれば，しない場合もあります．

不採択になった場合の対応は，1)手紙や電子メールで再考を求めて，編集者の決定に抗議する（ただし，あまり期待しないこと），2)原稿を大幅に修正して新しい原稿として再び投稿する，または，3)原稿を別の学術誌に投稿する（これがおそらく最良の選択）のいずれかです．

修正条件つき受理の場合

投稿された原稿が，修正なしですぐ受理される割合はおそらく3%未満でしょう．ほとんどの場合，受理されるには，修正が必要です．

ここでもまた，決定は編集者から連絡担当著者に手紙で通知されます．通常，編集者は，その原稿の出版の条件となる修正の内容やその理由を詳しく説明します．査読者のコメントが手紙のなかに逐語的に示されることもありますし，編集者がそのコメントを要約することもあります．いずれにせよ，あなたはすべてのコメントに1つひとつ対応しなければなりません．

著者はよく，査読コメントを些細で不必要，あるいは不適切だと不満を抱きます．それに対して腹を立て，時間を無駄にしないでください．その代わり，それらのコメントを原稿の改善に役立てるようにして，できる限り冷静に編集者へ回答しましょう．コメントに異議があれば，その理由を述べましょう．査読者は，あなたの研究における経験ではなく，あなたの原稿のみで判断をしており，彼らのコメントの多くは，そのような物事に対する視点の相違を反映した結果かもしれません．コメントに回答しなければ，編集者はあなたがそれに答えられないか，または答える意思がないものとみなすでしょう．

最終決定

原稿の修正を終え，すべての査読コメントに回答したら，編集者はあなたの原稿について最終決定（final decision）を下します．編集者はこの決定を1人で行うか，編集委員会で行い，修正の程度によっては，決定の前に，原稿を前と同じか，別の査読者に送ることもあります．

医学誌の記事の間に広告の掲載を許すべきではない．多くの学術誌は膨大な誌面を広告に割いており，読みにくさや製本費用の高騰を避けるために，製本時にそれらを削除する必要があるほどである．

現在の米国医学図書館協会設立者，George M. Gould, MD（1900年）

受理の場合

原稿が受理されたら,学術誌に以下を提出します.

- 著者全員が論文の最終版を承認したことの証明.
- 著者から学術誌への論文著作権の譲渡証明.
- 著者全員が署名した,可能性のあるすべての利益相反の開示.
- 謝辞に述べられた人達の署名.
- 論文中で引用した個人的な連絡(personal communication)の証拠.
- 文中または写真の中で身元が特定できる人達の署名入り掲載承諾書.
- 他の出版物からの図や表の転載許可証.この許可は学術出版については無料の可能性があるが,元の出版者に連絡して許可を得る.
- 「印刷中の論文(article in press)」があればそれの証明(それがなければ PubMed や Google 上で検証できない).
- 場合によっては,以前に行ったその研究発表のコピー(抄録など).

上記に加えて,**ページ料**または**論文掲載料**(出版経費に充てるため,数千ドルにも及ぶことがあります),**カラー写真印刷料**(通常,学術誌ではなく著者負担),注文する場合は**別刷の費用**などを支払う必要があるかもしれません.

基礎系学術誌の出版では,以下も必要な場合があります.

- 原稿に記述されている新薬の構造の図的記述(pictorial representation)[12].
- 試薬,抗体,細胞株などの生物学的実験材料の共有について,適格な研究者からの分与の希望を受け入れる約束[12](米国科学アカデミーのオンライン出版,*Sharing Publication-Related Data and Materials: Responsibilities of Authorship in the Life Sciences* http://www.nap.edu/catalog.php?record_id=10613#toc で参照).
- GenBank,欧州分子生物学研究所(European Molecular Biology Laboratory:EMBL),日本 DNA データバンク(DNA Databank of Japan:DDBJ),または該当分野で認知されている,公共で利用可能なその他のデータベースにオリジナルのヌクレオチドやアミノ酸配列データを登録する.登録することで,出版日以降,研究者が自由にアクセスできる受付番号を原稿のなかに示す[12].
- ヌクレオチドやアミノ酸配列も,原稿の投稿直前,そして再度校正段階で,標準データベース(たとえば,GenBank)中の配列と比較した保証[13].

- 遺伝子組換え動物をつくるために用いた人工的な遺伝子（construct）の提示（posting）．人工的な遺伝子なしに生成されたマウス精選群（selection of mice）は，求めに応じて研究者にただちに配布することを保証できない限り，出版時に公共の管理機関（repository）に預託する必要があるかもしれない．報告した実験の結論を確かめるために必要な誘発突然変異を起こした遺伝子組換え動物またはマウスは，適切な条件下で研究者が入手可能とする必要があるかもしれない[12]．
- マイクロアレイデータの提示（posting）．Minimum Information About a Microarray Experiment（MIAME）の慣例に従い，公共のデータベースが利用できるようになるまで，あなた自身のウェブサイトか他のフリーのウェブサイト（URLを論文に示す）で，研究者が自由に利用できるようにする必要があるかもしれない[12]．
- 出版日に利用できるように，核酸およびタンパク質配列，そして構造データを公共のデータベースへ預託（depositing）．関連する受付番号を原稿に記述しなければならない[12]．
- 論文出版時に，関心のある読者に裏づけとなるデータセットを提供するという保証[12]（論文にそう述べられているのにもかかわらず，著者にデータの提供を依頼しても再三拒絶される場合がある．このような著者は掲載誌の規定を順守していない可能性が高いので，拒絶された研究者は，学術誌の編集者にその状況を伝えることが望まれる）．
- プラスミド作製（construction）情報を公共の管理機関に預託[14]．

制作のプロセス

　原稿が受理されたら，出版の制作段階に入ります．原稿は編集と文字組みを経て，出版用の図や表がつくられ，ページに配置されます．その結果は，論文の出版前に確認をとるため著者に送られます．この間に，著者は学術誌の編集責任者（managing editor）や原稿編集者（manuscript editor），出版社と連絡を取り合う（communicating）ことになるでしょう．

　編集責任者は，学術誌の日常業務を監督し，投稿から出版までのプロセスにおいて原稿を管理します．編集責任者は，著者，編集委員会，査読者との連絡を調整し，編集会議に参加し，締切や日程が守られるように確認し，原稿整理編集者（copyeditor）に仕事を指示し，印刷業者や「管理業者（fulfillment house）」（学術誌の各号に宛名をつけ，発送する会社）との調整を行います．

　原稿編集者または**原稿整理編集者**は，受理された原稿が出版できるかたち

になるように，形式と書式を整え，本文中の文法的な誤りや明らかな矛盾を修正します．しかし，原稿整理編集者は学術誌のために働いているのであり，著者のために働いているのではありません．彼らの仕事は，出版される各論文の形式を統一し，学術誌が採用しているスタイルマニュアルや編集規則に合致させることです．彼らの仕事は，著者の論文を修正したり，書き直したりすることではありません．文章を書くことがうまくなかったり，母国語が英語ではなかったりといった理由で論文の準備に助けが必要な場合は，投稿前に著者担当編集者（author's editor）と連絡を取る必要があります．**著者担当編集者**は著者のために働き，学術誌に投稿する前に著者の原稿作成を助けてくれます．著者担当編集者は時間をかけて徹底的な編集を行ってくれますが，学術誌の原稿編集者は締切を重視し，原稿を編集する責任も時間も限られています．さらに，原稿編集者は査読を経て受理された後に初めて原稿を目にするため，その段階での大幅な変更は困難です．

　あなたは最終的に，校閲のために論文の「校正刷り（proof）」または「ゲラ刷り（galley）」を，通常はPDFファイルで受け取るでしょう．校正刷りの末尾に原稿編集者からの質問が列挙されていることがあるので，それにはできる限り回答してください．あなたの論文の印刷版となるのですから，校正刷りは十分に注意して読みましょう．できる限り正確で，誤りのないものとする必要があります．PDFファイルは印刷して紙面上で校正してください．絶対に，論文をオンラインで校正してはいけません．また，絶対に，間違いや誤りの発見を他人任せにしてはいけません．自分が行わない限り，校正は終わらないのです．校正が終了した論文の校正刷りは1～2日以内に返送します．締切を守るように努力しましょう．万が一，間に合わない場合は，学術誌に連絡してください．

　校正刷りと一緒に，別刷の注文用紙も受け取る場合があります．一般に別刷は，学術誌のその号が印刷される前後の短期間にのみ入手できるものなので，後日ではなく，この時点で注文します．

　校正刷りを返送し，次にその論文を目にするのは，印刷された学術誌かオンラインで出版されたときです．おそらく，その論文が掲載されている号の献本を数冊，または論文のPDFファイルを受け取るでしょう．別刷は別便で送られてきます．

査読は科学的プロセスの中心であるが，最近までほとんど検討されてこなかった．査読は時間と費用がかかり，学問的な時間を大量に消費し，きわめて主観的で，先入観に影響され，誤用されやすく，大きな欠陥を見逃しやすく，不正行為の検知にはほとんど役立たない．査読の利点を特定するのはさらに難しいが，おそらくは，価値のあるものとそうでないものを分けるためではなく，やがて出版される論文をより良くするために役立つ，ということだろう．

British Medical Journal (BMJ) 編集者，Richard Smith（2008年）

出版後

NIH 助成を受けた研究論文に対する規定

　米国国立衛生研究所（US National Institutes of Health：NIH）は最近，NIH から（すなわち公共の税金で）部分的または全体的に助成された研究の論文に対して，パブリックアクセス方針（Public Access Policy）を義務化しました．この方針では，その論文が学術誌に受理されたときに，研究者（その代理人でも可）が査読済み最終原稿の電子ファイルを，すべての図表と補足資料（supplemental material）も含めて，米国国立医学図書館の PubMed Central に提出することを求めています（PubMed Central は NIH が運営する査読済みの発表論文の全文デジタルアーカイブです．これは誰でもアクセスが可能で，他のデータベースと統合されています．www.pubmedcentral.nih.gov 参照）．その論文は，学術誌が出版された公式日から 12 か月以内に著作権法に則って公的に入手可能となります．

　この方針は，NIH が助成した研究で，2008 年 4 月 7 日以降に受理されたすべての査読済み論文に適用されます．研究機関と研究者には，投稿論文に関して学術誌と結ぶ出版や著作権上のすべての取り決めがこの方針に完全に従っていることを保証する責任があります．さらに，2008 年 6 月以降，NIH に対して申請書，提案書，進捗報告書を提出する者は，NIH が助成した研究論文を引用する場合に PubMed Central または NIH Manuscript Submission の参照番号を記入しなければなりません（http://grants.nih.gov/grants/guide/notice-files/NOT-OD-08-033.html 参照）．

　また，8 章で述べたように，FDA 改正法（Federal Drug Administration Amendment Act）が 2008 年 9 月に新たに発効されました．この法律は，clinicaltrials.gov のデータベースに登録された臨床試験（第 I 相を除く）の主要な結果を，最後の参加者からデータを得た日から 12 か月以内に公開するように求めています．この期限は，その結果が論文で発表されているか否かにかかわらず守る必要があります．これらの報告書は標準書式で書かれ，国際医学雑誌編集者会議のガイドラインに従っている学術誌は（正式の論文発表に先立つ）事前掲載とはみなさないでしょう．

　各試験は，開始時における参加者の人口統計的データと特徴を示す表，各群の主要・副次的結果を報告する表を，関連する統計解析も含めて提示します．2009 年からは安全性試験の結果を提示しなければならず，今後はさらなる情報が求められるかもしれません．ちなみに，この法律は違反に対して 1 日あたり US $10,000 までの罰金を課しています[15]．

追跡：誰があなたの論文を引用しているか？

　論文の出版後，他の誰かの研究であなたの論文が引用されているかどうかを知ることは価値があります．あなたの論文を Google Scholar（http://scholar.google.com/）や Thompson Reuters の Web of Science で検索すれば，その論文を引用している論文のリストが手に入ります．Elsevier などの出版社も同様の機能をもつ独自の検索エンジンを提供しています．

　個人のインパクトファクター（personal Impact Factor）を計算する著者もいます．これは，学術誌のインパクトファクターと似ていますが，対象を学術誌ではなく著者とする点が異なります．たとえば，あなたが2005年と2006年に発表した6編の論文が2007年に合計18回引用されたら，その値は3となります．あなたが論文を発表した学術誌のインパクトファクターを単純に平均して，個人の論文生産性（productivity）を測ることは勧められません．あなたの論文がインパクトファクターの高い学術誌に掲載されても，まったく引用されない場合もあるからです．

　また，あなたの h 指数（h index, Hirsch index, または Hirsch number, 提案者の Jorge Hirsch にちなむ）[16]を調べることも可能です．**h 指数**は，発表論文数と各論文の引用回数を統合した値です．ある研究者の指数が h であるということは，その研究者は h 本の論文を発表しており，各論文は少なくとも h 回引用されたということです．つまり，あなたが5本の論文を発表していて各論文が少なくとも5回引用されていたら，あなたの h 指数は5となります[訳注1]．1983年から2002年までの間，h 指数が最も高かった3人は Solomon H. Snyder（$h=191$），ついで David Baltimore（$h=160$），Robert C. Gallo（$h=154$）でした．h 指数は，研究業績を測るのには単純で大まかな尺度ですが，あなたが論文を発表した学術誌のインパクトファクターの平均値よりは有用かもしれません．

　F1000（Faculty of 1000）**ファクター**は，ある論文が発表された学術誌の引用ではなく，個々の論文を実際に読んだ専門家の評価に基づくところが前述の数的指標と異なります[17]．専門家は各論文を「推薦（recommended）」，「必読（must read）」，「特筆すべき（exceptional）」の3段階で評価し，各論文に各3点，6点，9点の F1000 ファクターを与えます．2人の専門家が同じ論文に異なるスコアをつけた場合は，重みづけ平均を計算します．スコアが3～6点は「下位専門分野（sub-specialty）で主要な論文（key article）」，6～9点は「下位専門分野内で画期的な論文（landmark article），または専門分野（specialty）のなかで重要な論文（important article）」，9点以上は「医学における画期的な論文」と判定されます．

訳注1）算出法は下記の例を参考のこと．被引用数の多い順に論文に順位をつけ，順位と被引用数が逆転する（もしくは同数となる）前の順位を h 指数とする．研究者Cのように被引用数が多い論文が2本あっても，h 指数は2となる．

計算例（括弧内は被引用数）
研究者A　論文1（25），2（9），3（8），4（3），5（2）→ h 指数＝3
研究者B　論文1（20），2（8），3（5），4（5），5（2）→ h 指数＝4
研究者C　論文1（150），2（70），3（0）→ h 指数＝2

（清水　毅志．研究活動に対する客観的かつ定量的な評価指標．情報管理 2009；52：464-74．より）

> 専門的管理，所有権，そして専門的文献の利用は，私達の同業組合全体にとって，そして個人的にはそれぞれの医師にとって最も重要な関心事である．論争中の問題は，要するに，私達の職業に関する文献は我々に属するのか，それとも私達に報酬を支払うことなく出版することを我々が許してしまった，素人の出版社に属するのか，ということである．
>
> 現在の米国医学図書館協会設立者，George M. Gould, MD（1900年）

英語を母国語としない人へ

　英語は今や世界中で最も広く（widely）話され，中国語についで2番目によく（commonly）話されている言語です．良かれ悪しかれ，英語は商業，船や空の旅，観光，コンピューター関連，外交，そして，あなたが痛感しているように，科学の基本言語です．多くの非英語圏の研究者は，専門分野で成功しようと思えば，研究を欧米の学術誌や英語学術誌に発表するよう強いられます．

　英語学術誌のほとんどの編集者は，非英語圏の著者に好意的です．そのような著者の多くは，出版のための経済的支援が得られない途上国の出身です．そのような状況にある場合，投稿時の添え状で願い出れば，先に述べたように，多くの場合，学術誌編集者は手数料を免除するでしょう．

　うれしいことに，原稿が受理されるためには英語が完全である必要はありません．しかし，編集者や査読者に過度の負担や解釈の手間をかけない程度の英語であることは必要です．このテストに合格しない原稿はただちに不採択となるでしょう．しかし，あなた自身の英語よりも優れていると考えて，他人の仕事の一部を写すようなことはしないでください（この作業は「つぎはぎライティング（patch writing）」と呼ばれます）．最善を尽くして自分の言葉で書き，そして必要ならば助けを借りましょう．あなたの研究のなかで用いた考えや出版物の著者に対しては，その出版物や著者がよく知られている場合でも，必ず適切な出典を示しましょう．他の出版物からの直接的で，逐語的な引用文は括弧に入れ，出典を示しましょう．元の文章の出典が示されていれば，他人の文章を自分の言葉で書き直してもかまいません—この作業は「言い換え（paraphrasing）」と呼ばれます（倫理に関する8章も参照）．

　学術誌編集者は優れた知識を出版したいと願っています．あなたが，重要な研究課題を問い，良い研究方法を用いてその課題に取り組み，その結果や解釈がその分野を発展させると主張していたら，英語の不備が原因で原稿が受理されないということはありません．プロのメディカルライターや編集者，翻訳者とまでいかなくても，英語を母国語とする人（native English speaker）と協力して，原稿の言い回しや表現を修正するように，編集者から要求されるかもしれません．学術誌によってはこの目的で編集者を推薦したり，編集業務を行う企業の一覧を提供したり，科学ライティングや出版に関係した専門協会に相談して，あなた個人の編集者を見つけることを提案するかもしれません．例えば，米国メディカルライター協会（American Medical Writers Association：AMWA），欧州メディカルライター協会（European

Medical Writers Association：EMWA），科学編集者会議（Council of Science Editors：CSE），欧州科学編集者協会（European Association of Science Editors：EASE），日本メディカルライター協会（Japan Medical and Scientific Communicators Association：JMCA），中国科学刊行物編集学会（China Editology Society of Science Periodicals）などです．編集や翻訳の協会も，多くの国々で活動しています．あなた自身の選択肢を必ず調べてみましょう．

3章では，私が長年にわたって，英語を母国語としない臨床家や研究者の指導のために開発した**原稿レビューの分類（classification of manuscript review）**を紹介しました．完全な分類は以下の通りです．ほとんどの学術誌は，査読以外には原稿整理の業務しか行いません．実質的・分析的編集は著者と著者担当編集者に任されています．

- レベル1．基本的な英語をチェックする（language editing）：「理解に基づく」レビュー（"comprehension-based" review）

    そのテーマに関心のある英語圏の読者が，原稿の基本的な要点を理解できるか確認することが目的．このレベルは最も基本的なレベルであり，他のすべてのレベルは，原稿中の文章が最低限の意味をなしていることを前提とする．このレベルで遭遇する問題は，言語習得の乏しさ，つまり，単語の使い方（word use）やつづり（spelling），句読点（punctuation），文法（grammar），構文（sentence structure）など，非常に多くの，そして重大な誤りである．英語を母国語としている人（ネイティブ）による編集を受けるには，あなたの原稿が少なくともレベル1に達していなければならない．英語ネイティブのほとんどの人が，原稿をこのレベルに到達させる手助けができる．

- レベル2．原稿整理（copyediting）：「規則に基づく」レビュー（"rule-based" review）

    英語を母国語とする読者が容易に読むことができるように，原稿を英文法の規則に従って直すことが目的．原稿整理がうまく行われた原稿には，単語の使い方，つづり，句読点，文法，あるいは構文の誤りがほとんどないはずである．さらに，文章の段落は論理的で，見出しは情報量が多く，文献や図表は全体を通して学術誌の求める規定に沿った形式となっているだろう．英語を母国語とする言語に優れた人の多くが，原稿をこのレベルに到達させるための手助けができるが，教育を受けた原稿整理編集者や原稿編集者のほうが，より高い水準のサービスを提供するだろう．

> 私達の専門的な書籍と学術誌における医科学論文の一般的水準は，すでに医学教育および医学研究に対する最も深刻な内部的限界を示している．
>
> ロックフェラー財団医学教育部門次長．Alan Gregg（1943 年）

- **レベル 3．実質的編集（substantive editing）：「論理に基づく」レビュー（"logic- based" review）**

  文章の論理構成や一貫性を確認することが目的．このレベルでは，事実は適切な文献によって裏づけされ，議論は論理的，かつ明確で，完結している．図表は文章を裏づけ，矛盾がなく，データは明確に，効果的に提示されている．原稿中のすべての情報は，その研究の論理的根拠，目的，方法，結果，考察，結論を説明するために必要，かつ十分なものである．実質的編集は，通常，原稿整理を含み，経験豊富な著者であれば行うことができるが，ここでもまた，プロのメディカルライター・編集者のほうが，より高い水準のサービスを提供するだろう．

- **レベル 4．分析的編集（analytical editing）：「文書化に基づく」レビュー（"documentation-based" review）**

  研究デザインと活動，統計解析，データと結果が，最新の規準に従って，正確かつ完全に報告されているかを確認することが目的．このレベルでは，当該分野に特有の研究方法，エラーや交絡，バイアスを含む科学的研究法の一般的な知識が要求される．さらに，ランダム化試験を報告するための CONSORT 声明などの，報告規準やガイドライン，統計的な報告の規定，ROC 曲線（受信者動作特性曲線，receiver-operating characteristic curve）や生命統計表（life table）などの特殊な図表を的確に使うための知識も要する．これらの基準やガイドラインは公表されており，入手可能だが，より的確に適用するには特別に訓練を受けたプロのメディカルライターや編集者の支援が有益かもしれない．このような編集者が提供するサービスには，通常，原稿整理や実質的編集も含まれる．

- **レベル 5．査読（peer review）：「妥当性に基づく」レビュー（"validity-based" review）**

  研究の論理的根拠（rationale），目的，方法が適切で重要か，研究の結果や考察が当該分野の一般に認められた基準を満たしているか，研究の結論や意味合いが十分な根拠に基づき，他の研究との関係において適切に位置づけられているかを確かめることが目的．ほとんどの査読者はその主題に精通し，対象読者を代表し，当該分野の他の研究と比較してその研究の正確さ，完全さ（completeness），重要性を判定できる．もちろん正式な査読は論文が受理される前に学術誌が行うが，同僚同士で原稿を査読し合うことは，投稿に向けた原稿のブラッシュアップに有益だろう．

> 出版されないことを嫌う以上に編集されることを嫌う著者はいない．
>
> 作家．*Harper's Magazine* の編集長．Russell Lynes（1910-1991 年）

文献

1. Audin JH. **Prior Publication and its impact on the journals' originality**. J Am Vet Med Assoc. 1998;213:1091-2.

2. For information on Media-Chek surveys conducted by PERQ/HCL, see: http://www.perq-hci.com/ or http://www.perq-hci.com/Products/perqmediachek.pdf.

3. Garfield E. **Which medical journals have the greatest impact?** Ann Intern Med. 1986;105:313-20.

4. Habibzadeh F, Yadollahie M. **Journal weighted impact factor: A proposal**. J Informetric. 2008;2:164–72.

5. Lawrence Page, Sergey Brin, Rajeev Motwani, and Terry Winograd. **The pagerank citation ranking: Bringing order to the Web**. Technical report, Stanford University, 1998.

6. SCImago. (2007). **SJR — SCImago Journal & Country Rank.** http://www.scimagojr.com. Accessed January 19, 2009

7. www.Eigenfactor.org. Accessed May, 2008.

8. **Index Copernicus.** http://journals.indexcopernicus.com/info.php. Accessed January 19, 2009.

9. Brain. **Instructions to Authors.** http://www.oxfordjournals.org/brainj/for_authors/general.html. Accessed 1/4/08.

10. DeBakey L. **The Scientific Journal.** Editorial Policies and Practices: Guidelines for Editors, Reviewers, and Authors. St. Louis: C. V. Mosby Co., 1976.

11. **Pfizer fails to gain access to peer-review files.** Nature. 2008;452:677. DOI: 10.1038/452677d

12. Journal of Clinical Investigation. **Instructions for authors**. http://www.jci.org/kiosk/about. Accessed 1/4/08.

13. Journal of Virology. **Instructions for authors**. http://jvi.asm.org/cgi/content/full/82/1/1. Accessed 1/4/08.

14. Journal of Cell Biology. **Instructions For Authors.** http://www.jcb.org/. Accessed 1/4/08.

15. The PLoS Medicine Editors. **Next stop, don't block the doors: opening up access to clinical trials results.** PLoS Med 2008;5(7): e160 doi:10.1371/journal.pmed.0050160. Accessed March 11, 2009.

16. Hirsch J. **An index to quantify an individual's scientific research output.** PNAS. 2005;102(46):16569-72. doi: 10.1073/pnas.0507655102. See also: http://www.pnas.org/content/102/46/16569.full

17. **Faculty of 1000 Medicine.** http://www.f1000medicine.com/uniquearticle. Accessed January 19, 2009.

参考資料

Council of Biology Editors. **Peer Review in Scientific Publishing.** Papers from the First International Congress on Peer Review in Biomedical Publication. Chicago, Illinois: Council of Biology Editors, 1991.

Council of Biology Editors. **Ethics and Policy in Scientific Publishing.** Bethesda, Maryland: Council of Biology Editors, 1990.

Day RA, Gastel B. **How to Write and Publish a Scientific Paper, 6th Edition.** Westport, Connecticut: Greenwood Press, 2006.

Isles RL. **Guidebook to Better Medical Writing.** Olath, Kansas: Island Press, 1997.

Neumar RW, editor. **Introduction to Performing Peer Review of Biomedical Research.** Dallas, Texas: American College of Emergency

　　　　Physicians, 2002.

Lock S. **A Difficult Balance: Editorial Peer Review in Medicine.** Philadelphia: ISI Press, 1986.

Wager E. **Getting Research Published:** An A to Z of Publication Strategy. Oxford: Radcliff Publishing, Ltd, 2005.

11章　学術誌に出版する方法　まとめとキーワード

出版は研究に関する公式議論の開始点，研究の永続的記録．

学術誌の特徴

ビジネス的側面も大きい．

ランク：不採択率，インパクトファクター（研究者個人の評価には不適），重みづけインパクトファクター，ページランク，アイゲンファクター，論文影響度スコア，コペルニクス指数値，発行部数，MEDLINEなどにおける索引掲載率．

論文発表までのプロセス

学術誌の選択，原稿準備，投稿規定の確認は最重要．

投稿

添え状の作成，投稿（オンラインか郵送）．

査読のプロセス

投稿原稿の長所・短所について，科学と表現の両面から指摘．改善方法を提案．投稿から60日以内に連絡がなければ問い合わせ．

編集者の決定

初回の決定と査読コメント：不採択なら，別誌に投稿するのが最善．無修正での受理は3%未満．条件つきで受理なら，コメントに個別対応．

受理から出版までの作業：著者全員による承認証明などの書類．ページ料金などの支払い．基礎系学術誌は，生物学的実験材料の共有などを必要とする場合も．

制作のプロセス

編集者の役割：編集責任者，原稿編集者・原稿整理編集者，著者担当編集者ごとに異なる．印刷して紙面上で校正．他人任せにしない．

出版後

助成研究は指定の発表方法に準拠．論文の引用状況は追跡が可能．

英語が母国語でない人へ

英語原稿レビュー分類（3章参照）：1. 英語の言語編集，2. 原稿整理，3. 実質的編集，4. 分析的編集，5. 査読

PART III

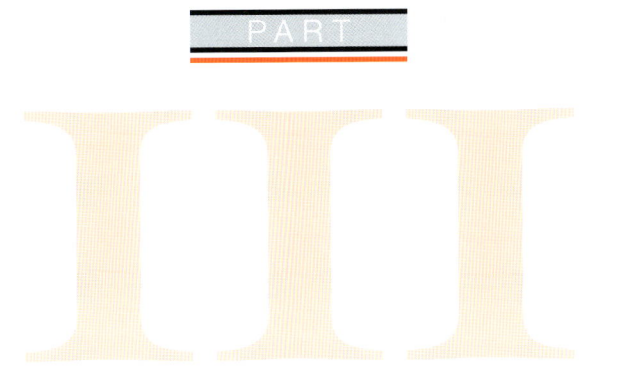

ヘルスサイエンスにおける発表の方法

CHAPTER 12

ポスターの準備と発表方法

最新の科学情報を広める手段として，ポスター（poster）は科学論文や講演といくつかの点で異なります．まず，ポスター発表では，あなたの研究に特に興味をもっている同じ分野の研究者と会って，いろいろな話ができます．次に，通常はあなたの研究テーマに関する講演に参加せず，論文を読まない他分野の研究者も，学会（conference）であなたのポスターを見るかもしれません．最後に，口頭発表は数分で終わりますが，ポスターは，学会の期間中，数日間とはいかないとしても，少なくとも数時間は見られる可能性があります．

一方，科学論文が調査や研究を文書として記録するのに対して，ポスターはそれを単に知らせるだけです．ですから，ポスターで発表できる（すべき）内容の詳細は限られます．ポスターは科学論文と比べ，文章に対して図表の比率がかなり高く，他の科学コミュニケーションの形式よりも視覚的で芸術的です．これらの要素はすべて直接管理できるので，ポスターの出来栄えは，あなたやあなたの所属機関の評価に影響してきます．しかし，プロがつくったポスターでも，うまくデザインされていることはまれといえます．

本章では，科学コミュニケーションにおけるポスターの役割を述べ，効果的なポスターの特徴に注目し，ポスターの書き方，デザインや作成の方法について助言を行い，学会発表に役立つ，いくつかのコツを紹介します．

見せられたくないものを，人に見せるな．

How to Lie with Charts の著者，Gerald E. Jones（1995年）

ポスター発表の概観

抄録の募集

　ポスターは通常，最初は学会で発表されます．学会の数か月前に，主催団体が**抄録を募集**（Call for Abstracts）します．そこで，その募集ガイドラインに沿って研究内容の抄録を準備します．提出された抄録は，通常，主催団体あるいは組織委員会が査読し，採否が決定されます．採択されれば，抄録の情報を学会でポスターとして発表するよう連絡があります．抄録内容あるいはポスターは，学会の講演集に掲載されることもあります．

　主催団体から送られてくる**発表規定**（Instructions for Presenters）には，ポスターの大きさ，演題番号掲示の要否とその位置，ポスターの掲示・撤去時間や場所，質疑に備えてポスター脇にいるべき時間帯，時には，ポスターのレイアウト（図 12-1）まで明示されています．実際，成功するポスターをつくる最も重要なポイントの1つは，発表規定に従うことです！

ポスター閲覧における人的要因

　ほとんどのポスターは，1～2m（3～6フィート）離れたところから見られます．つまり，ポスターは見るものであり，読むものではないため，文章的ではなく視覚的にするべきです．印刷された大きなページではなく，広告掲示板を想像してください．同じ理由で，標題は少なくとも5m（15フィート）先から判読できるようにしましょう．ポスターを見る人には，文章が腰の高さと目の高さから0.3m上の間にあると最も読みやすいため，それを踏まえて計画を立てます．機関のロゴ，出資者名，謝辞や文献など，あまり重要でない情報は，最良の表示場所ではなく，下端に配置します．

　ほとんどの人が，ポスターを見て3秒以内にそれを熟読するかどうかを決定します．30秒で主旨がわからなければ，読み手は次のポスターに移っていくでしょう．1つのポスターを90秒以上見る人はほとんどいないので，完全な文章や段落よりも，短い箇条書き（bulleted list）をうまく使う必要があります．完全なデータセットよりも要約した図表を用い，興味をそそる図や写真を使い，詳細で説明的ではなく，簡略化した宣言的標題（declarative title）や見出しを使いましょう．

　ポスターセッションは，時にコーヒーを飲みながらの休憩やワインとチーズが提供される懇親会とともに開催されます．混雑した状況で，参加者はポスターより，社交に関心があるかもしれません！　ですから，短く簡潔で，

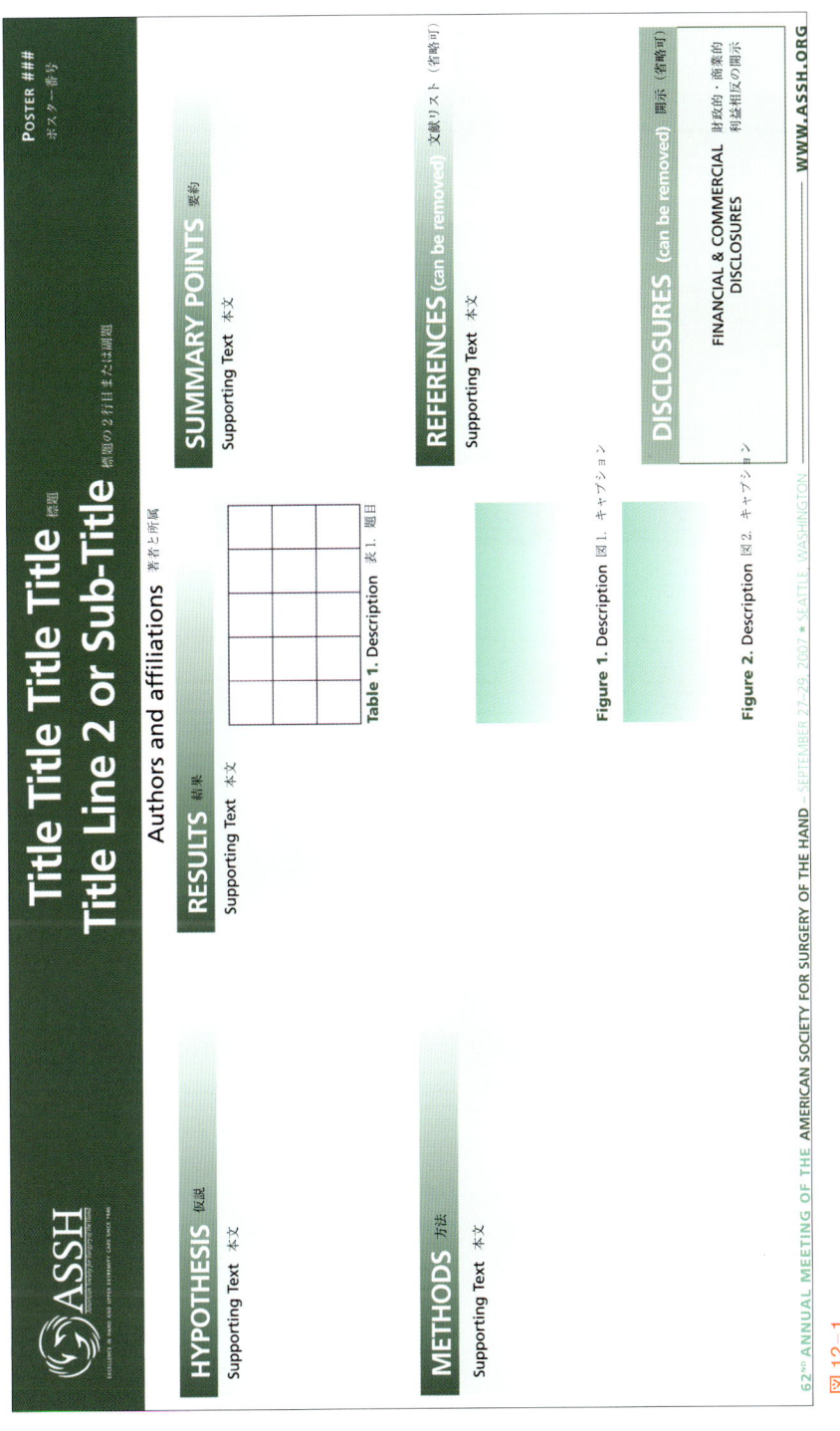

図 12-1
専門学会によるポスターのテンプレート．大きさ，見出し，全体の様式が指定されている．米国手の外科学会より転載の許可を取得．www.assh.org．

表12-1 良いポスターの特徴

見た目
1. 読み手の注意を引きつける
2. 2m離れたところから読みやすい
3. よく整理されていて，理解しやすい
4. 見栄えを良くするグラフィックや他の視覚的要素を用いている
5. 整然としていて興味をそそる見栄えである
6. 単に色を使うというのではなく，ポスターの効果を高めるために補色を使っている

内容
7. 明快に述べられた，説得力（compelling）のある問題提示をしている
8. その研究に関して重要な前提条件を特定している
9. 理にかない技術的にしっかりとした方法を記載している
10. 興味深く有用な結果を報告している
11. 方法と結果を理解するために十分な詳細を提供している
12. 結論を明快に述べている
13. 結論をデータにより裏づけている
14. 明快に書かれており，理解しやすい
15. よくデザインされた図表を活用している
16. 不要な詳細や視覚的混乱がない

発表
17. そのテーマに詳しい研究者が発表している
18. 専門家が実施し発表した，優れた科学であるという印象を与える

Hess[3] より引用

視覚的に興味をそそる内容にすることが，いっそう重要です（表12-1）．

ポスターの準備

予定と計画

　ポスターセッションに採択されたら，ポスターづくりの計画を立てましょう．共同研究者がいる場合は，数週前ではなく数か月前から準備を進めるべきです．最終版の図や画像を入手し，草稿を準備し，それを校閲してもらい，その後修正し，レイアウトに磨きをかけ，カラーのPDF校正を印刷し，それを修正し，印刷業者に（データを）送って最終版の印刷されたポスターを受け取るまでにかかる時間を見積もります．そして，学会に出発する予定日から逆算し，上記の作業にかかる推定時間を足し合わせ，時間どおりに作業を終えるために，作業を始めるべき時を決めましょう．印刷業者は，

急ぎの仕事に対して追加料金を請求することがあるので，注意が必要です．

文章を書く

　メッセージを考えるときには，他のコミュニケーションと同様，常に対象となる読み手を意識しましょう．ポスターの読み手は，次の3種類です．すなわち，あなたの研究分野の人（将来あなたを雇ってくれる人もいるかもしれません），あなたの研究分野と関係の深い分野の人（あなたの研究に興味ある新しいアイデアをもっているかもしれません），そして関連のない分野の人（運がよければ，記者など）です．どの読み手に焦点を当てるべきかは，学会の性質や学会後のポスターの展示場所にもよります．

　ポスターは，簡略化した科学論文としてではなく，見出しを伴う構造化抄録（5章「抄録を書く」参照）の拡大版です．おそろしいことに，**ほとんどすべてのポスターは文章が多すぎます**（図12-2，図12-3）．研究の要点のみを示して，詳細は最低限にしましょう．細かく書くと要点がぼやけて，記憶に残らなくなってしまいます．ポスターは論文と違って研究を記録する出版物ではないので，関連する情報のすべてを示す必要はありません[1]．ポスターに関する最大の間違いは，あまりにも詳しくつくり過ぎて，1）膨大な量の文章に見る人が圧倒されて，読む気が削がれ，2）読むことにすぐ飽きて，3）読み手は，細かい内容を覚えていられなくなることです．もし，詳しい内容が重要なら，持ち帰ってもらえる配布資料を準備しましょう．

　ほとんどのポスターは，標題，著者名と所属，背景，方法，結果，結論などの項目[訳注1]（section）で構成されます．

標題

　科学論文と同様，標題はポスターで最も重要です．最もよく読まれ，この部分しか読まれないこともよくあります．ポスターの標題は短ければ短いほどよいでしょう．2行を超えず，それぞれの行も短くすべきです．

　ポスターでは，研究結果を述べる，記述的あるいは「見出し」的な標題が効果的です．標題は情報量が多く，かつ読み手が楽しめるようにするとよいでしょう〔個人的に好きな標題の例は "Why Bring That Up? Advances in Treating Sea Sickness（なぜ，吐いてしまうのか？　船酔い治療の進歩）" です〕．また，管理上の理由で，抄録の標題をそのままポスターの標題にしないといけないかもしれません．その場合，提出する抄録にはポスターにふさわしい標題をつけましょう．

訳注1）sectionは，7章では「項」としたが本章や13章では「項目」がより適切と考え，「項目」を用いる．

図12-2

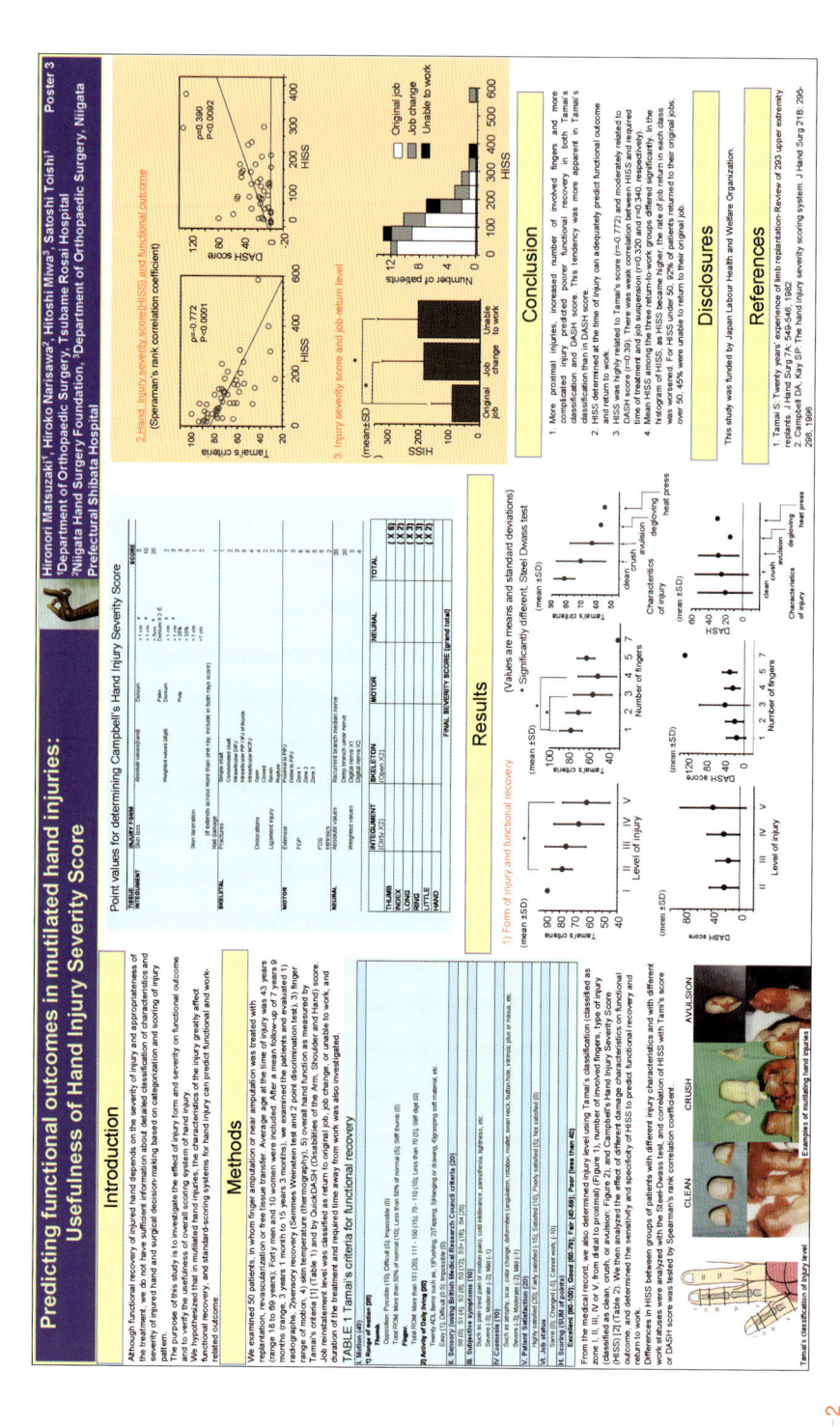

文章が過密で、白地が少なすぎる、典型的なポスターの例。文章は、左側に多すぎてバランスが取れていない。上部の色が濃く、中央段の下部に白地が多いために、上部が重たく」見える。要素の間にはほとんど空間がなく、オレンジの背景はグラフに情報を加えておらず、むしろポスターの視覚的統一性を破壊している。

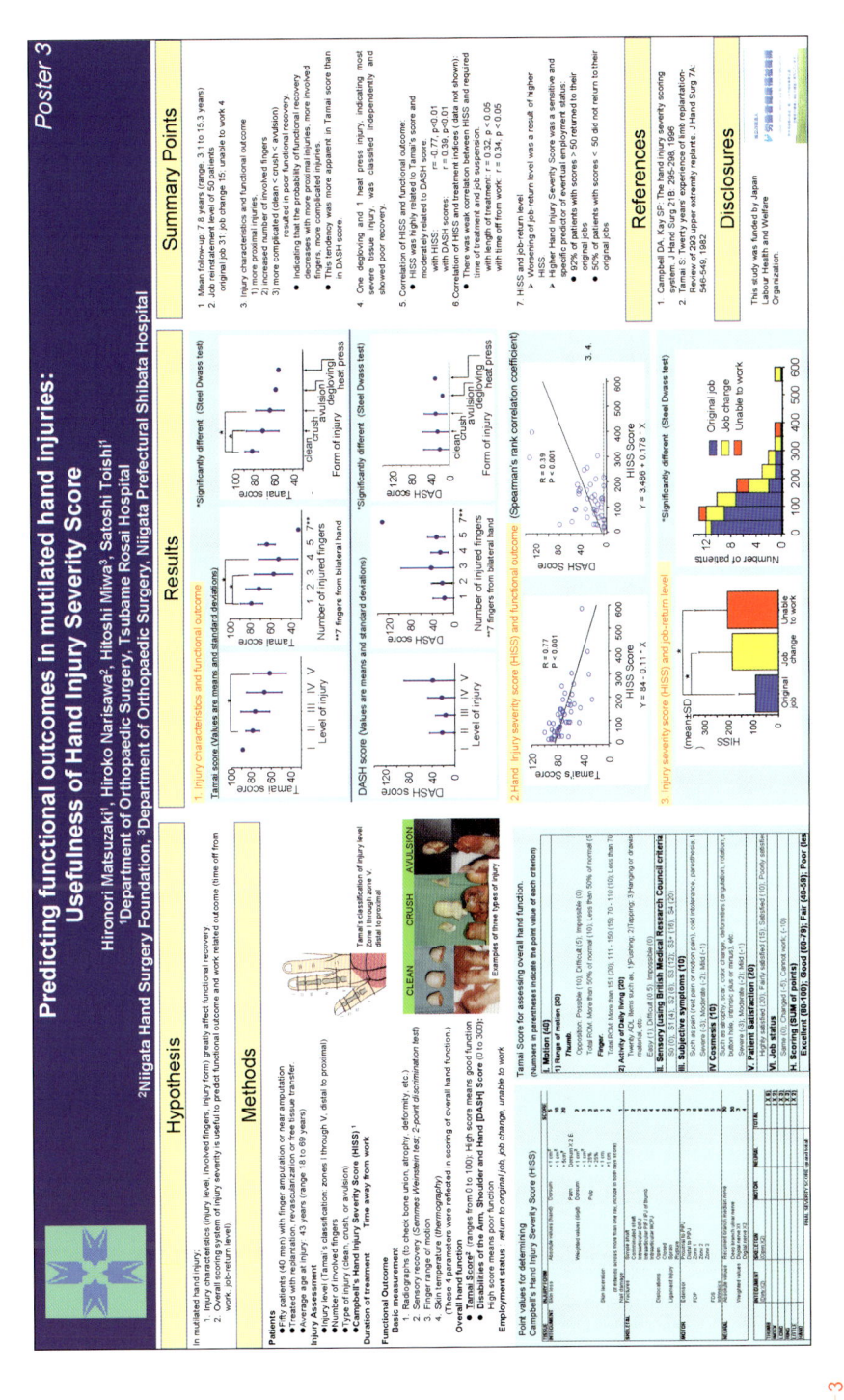

図12-3 **ポスター2の改訂版。**白地が増え、文章を箇条書きにしたため、全体を通じて文章の密度が低くなっている。それほど密には見えない。見出しは大きくなり、全体の水色の区画は小さくなり、良い効果をもたらしている。グラフ中のデータには色がついている。オレンジの背景をポスターの他の部分と同じ水色に変えたこと、改訂前のポスターの水色が強すぎたため、スターの外側の余白はないているが、バランスとして、全体として、統一性が向上している。ポスターの外側の余白は同じないているが、バランスのとれたものになっている。完璧ではないが、改訂前よりも改善されている。

> 良いアイデアは，それだけでは伝わらない．アイデアは整理されなければならない．非常に複雑なアイデアは，明確化し単純化する必要がある一方で，散漫な（diffuse）データは組み合わせによって，良くなることもある．
>
> グラフィックデザイナー・作家，Helen Briscoe（1996年）

著者

名前，学位，所属機関は，通常，標題の下に置きますが，学位や機関の所在地は，通常，不要です（必要な場合もあります）．もし，発表規定で許可されていれば，学会で著者を確認しやすくし，近づきやすくするために，名前はイニシャルで略さずに記載しましょう．

学術誌で用いられている，著者資格の基準は，ポスターにも当てはまります．抄録とポスターに記載される著者は，同じであるべきです．該当する場合，あるいは必要な場合は，著者の表示とともに，または謝辞として，資金源も特定すべきです．所属機関は，通常，著者名に併記されるので，ポスターにロゴを入れて特定する必要はありません．

項目

項目は発表規定で指定されています．通常，少なくとも**背景・方法・結果・結論**を含み，時には，**謝辞・開示（disclosure）・文献リスト**，そして，その研究が紹介されているウェブサイトなどの**連絡先（contact information）**も含みます．

発表規定に無ければ，**抄録**は不要です．というのも，ポスター自体が抄録だからです．多くの場合，**考察**も不要です．読み手は，詳細を読まないので，考察より結論を念入りに仕上げましょう．**文献リスト**も，読み手の記憶に残らないので，特に有用ということはありません．しかし，FDAの規制では，医薬品の情報を引用する際に，文献の記載が必要な場合もあります．読み手が他の研究者の研究をあなたのものと勘違いしないよう，あなたの研究の重要な側面に言及しましょう．

図のキャプションと**表の題目**も必要です．科学論文のように，キャプションと題目は，図表のデータを特定し，本文をあまり参照しなくても理解できるようにしましょう．「単独で完結している（stand alone）」ことは，補足の文章を提示する可能性が低いポスターでは特に重要です．

文章を書くときには，

- 標題と見出しの主要な言葉の最初の文字を大文字（Title Case）にする．指示がない限り，すべてを大文字にはしない．
- 標題と見出しは，文章と区別しやすくするため，**太字（bold）**にする．
- ごく一般的な略語のみ，フルスペルを記載せずに使う（CDC，DNA，ELISA）．
- 読みにくくなるため，下線は使わず，イタリックを使う．
- できれば，文章の代わりに図表を用いる．
- できれば，完全な文章や段落ではなく，箇条書きを用いる．
- 文字の密度を低くするために，段落の間隔をあける．

- 各行の上限は 40 文字程度.
- 各ブロックの文章の上限は 50 単語程度.
- 全体の単語数の上限は，約 800 単語.
- 校正，校　正，校せ　い（proofread, proo fread, proofr ead）をする．さもないと，自分の名前すら間違える！

図解の準備

　少なくとも 1 つは図解を使いましょう．ポスターは視覚的なものです！可能で適切なら，注意を引くために，印象的で魅力的な画像を使いましょう．視覚的要素がない主題でも，良いキャプションを添えればあまり関連のない画像でも文章に結びつけられます．創造的になりましょう（Be creative）（図 12-4）．画像の重要な細部が，2m 先から見えるような大きさにしてください．よくある間違いは，軸のラベル，目盛り，データの点，図のラベルや凡例，表中の数字などが，読みにくいことです．ほとんどの読み手は画像しか見ません．図表中で治療群をアイコンやラベルで示せば，読み手は，情報をすばやく探し出せます[2]．

チャートとグラフ

　チャート，グラフ，イラストは専門家につくってもらうのが理想ですが，良いものにするには，追加で要する時間や費用との兼ね合いになります．残念ながら，スプレッドシートやデータベース，統計ソフトで自動的に作成されるチャートやグラフが，卓越したプレゼンテーションや出版用のグラフィックになることはまれであり，そのような目的には不適当な時さえあります．しかし，そのようなチャートやグラフは（ポスターの）作成や修正には，便利で安いことも確かです．簡単ではありませんが，プログラムを用いて，最終的な画像をより良くするために，線の太さやスペース，文字の大きさやフォント，文章，引き出し線（callout）を補正できるかもしれません．二次元データの表示に三次元画像を使うのは避けます．データ領域からは，すべての不要な要素を取り除きましょう．Y 軸のラベルはポスターでは水平（horizontal）にしたほうがずっと読みやすくなります．そのため，水平方向の点図表は，垂直方向の（vertical）棒グラフよりも好まれます（4 章「表とグラフの作成」参照）．短く，報知的，記述的な題目をつければ，読み手はポスターをすばやく理解できるでしょう．

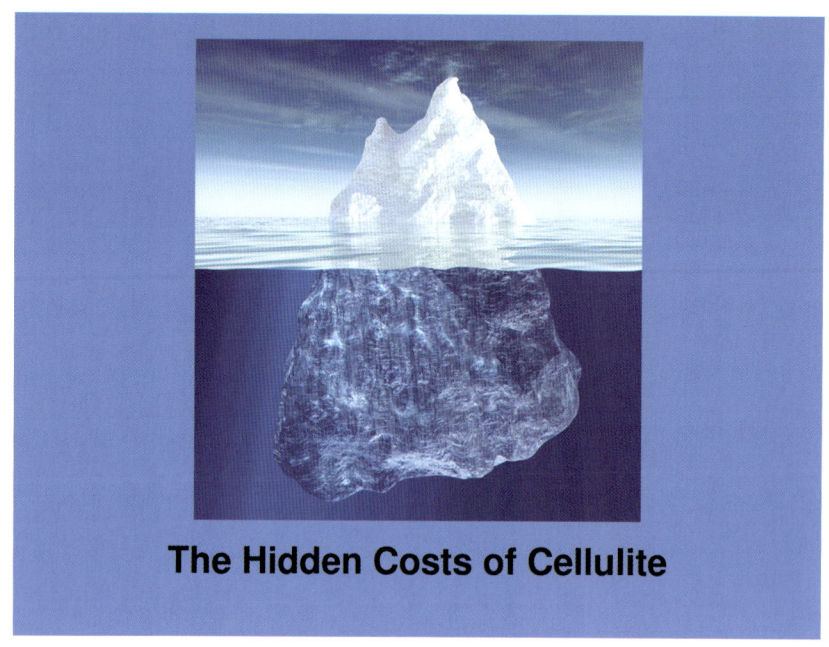

300　Part Ⅲ　ヘルスサイエンスにおける発表の方法

皮下脂肪の目に見えないコスト

The Hidden Costs of Cellulite

図 12-4
創造性．主題が視覚的なイメジェリー（imagery：心象）を与えるものではなくても，印象的な画像を提示し，その標題を通して主題に関連づけることで，ポスターに注目を集めることができる．この画像は，以下のような標題のポスターにも使える．1)「再浮上し続ける危険な栄養神話」，2)「タイタニック号の轍い：公衆衛生における予防の必要性」，3)「低温学の進歩」，4)「最新の絶滅危惧種：地球温暖化の健康への影響」，5)「ゆっくり，しかし強力に動く：単一支払い者健康管理への流れ」，6)「表面下に何があるのか？　触診の重要性」，7)「エビデンスの重み：臨床検査について何を知る必要があるか」．（Uwe Kils（氷山）および Wiska Bodo（空）により作成された画像：http://en.wikipedia.org/wiki/File:Iceberg.jpg）

描画と写真

　デジタル画像は，文章を入れたコンピューターファイルに埋め込むことができます（以下を参照）が，写真や印刷された画像をポスターに接着剤で貼りつけることもできます（強力な接着剤を適量使いましょう）．すべての画像を注意深く，適当な大きさに切り抜いてください．重要な細部を示すのに十分，かつポスターの他の部分を圧迫しない程度の大きさにしましょう．マット仕上げにすれば，光沢仕上げほど光が反射しません．画像の周囲をグレーや黒で細く縁取りすると，視覚的に目立ちます[2]．

　印刷された画像の解像度は，1インチあたりのドット数（dots per inch：dpi）で示されます．ポスターに用いる画像の最小 dpi は，約 500×500dpi です．インターネットからダウンロードしたデジタル画像には，解像度が 150×150dpi〔本当は1インチあたりのピクセル数（pixels per inch：ppi）という単位〕程度の低いものもあり，きれいに印刷できません（画像の解像度に関しては，9章を参照）．

フォーマットと構成

ポスターは卓上または壁（一般的に掲示板）に掲示するようにデザインされます．卓上ポスターは通常，容易に収納・運搬でき，ポスターを立てられるよう，折り畳んだフォームコア（ポスター板の両面で，薄いスタイロフォーム™シートを覆ったもの）でできています．壁貼り用のポスターは，印刷した大判の1枚紙か，掲示板に個々に貼られた一連の小さなマット紙（あるいは「アート紙」，「ブリストル紙」）のパネルです．スーツケースに詰め込めるようデザインされたパネルなら，たとえば1.2×2.4m（4×8フィート）の大きさのポスター用の筒（ポスターチューブ）に巻いて入れて，飛行機の機内持ち込み手荷物として運ぶよりも楽です．

卓上用，パネル展示用のいずれのポスターも，文章と画像を標準の事務用紙に印刷して，それを厚紙（cardboard）のパネルに接着剤で貼り付けることが可能です〔しかし，決して，決して，決して，レターサイズやA4サイズの，ダブルスペースでタイプした原稿のページを掲示しないこと．恥ずかしい思いをしますよ．ひどいものです（badly）〕．縁をつけるために，貼りつける小枠のまわりの台紙に余白を残しましょう．各小枠をマーカーで黒く縁取りすると（厚紙の厚みの部分にです．厚紙自体の縁ではありません），掲示した際に小枠が引き立ちます．

最近，ポスターは大判のラミネート加工紙に印刷されることが増えてきました．多くの印刷業者は，1×3m（42×120インチ）のポスターまで印刷できますが，発表用のポスターが124×244cm（48×96インチ）を超えることはまれで，多くは91×152cm（36×60インチ）です．このサイズなら，通常，印刷とラミネート加工で100ドルもかかりません．文章はQuarkXPress，InDesign，LaTeX などのDTPプログラムやAdobe Illustrator，CorelDRAW，Adobe Freehand，Omnigraffleなどの作図（drawing）プログラムですべて準備できます．MicrosoftのPowerPointやOpenOfficeのImpress（「フリーウェア」またはオープンソースプログラム）などのスライド作成プログラムは，スライド発表だけでなく，ポスター作成にも使えます．

これらはすべてフルカラー対応で，いくつかの文書作成機能（文章折り返し，スペルチェック）をもち，1つのデジタルファイルに画像と文章を一緒に組み込むことが可能で，ファイルを印刷するまで簡単に修正ができます．欠点は，一度ファイルを印刷してしまうと，変更が不可能ではないにせよ，難しくなることです．あなたが選んだ印刷業者があなたの使っているソフトウェアで作成したファイルを印刷できるかどうかを確認し，その印刷業者があなたが指定したフォントに対応していない場合には，フォントの代替エラー（substitution error）を必ず確認しましょう．ギリシア文字（α, β, μな

ど），数学記号（≥，±，√など）は，しばしばファイル転送やフォントの置き換えで消失します．そのような緊急事態に備えて再印刷できるように，時間に余裕をみておくべきです．

ポスターを大きなスクリーンに映し出す学会もあります．この場合，ポスターはデジタル形式のままなので，フラッシュメモリで簡単に持ち運べ，学会中でも容易に修正可能です．

レイアウトのデザイン

文章を書き上げ，図表を準備したら，それらを，適切な余白も含めて，ポスター上に配置します．ほとんどのポスターは，**横長書式**（landscape format）（長辺が水平方向）ですが，**縦長書式**（portrait format）（長辺が垂直方向）の場合もあります訳注2)．個々に独立した小枠を使う場合は，読み手が小枠から小枠へと文章を追えるように配慮しましょう．

ポスターに「標準的な」レイアウトはありません．ポスターが視覚的に「ごちゃごちゃ（busy）」していたり，ぎっしりと詰まりすぎ（crowded）たりしておらず，読み手が項目から項目を見落とさずに容易に追うことができる限り，いろいろなレイアウトが可能です．ただし，ほとんどのポスターは読みやすくするために縦の段（column）に要素を揃えます（図12-5～図12-10）．多くの制作者は，文章15％，図解35％，余白50％の構成にするように努力します〔この割合で21.6×27.9cm（8.5×11インチ）のページを制作すると，幅16.5cm（6.5インチ）で高さ6.4cm（2.5インチ）の文章の区画，幅16.5cm（6.5インチ）で高さ12.7cm（5インチ）の図解の領域，すべての端に2.5cm（1インチ）の余白と，さらに文章と図解の間に空間があります〕．どれを選択するにせよ，良いポスターは焦点が絞られており，視覚的で整然としています（orderly）[3]．レイアウトとデザインは，ポスターの質をさらに高めるものであるべきです．

ポスター番号が付されている場合，主催団体はその場所を指示しているので確認してください．また，もしポスターを1枚のラミネート加工紙でつくるなら，印刷工程に対応するため，また，掲示板にポスターを鋲で留めたり挟んだりする部分を残すために，すべての端に2.5cm（1インチ）以上の余白を残しましょう．

レイアウトのデザインでは，ポスターに含まれる，単語数以外の，すべての要素を大きくすべきです．長い行は読みにくいので短くし，「右行端未調整（ragged right）」（不揃え）の余白を使いましょう．目は，ある行から次の行に移るのに，行の長さの違いを利用します．それがないと，文章は読みにくくなります．また，できるだけ図表は文章中で引用している箇所の近く

絶え間なく行の続く長い文章に注意せよ．小見出しや段落，字下げなどの賢明な補助手段を用いて，文章を適切な間隔にして小さなまとまりに分けるように．

Journal of the American Medical Association (JAMA) 編集者．Morris Fishbein（1925 年）

訳注2) 日本では，通常縦長書式が使用される．国際学会では，横長書式や正方形書式もあり，大きさもさまざまである．発表規定を必ず確認すること．

に置きます.

　www.PhDposters.com のギャラリーセクションでは，いくつかの優れたポスターの例や見た人の反応がわかります．

文字のフォントと大きさ

　主催団体の指定がなければ，標題，大見出し，小見出し，本文，脚注，図の付記に用いる，文字のフォントと大きさを選ぶ必要があります．

　標題と見出しは，はっきりわかるように太字で，Helvetica や **Chicago** などのサンセリフ系のフォント（sans-serif font）を使うべきです．本文は，New York や Times New Roman などのセリフ系のフォント（serif font）またはサンセリフ系のフォントどちらも可能です．

　セリフ（フォント）を使うと印刷されたページは読みやすくなりますが，ポスターのように，遠くから見るときや文字行が短い場合，この利点が活かせないこともあります．ポスターの本文には，サンセリフ系のフォントを好む制作者もいれば，セリフ系のフォントを好む制作者もおり，各フォントがつくり出す視覚的な「質感（texture）」を基に決める制作者もいます．私は，サンセリフフォントを勧めます．

　文字の大きさである「ポイント」では，上に伸びた小文字（ascending letter）の最上部（アセンダの上）から下に伸びた小文字（descending letter）の底部（ディセンダの下）までを測ります．72 ポイントが 2.5cm（1 インチ）の場合，72 ポイントで書かれた文字は，2.5cm（1 インチ）の高さの帯に収まります．文章の行を狭めたり広げたりするために文字の大きさは変更できますが，1 つの文章では，大きさを一定にします（図 12–11）．

- 標題：72 ポイント以上．90〜120 ポイントの使用も検討．
- 大見出し：60 ポイント以上．72〜90 ポイントも検討．
- 小見出し：48 ポイント以上．60〜72 ポイントも検討．
- 本文：可能なら，36 ポイント．
- 脚注：24 ポイント以上．
- 図のラベル（説明）：18 ポイント以上．

　いかなる場合でも，**18 ポイントより小さい文字を使ってはいけません**．強調や視覚的な質感を加えるためには，**太字**や*イタリック体*を使いましょう．短い見出しや強調の場合のみ，すべてを大文字表記にします．文章の区画での密度を下げるため，できればダブル（2 倍）か 1.5 倍スペースの行間を使いましょう．しかし，ポスター全体で，行間は同じにしてください．

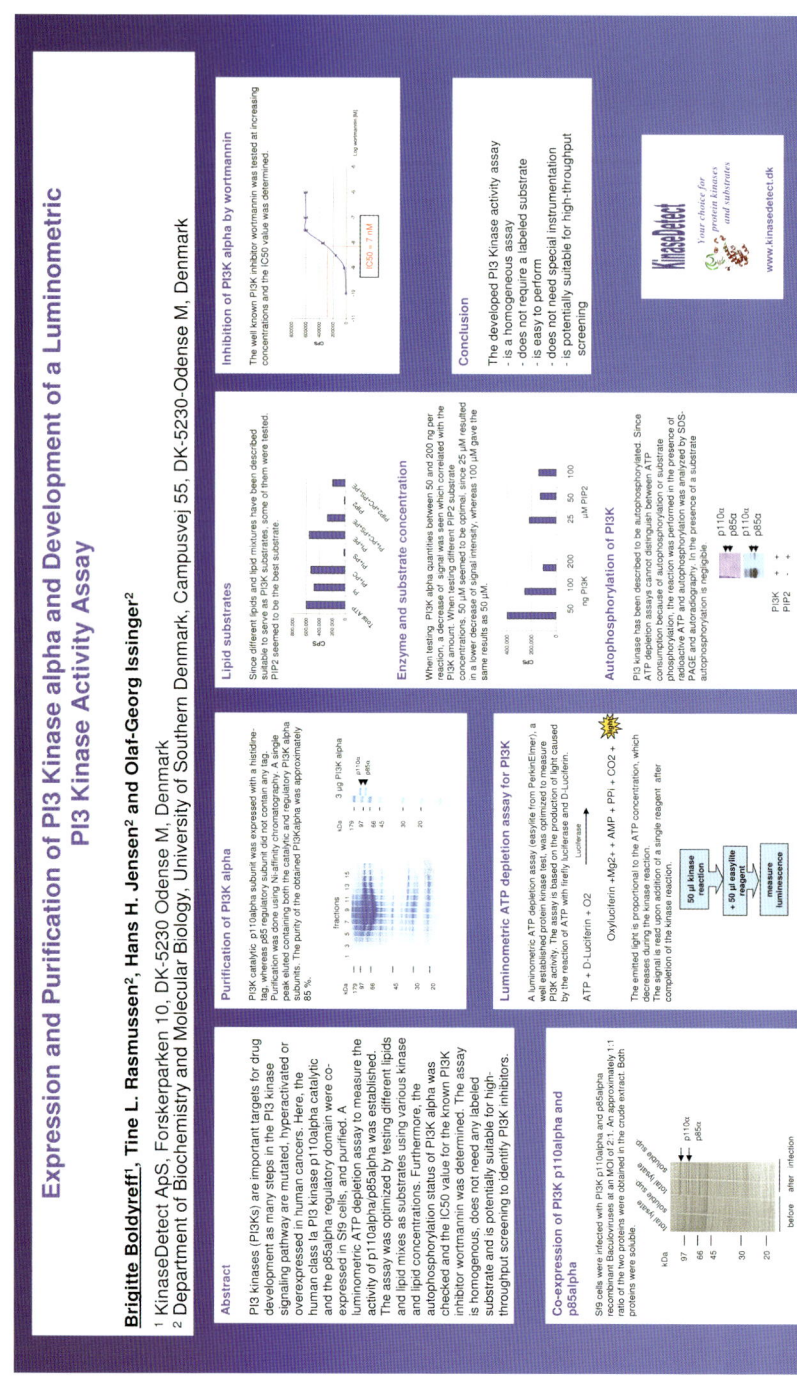

図 12-5
創造的で効果的なポスターデザインの良い例．Brigitte Boldyreff, Tine L. Rasmussen, Hans H. Jensen, Olaf-Georg Issinger より許可を得て掲載（南デンマーク大学，生化学・分子生物学部，Campusvej 55, DK-5230-Odense M, Denmark）．

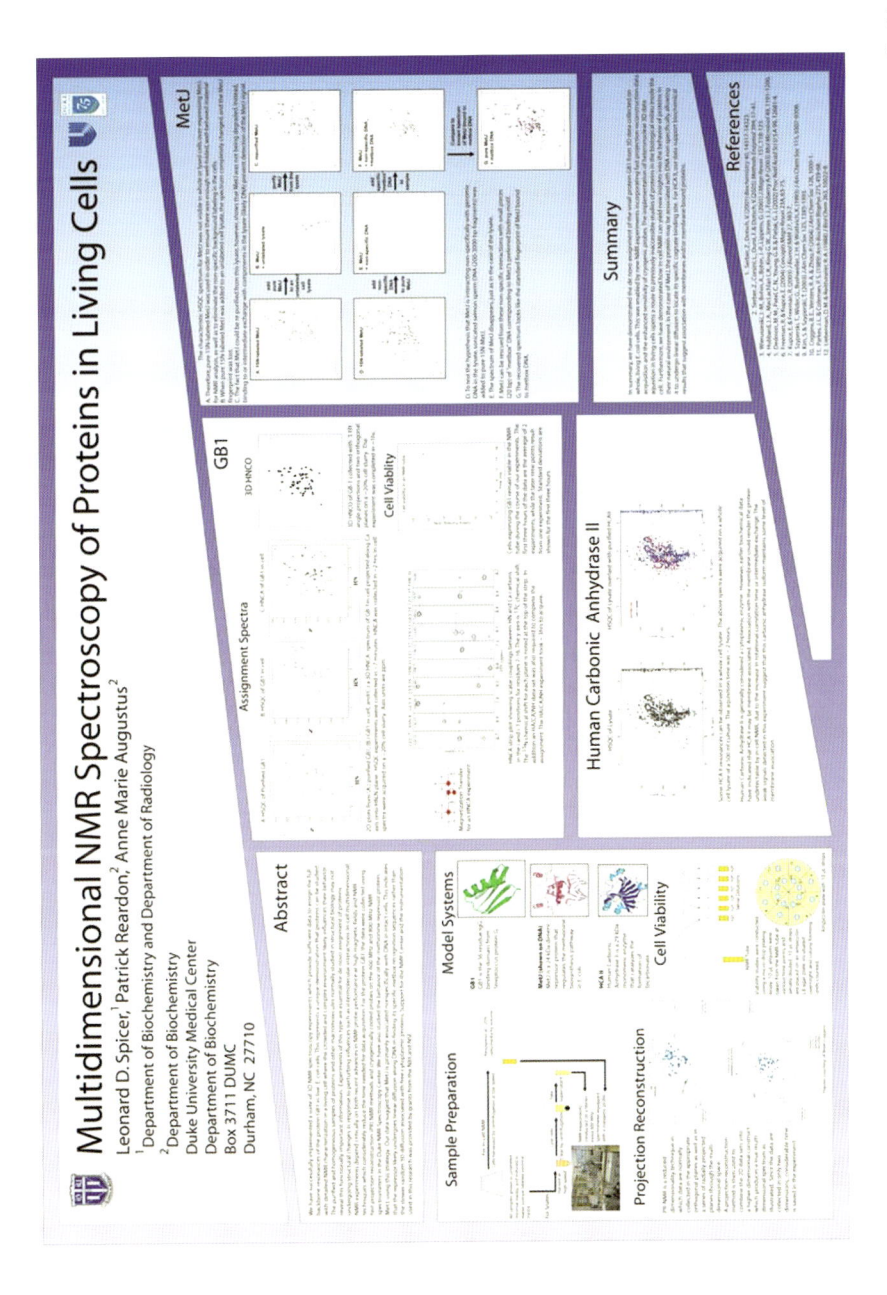

図 12-6
創造的で効果的なポスターデザインの例の良い例。ただし、行はもっと短くできる。Leonard D. Spicer, Patrick Reardon, Anne Marie Augustus の許可を得て掲載（デューク大学医学センター、生化学部、Box 3711 DUMC, Durham, NC 27710)。

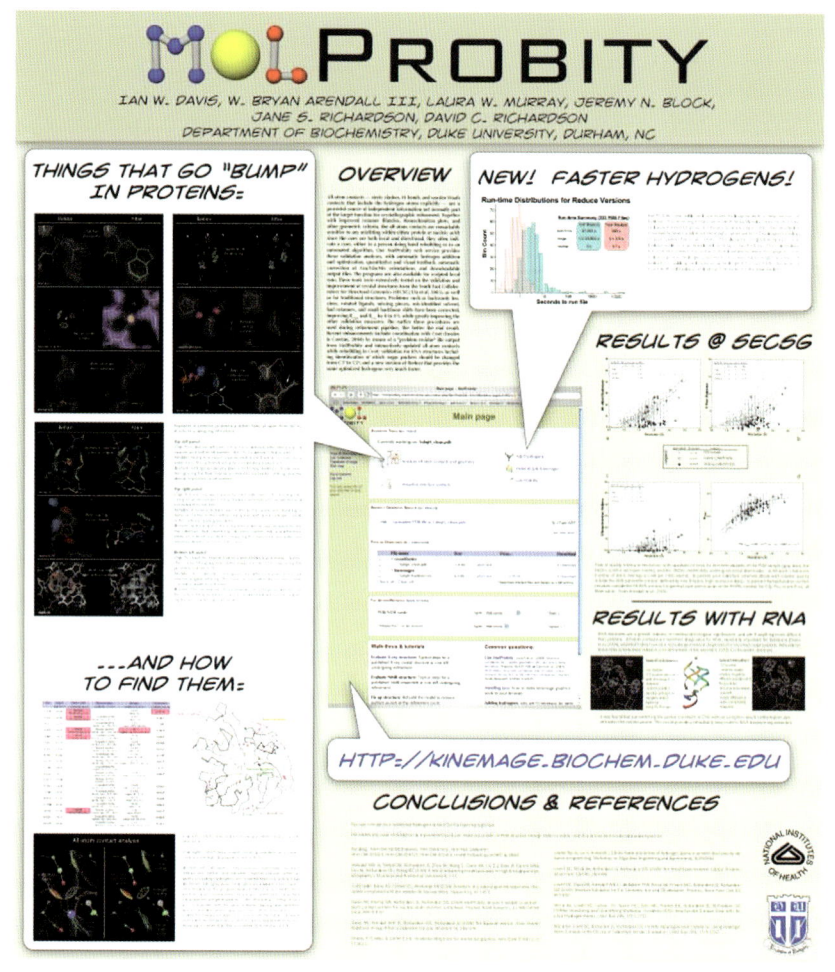

図 12-7
創造的で効果的なポスターデザインのさらに別の良い例. Ian W. Davis, W. Bryan Arendall III, Laura W. Murray らの許可を得て掲載(デューク大学,生化学部, Durham, NC 27710).

色の使用

　適切なコントラストとなる,調和する背景と文章の色を選択してください.白地に黒い文字を使い,2つ,多くとも3つのアクセントになる色を加えることが一般的で,読みやすい組み合わせです.落ち着いた色合い(muted color)やグレーの陰影なども,明るい白地の背景を和らげて効果的です.背景が濃いと,手間をかけて図表の背景を同じ色にしない限り,図表の白地の背景を目立たせる結果になります.青地に赤い文字は,短時間見ただけで,視覚的には「振動」,「鼓動」しているように感じられ,見ることが難しくなります.赤と緑の組み合わせは,男性の数%に存在する(女性には存在しない)赤緑色覚異常の人には判別できないこともあります.模様部分

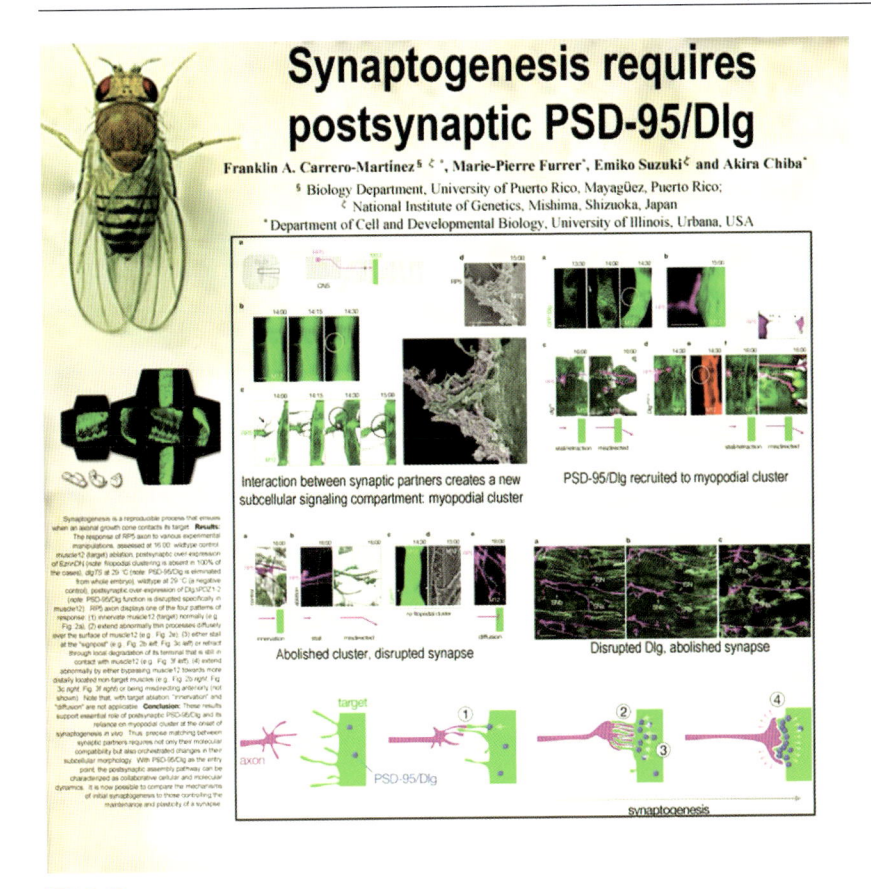

図 12-8
創造的で効果的なポスターデザインのもう1つの良い例．ただし，文章量を減らし，完全な文章よりも箇条書きにすれば，行の長さを効果的に，より短くできる．Franklin A. Carrero-Martinez, Marie-Pierre Furrer, Emiko Suzuki, Akira Chiba より許可を得て掲載（プエルトリコ大学，生物学部，Mayaguez, Puerto Rico）．

にかかってしまった文章は読みにくくなるので模様を組み込んだ背景を使う場合には，気をつけてください．（このような懸念のある例は13章のスライド作成を参照）．

　色を使うときには，単に色を使うのではなく，要点を強調して，読み手が情報を整理できるように，一貫性をもって使いましょう．

その他の考慮すべきこと

　水滴は，紙を膨らませ，インクをにじませて，ポスターを台無しにすることがあります．ラミネート加工をしたり，スプレーラッカーを塗れば，水からポスターを守れます．しかし，ラミネート加工を施せば，大きなポスターは重くなって扱いが難しくなり，壁などに貼りにくくなります．また，光沢が出て，ぎらぎら光ってしまうという問題も生じます．別の方法として，

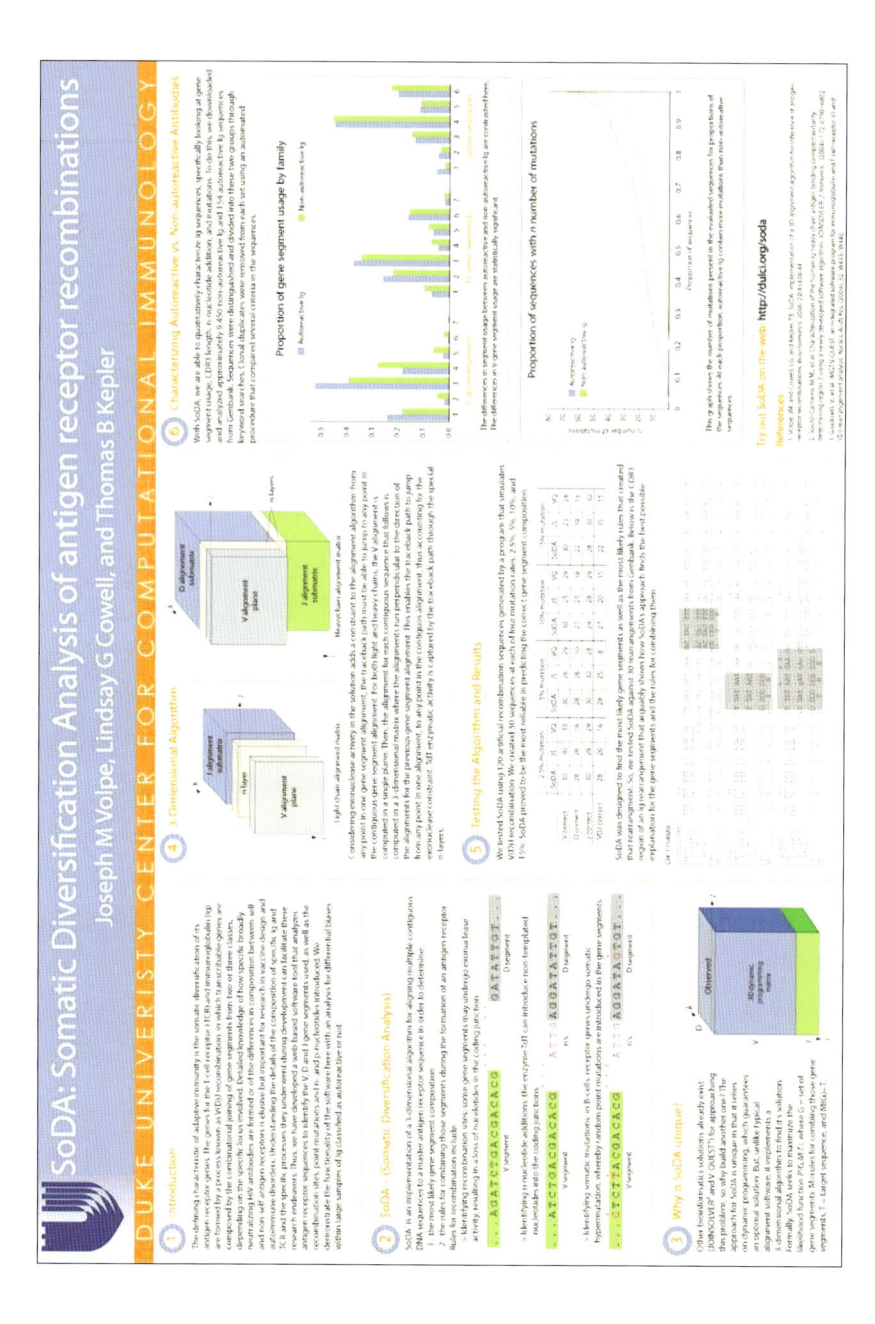

図12-9 創造的で効果的なポスターデザインの別の例。ただし、文章量を減らし、完全な文章よりも箇条書きにすれば行の長さを効果的に短くできる。Joseph M. Wolpe, Lindsay G. Cowell, Thomas B. Kepler より許可を得て掲載（デューク大学コンピューター免疫学センター、Duke University Durham, NC 27710）。

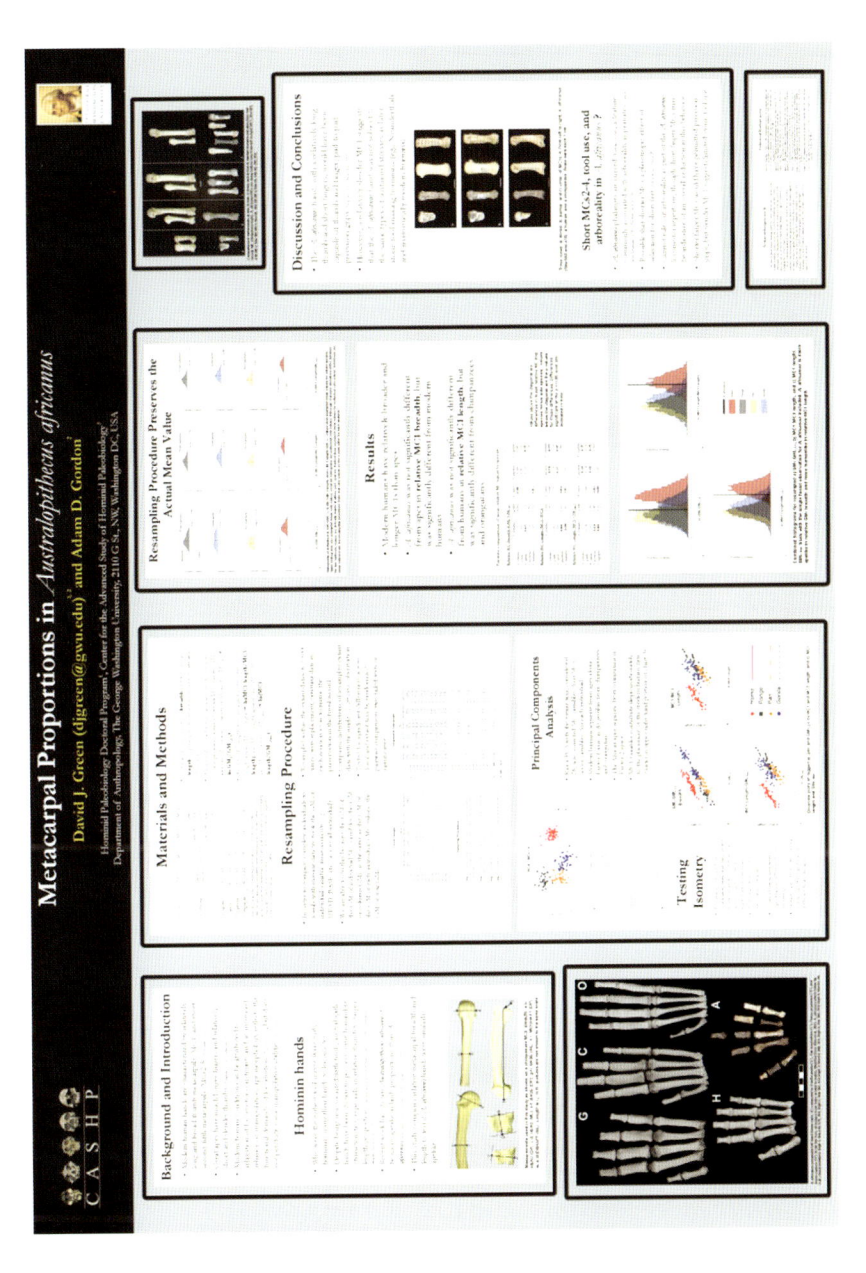

図 12-10
創造的で効果的なポスターのもう 1 つの良い例．David J. Green, Adam D. Gordon より許可を得て掲載（ジョージワシントン大学，人類学部，2110 G St. NW, Washington DC, USA）

120- ポイント：標題に適する

96- ポイント：関係者の名前の表示に適する

72- ポイント（高さ1インチ）：標題の最低限の大きさ

48- ポイント：見出しの最小の大きさ

36- ポイント：本文に最適の大きさ

24- ポイント：本文ではかまわないが……

18- ポイント：本当に絶望的な場合に限る

14- ポイント：考えてもいけない

12- ポイント：冗談でしょう

10- ポイント：あなたは，現実が認識できなくなっている

図 12−11
文字の大きさ．文字の大きさは，「ポイント」で示され，これはアセンダの最上部からディセンダの底部の距離を測る．120ポイントの文字は約 4.1cm（約 1.6 インチ），72 ポイントは約 2.5cm（約 1 インチ），36 ポイントは約 1.3cm（約 0.5 インチ）．

HPポリプロピレン「紙」（ヒューレットパッカード社製）に印刷して，マット（光沢がない）仕上げにすれば，これらの問題は避けられ，さらに丸めた「記憶」，つまり丸めていた紙を広げたときに丸まってしまう性質も減らします．しかし，それでもしわや破れは問題になります．万が一に備えて，学会にポスターの予備のコピー，少なくともコンピューターファイルをもっていくこともよいでしょう[1]．

あなたの連絡先や，PDF版のポスターが掲載されたウェブサイトなどの研究の詳細情報に関する配布資料を準備することは，多くの場合，有用です．この配布資料は27.9×43.2cm（11×17インチ）の帳簿用紙サイズ[訳注3]（ledger paper）に印刷してみましょう．片面に縮小したあなたのポスターの画像を印刷し，それを2つ折りにして，裏面に21.6×27.9cm（8.5×11インチ）のページ2枚分の追加情報を印刷するのです[3]．

ポスターのところに，配布資料やあなたの名刺，あるいは読み手が自分の名刺を残すための封筒を置くのもよいでしょう．（あなたのポスターに）興味をもってくれた人が，名前や住所，コメントを残せる紙を置くことも良い方法です．

他にも，いろいろな工夫が可能であり，うまく行えば，研究を安っぽく見せずに，あなたのポスターに関心を集められます．ポスターに，骨の標本や新しい注射器などの小物を貼ってもよいですし，挑発的な（provocative）質問をして，読み手が答えを見るために折り返し片をめくる（lift a flap）仕掛けもできます．音を再生するために小さくて安価（10ドル）で録音可能なグリーティングカードや，「音の出るラベル（talking label）」を添えたり，ボタンを押すと一連の写真が次々と映し出されるデジタルフォトフレーム（100ドル）を取りつけることもできます．立体鏡の画像を印刷できるコンピュータープログラムもあり，ポスターに安価な3Dメガネを紐でつなぎ，それを使って見てもらうこともできます[2]．

> 訳注3）米国で使用している用紙サイズ．A3版サイズに近い（ちなみにレターサイズはA4版サイズに近い）．

学会で何をするか

ポスターの設置

ポスターを設置する際には，発表規定に従います．時間が指定されている場合は，その時間に会場（読み手に便利なように主題ごとにグループ分けされています）に設置しましょう．

ポスターは通常，大きな掲示板に鋲かクリップで留めて展示されますが，時には卓上に展示されます．大判のラミネート加工紙のポスターを運搬用の

> 図解におけるよくある大失敗は，1つの図に情報を盛り込みすぎることである……．情報量は媒体で決まる．ポスターは大きさに限界があり，スライドの閲覧は時間に限界がある．論文に印刷された図はスペースと金銭的に限界がある．
>
> グラフィックデザイナー・作家, Helen Briscoe（1996年）

筒に巻いて入れていると，掲示の際に丸まってしまいます．そこで，万が一に備えて，予備の鋲や押しピン，両面テープをもっていきましょう．また，「きまりの悪い誤字（embarrassing tybo）を指摘された場合に備えて，黒いペンと修正液をポケットに入れておきましょう」[2]．

ポスターの発表

ポスター発表に関する最高のアドバイスは，しっかりと準備し（prepare），専門家（professional）としてふさわしく振る舞い，礼儀正しく（polite）することです．

ポスター発表ではしばしば，学会中のある時間に自分のポスターの場所にいて，質問に答えるよう求められます．その場合，早めに到着して，その時間中ずっとその場にいてください！

専門家としてふさわしい身なりをし，名札をつけて，親しみやすく（approachable）振る舞いましょう．ポスターを遮らないように，ポスターの隣に立ちましょう．人々がポスターを読み，コメントなしに去っていく間，黙って立っていても問題ありません．しかし，あなたの研究について簡潔に話せるよう準備をしておくべきです．もちろん質問に応じることも可能ですし，それこそがポスターセッションの利点です．討論を促すために，あなたから質問もできますが，論争は避けましょう．

友人や他の発表者ではなく，興味をもっている訪問者に気を配りましょう．説明の途中で別の人がやって来た場合，まずは先に来ていた人たちへの説明を終えてください．訪問者と会話を交わしたなら，立ち寄ってもらったことに対するお礼を言いましょう．訪問者にあなたの名刺や研究の配布資料を必ず渡してください．そして研究に関する最終論文を書くときには，彼らの質問やコメントを思い出しましょう．

ポスターの撤去

大きな学会では，ポスターが次の発表者のものと差し替えられるまでの2〜3時間しか展示されないこともありますし，数日間展示される学会もあります．いずれの場合も，決められた時間までに迅速にポスターを撤去して，存在の跡を残さないようにしましょう！

多くの著者（発表者）はポスターを所属機関に持ち帰り，オフィスや廊下に貼って，訪問者に自分たちの仕事を知らせるために使っています．また，PDFファイルをePosters.netに送れば，ファイルは無料でウェブ上に掲載され，そのポスターへのコメントを受けることができます．

文献

1. Radel J. http://www.kumc.edu/SAH/OTEd/jradel/Poster_Presentations/110.html. Accessed 1/18/08. This site was last updated in 1999, but it appears to be as permanent as any Internet site can be.
2. Purrington, CB. **Advice on designing scientific posters.** http://www.swarthmore.edu/NatSci/cpurrin1/posteradvice.htm. Accessed August 19, 2007.
3. Hess GR, Tosney K, Liegel L. 2006. **Creating Effective Poster Presentations.** http://www.ncsu.edu/project/posters. Accessed August 19, 2007.

参考資料

Briscoe MH. **Preparing Scientific Illustrations: A Guide to Better Posters, Presentations, and Publications.** New York: Springer, 1996.

Davis M. **Scientific Papers and Presentations.** New York: Academic Press, 1997.

Gosling PJ. **Scientist's Guide to Poster Presentations.** New York: Kluwer Academic Press, 1999.

Harms M. **How to Prepare a Poster Presentation.** Physiotherapy 1995;81:276.

Wolcott TG. **Mortal sins in poster presentations, or how to give the poster no one remembers.** http://www.sicb.org/newsletters/fa97nl/sicb/poster.html. Accessed 12/2/07.

12章　ポスターの準備と発表方法　まとめとキーワード

ポスター発表は視覚にアピールするもの．
記録に残る文書ではないが，同じ関心をもつ研究者と会って話せる．

ポスター発表の概観

抄録の募集：規定に従う．
ポスター閲覧における人的要因
- ・ポスターは見るもの．読むものではない．
- ・標題 5m 先から判読可能に．
- ・3 秒以内に読むか決め，30 秒以内に理解できなければ，去る．
- ・90 秒以上は見ない．

ポスターの準備

予定と計画：印刷にかかる日数を忘れない．
文章を書く：論文の簡略版ではない．構造化抄録の拡大版．詳細は配布資料に．標題は研究結果を見出しに．名前はフルスペル．考察は不要．結論を念入りに．
図解の準備：重要な細部が 2m 先から見えるように．チャートとグラフ，描画と写真（9 章参照）
フォーマットと構成：掲示して引き立つように工夫する．印刷業者への依頼や DTP プログラムなどの使用．
レイアウトのデザイン：読み手が項目を追えるように．
文字のフォントと大きさ：サンセリフ系のフォントで 18 ポイント以上．
色の使用：読み手が情報を整理しやすいように一貫性をもつ．

学会で何をするか

ポスターの設置：予備の鋲・押しピン，修正用文具の準備．
ポスターの発表：指定時間，指定場所に．説明は簡潔に．
ポスターの撤去：発表後は所属機関で展示，ウェブに掲載．

CHAPTER 13

スライドの準備と発表方法

あなたは仕事上で，講演を依頼されたり，抄録が受理されて学会発表を行ったりすることがあるでしょう．その場合，当然，発表にはスライド（slide）を使うものと期待されています．発表の場所は医療センターの大講堂，会場ホテルの小会議室，保養所の会議室，会社の会議室や重役室かもしれません．照明は，少なくとも部屋前方のスクリーンは薄暗くされ，さらに外光を遮るためにカーテンが引かれることもあります．数人から数百人に及ぶかもしれない聴衆（audience）は，スクリーンから約 1.8m～30m（6 フィート～100 フィート）離れた位置に座る可能性があります．周囲の雑音のため，マイクを使っても声が聞き取りにくかったり，発表の途中で人が会場を出入りしたりすることもあります．

聴衆は，時間帯や発表の前に何があるかによって，あなたが言わんとすることに期待をふくらませたり，寝ぼけていたり，それまでのプログラムに退屈していたり，昼食後でうとうとしていたり，コーヒー休憩を心待ちにしていたり，他の発表や催しに気を取られていたりするかもしれません．運が良ければ，聴衆は，一連の演者の関連トピックを聴くために参加しているのではなく，あなたの発表を聴くために参加しています．

あなたのやるべきことは，そのような状況において，最低でも恥をかかないようにすることですが，うまくいけば，数分の時間と数枚のスライドで興

演者は，楽しんで学べるように全力を傾けていることを聴衆が納得できる講演をすべきである．

英国の化学者・内科医，Michael Faraday（1791-1867年）

味深い話をする演者（speaker）として，脚光を浴びることになります．

本章では，望ましいスライド発表とは何かを考え，良いスライドのつくり方と発表の方法を説明します．

スライドによるコミュニケーション

学会でのスライド発表はリアルタイムに行われ，1回限りです．科学論文やポスターのように，読んだり見たりする人が内容を詳しく調べて，検討する機会はありません．さらに，発表のペースは，聴衆ではなく，演者が握っており，聴衆は，競合する景色，音，思考をふるいにかけながら，目と耳で同時に情報を処理しなくてはなりません．発表する立場では1枚のスライドに多くの情報を表示できませんし，ほとんどの場合，時間制限があります．

スライドを使った講演では，聴衆が演者の人柄を判断したり，直接交流したりできるので，多くの人にとって楽しく価値がある交流が可能となるでしょう．比較的新しく，対面的な要素の少ない（less-personal）スライド発表の方法には，インターネットを利用するウェビナー[訳注1]と，ウェブキャスト[訳注2]があります．ウェビナー（webinar）では，セミナー参加者が指定されたサイトにログインし，演者が操作するスライドをリアルタイムで見ます．一方向，または双方向の音声通信は電話会議で，一方向，または双方向のテキストメッセージは会議用ソフトウェアにより提供されます．ウェブキャスト（webcast）では，デジタル・メディアファイルのスライドがインターネット上でホストサイトから配信されます．そのスライドは，ユーザーからの要求により，保存または閲覧されるか，「ストリーミング[訳注3]」技術を使用し，リアルタイムでネット配信されます．ウェブキャストは対話式ではありませんが，企業広報，広告，トレーニング，エンターテインメント，個人的表現に幅広く使用されています．

訳注1）webinar：World Wide Web＋seminarの造語．ウェブセミナー，オンラインセミナー，インターネットセミナーともいう．
訳注2）webcast：World Wide Web＋broadcastの造語．ネット配信，インターネット放送ともいう．

訳注3）streaming：ファイルをダウンロードしながら再生する方式．

教育者でメディア学者のNeil Postmanは，「私は，インディアンののろしで何を伝えていたかはわからないが，それが哲学ではなかったことはわかる．哲学の話にのろしは使えない．のろしで概念の内容は表現できないからだ．」と述べています[1]．この意味深い見解は，スライド発表のデザインにも当てはまります．つまり，媒体がメッセージを制限するのです．研究内容をどれだけ詳しく伝えたいと願っても，時間，文字数，スライドの枚数は限られていて，複雑な情報を提示できません．

スライドを使う際のもう1つの落とし穴は，スライドの見た目に注意が行き，内容から注意がそれやすいことです．プレゼンテーションソフトには，色（color），アニメーション（animation），特殊効果（special effects），音

（sound）などの数々の機能がそろっており，それらを使えば本当に伝えたいメッセージを見えなくしてしまうことは簡単です．スライドは，魅力的で，専門的にふさわしく，同時に，凝り過ぎない必要があります．聴衆には，スライドではなく，研究を印象づけるべきです．

これらの特性を踏まえて，伝えたい考えを媒体に適合させる能力が，発表を成功させるポイントになるでしょう．

スライドのデザイン

プレゼンテーション用ソフトウェア

今日，ほとんどのスライド発表は，AppleWorks（訳注：以前のClarisWorks．2007年に販売中止．）や，Corel Presentations（訳注：日本では未発売）や，OpenOffice Impress（訳注：フリーソフト）や，もちろんMicrosoft PowerPointなどのさまざまなプレゼンテーションソフトを使ってつくられます．パソコン上で異なるOS（Windows，Mac OS X，リナックス）を使用した場合に，わずかに長所・短所，機能が異なること以外，これらはよく似ているので，本章の助言はすべてに当てはまります．

スライドの書式設定

標準のスライドは，幅と高さ（側面）の比が約 1.5：1（台紙の内側が 3.3cm×2.3cm の 35 ミリ写真のスライドとほぼ同じ比率）です．最も一般的な発表用のフォーマットは，**水平（horizontal）**または**横長（landscape）**書式で，幅が高さより長くなりますが，**垂直（vertical）**または**縦長（portrait）**書式が有用なこともあります．活字を数行にわたって示すときは，横長書式を選びます．縦長書式では，投影画像が横長のスライドに合わせて調整されている場合は特に，画面の上下が切れてしまうことがあります．

同じ構成要素はスライド上で一貫性を保って提示すれば，発表はよりわかりやすくなるでしょう．それには**スライドマスター（master slide）**の機能が役立ちます．この機能で，発表用のすべてのスライドの基となる1つのスライドマスターの余白や位置，フォント，標題の大きさ，文章，スライド番号を設定し，スライド全体の外観を統一できます．

フォントと文字の大きさの選択

スライドには，Helvetica，**Chicago** または，Verdana（より和らいだ感じにしたければ **Textile**）などのサンセリフ系のフォントを太字で使用しましょう．Times New Roman や **Palatino** などのセリフ系のフォントは，文字の長いストロークの端に細い線があり，印刷で使えば読みやすくなります．しかし，スライドは読むのではなく，「見るもの」であり，セリフ系のフォントは，スクリーン上では文字が薄れるか，ぼやけて見える傾向があります．単純で，太くて，くっきりした線は，遠くからでも見やすいものです．発表では，2種類以上のフォントは使わず，それぞれを同じ種類の情報に（見出し，強調すべき用語など）一貫性をもって使いましょう（スライド1）．本章に示したスライドでは，さまざまな長所と短所，たとえば，いろいろな背景と前景の色の組み合わせで生じる特性を説明します．

標題は，好きな文字の大きさに設定できます（スライド 2，3）．できれば，見出しには 36〜48 ポイント，文章には 28〜32 ポイントを使いましょう．18 ポイントより小さい文字でも見えますが，お勧めしません（スライド 4）．発表を通して，同じ種類の情報には，同じフォントと大きさを使いましょう．スライドごとに文字の大きさやフォントが変わると，聴衆の気が散りやすくなります．

私たちは，英単語を形で認識するため，上に出たり下に出たりしている小文字に変化があるほど，単語を認識しやすくなります．すべて大文字（uppercase）で表した単語は変化に乏しいため（それは長方形のように見えます），大文字で書かれた長い句は，頭文字のみ大文字（initial capital）〔「標題」文字（"title" case）〕，またはすべて小文字（lowercase）で書かれた同じ句よりも読みにくくなります（スライド 5）．標題や見出しには，頭文字のみを大文字にした表記がよいですし，単語を強調する場合はすべて大文字で書くことが有効でしょう．下線を引く（underlining）ことは，文字の下部分の変化が見にくくなるため，避けましょう．イタリック体やいくつかのフォント（*Apple Chancery*，**Sand** や **Impact**）も，読みにくい場合があります（スライド 6）．

文章の書式設定

よくあるスライドへの批判は，文章が多すぎることです（スライド 7）．文章が多いと，視覚的な「密度」が高くなり，魅力に欠けるだけでなく，理解してもらえなくなります．それを避けるために，一般的には **6×6**（または，**7×7**）ルールが推奨されます．これは，1枚のスライドで使うのは，6

Type Fonts

- 36-point Times Roman (not bolded)
- **36-point bold Times Roman**
- **36-point bold Arial**
- ***36-point bold Apple Chancery***
- ***36-point bold Textile***

フォントの種類

・36 ポイントの Times Roman（標準）

・36 ポイントの Times Roman（太字）

・36 ポイントの Arial（太字）

・36 ポイントの Apple Chancery（太字）

・36 ポイントの Textile（太字）

スライド 1
フォントには**スライド上で向き不向きがある**．多くの演者は，太字の 24 ポイント以上のサンセリフ系のフォントを好む．このスライドでは，Arial，Apple Chancery と Textile フォントが，サンセリフ系のフォント．模様の入った背景が使用され，いくつかの可能な色の組合せを含む．
色は，同じ種類の要素（最大値・最小値，同じレベルの見出し，治療群に関する情報など）の特定に役立つ．

Statistical Errors in the Scientific Literature

Michelle Harrison, PhD
Department of Number Crunching
University of Skewed Distributions

20 Statistical Errors Even YOU Can Find!

Michelle Harrison, PhD
Department of Number Crunching
University of Skewed Distributions

スライド 2, 3
標題は好きなだけ大きくできる．これらのスライドでは，標題が 60 ポイントの Arial フォント，演者名が 36 ポイント，所属が 28 ポイントとなっている．スライド 2 は，視覚的にそれほど興味がわかない，典型的で，退屈な標題スライドである．スライド 3 のカラーグラデーションは，標題スライドでは有効な場合もあるが，内容スライドでは効果が落ちる．

フォントのサイズ

・この行は 32 ポイントの Arial（太字）

・この行は 40 ポイントの Arial（太字）

・48 ポイントの Arial（太字）

・この行は 18 ポイントの Arial（太字）

Font Sizes

- This line is set in 32-point bold Arial
- This line is 40-point bold Arial
- 48-point bold Arial type
- This line of type is set in 18-point bold Arial

スライド4
文章用のスライドで一般的な文字の大きさ．文章 32 ポイント，小見出し 40 ポイント，大見出し 48 ポイントが勧められる．最後の行は 18 ポイントで，使用可能な最小の大きさである（スライドよりも，この印刷された画像のほうが文字が小さく見えるが，相対的なサイズは同じ）．

大文字と小文字

・長い句は，すべて小文字だと最も読みやすい．そのため文を小文字で書くよう指定されている．

・長い句は，頭文字のみ大文字にすると読みにくくなるが，標題には向いている．

・すべて大文字表記にすると見やすいが，読みにくい．行が長い場合は特にそうである．

Upper- and Lowercase Letters

- Long phrases are easiest to read in all lowercase letters, which is why sentences are set in lowercase.
- Long Phrases Are Harder to Read in Initial Capital (Title Case) Letters but Initial Caps Make Good Titles
- UPPERCASE LETTERS ARE EASIER TO SEE BUT HARDEST TO READ, ESPECIALLY IF THE LINE IS LONG

スライド5
大文字で書かれた長い文は，小文字の文より読みにくい．大文字表記は，見出しや強調する語，または短い句にのみ使用する．

13 スライドの準備と発表方法 　321

・下線は，文字下部の変化を減らし，文字の認識を難しくする

・イタリック体にすると読みにくいフォントもある

・決してスライドで用いてはいけないフォントもある！

スライド6
強調するために下線を引くと，それらの文字の下部分の視覚的な変化が減って読みにくくなる．フォントのなかにはイタリックにすると読みにくいものもある．スライドに適さないフォントも存在する（このスライドの背景のカラーグラデーションは，スライド3のものより気を散らさず，スライドのプログラムで一般的に用いられている）．

スライド7, 8
スライド7は，文章がぎっしりつまり，単語が多く，行端を揃えているため，魅力に欠け，読みにくい．スライド8は，同じ情報を箇条書きで示している．スライドには主要な考えだけを示し，詳しい説明は発表で行う．

　　　　　　　　文章の書式設定
1行あたり6単語，または40文字，1枚のスライドにつき約6行までがベスト．文章は左寄せにし，右行端未調整とする．行の両端がそろった文章は読みにくい．これは，内容を目で追う際に，各行が同じように見えてしまうため．箇条書きのほうが，完全な文章よりも読みやすい．行間を空けるとさらに読みやすくなる．

　　　　　　　　文章の書式設定
・1行あたりは，6単語，40文字未満
・文章は約6行に収める

（か7）行以内，1行を6（か7）単語以内にすることです．また，1行の文字数は約40文字未満というルールも役立ちます（スライド8）．どちらも合理的ですが，もっと多くの単語と行が書かれていても，読みやすいスライドもあります．たとえば，引用や文章の一節などは，時にこれらのルールに反して，1枚のスライドに収めたほうが読みやすいでしょう．それぞれのスライドを，その利点に基づいて評価しましょう（スライド9）．

第二の批判は，それほど多くはありませんが，文章が簡潔すぎて説明なしでは理解できないということです（スライド10，11）．関連した問題として，文章が数語に限定される場合，その配置次第でスライドのバランスが悪くなることがあります．これは大きな問題ではなく，容易に防げます．

プレゼンテーション用のプログラムが自動設定する行間（line spacing）は，通常，文章を書くには十分です．できれば，箇条書きや一塊の文章では，ダブルスペースにしましょう．文章量を減らし，短い箇条書きの文や1～2行の文の塊に分ければ，聴衆が注意を集中しやすくなります（スライド8）．

スライド上で文章や図の間隔をとることは重要です．なぜなら，その配置に意味があるからです（スライド12）．さらに，「空白」や各要素の間やそ

あなたはお金をかけて，プロのメディカルライターに論文を編集してもらうべきである．出版論文は，通常，唯一の永久に残る研究記録であり，その正確さ，完全さ，明快さは，研究を他の人に伝えるうえできわめて重要なものになる．さらに，読者は，通常，文章の質を研究の質に結びつける．出版こそ，研究の最終段階であり，そして，これらの理由により，しばしば最も重要な段階でもある．この段階において助けとなるようにプロのライターを雇うことは理にかなっている．

You should pay to have your article edited by a professional medical writer. The published article is usually the only permanent record of your research, so its accuracy, completeness, and clarity are vital to informing others about your work. In addition, readers usually associate the quality of your research with the quality of your writing. Publication is the final stage of research, and for these reasons, it is also often the most important stage. It makes sense to hire a professional writer for help with this stage.

9

スライド9
時には，規則を破る．このスライドは，段落のトピックセンテンス（topic sentence）を赤字で示している．トピックセンテンスの例を示すためには，段落全体を示す必要がある．このスライドは，87単語，5文，13行で書かれているが，読みやすいものとなっている．私は，聴衆（この場合，ほとんど英語を母国語としない人）が文章を理解しやすいように，声に出してスライドを読む．すなわち，この段落はコミュニケーションの要素ではなく，研究の対象として示している．

[スライド画像: Results / Medical Images / • Patient / • Acquisition / • Image （10）]

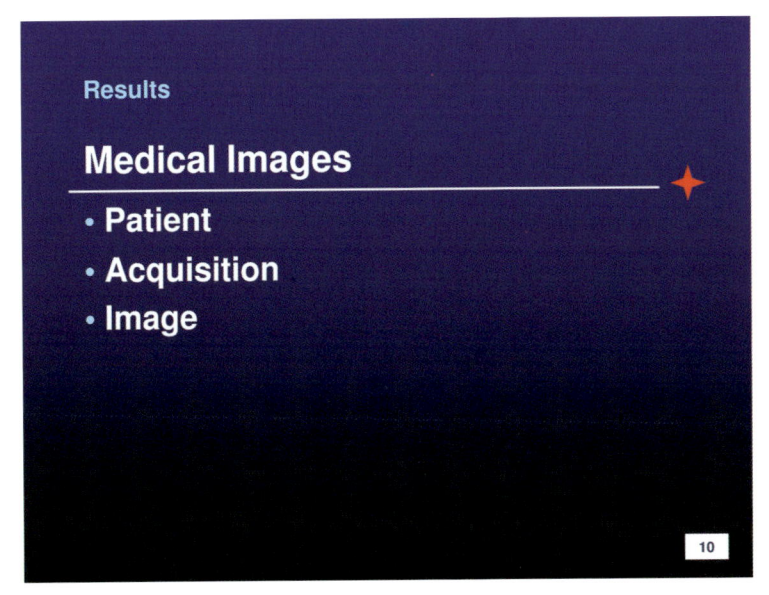

結果

医学画像

・患者

・画像の撮影

・画像

スライド 10
主題や目的の十分な情報を提供していない，文章が少なすぎるスライド．3つの単語の配置も悪い．このスライドの示す会社のロゴ（白線と赤い記号）は発表スライドのすべてに入っているが（スライド 11 参照），あまり目立たない．左上の角にある見出しは，発表のどの地点にいるかを示している．ここでの「結果（Results）」は，このスライドが科学論文の結果の項目で表示される情報であることを示す．

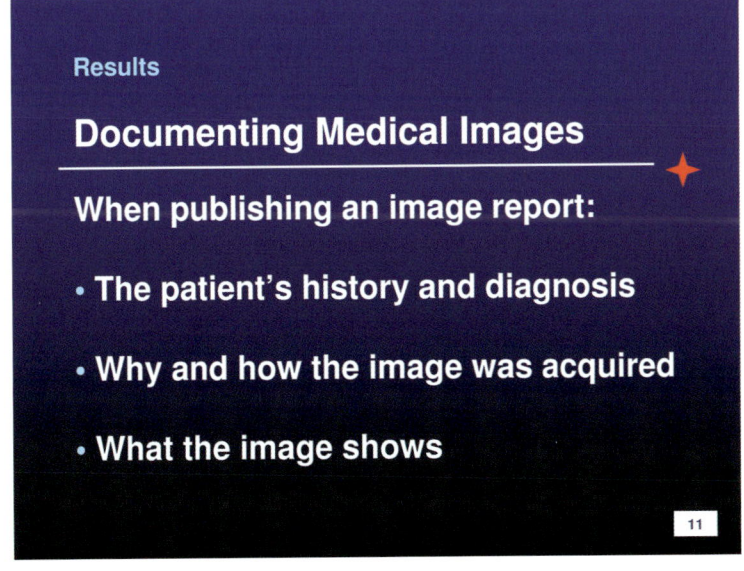

[スライド画像: Results / Documenting Medical Images / When publishing an image report: / • The patient's history and diagnosis / • Why and how the image was acquired / • What the image shows （11）]

結果

医学画像の準備

画像を掲載する際に報告すること：

・患者の病歴と診断

・画像を撮影した理由と方法

・画像が示す特徴

スライド 11
スライド 10 の修正版．文章は，より多くの情報を加えて修正され，元のスライドで大きく空いていた空白もなくなった．

文章の書式設定

リストのすべての項目は，短くし，

並列表記で，同様な書式を使う

フォントの種類，大きさ，色を十分に活用する

・箇条書きにして各項目を分け，行間を空け，前の行から続いている文章は，字下げを使用して，項目を見分けやすくする

Formatting the Text

Make all the items in a list short, parallel, and similar in format

Put type font, size, and color to good use

• Separate the items with bullets and spaces and indent continued lines to make them easier to identify

12

スライド 12
スライド上では**類似性と対照性が重要**．ここでは，最初の 3 行が混乱の原因となっている．これは，最初の 2 行がリストのなかの 1 つの項目に入り，3 行目が，2 つ目の項目に入るためである．各行は視覚的に非常に似ており，この違いがすぐにはわからない．最後の項目は，外見的に他の項目と区別するために箇条書きで，間隔を空け，字下げを使用している．スライドの背景の木目調の画像のため，文章が読みにくい．無地または織り目模様の背景が望ましい．

の周りの間隔は，スライドの読みやすさに影響します．強調点は，スライドの上か左側，または中央に置きます．文章は行から行へ簡単に読めるように，左揃え（右行端未調整）に設定します（スライド 7，8）．

色の選択

　スライドは視覚的ですから，白黒のページではなく，色つきの画像という観点から考えます（スライド 13）．色は，スライドの一部を強調し，類似した要素を視覚的につなぐ重要な役割をもっていますが，うまく使わないと，聴衆が気を散らす原因にもなります[2]．

　プレゼンテーションソフトには，テンプレートとして，あらかじめさまざまな色の組み合わせが準備されています．たとえば，PowerPoint（スライド 14）には，用途に合わせて，8 つの色がそろっています．

- 背景の色
- 本文と線の色

> **What does Alzheimer's Disease do to the brain?**
>
> - A healthy brain contains billions of nerve cells that help us think, remember, feel, and communicate with each other through neurotransmitters.
> - Neurons die off in the brain, which then reduces the level of neurotransmitter production, in turn creating signaling problems in the brain.
> - Nerve cell damage begins by affecting a person's memory and learning then gradually worsens to affect the cells responsible for thinking and judgment, and finally the cells that control movement.
>
> 13

アルツハイマー病が脳に与える影響とは？

・健康な脳には数十億もの神経細胞があり，神経伝達物質の互いのやりとりによって，私達が考え，記憶し，感じ，伝えている．
・脳のニューロンが死ぬと，神経伝達物質産生のレベルが低下し，脳で伝達の問題が起こる．
・神経細胞のダメージによるヒトの記憶と学習への影響を皮切りに，思考と判断を担う細胞，ついには運動を担う細胞にまで，次第に悪影響を及ぼす．

スライド 13
視覚的ではなく，まだ文章的に考えている演者のスライド．情報をある媒体から，他の媒体に移すときはいつも元の媒体の利点を失う可能性があるため，新しい媒体の利点を活かすためには修正が必要．印刷してうまく読める文章が，スライドでうまく読めることはまれである．白色の背景に黒い文字よりは，もっと柔らかいコントラストの組み合わせを使う．完全な文章は省略した言いまわしで表示し，文章の塊ではなく箇条書きにする．

- 選択した対象を強調するための「影」の色
- 標題の文字の色
- 四角形や円などの図形の「塗りつぶし」の色
- 異なった要素を強調するための3つの強調の色（accent color）

準備された色の組み合わせは，プロのデザイナーが作製したという利点がありますが，多くの演者は，自分自身で独自の組み合わせを選ぶことを好みますし，通常は2, 3色で十分です．文章の文字色は，背景に対してコントラストがはっきりとしたものにします．重要な語，句，データに注意を集めるため，1色か2色の強調色を使うと効果的です（スライド15, 16）．暗い背景に明るい色を使うと，小さな物体や細い線が際立ちます．しかし，鮮やかな色のなかには，スクリーン上では読みにくいものもあります．たとえば，濃い青の背景に赤い文字の文章や，淡い青の背景に黄色の文字の文章を使うのはやめましょう．色が「振動」し始めるかもしれません．また，最もよく知られる色覚異常は，赤と緑を区別できないもので，女性にはみられませんが，男性の数％に存在します．

このスライドは，8つの色
の組み合わせを示す

1. 背景の色
2. 本文と線の色
3. 選択した対象を強調するための「影」の色
4. 標題の文字の色
5. 図形の「塗りつぶし」の色
6〜8. 3つの強調の色

スライド 14
PowerPoint の標準的な色の組み合わせは 8 色あり，発表の重要な側面を色分けするには十分である．抑えた背景色，本文の色，1 色か 2 色の強調色があれば，通常は十分．

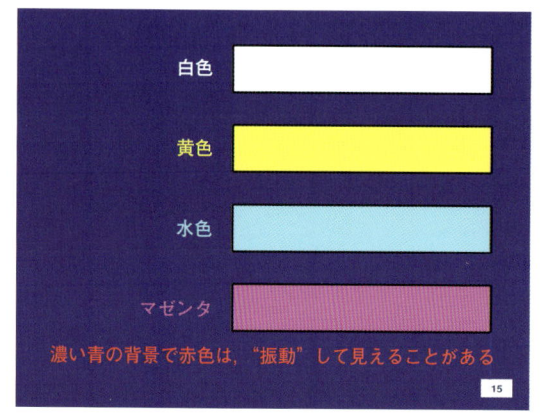

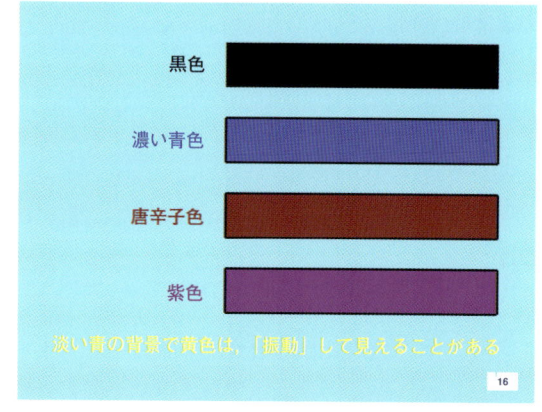

スライド 15, 16
暗めの背景を好む演者もいれば，明るめの背景を好む演者もいる．ここで示す色の組合わせは，薄暗い部屋でも明るい部屋でもきれいに映し出され，会場の後ろからでも色を識別するのに十分なコントラストをもつ．文章のスライドでは 4 色以上必要となることはまれである．

その他の検討事項

　スライドの背景を暗くすべきか，明るくすべきかは，意見が分かれます．暗い部屋では，暗い背景に明るい文字を使い（スライド 6），たとえば発表中にノートを取れる程度に部屋が明るければ，明るい背景で暗い文字を使う人もいます．（スライド 8）（オーバーヘッドプロジェクターで使う透明シートでは，一般的に白いスクリーンに黒い文字を表示するので，照明がついている明るい部屋で効果的です）．おそらく濃紺のような暗い背景が一般的で

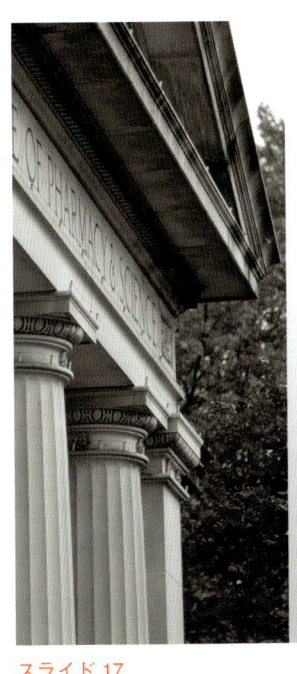

スライド17
背景の模様に重なった文章は，読みにくい．このスライドでは，いくつかの要素が，聴衆の注意を引こうとして競合している．この写真は興味をそそるが研究の情報を与えておらず，標題は占有するスペースに対してあまりに長く，大きすぎる．文字の色がロゴの色に調和し，スライドに一貫性があるのは良い点である．

すが，明るい背景も効果的です．スライドを印刷する場合，明るい背景に暗い文字を使えば，配布資料を別につくる時間を節約できます（後述参照）．

　どのような背景を選んでも，一貫性のあるスライドにしましょう．淡泊で (plain)，目立たない (neutral) 背景を勧めます．模様や柄，画像の入った背景は気を散らし，時には文章と重なり，スライドを読みにくくします（スライド12, 17）．一般に，織り目模様の背景（均質で微妙な色や陰影の変化がある模様）には，同様の影響はありません（スライド1）．複数の色やグラデーションを使った背景は，標題スライドでは効果的かもしれませんが（スライド3, 6, 8），文章や図のすべてではなく，一部だけがグラデーションの明暗にかかっていると，その効果はあまり好ましくはありません（スライド18）．一般に，縦のグラデーション（スライド3, 6, 8）は，横や対角線のグラデーション（スライド18）よりも見た目は良いでしょう．

　見出しと本文を分ける線や背景の飾りなどのデザイン要素のなかには，スライド全体を通して適用され，気を散らさないものもあります（スライド10, 11）．しかしメッセージを強調するのに役立たない視覚要素はすべて除くようにしましょう．たとえば，所属団体のロゴは，標題スライドだけで示せばよく，2枚目以降で使うことは，スペースと視覚的な処理時間の無駄です（スライド19）．右下隅にスライド番号を控え目に示せば，発表の順番が

典型的な悪い例

・対角線や水平のグラデーションは，視覚的に不快になりやすい

・グラデーション部分の文字は，見えにくい

・色やフォントは，類似の要素を示すために一貫性をもって使う

スライド 18
グラデーションカラーは，控え目で，文章がすべてのグラデーションと良いコントラストをなす場合に限り，魅力的となり得る．この最悪なスライドでは，グラデーションが目立ちすぎ，ななめの模様が強すぎて，コントラストが悪く，非常に読みにくい（2つ目の箇条書きは，"Type visible against one portion of a graded background may be lost against another portion"と書かれている）．いろいろなフォントや文字の色を混在させることは，魅力がないだけでなく，聴衆がその使い方の理由を考えようとしていらだつこともある．

わかり，特定のスライドを素早く見つけられます．

　スクリーンで見るスライドの色とコンピューターで見る色は異なります．その違いはプロジェクターごとに異なり，想像以上に違うこともあります．新型のプロジェクターのほうが意図している色を映し出す可能性が高そうですが，その保証はありません．

画像の準備

　ほとんどのスライド発表では，表，図，グラフ，描画，写真などのいくつかの画像が使われます．一般にスライドでは文章より画像のほうが効果的です．たとえば，マラリアが風土病である国を列記するより，それらの国を色で塗った地図のほうがより良いでしょう．

　すべての画像は，大きく，単純である必要があります．棒グラフや円グラフは，大きく，単純で，色を効果的に利用できるので，投稿用には勧めませんが，発表用には適しています．スライドに投稿用のグラフや図表を入れる

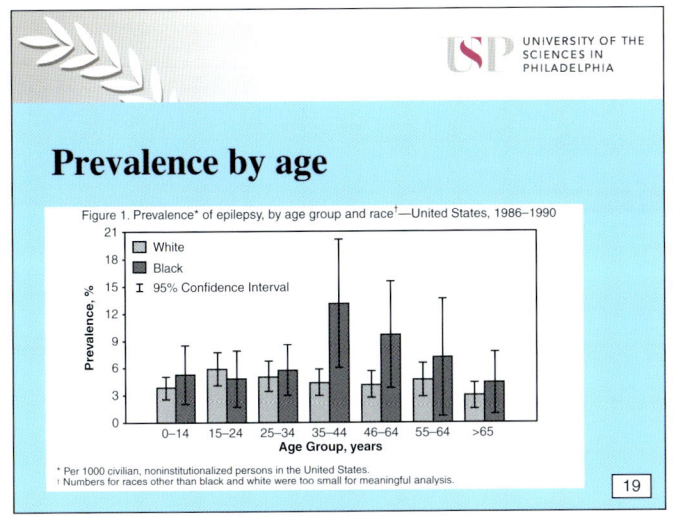

13 スライドの準備と発表方法　329

スライド19
スライド17で紹介した発表からのスライド．すべてのスライドに所属機関のロゴがあると，場所をとるうえ，気を散らす．この場合，ロゴがスライドの使用可能な部分を約20％減らし，標題がさらに20％を使用している．スキャナーで取り込まれた図を貼りつけているが，出版用の画像はスライドに必ずしも向かない．このスライドでは図に伴うキャプションは不要．映し出された画像では，凡例と脚注は判読不能であり，エラーバーの情報はスライドでは不要．

ときは，注意してください．通常，出版に適した線の太さは，スライドには細すぎます（スライド19，20）．図やグラフの各部分を特定するラベル（付記）は，投稿用のものより，短く，大きく表示すべきです．Y軸などのすべてのラベルを軸の左側に言葉を縦にして記すか，軸の上に置くことで水平に示しましょう．図やグラフの題目はできるだけ短く，なくてもよい場合もあります[2]．

　表も簡略にすべきです．スライドでは大きい表を読みやすく表示できませんし，いずれにしても，聴衆はスライドが映し出される短い時間では大量のデータを理解できません（スライド21，22）．したがって，表より図かグラフを使いましょう．表を入れるなら，縦罫線は使わず，横罫線も最小限にします．

　写真や画像（X線写真，ブロット，心電図）は，興味の対象である情報を目立たせるために大きさを決めて切り抜きます．より高い解像度の画像（1インチあたりのドットやピクセル数が大きいもの）は，美しく投影されますが，これもある程度までです．スクリーン上の解像度は，プロジェクターの機能によるので，1インチあたり1,024×768ドット（dpi）以上の解像度の画像は，多くのメモリを使用するうえ，さほどはっきり見えません．

　発表用のスライドにインターネットから直接画像をコピーするより，デジタル画像としてハードディスクにその画像を保存し，それからプレゼテー

PowerPointの1枚のスライドで示せるのは，一般に40単語．それは約8秒分の黙読にあたる．スライドごとの情報がとても少ない場合，非常に多くのスライドが必要となる．その結果，聴衆は，次から次へと，絶え間ないひどいスライドの連続に耐えることになる．

統計学者・*The Cognitive Style of PowerPoint*の著者，Edward Tufte（2003年）

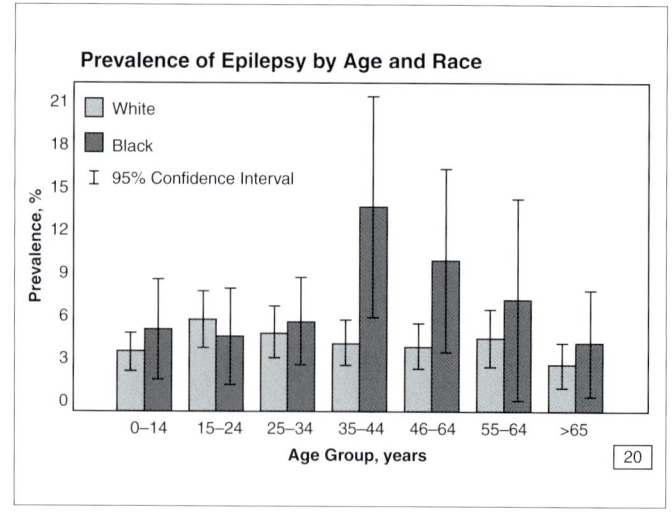

スライド 20
スライド 19 の図を，洗練しないまでも改善したもの．所属機関のロゴを消し，画像はできるだけ拡大されている．軸目盛りと記号は白いパネルで覆い隠し，パネル上に新たに文字列が挿入されている．背景は修正部分を隠すために白色に変更された．最良の結果を得るには，スライド発表用に特別に画像を描き直し，全体的に大きくし，太目の線を使い，詳細を省くべきである．

ション用のプログラムを用いて，スライドに取り込みましょう．そうすれば，ファイルのサイズを小さくし，コピーされた画像に埋め込まれたリンクによって生じる問題を避けられます．同じ理由でスライドファイルに画像ファイルをリンクせずに，スライドファイルの中に画像ファイルを直接挿入するほうがよいでしょう．

視覚効果と音声効果

　スライド発表の視覚効果は，1つのスライドから次のスライドへと画像が変わるものから，スライド間の画面切り替えの際に加える効果〔ディゾルブ（dissolve）[訳注4] やフライアウェー（fly-away）[訳注5] 効果など〕や，アニメーション，フルモーションビデオにまで及びます．

　2つのよく知られる視覚効果は，連続的開示（progressive disclosure）と連続的強調（progressive emphasis）（各スライドをその1つ前のスライドを基につくるため，「ビルド（build）」とも呼ばれる）です．**連続的開示**では，発表に合わせて，新しい項目を一覧に追加していきます．連続的開示は，聴衆が前の話題を思い出しながら，現在の話題に集中できるようにします（スライド23～25）．この技術は，意外で，予期しえない項目を示す際に有効です．**連続的強調**は同様の技術で，各導入スライドに全項目を表示しま

訳注4) 2つのスライドを徐々に重ね合わせる効果．
訳注5) 選択画面がスライドの外に出る効果．

13 スライドの準備と発表方法　331

```
• Frequency and prevalence of self-reported epilepsy, by sex and age group
• -- United States, 1986-1990
  =================================================================
                          Age group (yrs)
                   ---------------------------------
  Sex              0-14       15-64      >65        Total
  ---------------------------------------------------------------
  Male
    No. *          492        1854       132        2478
    Prevalence +   3.6        4.8        2.2        4.2
    (95% CI &)     (2.2-5.0)  (3.8-6.8)  (0.6-3.8)  (3.4-5.0)

  Female
    No.            566        2280       306        3152
    Prevalence     4.4        5.6        3.7        5.1
    (95% CI)       (3.0-5.8)  (4.6-6.6)  (1.9-5.5)  (4.3-5.9)

  Total @
    No.            1058       4134       438        5630
    Prevalence     4.0        5.2        3.1        4.7
    (95% CI)       (3.0-5.0)  (4.4-6.0)  (1.9-4.3)  (4.1-5.3)
  ---------------------------------------------------------------
• * In thousands.
• + Per 1000 civilian, noninstitutionalized persons in the United States.
• & Confidence interval.
• @ Age-adjusted to the 1980 U.S. population.
```

21

スライド 21
印刷された表を取り込んだ一例で，惨憺たるスライド．文字があまりに小さすぎ，薄すぎ，多すぎる．表は，中央揃えにされていない．点線がきれいに投影されることはない（この場合かえって良いことかもしれない）．

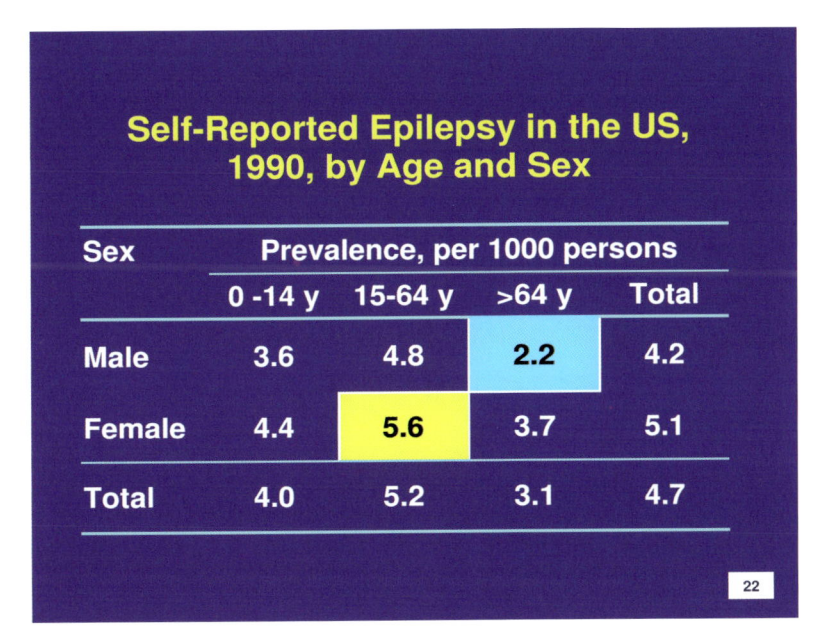

Self-Reported Epilepsy in the US, 1990, by Age and Sex

Sex	Prevalence, per 1000 persons			
	0-14 y	15-64 y	>64 y	Total
Male	3.6	4.8	2.2	4.2
Female	4.4	5.6	3.7	5.1
Total	4.0	5.2	3.1	4.7

22

スライド 22
スライド 21 の重要なデータをスライド発表用に編集したもの．人数，信頼区間，適格者の情報が省かれた（データが施設に入っていない米国国民から得られたものであり，1980年の人口に対して年齢調整されていること）．演者は，2 つの色が塗られたセルについて詳しく述べる予定である．

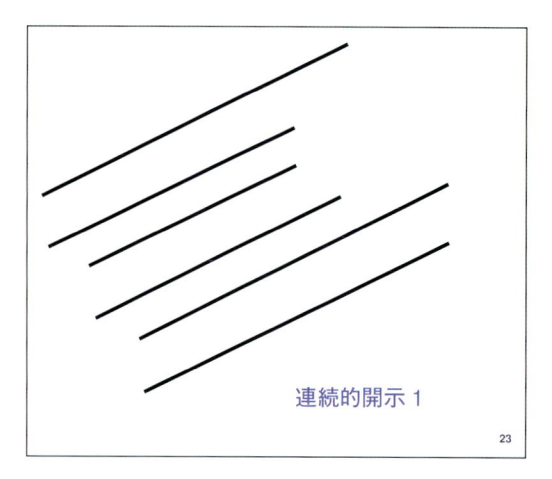

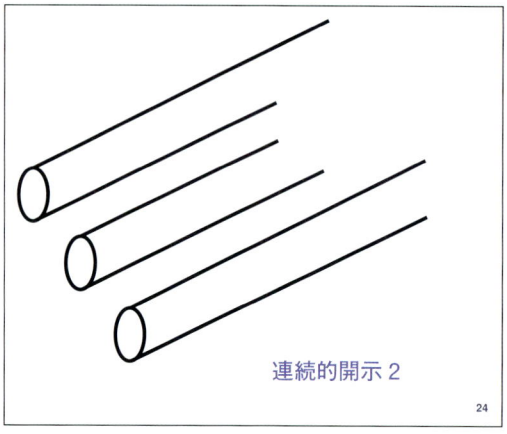

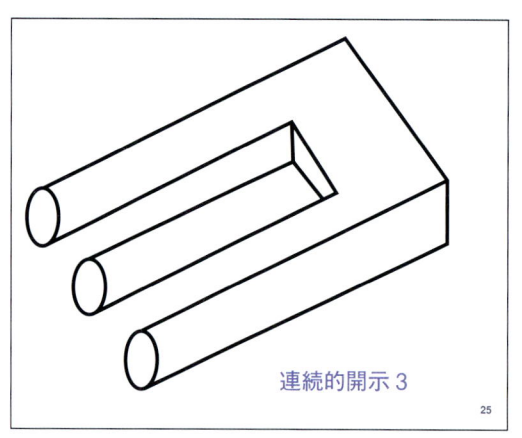

スライド 23〜25
連続的開示.「ビルド」では，新しい論題が，発表順に，前のスライドに追加される．その技術は，驚くべき結果や予想外の情報を示したり，ここで示したように，複雑な論題の個々の構成要素を紹介したり，考察をスライドごとにまとめたりする際に有効である．この技術は，聴衆が次の論題に気を取られず，現在の論題に集中できるようにする．

図の作成の原則

1. 図を使えば，読者が情報を見つけ，理解し，記憶しやすくなる

2. 図は，その目的に必要な要素のみを含むべきである

3. 図中のデータを，他の要素よりも強調する

スライド 26〜28
連続的強調．連続的開示とは異なり，すべての項目を一度に示すが，どの部分を話しているかが演者と聴衆にわかるように，これから話そうとする論題が強調されている．

すが，これから話そうとする主題を色を使って強調します（スライド26～28）．この技術は，あなたの発表がどこまで進んでいるのか，自分自身にも聴衆にもわかって便利です．

プレゼンテーションソフトによくある批判は，スライドの画面切り替え効果が若干かわいらしすぎる感じ（too cute）があり，また使われすぎていることです．うまく使えば，これらの機能も役立ちます．たとえば，評判の良くない提案をスライドに示し，その限界を説明した後に，提案を放り出すようなイメージで「フライアウェー」を使うと有効かもしれません．同様に，1つの画像から別の画像への「ディゾルブ」で，段階的変化を示す手もあります．しかし，これらの特別な表現は無くてもよいものですし，慎重に使わないと，伝えたいことから注意がそれて逆効果になります．スライド画面の切り替え効果を使うなら，同じものを使いましょう．聴衆は何が起きるかを予想できるため，あまり気が散らなくなります．

ビデオ（video）やオーディオクリップ（audio clip）を使えば，発表を印象的にできます．発表に組み込む場合，通常，ビデオモニターや音響システムを別々に準備する必要はありません．細胞の動き，歩行障害，乳児の苦痛を示す泣き声，患者面接などの映像は，ある概念を伝えるうえで文章よりもはるかに優れている場合があり，発表を変化に富んだ，興味深いものにできます．しかし，アニメーションを用いた画面切り替え効果に使われるようなソフトウェアに標準で付属している音響効果は，発表を魅力的にするよりも，むしろ安っぽくしてしまうことがあります．

別の視覚効果として，一度に2つのスクリーンにスライドを映すことがあります．2つの映像の使用は，前後を比べるには効果的ですが，めったに必要としません．また，それには「サーカス興行のような雰囲気（circus atmosphere）」をつくり出す危険があります．あなたは，プロジェクターとスクリーンを準備し，2つのプロジェクターを同期させねばなりません．

文章の構成とライティング

スライド発表でどの程度のことを言えるかは，いくつかの要素で決まります．おそらく，発表時間は学会主催者が決めているでしょう．1分で1～2枚のスライドを見せるとして，全体で何枚のスライドになるかを見積る演者もいます．所定の時間内で言いたいことを言うために，必要なだけスライドを使う演者もいます．しかし，スライド枚数が増えるほど，時間内に終わらせるために画面を速く切り替えなければならず，聴衆がついていけなくなります．発表のペースは重要です．あわただしい発表や，のろのろとしたもの

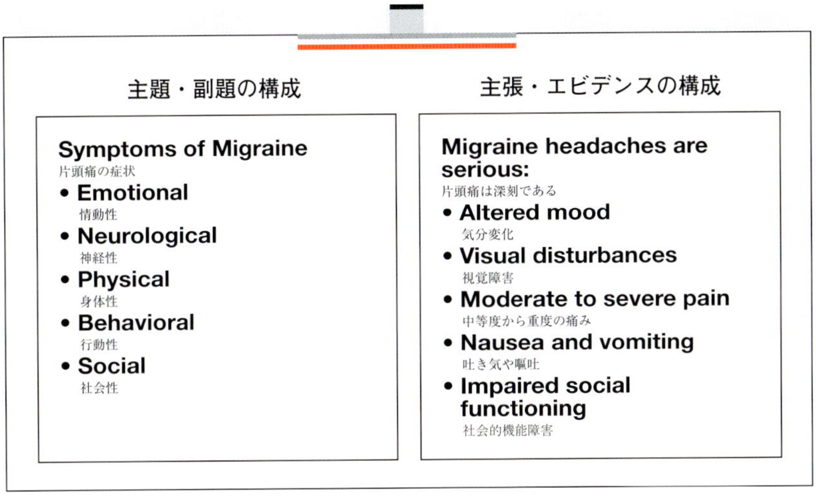

主題・副題の構成	主張・エビデンスの構成
Symptoms of Migraine 片頭痛の症状 • Emotional　情動性 • Neurological　神経性 • Physical　身体性 • Behavioral　行動性 • Social　社会性	**Migraine headaches are serious:** 片頭痛は深刻である • Altered mood　気分変化 • Visual disturbances　視覚障害 • Moderate to severe pain　中等度から重度の痛み • Nausea and vomiting　吐き気や嘔吐 • Impaired social functioning　社会的機能障害

図 13-1
スライドの情報を整理する2つの方法．主題・副題の構成は一般的だが，主張・エビデンスの形に構成，表示が可能なら，そのほうが理解されやすく，印象にも残る．

ではなく，安定して余裕のあるペースが望まれます．

　使用できるスライドは，前述の通り枚数も，1枚のスライドあたりの文章量も限られています．さらに，1枚のスライドに2つ以上の見解を示すと，聴衆の注意が分散してしまう危険があります．これは，聴衆がスライドを見た瞬間（数ナノ秒くらい）に，自動的にその内容すべてを読もうとするからです．すなわち，あなたが1つ目の項目を話し終える前に，聴衆は3つ目の項目を読んでいるのです．

　最後に，忘れないで欲しいことがあります．あなたは映し出されたスライドを見ながら発表を進めるかもしれませんが，スライドは聴衆のためのものであり，あなたが見るためのものではないということです（図13-1）．同時に，スライドはあなたを助けるものであり，あなたの代わりではありません．したがって，良いスライド発表を行うには，たくさんスライドを使って聴衆が追いつけなくなったり，スライドが少なすぎて何が言いたいのかわからなくなったりしないように，主要な見解を伝えるのに十分な情報量と一貫性を備えたスライドをつくること大切です．

　スライドの文章は，一般的に次の2つの手法のどちらかで構成されます[3]．**主題・副題の構成**（topic-subtopic organization）では，短い「見出し」句の後に箇条書きにします．**主張・エビデンスの構成**（assertion-evidence organization）では，主な主張を述べた文章の後にそれを裏づける根拠を示します．この場合，箇条書きより画像が好まれます（図13-1）．主張・エビデンスの構成スライドは主題・副題の構成スライドよりも理解しやすく，印象に残るとされています[4]．しかし，スライド内容はよく吟味する

聴衆を監督するには，かなりの機転（tact）とかけひき（diplomacy）が必要となる．なぜなら，聴き手は，他の面で退屈し，いらだち，不機嫌になると，無作法になる傾向があるからだ．

米国軍医総監局外科コンサルタント主任，Warner F. Bowers（1963年）

必要があり，主張・エビデンスの構成が，いつも使えるとは限りません．

以上の特性のすべてが，スライドの文章のまとめかたや書きかたに影響します．スライドの文章作成のための提案は次の通りです．

- 「絵コンテ（storyboard）」[訳注6]をつくって，発表の計画を立てる．発表の主な論点を考え，発表で使う可能性のある画像を特定する．
- 視覚的で印象に残る標題スライドをつくる．ユーモアのある標題，好奇心をそそる画像，人目を引く色，または，そのすべてを活用する（スライド3）．
- 1枚目か2枚目のスライドに，箇条書きで発表の概観を示し，聴衆に発表の内容を伝える．
- 箇条書きの概観に示した各項目を話し始める際には，再度，その項目をスライドに示す．
- あなた自身と聴衆が，発表のどの地点にいるかわかるように，各項目内のすべてのスライドで，共通の簡略化された見出しを示すことを検討する．その見出しは，大きくなくてよく，見える程度で十分である（スライド10，11）．
- 少人数の親しいグループに話したり，ウェビナーでの発表では，聴衆から，今話したばかりの論題に対する質問の有無をたずねる「キャッチアップ・スライド（catch-up slide）」を入れることを検討する．
- 聴衆の気を散らす（distract）ような画像をスクリーンに映すことなく話ができるように，空白で（blank），目立たない色（neutral）の「プレイスホルダー[訳注7]（place holder）」スライドを入れることを検討する．いずれにしても，突然の明るい光は不快感を与えることもあるので，発表途中に白色光を投影することは避ける．
- 「覚えておいてほしい（take-home）」項目を示す要約のスライドをつけ加える．このスライドは，最初に示す概観のスライドと非常に似たものになるかもしれない．各項目の終了時，次の項目に移る前に，その内容を見直してもらうために要約スライドを入れる方法もある．
- 箇条書きで表現できる，短くて簡潔な言いまわしを用いる．できれば，文章は避ける（スライド7，8）．
- 各スライドのすべての情報が，あなたの発表に適切なものかどうかを確認する．情報を飛ばしたり，スライドの中身を聴衆が納得できるように説明しなければ，聴衆は混乱し，いらだつであろう．
- 句読点は最小限に抑える．行末でハイフンを使用して単語を分割しない．文末のピリオドは省略する．
- 正確な数字が必要でなければ，有効数字は2桁に四捨五入する．3桁

訳注6）発表全体の一連のイメージを掴むために作成するキャプションつきの一連のスケッチ．スライド作成の設計図となる．

訳注7）たとえば，スライドは使わずに演者の話のみで進めたい部分がある場合，黒色で塗りつぶした，何も無いスライドを使う．聴衆は一瞬スライドに目を向けても，何も無いので，演者の話に注意を向ける．PowerPointのスライドレイアウト用に使うボックスのことではない．

Types of Pathogens
 	
◆ **Bacteria**
 ✓ *Alpha-hemolytic Streptococci*
  ✦ **Pneumococci**
   • *S. pneumoniae*
 	
 ✓ *Beta-hemolytic Streptococci*
  ✦ **Group A**
   • *S. anginosus*
  ✦ **Group B**
   • *S. agalactiae*
 	
29
	病原体の種類
	
	◆細菌
	 ✓アルファ溶血レンサ球菌
	  †肺炎球菌
	   ・*S. pneumoniae*
	
	 ✓ベータ溶血レンサ球菌
	  †グループA
	   ・*S. anginosus*
	  †グループB
	   ・*S. angalactiae*

スライド29
構成は主従関係があり，異なるレベルの見出しでこの関係を示す．そのためには，見出しを視覚的に区別しやすくする．この要約スライドは4つのレベルの見出しをそれぞれ28，24，20，そして18ポイントの文字の大きさと異なる記号で表している．複雑な考えは，通常，いくつかのレベルの見出しを必要とするが，スライド発表では2つか多くても3つのレベルまでしか役に立たない．多くの見出しを用いることで主題が失われてしまうこともある．これは，聴衆が考えの主従関係をたどるために，頭の中で情報を処理するペースを調整し，今見たものについて止まって再検討しているためである．

以上の有効数字は読まないし，覚えられない．

- 下線が引かれた文章，およびすべて大文字で書かれた長い文章は，読みにくい（スライド5，6）．
- リストの構成要素を並列で示す〔たとえば，「あなたが管理できるリスク因子：1）体重はどのくらいか，2）十分な運動をしているか，3）煙草を吸わないか（Risk factors you can control: 1) how much you weigh, 2) get enough exercise, and 3) stopping smoking)」よりも「あなたが管理できるリスク因子：1）体重，2）運動，3）喫煙（Risk factors you can control: 1) weight, 2) exercise, and 3) smoking)」のほうがよい〕．
- 略語を使う．しかし，十分慎重に．発表中にその語を忘れずに定義する．
- スライドの見出しのレベル，そして見出しと本文を，異なるフォント，大きさ，色，配置によって区別する（スライド29）．
- 見出しのレベルの数を制限する．ほとんどの聴衆は，2つまでであればなんとか追えるが，3つ以上になると主題を見失う（スライド29）．

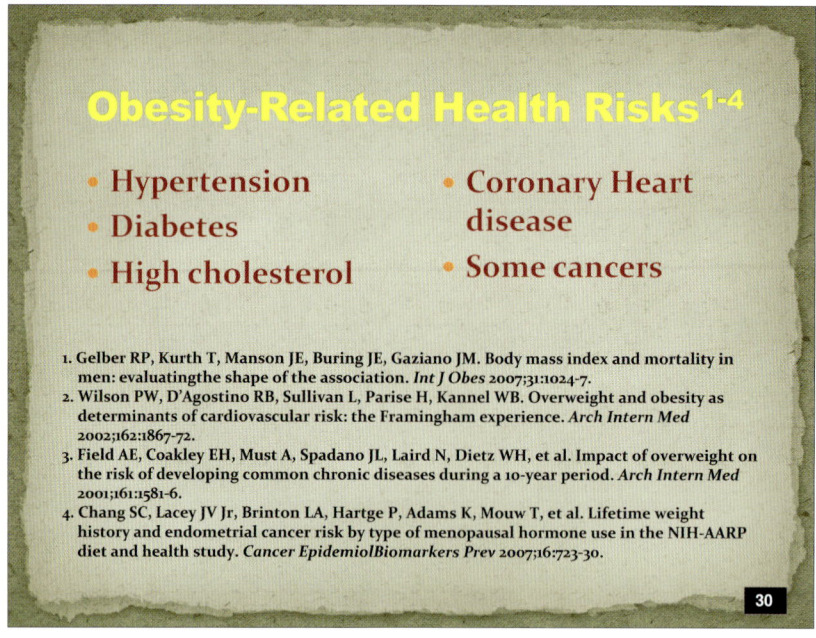

> **Obesity-Related Health Risks**[1-4]
>
> - Hypertension
> - Diabetes
> - High cholesterol
> - Coronary Heart disease
> - Some cancers
>
> 1. Gelber RP, Kurth T, Manson JE, Buring JE, Gaziano JM. Body mass index and mortality in men: evaluatingthe shape of the association. *Int J Obes* 2007;31:1024-7.
> 2. Wilson PW, D'Agostino RB, Sullivan L, Parise H, Kannel WB. Overweight and obesity as determinants of cardiovascular risk: the Framingham experience. *Arch Intern Med* 2002;162:1867-72.
> 3. Field AE, Coakley EH, Must A, Spadano JL, Laird N, Dietz WH, et al. Impact of overweight on the risk of developing common chronic diseases during a 10-year period. *Arch Intern Med* 2001;161:1581-6.
> 4. Chang SC, Lacey JV Jr, Brinton LA, Hartge P, Adams K, Mouw T, et al. Lifetime weight history and endometrial cancer risk by type of menopausal hormone use in the NIH-AARP diet and health study. *Cancer EpidemiolBiomarkers Prev* 2007;16:723-30.
>
> 30

スライド 30
スライドで文献を示すことは，**無意味**．明瞭に示されていても，文字が多すぎて覚えられない．聴衆にこの情報を提供したいなら，配布資料に含める．

- 重要な語や概念は，異なる色で強調するように考慮する（スライド 5，26～28）．
- 一貫性のある文字の使用を心がける．同じ要素（見出し，引用，定義など）は同じフォント，大きさ，色を使う（スライド 18，29）．
- 特別な要素（題目，用量，グループ名など）は色分けする．同じ要素には，常に同じ色を使う．ただの色分けではなく，意味が伝えられるような色を使う（スライド 18，29）．
- 脚注，参照番号，詳細な文献の情報，長くて複雑なウェブサイトのアドレスをスライドに示さない．このような情報は，小さすぎて見えないことが多く，また複雑すぎて，ほとんどの場合，覚えられない（スライド 30）．それらの情報は，配布用の印刷資料に入れる．
- 文章の塊を示す際には，「右行端未調整」を使用する（スライド 7，8）．
- つづりを確認する！
- 校正する！

ソフトウェアの選択

同じスライドを異なるコンピューターで表示したり，同じコンピューター

What Level of Measurement?

(スライド 31 のグラフ)

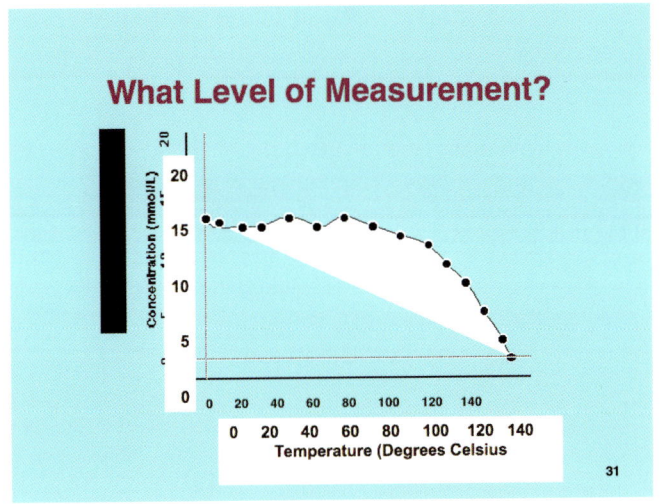

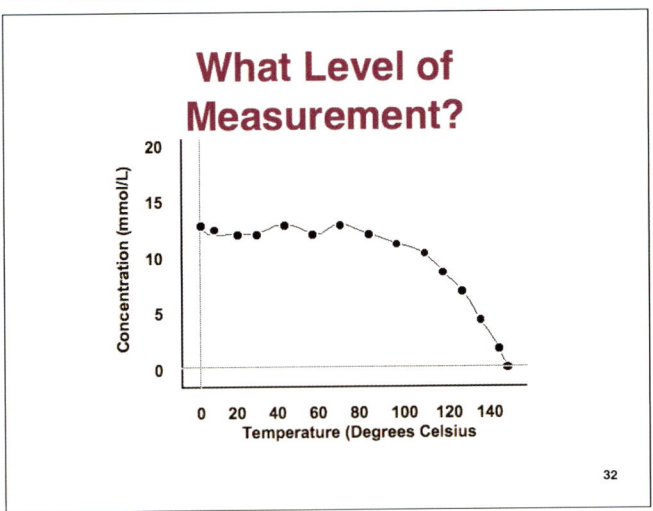

What Level of Measurement?

(スライド 32 のグラフ)

スライド 31, 32
いろいろな要素を含むスライドの「画像レイヤー」は，他のコンピューター上で表示したり，他のスライドファイルへコピーすると，移動したり，設定が失われたりする可能性がある．スライド 31 の元となったスライドは描画用プログラムで，PowerPoint ファイルにコピーされたもの．その結果，図のいくつかの書式が失われ，スライド 31 になった．この失われた書式を補正するためつくられたスライド 32 では，スライドの背景を白色に変更した（元のレイヤーはスライド 31 で表示）．元の軸ラベルと目盛りには，ラベルと目盛りの数字を大きく表示するため「テキストボックス」（文字と背景を含む画像レイヤーで，大きなスライドとは別の書式設定が可能）が重ねられている．このテキストボックスの背景には，元のラベルを覆い，スライドのその他の部分と調和するように白色が使われている．最後に，修正後の各要素を含むスライドは GIF ファイル形式で保存された．そのため，基本的には，意図的であってもなくても変更ができない 1 つの画像ファイルとなった．

でも，別のスライドファイルにコピーしたりすると，異なって表示されることを発見する（もちろん発表中にです）のは，人生における小さな喜びの 1 つです．いろいろな要素を含むスライド（たとえば，テキストボックスや，グラフ上に重ねたデータの線を含むスライド）の「画像レイヤー（image layer)」は，スライド上で移動したり，その文章や背景色が変わることもあります（スライド31，32）．ギリシア文字など，特殊フォントの文字のなかには，他のフォントでは使えないものもあるため，ソフトウェアがそのような文字を別のものに置き換えます．このようなことを防ぐため，スライドは異なるファイル形式（GIFなど）で，固定された別の画像として保存します．その固定された画像はいろいろな要素を含むスライドと置き換えることができます．固定された画像は編集できませんが，単一の画像として保存されているため，画像レイヤーは移動しません．

　スライドファイルは多くのメモリ容量を使います．ファイルサイズは，スライドの枚数，解像度，色数，画像レイヤー，スライドに含まれるグラフィック画像によって決まります．ファイルサイズを小さくするためには，保存する際に「名前をつけて保存」メニュー内のオプションを探しましょう．

- 目的に適した最も低い解像度でファイルを保存する．プロジェクターやウェブサイトでの表示には100dpi，低い解像度（インクジェット）プリンターでの印刷には300dpi，高解像度（レーザー）プリンターでの印刷には600dpiとなる．
- 高い解像度や多くの色を必要とするスライドは，別のスライドとして保存できる．すべてのスライドを同じ設定にする必要はない．PowerPointで個別のスライドを保存するには，「名前をつけて保存」オプションで保存し，次に「オプション」，「現在のスライドのみ保存」を選択する．たとえば，スライド31をPowerPointスライドとして保存すると，画像作成に使ったレイヤーのために1.2MBのファイルサイズが必要になる．他のフォーマットを使えば必要なファイルサイズを減らせる．GIF形式では16KB，PNG形式では36KB，JPG形式では36KB，TIF形式では84KB，BMP形式では1.2MBになる．
- PICTやJPEGなどの圧縮可能なファイル形式で，スライドファイルを保存する．
- 少ない色数を使うファイル形式を使う．たとえば，PNGやJPEG形式は，数百万色〔トゥルーカラー（true color）〕を表示可能だが，GIFやPICT形式は256色〔インデックスカラー（indexed color）〕しか使用しない（色空間やファイル形式の詳細は，9章の出版用の描画と写真の準備を参照）．
- スライドにほとんど写真が含まれず，同一色の広い領域が存在する場合（ほとんどの文章のスライド），GIF形式は画質を落とさない，最小のファイルサイズとなる．
- 発表に画像，音声，動画を含むリンクされたファイルが存在する場

合，PowerPoint パックとして保存すれば，すべてのファイルが単一フォルダー内に保存される．発表ファイルを持ち運びでき，コピーや送信も容易となる．

ハードウェアの選択

　可能なら，発表前に使用するコンピューターとプロジェクターを接続し機能することを確認しましょう．Macintosh と Windows では，プロジェクターに接続するケーブルが異なります．まず始めにプロジェクターの電源を入れ，空白の画面が投影されてからパソコンを起動しましょう．コンピューターの解像度をプロジェクターの解像度と合わせれば最高の画像を投影できます．多くの新型のプロジェクターは自動的に解像度を設定します〔典型的な解像度は，640×480，800×600，1,024×768 ピクセル/1 インチ．付随する**リフレッシュレート（refresh rate）**，つまり 1 秒あたりの画面書き換え回数は，それぞれ 117Hz，95Hz，75Hz です．画像のピクセル数が多いほどリフレッシュレートは遅くなります〕．プロジェクターをうまく作動させるために，コンピューターの画面を切る必要があるかもしれません．通常，キーボードのコマンドで，コンピューター画面とプロジェクターの切り替えや，同時表示が可能です〔**ビデオ・ミラーリングモード（video mirroring mode）**〕．同時表示にすれば，聴衆が投影された画像を見ている間，あなたはコンピューター画面でスライドを見ることができます．運が良ければ，接続や投影の問題を解決してくれる熟練した技術者が会場にいるかもしれません．あくまで運が良ければですが．

　できれば，発表前に，使用するコンピューターとプロジェクターですべてのスライドをすばやく投影してみましょう．こうすることで，フォントの置き換えや異なるコンピューターで作成されたスライドの色合いとコントラストの予想外の大きな違い，画像レイヤーの移動，準備された装置ではまったく投影できないスライドや画像がないか確認できます．発表前にすべてを修正できないかもしれませんが，問題を知っておくほうが，発表中に気づいて，驚くよりは良いでしょう．

講演を行う

口頭発表

　上手な演者は，スライドを使うにしろ，使わないにしろ，聴衆とのあいだに**疎通性**[訳注8]（rapport）を確立し，聴衆に意味のあるメッセージを，視覚，聴覚，身ぶり，そして豊かな感情を交えて伝えます[5]．

　疎通性を確立するためには，聴衆と共通の場に立ち，相互に尊重しあう必要があります．聴衆があなたを信用に足り，好ましく，共感を求めている1人の人間として見られるように，自分のことを十分に話しましょう．上手な演者は，スライドにではなく聴衆に向かって話し，最高の演者は，スライドも自分のメモ書きも読まず，ポインターも使わずに話します．それどころか，スライドの内容をわかりやすく言い換えて，スライドの情報を詳しく説明します．おもしろく，効果的にするために，すべての発表でスライドが必要なわけではありません．スライドを使うのは，あなたの発表を助けるためです．あなたの発表をスライド上の文章に押し込める必要はありません．

　メッセージの**関連性**（relevance）は，聴衆が求めるものやその期待をどの程度満たしているかを意味します．聴衆が論題に関して何を求め，何を必要としているかに焦点を合わせ，話が横道にそれないようにしましょう．不要な説明は避けて，適切な広がりと深さのある情報を提供しましょう．そして，「自分をよく見せるためではなく，自分の考えを伝えるために話しましょう．（Talk to EXpress, not to IMpress.）」

　発表の**豊かさ**（richness）とは，発表がもたらすエネルギー，創造力，遊び心，そして多様性です．明確に話し，演者の声が人の興味を引くように十分に抑揚をつけて話しましょう．動きましょう！（Move!）　演壇の後ろで，じっとしていないこと．身ぶり，手ぶりを交えて！（Gesture!）　質問を投げかけ，挙手を求めて，聴衆を引き込みましょう．論点の説明に実例を引き出して，遠慮せず発表をおもしろく（entertaining）してください．

　すべての人が人前での講演に巧みなわけではありませんが，それでも効果的な発表を行い，良い印象を与えることはできます（表13-1）．慎重に計画し，スライドを使って発表練習をすることが最善の準備です（表13-2）．自分の発表練習を録画して確認することは有用です．おそらく最も重要な発表の技術は自分自身の研究や論題を信じることです．論題に対する熱意を伝えましょう．それは聴衆の心に響きます（infectious）！

良質な授業は，4分の1が準備で，4分の3は魅力的な演技（theater）である．

米国の小説家・ショートストーリー作家，Gail Godwin（1937年～）

訳注8）相手を受け止め，相手との間に信頼感をつくり出すこと．

表 13-1　発表の一般的な問題

- スライドを読んでいる！
- 聴衆に対してではなく，スクリーンに向かって話している
- あまりにも声が小さい
- 声が平坦で，単調
- 途切れた部分を言葉で埋めようと「うーん」「あー」を使う．沈黙のほうがまし．
- スライドの枚数が多すぎる
- スライドを示す時間が短すぎる
- 袖口を引っ張ったり，目にかかる髪を払うなど，神経質な動きを繰り返す

表 13-2　スライドの一般的な問題

- 文章があまりに多い！
- 文字や画像が見えないくらい小さい
- 文章や画像の配置が良くない，十分な間隔が空いていない
- 不要な言葉や文章がある
- 図に必要以上の詳細が示されている
- 背景と文章の色のコントラストが乏しい

配布資料：文面による発表

　多くの聴衆が，スライド発表のコピーをほしがります．教育的な見地からすれば，最善の選択肢は発表をきちんとした文章や段落にまとめた詳細な配布資料（handout）を準備することです．そのような配布資料では，スライドで示せない細かい部分も提示できます．たとえば，完全な表，複雑な図，問い合わせ先，ウェブアドレス，文献などです（スライド 30）．しかし，せっかく苦労してこのような配布資料をつくっても，多くの聴衆は含まれる情報はそれよりはるかに少ないのに，発表したスライド自体を印刷したものを求めてきます．単にスライドを印刷することもできますが，スクリーンで見てもらうためにデザインされたスライドは，印刷された画像として読んでもらうには，効果的とは限りません．特に，印刷したスライドで，文字が縮小され，グレースケールに変換されてしまうと，役に立たなくなる場合があります（スライド 33, 34）．私の勧める手順は次の通りです．

1. **スライドには，32 ポイント以上のサンセリフ系のフォントを使う．** この大きさの文字は，常に良く映し出され，1 ページあたり 3～6 枚のスライドとして印刷されても読み取れる．

> 誠　実に，手短に，話を終えて座れ．（Be sincere; be brief; be seated.）
>
> 第32代米国大統領, Franklin D. Roosevelt（1882-1945年）

赤	白文字	黒文字
黄	白文字	黒文字
緑	白文字	黒文字
青	白文字	黒文字
紫	白文字	黒文字
白		黒文字
黒	白文字	

33

赤	白文字	黒文字
黄	白文字	黒文字
緑	白文字	黒文字
青	白文字	黒文字
紫	白文字	黒文字
白	白文字	黒文字
黒		

34

赤	白文字	黒文字
黄	白文字	黒文字
緑	白文字	黒文字
青	白文字	黒文字
紫	白文字	黒文字
白	白文字	黒文字
黒	白文字	黒文字

35

スライド 33〜35
色つきのスライドを配布資料用に白黒の PDF で保存する際は要注意. スライド 33 の色のいくつかは,白黒で保存するとグレートーンになり(スライド 34),文字が隠れるくらい濃くなってしまう.白黒印刷の場合,すべてのスライドの背景を白色に変更し,濃くなりすぎる色の背景をすべて取り除けば,この問題を防げる(スライド 35).

2. **配布資料を準備する中間作業として,最終版のスライド発表のコピーをつくる.**

3. **この中間ファイルで,すべてのスライドの背景を白に変え,すべての色の濃淡を取り除き,縮小しても見られるように線を太くする.** 配布資料の最終版ができるまで,このファイルを保存する.この中間ファ

イルを使って手順の 4〜6 で変更を加え，配布資料をつくる．

4. **中間ファイルの全スライドを 1 枚ずつ確認し，不要なスライドを削る**．解説がないと意味がわからない画像，質問を提起しているスライドで，同じ質問が次の答のスライドでくり返されているもの，大量の文章が小さな文字で書かれたスライドで，縮小した場合に読みにくくなるもの（発表では 1 枚のままでよくても，配布資料では，2 枚以上に分けることを検討する）．連続的開示や連続的強調に使った「ビルド」の一番最後以外のスライドは削除する（スライド発表で「ビルド」は有効だが，配布資料では，その効果は失われる）．

5. **中間ファイルの全スライドを 1 枚ずつ確認する．配布資料を講演とは別に読む際に，役に立つ，さらに学べるスライドを加える**．スライドで報告した研究の文献の完全な情報，発表中の説明でスライドに示していないもの，ウェブサイトや E メールアドレス，そして，発表を裏づけるその他の情報などを加える．連絡先は最後のスライドに載せる．このスライドは，口頭発表で使わない（その情報を思い出す人はほとんどいない）．しかし，聴衆の多くは配布資料にそれらの情報があればありがたく思うであろう．

6. **この中間ファイルを，PDF ファイルとして保存する**．1 ページあたり 2 枚のスライドを保存すれば，ページの上下に 2 枚の大きめの画像を載せることができる．1 ページあたり 3 枚の場合は，左半分に 3 枚の小さめのスライドが配置され，右半分にメモ書き用の欄がつく．1 ページあたり 6 枚の場合は，3 枚のスライドが 2 列で表示される．どの形式を選んでも，それらを 1 ページずつ見直して，各スライドが判読可能かを確認する．配布資料を白黒で表示する場合，スライドでは色つきの部分が，配布資料ではグレーの影になり，情報が不明瞭になっていないかについて特に確認が必要（スライド 33〜35）．

7. **PDF ファイルで誤りを見つけたら，中間ファイルに戻って変更を行い，新しい PDF ファイルとして，もう一度保存する**．最終版に満足するまで，手順 4〜7 までを何回かくり返す必要があるかもしれない．

どのような形式の配布資料でも，発表のかなり前か，発表の直後に資料を配布し，あなたの講演中は，聴衆の関心を発表に引きつけておくことが大切です．

その他の検討事項

スライドの切り換えや考えをまとめている間は，言葉を切り，何も言わな

くても問題ありません．多くの演者は，途切れず話し続けなければいけないと思って「あー」とか「うーん」を連発しています．これは，とても，とてもじれったく，うっとうしいものです．

発表中に謝る必要はありません．**前向きにふるまいましょう**（stay positive）（もしも，「このスライドはたぶん読めないと思いますが……．」と言うのなら，初めから，そのスライドを使わないことです）．

PowerPoint の**発表者ツール**（**Presenter Tools**）を使えば，途中のスライドを1枚ずつ表示せずに発表のどのスライドへでも移動できます．しかし，スライドショーモードでは，この機能は2台のモニター設定を必要とします．1台は投影するスライドを見せるため，もう1台は演者だけが見るナビゲーションツールを表示するためです．発表の途中や後で質問にすばやく答える必要がある場合，この機能は役立つかもしれません．この機能は使わずにスライドショーモードを実行するときは，スライド番号を入力して，ENTER か RETURN キーを押せば，どのスライドでも表示できます．

レーザーポインター（laser pointer）を使う場合は，控えめにしましょう．必要な部分だけを強調し，聴衆がポインターの動きを目で追えるように，ゆっくりとポインターを動かしてください．ポインターで指す際には，聴衆に見てほしい場所を伝えます．そこに聴衆の注意を集めた後は，気を散らさないように，ポインターを消しましょう．

多くのスライド発表はいろいろな聴衆に対しくり返し使われます．この場合，新しい聴衆を念頭に置き，発表内容を必ず見直し，スライドが適切かどうかを確認しましょう．専門家の会議で，同一分野の研究者に対して準備されたスライドは，学生向けには難しすぎるかもしれません．その場合，わかりやすく説明するためのスライドを追加するか，そのトピック自体を削除するのがよいでしょう．何も言わずにクリックしてスライドを飛ばすと，見る側は混乱し，不快に感じます．

文献

1. Postman N. **Amusing Ourselves to Death.** New York; Viking Penguin;1985.
2. Briscoe MH. **Preparing Scientific Illustrations. 2nd edition.** New York: Springer-Verlag;1996.
3. Alley M. http://www.writing.eng.vt.edu/slides.html.
4. Alley M, Neeley KA. **Rethinking the design of presentation slides: a case for sentence headlines and visual evidence.** Tech Commun. 2005;52417–426.
5. Williams CK. **Making effective presentations.** In: Witte FM, Taylor ND, editors. **Essays for Biomedical Communicators: Volume 1 of Selected AWMA Workshops.** Bethesda, MD: American Medical Writers Association; 2001.

参考資料

A Bit Better Corporation has lots of good technical tips for PowerPoint on its website: http://www.bitbetter.com/powerfaq.htm.

Summary of presentation software programs: http://microsoft.toddverbeek.com/present.html; http://www.pcworld.com/browse/1259/topic.html.

Tufte ER. **The Cognitive Style of PowerPoint.** Chesire, Connecticute: Graphics Press, LLC; 2004.

Stern EB. **Making effective slides.** In: Minick P, editor. Biomedical Communication: Selected AMWA Workshops. Bethesda, MD: American Medical Writers Association;1994.

Rethinking the Design of Presentation Slides. http://www.writing.eng.vt.edu/slides.html. Accessed 2/4/08.

13章　スライドの準備と発表方法　まとめとキーワード

スライドによるコミュニケーションはリアルタイムで1回限り，限られた時間・文章・枚数で研究内容を伝える．

スライドのデザイン

スライドの書式の設定：スライドマスター機能を活用．
フォントと文字の大きさの選択：スライドは「見るもの」．太字のサンセリフ系のフォントが好適．
文章の書式設定：1枚に6〜7行以内．
色の選択：背景・文字とも読みやすく．
その他の検討事項：背景は淡白で目立たないもので一貫させる．スライド番号を提示．スクリーン上とコンピューター上の色は異なる．

画像の準備

文章より画像が効果的．表より図やグラフがよい．大きく単純に．題目は短く．

視覚効果と音声効果

連続的開示と連続的強調．画面切り替え，アニメーション，ビデオクリップは慎重に使用．

文章の構成とライティング

発表ペースを重視．限られた文章量．ライティングの提案．

ソフトウェアの選択

コンピューターによりスライド表示が異なる可能性．

ハードウェアの選択

使用するコンピューターとプロジェクターで発表前に全スライドを確認．

講演を行う

口頭発表：「自分の考えを相手に伝えるために話す（疎通性）」．
配布資料：文面による発表．スライドで示せなかった詳細は配布資料で．
その他の検討事項：話し方，ふるまい，発表者ツール，レーザーポインターの使用，聴衆に合わせたスライドの選択．

付録

ARTICLE

医学教育における研究活動としてのシステマティックレビューの価値

抄録

　レジデント（resident）や博士課程修了後の研究員（postdoctoral fellow）は，通常，教育の一環としてオリジナル研究を行って発表することを求められます．しかし，研究を行うには，経験，時間，資金，そして指導者が足りないため，重要性が低い主題であまり質の高くない研究になりがちです．このような研究が，資金提供機関の乏しい資源を浪費させているかもしれません．このような研究の論文は，多くの場合，平凡で，投稿されたら，編集者や査読者はその対応にかなりの時間を費すことになるでしょう．

　しかし，文献のシステマティックレビューは，科学的研究法におけるオリジナル研究と同様のトレーニングを提供し，比較的費用がかからず，文献の批判的吟味[訳注1]を教え，研修者（trainee）に研究テーマに関する詳細な知識を与え，新人の研究者であっても医学研究に重要な貢献をする機会を提供できます．したがって，システマティックレビューは，教育プログラムで学

訳注1）臨床疫学の重要な手法の一つで，医療の根拠に関して，妥当性，結果，臨床への適切性を系統的に検討して評価すること．

本稿の初出は次の通り（Academic Medicine の許可により転載）．Lang T. **Systematic reviews as research assignments for training physicians.** Acad Med 2004; 79: 1067-72

> **現**在，国内の大学に突きつけられた最も重要な義務は，指導か研究かという使い古された議論から抜け出して，より創造的な方法で，学者であることが何を意味するかを定義することである．
>
> *Scholarship Reconsidered : Priorities of the Professoriate* の著者 Ernest Boyer

ぶ者にとって，オリジナル研究の代わりになり得るものといえます．

本稿では，システマティックレビューとは何かを述べ，実施手順の要点を説明し，そこから学べる知識を確認して，システマティックレビューとオリジナル研究の利点（advantage）と不利点（disadvantage）を比較します．

序論

私は長い間，三次医療・研究・教育を行う病院で医学文書の編集サービスの責任者（manager）として，そして現在は，科学コミュニケーションのコンサルタント・指導者として，何百人ものレジデントや研究員の論文作成を手助けしてきました．さまざまな経験からわかったことは，多くの論文は重要性が低く，質が高くないこと，それを著者と研究機関が生み出そうとしていることでした．

文献のシステマティックレビューは，一流誌での発表に値する重要な臨床的問題に取り組む機会を研修者に提供します．このようなレビューによれば，研究施設は割安な費用で研究と論文発表の一連の作業を望ましい形で研修者に提供できるでしょう．それは Boyer Commission on redefining education in research[1] の勧告とも一致するものです．さらに，研修者は主題に関するエビデンスに基づいた知識を得られます．それはおそらく，限られた文献だけをレビューしてオリジナル研究を1回行っただけでは得られないものでしょう．

本稿では，システマティックレビューが研修者の学術的な研究と論文発表の必要条件を満たすだけでなく，オリジナル研究では得られない付加的な利点があることを述べたいと思います．システマティックレビューは，レジデントや研究員にとって，オリジナル研究に代わり得る妥当な手段なのです．

オリジナル研究の論文発表の要件

多くの教育プログラムは，研修者が研修修了までにオリジナル研究の取り組みを完了することを求めます．（オリジナル研究とは，ユニークな仮説を設定し，観察研究や介入研究で検証することと定義されます．）その目的は，新人の医師の批判的思考と科学的研究法を訓練し，研究と論文発表の作業に慣れ親しませること，そして，昇進に向けた経験や，おそらく論文発表の機会の提供です．

時には，指導研究員（supervising researcher）が計画または実施する研

究に，研修者が貢献することがありますが，それ以外では，彼らは自分自身の研究計画を作成しなければなりません．残念ながら，新米研究者が，与えられた時間内に真に価値のある研究を思いつき，計画し，開始し，終了し，発表するのに必要な時間，経験，技能，資源，指導者に恵まれていることはまれです．しかし，学生版の「出版するか，消えるか（publish or perish）」に従って研修者は，許された時間で何かを研究しなければなりません．このような要求の結果，平凡な研究ばかりが生み出されるのです．

取るに足りない（marginal）研究でさえ，それを援助して発表させるために組織が費やす資金はかなりのものです．そのような支援は，臨床検査，医療用品，統計学の専門家との相談だけでなく，医療記録管理，施設倫理審査委員会の審議，部門の管理やプロジェクトの会計などのための目に見えない費用も含むでしょう．原稿の準備は，秘書の時間，図書館サービス，医学イラスト，原稿編集のための費用を含むかもしれません．費用のかかった平凡な研究が，三流，四流の学術誌に出版される場合はなおさら，研究機関にとって良い投資だと思う人はまずいないでしょう．

システマティックレビューの特徴

システマティックレビューは，ある問題に関する多数の独立した研究から得られる情報を用いて，系統的に，組織化・構造化して問題を評価することです[2]．そのため，システマティックレビューは伝統的な叙述的レビュー論文（後述）とはおおいに異なります．システマティックレビューは，特定の研究手順による成果物であり，他の研究方法と同じ科学的探求の原則の多くを教えるとともに，他の研究方法と似た計画や実施の問題を抱えています．

システマティックレビューは，一般的な叙述的レビューとはいくつかの重要な点で異なります．叙述的レビューでは，「専門家」が最も重要と考える論文を選び，これらの論文（と自分自身の経験）に基づいて，なんらかの結論に達し，総説論文の中で，その問題についての彼ら自身の解釈をまとめます．このように，叙述的レビューは系統的でもなく，再現可能でもありません．専門家ごとに異なる理由で異なるエビデンスを引用し，異なる結論に達するかもしれません．

システマティックレビューでは，検討される論文は系統的で総合的な文献検索から特定され，事前に設定された基準で選択されます．データは検討された論文から系統的に抽出され，エビデンステーブルにまとめられ，その後，すべての関連した研究の文脈で解釈されます．数値による結果は，解釈を助けるためにメタアナリシスで統計的に統合される場合もあります．シス

テマティックレビューは，すべての医学研究方法に求められるのと同じ種類の科学的努力を伴う，明確で，再現性のある研究方法です．

システマティックレビューの利点

　一般に，研究はいくつかの共通の手順で行われます．ここではシステマティックレビューがどのようにこれらの手順に従うかを述べ，各手順を通して学べる知識を示します．また，オリジナル研究と比べたシステマティックレビューの利点も述べます．この項の目的は，システマティックレビューの実施方法を教えることではなく（具体的な手順は，本稿最後の参考資料・書誌一覧を参照），むしろ，システマティックレビューが他のいかなる種類の研究にも劣らず厳密に実施されうること，そして実際に厳密に実施されなければならないことを主張することです．

生物学的または人間の問題に関心をもつ

　人間を医学という科学に引きつけるのは，第一にこのような関心です．システマティックレビューの利点は，単に与えられた時間と資源の制約のもとで研究ができることではなく，研修者や医学領域にとって，本当に関心がもてる重要な問題に取り組めることです．

問題について何が知られているかを学ぶ

　この段階は，システマティックレビューにおいて，より厳密に行われます．事実，システマティックレビューの目的は，特定の主題に関する既存の知識のすべてを定量化して要約することです．システマティックレビューに特有の利点は，このレビューを完了した人の取り組んだ主題についての知識が非常に豊富になるということです．そのような知識は，問題の性質と領域，つまりその問題に取り組むために最もよく用いられる理論上のアプローチ，研究デザイン，分析方法，エンドポイントと，問題に最も関係している著者，研究機関，学術誌にわたります．

問題に関する研究課題を考案する

　システマティックレビューは，他の研究方法と同様に，検証できる仮説や明確な研究課題（research question）を必要とします．検討の範囲と実施

の可能性は，提起された具体的な仮説や疑問に左右されます．システマティックレビューと観察研究・介入研究の違いは，前者ではその範囲と実施の可能性についてしばしば1回の文献検索で見込みを立てられるのに対し，後者の多くは，研究開始後かなり経たないと知見が見えてこないことです．たとえば，ペットの所有と精神疾患の関係を調べるため，文献を検索したら，大体どれくらい文献があるか，それがシステマティックレビューの実施に十分か，といったことがわかります．一方，精神疾患患者とその対照群におけるペットの所有頻度の違いを直接調べる労力は並大抵のものではなく，この研究の実施可能性は，実際のペット所有の状況が判明するまでわかりません．

　教育におけるシステマティックレビューのもう一つの利点は，研究課題の範囲を学習環境に応じて調節できることです．その疑問に関連する文献が多ければ，疑問の範囲を狭めるか，相当する研修者を増やします．たとえシステマティックレビューでも，研究は通常，共同で行うものです．もし疑問に関する文献が少なければ，レビューを早く完了してもよいし，疑問の範囲を広げてもよいのです．

疑問に対し1つ以上の見込まれる答えを検討する実験をデザインする

　他の優れた研究方法と同様に，システマティックレビューは研究の対象となる関係を明確に述べることから始まります．提案されたレビューの範囲と実施の可能性は，探索的な文献検索で明らかにできます．

　説明変数（explanatory variable）と目的変数（response variable）を特定する．多くのシステマティックレビューからわかることは，ある主題に関する文献が多様な説明変数と目的変数を評価しているということです．この多様性は，研究同士の比較を難しくします．将来，研修者がオリジナル研究を実施するときには，標準的な説明変数と目的変数を用いるようになるでしょう．

　実験のデザイン（experimental design）を選択する．システマティックレビューは，症例対照研究，横断研究，コホート研究またはランダム化試験を含むかもしれませんが，システマティックレビュー自体は，定義上，観察研究です．レビューは事前に準備した計画書に従います．システマティックレビューでバイアスや潜在的な交絡に対する備えが必要なのは，他のすべての研究デザインと同様です．

　バイアス（bias）に対する予防手段を講じる．システマティックレビューは，最小限に抑えなくてはならない多数のバイアスに影響されます．出版バイアス（publication bias）は，否定的な研究や結論の出ない研究より，

結果が肯定的な研究のほうが頻繁に出版されるという事実を示しています．選択バイアス（selection bias）は，2人以上の研修者が，異なる論文を検索してきたり，レビューに含めたりしたときに生じるかもしれません．測定バイアス（measurement bias）は，研修者が同じ論文から同じ変数に関して異なる数値を抽出した場合に生じる可能性があります．

交絡（confounding）を制御する．他の研究デザインと同様に，交絡を特定するか，解析で最小化するために，潜在的な交絡変数のデータを検討している論文を集める必要があります．システマティックレビューで得られる典型的な教訓は，検討された研究のいかに多くで潜在的な交絡変数のデータが報告されていないかが明らかになることです．

研究するサンプルを選択する

他のすべての研究と同様に，サンプルの選択はシステマティックレビューの質に重大な影響を与えます．論文の特定に用いた検索方法は，レビュー手順の一部です．変数には，出版物の種類（症例対照研究，ランダム化試験），出版日，出版言語，対象集団，介入，エンドポイントなどが含まれます．

加えて，多くのシステマティックレビューでは，研究方法論として一定の特徴をもつ研究に限定しています．たとえば，あるレビューは，少なくとも100例以上の患者を登録した，6か月の追跡期間を有する，ランダム化プラセボ対照試験だけを対象にするかもしれません．

疑問に答えるために必要なデータを集める

論文から情報を抽出し始めると，研修者は，研究報告がどれだけ不十分か，すぐに気づきます[3]．標題と抄録でさえ，その論文が何についてのものかが必ずしも書かれていないのです．目的とする情報を報告していない研究や，他の研究と比較しやすい形式を用いて目的の情報を示していない研究もあります．異なる解析の単位を比較したり，別の方法でアウトカムを比較するために，「効果サイズ（effect size）」の計算が必要な場合もあります[4]．

できれば統計的に，データを分析して解釈する

1つ以上のエビデンステーブルに抽出したデータをまとめることは，記録とデータを管理する能力を高めるのに役立ちます．いったんデータが表に整理できれば，類似研究による他のデータと見比べながらデータを解釈できるようになり，従来の叙述的レビューにおける解釈と比べて，よりエビデンス

に基づいた解釈が可能になります．

　ある状況下では，個々の研究の数値は，結果の解釈を助けるためにメタアナリシスとして統計的に統合されます．メタアナリシスには優れた統計的支援が必要です．すべての研究に共通ですが，この統計的支援は，研究が詳細に計画される前に依頼が必要です．研究計画への統計学者の関与は，データ解析における統計学者の専門性と同じくらい重要です．

　ほとんどのシステマティックレビューでは，著者は文献の検討中にエビデンスの質の格付けも行います．この格付けが「エビデンスの階層」や質の等級，あるいはより一般的な評価のいずれに基づいて行われたとしても，研修者は検討する論文の方法論的な質を考慮しなければなりません．実際，エビデンスに基づく医療の活動における初期の発見の1つは，ランダム化試験でさえ，その多くにメタアナリシスに含められないほどの欠陥があったり，報告内容が不十分だったということでした[4]．

データに基づいて結論を導く

　科学論文で考察が弱くなる理由の1つは，そもそも研究課題があまり重要ではなかったということです．システマティックレビューが，価値のある教育的な訓練になるのは，研修者でさえ重要な臨床上の疑問を問いかけ，そして，答えられるからです．データを分析して解釈する作業は，他のいかなる種類の研究とも同じくらい厳密に行うべきですが，それらに本当に意味があれば，結果を文脈の中で意味づけることは，より簡単になります．

研究結果を出版する

　いかなる形式の研究でも，その最終段階は論文発表です．レビューを完了するころには，研修者は何十もの論文を詳しく読み込み，頭を抱えながらデータ抽出に取り組んできたかもしれません．彼らは，不明快なライティング，粗末なデータ表示，不完全な報告で生じた問題に苦労した経験から学びます．そして，レビューで遭遇した報告における同じ誤ちを犯さないことを願うでしょう．報告のためのガイドラインは，研修者が投稿用の論文を作成する助けになります[5-7]．

システマティックレビューの不利点

　システマティックレビューを実施する必須条件は，文献をすぐに利用でき

ることです．興味の対象となりうる論文を特定して検索する能力がなければ，システマティックレビューはできません．このため，製本された学術誌の論文を入手できるのと同様に，少なくとも標準的なオンラインデータベース〔MEDLINE，EMBASE，米国科学情報研究所（Institute for Scientific Information）など〕を検索する能力は不可欠です．論文全文へのオンラインアクセスが発達しつつあるものの，利用可能な論文数は限られており，論文が利用可能となるまでに日数がかかるので，システマティックレビューを完全にオンラインで実施するのは，まだ難しいかもしれません．

　レビューの範囲にもよりますが，システマティックレビューでは，文献の利用と複写の費用が発生する可能性があります．ある典型的なシステマティックレビューでは，文献検索で興味の対象となる 2,863 の論文が特定され，標題と抄録のチェックで本文を読むべき 458 の論文が選択されました．この 458 論文は，図書館で見つけて複写するか，図書館相互貸し出しを通して入手しなければなりませんでした．結果的に，レビューに含める適格基準を満たしていたのはそのうちわずか 42 論文でした[8]．

　システマティックレビューの3つ目の不利点は，対象となる研究の発表言語の問題です．医学研究の多くは英語で発表されていますが，他の言語での発表も多くあります．英語の読解が苦手であったり，英語圏の人にとっては英語しか読めなければ，検討可能な論文総数が制限されます．しかし，多くの有望な論文が特定の言語で発表されていることを学ぶことも，重要で新しい情報となるかもしれません．

　最後の考えられる不利点は，システマティックレビューは臨床研究ではないということです．システマティックレビューは，患者との接触がなく，臨床データの収集もなく，臨床研究で起こりうる問題（限られた症例数，プロトコル違反，割付けの盲検化の失敗，追跡不能の患者など）のいずれも起こりません．そしてまた，倫理委員会の承認，動物の権利保護，インフォームドコンセントの問題に研修者が直面することもありません．しかし，臨床研究領域への就業を考えていない学習者にとっては，これらの問題がないことはシステマティックレビューの利点の1つとなるかもしれません．臨床に進むのなら，システマティックレビューを経験することで，文献の読み方や評価法について，ずっと良い知識を得ることでしょう．

まとめ

　システマティックレビューは，特に研究ではなく臨床での職を希望する研修者にとって，大学院での資料調査（archival reserch）や臨床研究に比べ

て多くの利点があります．システマティックレビューは，文献研究または臨床研究に代わるものとして，大学院教育プログラムで容認されるべきです．

文献

1. Boyer FL. **The Boyer Commission on Educating Undergraduates in the Research University. Reinventing Undergraduate Education: A Blue-print for America's Research Universities**. Menlo Park, CA: Carnegie Foundation for the Advancement of Teaching, 1998. (Also available at http://naples.cc.sunysb.edu/Pres/boyer.nsf. Accessed 25 July 2004.)
2. Last J. **A Dictionary of Epidemiology.** 2nd ed. Oxford: Oxford University Press, 1988.
3. Lang T, Secic M. **How to Report Statistics in Medicine: Annotated Guidelines for Authors, Editors, and Reviewers.** Philadelphia: American College of Physicians, 1997.
4. For the CONSORT Group.Altman DG, Schulz KF, Moher D, Egger M, Davidoff F, Elbourne D, **The revised CONSORT statement for reporting randomized trials: explanation and elaboration.** Ann Intern Med. 2001;134:663–94.
5. Eddy DM. **A Manual for Assessing Health Practices & Designing Practice Policies.** Philadelphia: American College of Physicians, 1992.
6. Moher D, Cook DJ, Eastwood S, Olkin I, Rennie D, Stroup DF. Improving the **Quality of Reports of Meta-Analyses of Randomised Controlled Trials: The QUOROM Statement.** Lancet. 1999;354:1896–900.
7. For the Meta-Analysis Of Observational Studies in Epidemiology (MOOSE) Group. Stroup D, Berlin J, Morton S, Olkin I, Williamson GD, Rennie D, **Meta-analysis of observational studies in epidemiology: a proposal for reporting.** JAMA. 2000;283:2008–12.
8. Lang TA, Hodge M, Olson V, Romano P, Kravitz RL. **Nurse-patient ratios: a systematic review on the effects of nurse staffing on patient, nurse employee, and hospital outcomes.** J Nursing Admin. [in press].

システマティックレビューを実施するための参考資料・書誌一覧

図書

Eddy DM. **A Manual for Assessing Health Practices & Designing Practice Policies.** Philadelphia: American College of Physicians, 1992.

Egger M, Davey Smith G, Altman D. **Systematic Reviews in Health Care: Meta-Analysis in Context.** London: BMJ Books, 1995.

Hunt MM. **How Science Takes Stock: The Story of Meta-analysis.** New York: Russell Sage Foundation, 1997.

Cooper HM, Hedges LV (eds). **The Handbook of Research Synthesis.** New York: Sage Publications, 1994.

Mulrow C, Cook D. **Systematic Reviews. Synthesis of Best Evidence for Health Care Decisions.** Philadelphia: American College of Physicians, 1998.

論文

Ioannidis JP, Lau J. **Pooling research results: benefits and limitations of** meta-analysis [review]. Jt Comm J Qual Improv. 1999;25:462-9.

Irwig L, Tosteson AN, Gatsonis C, et al. **Guidelines for meta-analyses evaluating diagnostic tests. Ann Intern Med.** 1994;120:667-76.

Egger M, Juni P, Bartlett C, Holenstein F, Sterne J. **How important are comprehensive literature searches and the assessment of trial quality in systematic reviews? Empirical study [review].** Health Technol Assess. 2003;7:1-76.

Juni P, Holenstein F, Sterne J, Bartlett C, Egger M. **Direction and impact of language bias in meta-analyses of controlled trials: empirical study.** Int J Epidemic. 2002;31:115-23.

Egger M, Smith GD, Sterne JA. **Uses and abuses of meta-analysis [review].** Clin Med. 2001;1:478-84.

Sterne JA, Egger M, Smith GD. **Systematic reviews in health care: investigating and dealing with publication and other biases in meta-analysis [review].** BMJ. 2001;323:101-5.

Juni P, Altman DG, Egger M. **Systematic reviews in health care: assessing the quality of controlled clinical trials [review].** BMJ. 2001;323:42-6.

Sterne JA, Gavaghan D, Egger M. **Publication and related bias in meta-analysis: power of statistical tests and prevalence in the literature.** J Clin Epidemiol. 2000;53:1119-29.

Hasselblad V, Mosteller F, Littenberg B, et al. **A survey of current problems in meta-analysis. Discussion from the Agency for Health Care Policy and Research inter-PORT Work Group on literature Review/Meta-Analysis.** Med Care. 1995;33:202-20.

Dickersin K, Chan S, Chalmers TC, Sacks HS, Smith H Jr. **Publication bias and clinical trials.** Control Clin Trials. 1987;8:343-53.

Sacks HS, Berrier J, Reitman D, Ancona-Berk VA, Chalmers TC. **Meta-analyses of randomized controlled trials.** N Engl J Med. 1987;316:450-5.

Begg CB, Berlin JA. **Publication bias and dissemination of clinical research.** J Natl Cancer Inst. 1989;81:107-15.

Chalmers TC, Frank CS, Reitman D. **Minimizing the three stages of publication bias.** JAMA. 1990;263:1392-5.

Thornton A, Lee P. **Publication bias in meta-analysis: its causes and consequences.** J Clin Epidemiol. 2000;53:207-16 [a well-balanced thorough review of this topic].

Savoie I, Helmer D, Green CJ, Kazanjian A. **Beyond Medline: reducing bias through extended systematic review search.** Int J Tech Assess Health Care. 2003;19:168-78.

文献の質評価

Moher D, Jadad AR, Nichol G, et al. **Assessing the quality of randomized controlled trials: An annotated bibliography of scales and checklists.** Control Clin Trials. 1995;16:62-73.

Verhagen AP, de Vet HC, de Bie RA, et al. **The Delphi List: a criteria list for quality assessment of randomized controlled trials for conducting systematic reviews developed by Delphi Consensus.** J Clin Epidemiol. 1998;51:1235-41.

Juni P, Witschi A, Bloch R, Egger M. **The hazards of scoring the quality of clinical trials for meta-analysis.** JAMA. 1999;282:1054-60.

Verhagen AP, de Vet HCW, de Bie RA, Boers M, van den Brandt PA. **The art of quality assessment of RCTs included in systematic reviews.** J Clin Epidemiol. 2001;54:651-4.

Thompson SG, Pocock SJ. **Can meta-analyses be trusted?** Lancet. 1991;338:1127-30.

Annals of Internal Medicine 誌のシステマティックレビュー・シリーズ

Lau J, Ioannidis JPA, Schmid CH. **Quantitative synthesis in systematic reviews.** Ann Intern Med. 1997;127:820-6.

Meade MO, Richardson WS. **Selecting and appraising studies for a systematic review.** Ann Intern Med. 1997;127:531-7.

Counsell C.. **Formulating questions and locating primary studies for inclusion in systematic reviews.** Ann Intern Med. 1997;127:380-7.

Cook DJ, Greengold NL, Ellrodt AG, Weingarten SR. **The relation between systematic reviews and practice guidelines.** Ann Intern Med. 1997;127:210-6.

Bero LA, Jadad AR. **How consumers and policymakers can use systematic reviews for decision making.** Ann Intern Med. 1997;127:37-42.

Badgett RG, O'Keefe M, Henderson MC. **Using systematic reviews in clinical education.** Ann Intern Med. 1997;126:886-91.

McQuay HJ, Moore RA. **Using numerical results from systematic reviews in clinical practice.** Ann Intern Med. 1997;126:712-20.

Hunt DL, McKibbon KA. **Locating and appraising systematic reviews.** Ann Intern Med. 1997;126:532-8.

Mulrow CD, Cook DJ, Davidoff F. **Systematic reviews: critical links in the great chain of evidence.** Ann Intern Med. 1997;126:389-91.

CookDJ, MulrowCD, HaynesRB. **Systematic reviews: synthesis of best evidence for clinical decisions**. Ann Intern Med1997;126:376-80.

BMJ 誌のメタアナリシス・シリーズ

Egger M, Smith GD. **Meta-analysis: potential and promise** <http://www.bmj.com/archive/7119/7119ed.htm> Accessed 25 July 2004.

Egger M, Smith GD, Phillips AN. **Meta-analyses: principles and procedures** <http://www.bmj.com/archive/7121/7121ed.htm> . Accessed 25 July 2004.

Smith GD, Egger M, Phillips AN. **Meta-analysis: beyond the grand mean** <http://www.bmj.com/archive/7122/7122ed2.htm> Accessed 25 July 2004.

Egger M, Smith GD. **Meta-analysis: bias in location** <http://www.bmj.com/archive/7124/7124ed2.htm> . Accessed 25 July 2004.

Egger M, Schneider M, Smith GD. **Meta-analysis: spurious precision** <http://www.bmj.com/archive/7125/7125ed2.htm> . Accessed 25 July 2004.

Smith GD, Egger M. **Meta-analysis: unresolved issues and future developments** <http://www.bmj.com/archive/7126/7126ed8.htm> . Accessed 25 July 2004.

Egger M, Sterne JAC, Smith GD. **Meta-analysis software** <http://bmj.bmjjournals.com/archive/7126/7126ed9.htm>. Accessed 25 July 2004.

索引・訳語一覧

fは図（figure），tは表（table），qは引用語句（quote）を表す．本文中で原語を一度でも併記した訳語は，和英・英和両方で参照できるようにした．

あ

アーチファクト（artifact）228, 229q, 234, 238, 254
アート紙 301
アイゲンファクター（Eigenfactor：EF）266, 267
アイデア 298q
曖昧さ（ambiguity）
　科学ライティング 33
あいまいな結果（equivocal result）236
アウトカム（outcome）14, 88t, 89t, 100, 356
明るさ（brightness）212, 228, 235
アスタリスク（asterisk）85t
アセンダ 303
値（value）72, 73, 85, 86, 90
　個々の――に注目した表 74t
　関連した――の群に注目した表 74t
　個々の―― 74, 75f
　――の比較 76f, 87t
　――を順に並べる 77f
　――のラベル 77
値の群（group of value）73, 76f
値や群の間の比較（comparison between values or between groups）73
新しい発見を予告する表現 239q
厚紙（cardboard）301
圧縮と解凍（compression and decompression）231
圧縮法 228
アップサンプリング（up-sampling）216
アデニン（adenine）259f
当てはめのプロセス（fitting process）97
アナログ出力記録（analog tracing）212, 237
アニメーション（animation）316, 330
アポストロフィ 31t
網かけ棒（shaded bar）93
網点（half-tone）215
アミノ（amino）259f
アミノ酸配列 277
アミノ酸配列データ

補足データ 165
アメリカ電気電子学会（Institute of Electrical and Electronics Engineers：IEEE）7t
アラビア数字
　表や図 173
アルファベット・番号方式（alphabetic-numeric system）169
アルファベット順
　トピック 62
アングロサクソン語 37

い

言い換え（paraphrasing）189q, 194t, 196, 282
いいとこ取り（cherry picking）191
医科学論文
　――の一般的水準 284q
医学誌（medical journal）
　最初の―― 4
　米国で初めての―― 5t
医学書 2
医学定期出版物
　最初の包括的目録 5t
医学画像（medical image）213
医学的珍事（medical curiosity）13
医学図書館
　米国で最初の―― 5t
医学百科事典全8巻（De Re Medica）3t
医学論文執筆者の十戒 194t
意思決定（decision-making）54, 56, 101f
　――アルゴリズム 100
意思決定支援（decision aid）98
意思決定表（decision table）100
委託契約（contract）122
いたずら（prank）190
イタリック 321f
　下線 299
イタリック体（italic type）3t, 10, 32, 58, 303, 318
一語一語の（verbatim）37
一語一語の（word-for-word）37
一次出版（primary publication）199

一人称代名詞（first-person
　　pronoun）37
一人称単数　38q
一連の実験（series of
　　experiments）159
一貫性（coherence）
　段落　48
一致線（line of unity）99f
一般的な指揮（general
　　supervision）192
イデア　2
遺伝子組換え動物　278
遺伝子発現情報オムニバス（Gene
　　Expression Omnibus：GEO）165
意図的でない間違い（honest
　　error）190
イラスト（illustration）173, 212
イラストレーター　173
医療コミュニケーション企業（medical
　　communication company）202
医療保険の相互運用性と説明責任に関
　　する法律（Health Insurance
　　Portability and Accountability
　　Act：HIPAA）185
色（color）316, 327
　——が振動　325
　——の組合わせ　326f
　　スライドの——　327
　——数　340
色空間（color space）225
色深度（color depth）221, 224t, 227
色の使用
　ポスター　306
色の選択
　スライド　324
色バランス　235
色モデル（color model）221, 225
印刷業者　278, 294
印刷中の論文（article in press）277
印税（royalty）
　書籍（本）21
陰性所見（negative finding）236
陰性対照　253, 258
インデックスカラー（indexed
　　color）227
インパクトファクター（Impact
　　Factor）7t, 265
インフォームドコンセント（informed
　　consent）156, 184
引用　168, 189q, 196

　形式　145t, 270
引用指標（citation metric）265
引用盗用（citation plagiarism）196
引用表示（citation）85, 168
引用符　194t
引用文献の不注意（bibliographic
　　negligence）196
引用忘れ（citation amnesia）196
インライン数式（inline equation）175

う
ウエスタンブロット　256f
上付き小文字（superscript lowercase
　　letter）85
上付き文字（superscript）85, 169
ウェビナー（webinar）316, 336
ウェブキャスト（webcast）316
ウォーターズ投影法（Waters'
　　view）242
内なる編集者　61
運営資金（operating budget）263
運転資金（operating fund）123

え
英語
　——を母国語としない読者　37
英国医学研究評議会（United
　　Kingdom's Medical Research
　　Council）189
英国医師会（British Medical
　　Association）263
英語辞書　3t, 5t
英語を母国語としない人（non-native
　　English speaker）114, 196, 282
英語を母国語とする人（native English
　　speaker）282, 283
液晶画面　237q
エコー検査（ultrasonography）242
エコー時間（echo time）247
絵コンテ（storyboard）336
エビデンスに基づく医療（evidence-
　　based medicine：EBM）1
エビデンスに基づくライティングと編
　　集（evidence-based writing and
　　editing）29
エラーバー（error bar）90, 91f, 95, 329f
円グラフ（pie chart）90, 91
演算子　117
演者（speaker）316, 316q
　——名　319f

お

欧州科学編集者協会（European Association of Science Editors：EASE）7t, 283
欧州バイオインフォマティクス研究所（European Bioinformatics Institute：EBI）165
欧州分子生物学研究所（European Molecular Biology Laboratory：EMBL）165, 277
欧州麻酔専門医学会 108
欧州メディカルライター協会（European Medical Writers Association：EMWA）6, 282
横断研究（cross-sectional study）14
横断的（trans）
　——NIH 助成金 128
応募資格（eligibility requirement）129
応用学術誌（applied journal）17
おおげさな表現（exaggeration）51t
オーディオクリップ（audio clip）334
オープンアーカイブ構想（Open Archives Initiative）20
オープンアクセスアーカイブ（open-access archive）20
オープンアクセス誌（open-access journal）7t, 20
オープンアクセス出版（open-access publishing）19, 20
オープンアクセスの電子ジャーナルへの論文掲載料（charge for posting the article on open-access electronic journal）264
大文字（title case）
　ポスター 298
落ち着いた色合い（muted color）306
オッズ（odds）205
オッズ比（odds ratio）73, 205
音（sound）316
音の出るラベル（talking label）
　ポスター 311
オピニオンリーダー（opinion leader）203
オブジェクトベースのグラフィック（object-based graphic）223
重みづけインパクトファクター（Weighted Impact Factor）266
折り返し片
　ポスター 311
オリジナル研究（original research）14, 17, 143, 352
織り目模様 327
　——の背景
折れ線グラフ（line graph）5t, 94
音響効果 334
オンライン学術誌 18
オンラインコンピューター図書館センター（Online Computer Library Center：OCLC）7t, 18
オンラインでの投稿 272

か

会員からの会費（membership dues）263
回帰直線（regression line）75, 76f
改行（hard carriage return）89
改ざん（falsification）189, 191, 269
解説（commentary）16
階層的アウトライン（hierarchical outline）62, 63f
解像度（resolution）215, 329, 340
　画像 212
介入（intervention）
　抄録 106
介入/方法（intervention or methods）110
概念的アウトライン（conceptual outline）61, 61f
開発中の新医薬品（investigational new drug）188
解剖標本写真 240f
潰瘍性ニンテンドウ炎（Ulcerative Nintendinitis）13
科学 122q
　価値 203q
科学公共図書館（Public Library of Science：PloS）9t, 19
科学ジャーナル協会（Association for Scientific Journals）7t
科学上の不正行為（scientific misconduct）189
科学と人文科学における知識のオープンアクセスに関するベルリン宣言（Berlin Declaration on Open Access to Knowledge in the Sciences and Humanities）9t
科学編集者会議（Council of Science Editors：CSE）6, 55, 67, 169, 283
科学ライター
　——への良いアドバイス 31t, 51t

科学ライティング（scientific writing）2, 57, 61
　望ましい——の特徴 33
　——の目的 56
　グラフィックデザイン 57
科学論文（scientific article）15q, 62, 71, 143
　——の発達 4
　——の種類 12
　書く準備 55
可逆圧縮（lossless compression）228
核医学（nuclear medicine）247
角括弧（bracket）169
書くこと 54, 56q
核酸 278
拡散強調（diffusion weighted：DW）
　——画像 246f
学術誌（scientific journal）6q, 224t, 262
　最初の—— 2
　——の種類 17
　オンライン—— 18
　オンラインビデオ—— 18
　——の目的 144q
　——のビジネス的な側面 263
　——のランク 264
学術出版（scientific publication）
　歴史 2
　——の歴史 3t, 5t, 7t, 9t
　将来 22
　倫理的課題 183
学術出版協会（Society for Scholarly Publishing）7t
核シンチグラフィー（nuclear scintigraphy）247, 248f
学生
　所属機関からの資金的支援のない——272
拡大（magnification）217, 253
拡張子 228
拡張略記（expanded abbreviation）85, 85t
学歴 131
家系図 185
影の色 325
加算回数（number of excitations：Nex）247
過失致死罪で刑事罰（criminally negligent homicide）191
箇条書き（bulleted list）292, 297f, 321f, 336
頭文字語（initialism）38
頭文字のみ大文字（initial capital）318, 320f
下線（underlining）321f
　イタリック 299
　——を引く 318
画像（image）174, 211, 233, 234
　——の重要な要素 214f
　——の操作 228
　——の電子投稿 229
　——撮影の特徴 237
　——自体の特徴 238
　——の評価 238
　——撮影に関する特徴 253
　——自体の特徴 253
　——の評価 254
　印象的な—— 300
　スライド 328, 329
画像の処理と修正（image enhancement and modification）235
画像の鮮明さ（sharpness）215
画像ファイル形式 224t, 226t
画像レイヤー（image layer）339f, 340
課題遂行能力（command of the topic）138
価値
　科学ライティング 57
学会（conference）291
学会講演集（conference proceedings）112, 113f
学会抄録（meeting abstract）105, 108, 112, 113f
活動記述（activity statement）
　序論 153, 154
活版印刷機
　Johann Gutenberg 2
活版印刷術 3t
カナダ医師会誌（Canadian Medical Association Journal：CMAJ）64, 124q, 164q
カナダ国立科学技術情報機関（Canada Institute for Scientific and Technical Information：CISTI）165
金 128q
加法的な色（additive color）225
紙の原稿
　——による投稿 273

仮名での出版 193
カラー画像（color image）225
　——の印刷 94
カラー写真印刷料（charge for printing color photographs）264, 277
間隔レベル（continuous level）157
喚起的（evocative）
　——手法 238
環境（environment）137t
　——に関する問題 137t
環境条件（environmental condition）157
簡潔さ（economy）
　望ましい——の特徴 33
監査担当者（auditor）56
観察研究論文（observational article）13
観察単位（unit of observation）157
冠詞
　抄録 115
患者（patients）106, 110
　——メモ 55
　——のデータ 184
　——状態 238
　——の写真 239
患者と方法（patients and methods）144, 155
間接経費（indirect cost）134
完全さ（completeness）284
完全な文章
　スライド 325f
感嘆符 51t
冠動脈バイパス手術（coronary artery bypass surgery）38
ガントチャート（Gantt chart）133, 134f
感度分析（sensitivity analysis）100
ガンマ調整 255
管理機関（repository）278
管理業者（fulfillment house）278
関連性（relevance）342
緩和時間（relaxation time）
　T_1 と T_2 の—— 247

き

キーワード（key word）146, 152
記憶術（mnemonic）38
機械 250q
規格化（standardized）256
機関能力報告書（institutional capability statement）131
機器の較正と設定（calibration and setting of equipment）158
企業出資型研究（industry-sponsored research）138, 198, 202
　——の最大の問題 139
　——の契約 140
記号
　キャプション 173
記号化されたラベル 38
記号説明（key）93
技術（art）90
記述的抄録（descriptive abstract）109, 109f
記述的（descriptive）
　——見出し 49
記述統計量（descriptive statistics）73
規則に基づくレビュー（rule-based review）283
基礎系論文（basic research article）155
　——の特徴 159
　方法の項 160
　——における複数・一連の実験の記述型 161t
輝度（intensity）226, 228, 258
機能的MRI（functional MRI：fMRI）246
寄付（philanthropic giving）121
きまりの悪い誤字 312
決まり文句 31t
帰無仮説（null hypothesis）130
疑問形の標題（interrogative title）148
脚注（footnote）83, 85, 329f, 338
キャッチアップ・スライド（catch-up slide）336
キャプション（caption）46, 72, 82, 83, 87t, 93, 95, 144, 158, 172, 173, 217, 218q, 229, 234, 237, 241f, 243f, 258, 298
　グラフ 81
　画像 212
　レーン 257
キャリア開発助成金（Kシリーズ）128
給付金（benefit for compensation）122
給与（salary）133
行（スタブ）見出し〔row（stub）heading〕84
行間（line spacing）273, 303, 322
競合利益（competing interest）201

行小見出し（row subhead）85t
業績（publication）131, 138
　　──の水増し 198
行揃え 273
強調 X 線写真（enhanced radiograph）242
強調画像 246
強調の色（accent color）325
共著者（co-author）67, 194t
　　統計学者 159
行見出し（row heading）85t
興味深さ（interest）
　　ライティング 33
行列（matrix）80t
許可できない経費（unallowable cost）135
ギリシア
　　古代── 2
　　──語 3t, 37
　　──文字 302, 339
切り抜き（cropping）219, 221f
　　画像 258
記録学術誌（archival journal）17
緊急性（urgency）204
金銭に換算（in kind contribution）126
近代化法（Modernization Act）188

く

句 151
グアニン（guanine）259f
空節（empty clause）42
空白スペース 57
空欄
　　表 88
くさび（wedge）258
薬 15q
具体的目標（objective）
　　助成金申請書 131
句読点（punctuation）283
　　標準的かつ正確な── 35t
　　スライド 336
組み入れ見出し（cut-in heading）84, 85t, 88, 88t
組版オペレーター 71
グラデーション 327, 328f
グラフ（graph）71, 72, 77, 79f, 90, 173, 212, 299
　　最古と考えられる── 5t
　　キャプション 81
　　──とそのデザイン 90

　　──の要素 93
　　ソフトウェア 94
　　──の大きさ 95
　　──の利点 95
　　応用 98
　　対応のあるデータ 99f
グラフィック 91q
　　──デザイン 57
　　──アーティスト 71
グラフィックアート（graphic arts）94
グラフデータ
　　数値データと──の不要な重複 79f
　　数値データと──の有効な重複 79f
グラフの原点（zero-zero point）95
くり返し時間（repetition time）247
クリスマスレター（Christmas letter）200
グレースケール（gray scale）211, 218, 230, 343
グレートーン（gray tone）220f, 230
黒い太線
　　匿名性 185
グロスの仮説 77q
黒の割合 220f
黒丸（closed circle）97
群（group）73, 74t
　　──の比較 76f
　　比較する── 87t
軍医総監局図書館（Library of the Surgeon General's Office）7t
群間
　　──の比較に注目した表 75t
　　──の比較 75
　　──差 97
　　比較 92f, 96f
群の大きさ 86
群平均 99f
群割付け（group assignment）159

け

計画（planning）
　　書くプロセス 55
計画案（idea）
　　──の評価 127
計画書（protocol）270
蛍光色素（fluorochrome）255
計算図表（nomogram）100
計数値（counted quantity）73
形成的評価（formative evaluation）133
契約事務室（contracts office）123

消印有効（postmarked by date）136
ゲスト著者（guest author）193, 194
ゲストとして著者とする行為（guest authorship）4, 49, 110, 144, 195
結果（results）163
　報知的抄録 109
　考察の項 166
　ポスター 295, 298
結果と考察（results and discussion）144
欠陥（technical flaw）
　申請書 136
結紮する（ligate）38q
ゲッティンゲン大学 5t
結論（conclusions）110, 144
　報知的抄録 109
　ポスター 295, 298
ケト（keto）259f
ゲノミクス（genomics）12
ゲノミクス基準コンソーシアム（Genomics Standards Consortium）12
ゲラ刷り（galley）279
ゲル（gel）256f, 259
ゲル電気泳動（gel electrophoresis）256
原案
　表と図の── 60
減価償却費（depreciation）134
研究 130q, 191q
研究概要書（concept paper）127
　助成・契約事務室 124
研究課題（research question）130, 166, 354
　助成金申請書 129
　考察の項 166
研究期間（date）148
研究機関の動物管理使用委員会（Institutional Animal Care and Use Committee：IACUC）156
研究機関や図書館の定期購読料（institutional or library subscription）263
研究計画書 145t
研究貢献者（contributor）167
研究貢献者（contributorship）195
研究資金源 145t
研究者（investigator）137t
研究者育成と奨学助成金（T, F シリーズ）128

研究者主導型助成金申請書（investigator-initiated proposal）127
研究主催組織（study sponsor）148
研究助成案内（funding opportunity announcement：FOA）122
研究助成金 125, 129
　──（R シリーズ）128
研究助成金申請書
　構成 125
研究申請書 62
研究成果
　──の発表の抑止 197
研究デザイン（design）
　抄録 106
研究手順（protocol）189
研究動物の保護 186
研究の限界（limitation of study）106, 144
研究のセッティング（study setting）110
　抄録 106
研究の妥当性 106
研究の適切さ
　抄録 106
研究の予備的報告 268
研究費申請ガイドライン 55
研究費申請書
　書く準備 55
研究方法（approach）137t
研究倫理委員会（Research Ethics Board：REB）184
研究歴 131
研究論文
　NIH 助成を受けた── 280
現金（hard cash）
　マッチングファンド 126
現金（real dollars）
　マッチングファンド 126
原稿（manuscript）114, 124q, 272q
原稿受理（acceptance）265
原稿整理（copyediting）66, 67, 283
原稿整理編集者（copyeditor）278
原稿追跡 18, 273
原稿追跡番号（manuscript tracking number）271
原稿編集者（manuscript editor）278
原稿レビューの分類（classification of manuscript review）66, 283
言語編集（language editing）67

基礎となる英語の―― 283
検査後確率（posttest probability）100f
検査前確率（pretest probability）100f
研修者（trainee）351
懸垂分詞（dangling participle）51t
原著作物（original work）197
顕微鏡（microscope）38
顕微鏡写真（micrograph）36, 212, 254, 255g
　　コントラスト 215
顕微鏡の視野 255
減法混色の原色（subtractive color）225
原本コピー 229

こ
項（section）
　　ダブルスペース 58
講演 316q
光学フィルター 237
効果サイズ（effect size）356
公金（public money）121
広告
　　医学誌 276q
広告収入（advertising revenue）263
広告料金（advertising rate）264
高コントラスト画 211
口座（account）122
考察（discussion）4, 49, 144, 166
　　ポスター 298
孔子 2q
校正（proofreading）31t, 66, 279, 338
較正（calibration）
　　――プログラム 227
　　――基準 252
較正信号（calibration signal）250
校正刷り（proof）279
公正な利用（fair use）197
構想（concept）
　　研究概要書 127
構造化抄録（structured abstract）7t, 9, 109, 111f, 145t
　　語数制限 110
　　報告の完全性 110
　　ポスター 295
抗体（antibody）257
抗体結合（antibody binding）257
光沢紙 230
黄帝の医学書（Nei Ching）3t
勾配エコー（gradient echo）247

構文（sentence structure）283
硬膜下脳波（subdural EEG：sdEEG）250
高密度配列（high-density array）250
項目（section）
　　ポスター 295, 298
交絡（confounding）156, 356
ゴースト著者（ghost author）193, 203
ゴースト著者による代作（ghost authorship）193, 195
ゴーストライターによる草稿（ghost writership）194
コーデック（Codec）231
国際DOI財団（International DOI Foundation）171
国際医学雑誌編集者会議（International Committee of Medical Jounal Editors：ICMJE）7t, 8, 187, 194t, 280
国際医学出版専門員学会（International Society of Medical Publication Professionals：ISMPP）203
国際実験動物管理認定協会（Association for the Assessment and Accreditation of Laboratory Animal Care）186
国際出版物計画協会（International Publication Planning Association：TIPPA）203
国際単位系（SI単位）163
国際臨床試験登録プラットフォーム（International Clinical Trials Registry Platform：ICTRP）187
告発者（whistleblower）139
個々の値（individual value）73
個々の値の群（group of individual value）73
誤差（error）156
個人的な連絡（personal communication）277
個人のインパクトファクター（personal Impact Factor）281
語数
　　――を減らす方法 114
語数制限（word limit）108
　　構造化抄録 110
固定されたもの（fixation）197
言葉 55q
　　効果的な―― 37

なじみのある── 37
具体的な── 38, 39t
抽象的な── 38, 39t
個別の識別番号（Unique Identifier） 188
コペルニクス指数値（Index Copernicus Value：ICV） 267
コホート研究（cohort study） 14
細かい平行線 219f
ごまかし（deception） 190
細切れ出版（divided publication） 187, 200, 269
小見出し（subheading） 48, 84, 156
　考察の項 167
コミュニケーション（communication） 1, 29, 31, 34, 35, 56, 59, 64, 71, 81q, 105, 235q
　機能的な── 30
　効果的な── 37
　スライドによる── 316
コントラスト（contrast） 235, 242, 255, 328f
　画像 212
　──の減損 241
コントラスト比（contrast ratio） 241
混入（contamination） 258
コンビネーション画（combination art） 211
コンビネーション法 222f
コンピューター 64
コンピューター断層撮影（computed tomography：CT） 244, 245f
コンマ 3t
混喩（mixed metaphor） 51t

さ

差（difference） 73
サーカス興行のような雰囲気（circus atmosphere） 334
最後の楽園（頼み）誌（*Journal of Last Resort*） 17
再サンプリング（resampling） 216
最終決定（final decision） 276
最終著者（last author） 193
再出版（republication） 199
最小値（minimum value） 73
サイズ（size）
　画像 212, 216
サイズマーカー（size marker） 257
最大値（maximum value） 73

財団情報センター（Foundation Center） 128
細部
　──の量 217
　──のサイズ 217
詐欺（fraud） 192
作業計画（work plan）
　助成金申請書 132
索引語（index term） 146, 152, 272
索引作成機関（indexing agency） 267
撮影（acquisition）
　画像の── 234
撮影方向 241f, 242
撮影面 242
作家 61q, 268q
撮像野（Field of View：FoV） 247
査読（peer review） 5t, 263, 284
　──の最古の記録 4
　神経科学論文査読コンソーシアム 8
　再度の── 9
　──のプロセス 274
　理想的な── 275
　──の利点 279q
査読者（peer reviewer） 274
　守秘義務 201
　統計専門の── 275
座標系（coordinate system） 72
サラミ科学（salami science） 200, 269
参加者（participants） 110
三次元
　──グラフ 97
　──グラフィック 173
　──画像 299
参照基準（reference standard） 158
参照基準線（reference line） 93, 94f
参照機能（reference function） 77, 86
参照性（referenceability） 32
参照表（reference table） 78t, 173
サンセリフ系のフォント（sans-serif font） 218, 230, 303, 319f, 343
サンセリフ体（sans serif type） 57
賛同（assent） 184
散布図（scatter plot） 75, 75f
サンプリング手順 237
サンプリング率（sampling rate） 248
支援業務（pre-award service）
　助成・契約事務室 124
視覚的な密度
　スライド 318

し

閾値線（threshold line）95
色覚異常 325
磁気共鳴映像法（magnetic resonance imaging：MRI）245, 246f
磁気共鳴スペクトル法（magnetic resonance spectroscopy）246
色彩化（colorize）
　──機能 255
識別情報（identifying feature）
　データの── 184
事業活動／センター助成金（Pシリーズ）128
資金
　助成機関 124
四腔断面像（4-chamber view）244f
軸ラベル 95
　キャプション 83
時系列
　トピック 62
資源助成金（多種のシリーズ）128
自己引用（self-citation）265
思考（idea）61
思考上の真の主語（actual subject of the thought）44
自己盗用（self-plagiarism）197
事実
　科学ライティング 57
指示的抄録（indicative abstract）109, 109f
指示的標題（indicative title）146
システマティックレビュー（systematic review）9, 15, 16, 162, 351, 353, 356, 357
　文献の── 352
　──の利点 354
　──の不利点 357
　論文 358
施設資源（institutional resource）38
施設内審査委員会（Institutional Review Board：IRB）156, 184
事前の出版（prior publication）
　抄録 188
自然頻度（natural frequency）205
字体 66
したがって（thus）48
質感（texture）303
実験画像（laboratory image）213, 252
実験材料と方法（Materials and Methods）144, 155
実験室の使用料や外注費（laboratory service）
　研究助成金申請書 125
実験条件（experimental condition）157
実験的検討（experimental considerations）144
実験ノート 55
実験の項（experimental section）155
実験のデザイン（experimental design）355
実験方法（experimental method）
　Louis Pasteur 4
　──に関する問題 137t
　──の一般的情報 156
　──の記述 160
実験論文（experimental article）14
実質的編集（substantive editing）67, 283
実線（solid line）97
実測値の差 98f
執筆者自身に基づく文章（writer-based texts）34
実用ライティング（applied writing）30, 31
　億劫に感じられる理由 31
指導研究員（supervising researcher）352
シトシン（cytosine）259f
縛る（tie）38q
指標（indicator）157
指標順
　トピック 62
四分位（数）範囲（interquartile range）36, 73, 92
社会的定義（social definition）
　陽性所見 236
尺度（scale）93
謝辞（acknowledgments）144, 167, 277
謝辞・開示（disclosure）
　ポスター 298
写真（photograph）174, 211, 212, 212q, 214f, 219, 244q
　コントラスト 215
写真の撮影（photography）
　標準── 237
写真用紙 230
集合（cluster）73
修辞的疑問文（rhetorical question）31t

修飾語句（modifier）45, 46
修正（revising）114q
　書くプロセス 55
　──の技術 65
従属節（subordinate phrase）51t
従属変数 86
重点（emphasis）
　段落 48
重要性（significance）137t
縮尺目盛り 255
縮小 230
主罫線（major rule）85t
主語（subject）51t
　──と動詞 41
受信者動作特性曲線（receiver-operating characteristic curve）284
主題・副題の構成（topic-subtopic organization）335, 335f
主張・エビデンスの構成（assertion-evidence organization）335, 335f
出版（publication）1, 160q
　──の倫理 197
出版画像（publication image）212
出版計画（publication planning）203
出版抄録（publication abstract）105
出版所要時間（lead time）265
出版するか，消えるか（publish or perish）143, 353
出版できるように準備した写真（camera-ready print）174
出版バイアス（publication bias）355
出版用印刷画像 229
術法（operative procedure）38
出力（output）94
受動態 31t
　名詞化 42
主任科学編集者（principal scientific editor）263
守秘義務
　プライバシーの権利 184
　編集者と査読者 201
主要アウトカム指標（Main Outcome Measure）110
主要評価項目（primary Endpoint）
　抄録 106
循環論法（circular argument）160q
順次・番号方式（sequential-numeric system）169
順序レベル（ordinal level）157

生涯教育（Continuing Medical Education）274
奨学金（scholarship）126
小規模なプロジェクト
　助成機関 124
詳細
　第1レベルの── 75f
　第2レベルの── 76f
　第3レベルの── 76f
詳細のサイズ（size of detail）254
詳細の量（amount of detail）253
昇進審査
　インパクトファクター 265
乗数（multiplier）95
上席著者（senior author）146, 193
冗長な言葉（redundant word）31t
情報が流れる方向（direction of the flow of information）30
情報操作（spinning）204
情報の示し方
　バイアス 204
省略記号（ellipsis）87
症例集積（case series）13, 73
症例対照研究（case-control study）14
症例報告（case report）13
抄録（abstract）105, 114q, 151, 155, 270
　書く準備 55
　4タイプの── 105
　──の目的 106
　文献として引用 106
　──の要件 106
　SPICED 106
　──の問題点 107
　出版── 108
　語数制限 108
　を書くステップ 114
　──の種類 145t
　──で示された結論 152
　文献レビュー 168
　ポスター 298
抄録を募集（Call for Abstracts）292
初回の決定（initial decision）275
職位（academic rank）138
職業的義務（professional obligation）274
褥瘡 89t
諸経費（overhead cost）134
叙述的レビュー（narrative review）353, 356

叙述的レビュー論文（narrative review article）15
助成・契約事務室 124
女性医学 3t
助成機関（funding agency）121, 122, 124
　共通の関心事 123
　助成・契約事務室 124
　後方支援 127
　──の指針 136
　──の担当者 136
　──の指針 137
助成金（grant）121, 122, 123
　個人に対する── 126
助成金・委託契約事務室 129
助成金応募依頼書（request for application：RFA）122
助成金交付（grant award）122
助成金探し（source search）128
助成金申請（grant proposal）
　──のプロセス 122
　──の種類 125
助成金申請依頼書（request for proposal：RFP）122
助成金申請指針 124
助成金申請書
　──の作成 127
　──を書く 129
助成金の希望者（grant seeker）
　助成・契約事務室 124
助成指針（funding guideline）122, 129
助成対象（program requirement）129
書籍（book）21
所属 319f
諸手当（fringe benefit）133
署名
　申請書類 135
序論（introduction）4, 49, 144, 152–154
　報知的抄録 109
　語数制限 155
資料調査（archival reserch）358
白黒印刷 94, 344, 344f
白地 296f, 297f
白丸（open circle）97
心エコー 244f
神経科学論文査読コンソーシアム（Neuroscience Peer Review Consortium）8, 9t
信号対雑音比〔SN比（signal-to-noise ratio）〕246, 247

人工的な遺伝子（construct）278
人口統計的（demographic）
　──特徴 237
審査員
　──の読む気 58
心象（imagery）300f
申請書
　──を評価する5つの規準 137t
申請書類の提出 135
診断一致率 254
診断画像（diagnostic image）213, 233, 235
診断的定義（diagnostic definition）
　陽性所見 236
診断における感度（diagnostic sensitivity）158
シンチグラフィー（scintigraphy）247
人的バイアス（personal bias）138
心電図（electrocardiogram）249, 249f, 250
心電図記録法（electrocardiography）249
シントロイド 197
信憑性（authenticity）195
深部電極（depth electrode）250
信頼
　科学 189
信頼区間（confidence interval）95, 164, 331f
信頼性（credibility）138
信頼帯（confidence band）95
診療記録
　プライバシールール 185

す

図（figure）144, 172, 218q, 225q
推敲（polishing）55, 66, 151
垂直（vertical）317
推定治療効果（estimated treatment effect）164
水滴
　ポスター 307
水平（horizontal）317
水平線（罫線）〔horizontal line（rule）〕84
数学記号 117
　フォントの代替エラー 302
数式（equation and mathematical expression）95q, 117, 174
　文頭 116

良いソフトウェアがない場合 175
セル 176
数値データ
　——とグラフデータの不要な重複 79f
　——とグラフデータの有効な重複 79f
図解
　ポスター 299
頭蓋内脳波（intracranial EEG：icEEG）250
スキャン変換（scan conversion）225
スクリーニング 215
スクリーン 315, 334
スクリーンショット（screenshot）220
スタイル
　——ガイド 55
　文章の—— 68
　——マニュアル 169, 279
スタイロフォーム™ 301
図的記述（pictorial representation）277
図と地の関係 213, 213f
ストラドル（straddle）
　——見出し 84
ストリーミング 316
スパイク 252
スパナ見出し（spanner heading）84, 85t, 88, 88t
図番号（figure number）93
図版の転載許可料（charge for permission to reprint figures）264
図表 113f
　——題目 46
　——番号 46
スピンエコー法 246
すべて大文字（upper case）318, 320f
すべて小文字（lower case）318, 320f
スライス（slice）91
スライス厚（slice thickness）247
スライド（slide）311q, 315
　——によるコミュニケーション 316
　——のデザイン 317
　——への批判 318
　文章が少なすぎる—— 323f
　——の一般的な問題 343t
　——ショーモード 346
スライドマスター（master slide）317

せ

正確な値（exact value）78, 79f
生活習慣（lifestyle）237
成果物（deliverable）
　助成金申請書 132
成句（idiom）51t
成功しない申請書 136
正常と異常の定義 236
精度 86
生物医学誌への投稿のための統一規定（Uniform Requirements for Manuscripts Submitted to Biomedical Journals）7t, 8, 169, 170t, 268
生物医学出版の査読国際会議（International Congress on Peer Review in Biomedical Research）7t
生物医学的画像（biomedical image）12, 233, 234
生物医学ライティング（biomedical writing）
　——と学術出版の歴史 3t, 5t, 7t, 9t
生物遺伝発現情報センター（Center for Information Biology Gene Expression：CIBEX）165
生物学・生物医学研究の最小限情報（Minimum Information for Biological and Biomedical Investigations：MIBBI）12
生物学的実験材料
　——の共有 277
生物学的調査のための体制報告に関する作業部会（Reporting Structure for Biological Investigations Working Groups）12
生物学編集者会議（Council of Biology Editors：CBE）6, 7t
生物統計学者 159
成分値（component value）73
生命統計表（life table）284
世界医学編集者協会（World Association of Medical Editors：WAME）7t, 8
世界医師会（World Medical Association）183
世界保健機関（World Health Organization：WHO）
　臨床試験の定義 187
脊椎動物（vertebrate）190
赤緑色覚異常 307
節記号（section mark）85t
接続詞（conjunction）51t, 151

絶対リスク（absolute risk）204
絶対リスク減少率（absolute risk reduction）204
接頭辞
　抄録 115
設備・管理費（facility and administrative costs）134
説明変数（explanatory variable）86, 355
セミコロン 3t
セリフ系のフォント 318
セリフ体（serif type）57
セルフアーカイブ（self-archiving）20
　科学論文の―― 7t
線（line）94f, 219f, 222f, 230
　グラフ 93
　ラベル 95
線画（line art）211, 214, 214f, 217, 218f, 219f, 222f, 230
　最低解像度 215
線形調整（linear adjustment）228
宣言的標題（declarative title）146, 292
先行詞（antecedent）31t
染色剤（stain）254
全体的な印象（overall impression）
　データの―― 78
選択肢と選択物（option and preference）101f
選択的な結果報告（selective reporting of results）191
選択バイアス（selection bias）356
前置詞句（prepositional phrase）39, 116
線の太さ（line weight）217, 218f
専門家としての資質（professional credential）138
専門誌（specialty and subspecialty journals）17

そ

造影剤 237, 242
総括的評価（summative evaluation）133
相関係数（correlation coefficient）73
増刊号（supplement）263
想起性（recallability）32
総計（total）73
草稿（drafting）
　書くプロセス 55
　文章の―― 62

総合医学誌（general medical journal）17
総合科学誌（general science journal）17
走査軸（axis of the scan）247
操作的定義（operational definition）157
総説学術誌（review journal）17
総説論文（review article）15, 168
相対リスク（relative risk）205
相対リスク減少率（relative risk reduction）205
増量肉論文（meat-extender article）200
総計（total）85t, 88
添え状（cover letter）19, 271
測定
　――に関する一般情報 157
測定（計量）値（measured quantity）73
測定尺度
　画像 174
測定精度（precision of the measurement）158
測定単位（unit of measurement）86, 94f, 157
測定の信頼性（reliability of the measurement）158
測定の妥当性（validity of the measurement）158
測定バイアス（measurement bias）356
測定レベル（level of measurement）157
素稿（first draft）60
組織（organism）
　臨床・実験画像 174
組織図（organization chart）133
疎通性（rapport）342
ソフトウェア 171
　チャートやグラフ 94
　――の選択 338
損失の枠組み（loss frame）204

た

ダイアグラム（diagram）212
帯域通過フィルター（band-pass filter）
　画像 174
対応のあるデータ（paired data）98, 99f
対象（subject）213, 214

画像の―― 234
――の特徴 237, 253
対照（control）
抄録 106
対象・背景の関係（subject-background relationship）213, 213f
対照性
スライド 324f
対象抽出（sample selection）163
対象読者
第一の―― 58
第二の―― 58
第三の―― 59
対象と背景のコントラスト 214
対象物（subject）212
対象への注意 220f
代替エンドポイント（surrogate endpoint）157
代表研究者（principal investigator）122, 127
タイプライター 5t, 58q
代名詞 31t
題目（title）72, 82, 83, 84, 172
表 81
不完全な例 82
太陽系の全惑星 33
貸与金（loan）126
対立仮説（alternative hypothesis）130
ダガー（dagger）85t
互いにプラスとなる（mutual gain）交渉 68
多義性 65
卓上ポスター 301
多重修飾 117
立ち上げ資金（start-up fund）123
縦座標（ordinate）93
Y軸 175
縦軸（vertical scale）93, 94f
縦長（portrait）317
縦長書式（portrait format）302
縦の段（column）302
縦棒グラフ（column chart）90, 91f
妥当性に基づくレビュー（validity-based review）284
たとえば（for example）48
タブ位置（tab stop）89
ダブルアスタリスク（double asterisk）85t
ダブルスペース（double-space）58, 173, 322
ダブルダガー（double dagger）85t
タブロイド版（tabloid）17
だまし絵 257q
たわごと 266q
段（column）216
単位（units）85t
段間（alley）216
単光子放射型コンピューター断層撮影法（single photon emission computed tomography：SPECT）247
単語の使い方（word use）283
単純X線写真 239
単数形
抄録 115
断層写真（tomogram）245
単独症例（single case）268
タンパク質 256f
配列 259f, 278
断片になった文（sentence fragment）31t
短報（brief communication）16
ダンボール 231
段落
効果的な―― 47
段落記号（paragraph mark）85t

ち

地域の大学（local community college）125
小さな複合（small multiple）データ 96f, 97
チェックリスト
抄録の要件 106
逐次近似法（iterative reconstruction：IR）245
地図（map）212
知的財産所有権（ownership of intellectual property）196
地方自治体（county）125
チミン（thymine）259f
チャート（chart）88q, 90, 173, 212, 299
ソフトウェア 94
中央値（median）36, 73
中間結果（intermediate result）160
中間的な結果（intermediate result）
陰性結果と陽性結果 236
中間ファイル 344
中国科学刊行物編集学会（China

Editology Society of Science Periodicals）283
超音波画像（sonogram）243, 243f
超音波検査（medical sonography）242
長鎖線（interrupted line）97
聴衆（audience）315, 316
調整役 68
重複出版（redundant publication）198, 200
帳簿用紙サイズ（ledger paper）311
直接経費（direct cost）133
著作権
　発表論文の── 20
著作権侵害（violation of copyright）195–197
　潜在的な── 197
著作物（work）197
著者（author）68
　発展途上国の── 20
　一人称代名詞 37
　途上国の── 272
　非英語圏の── 282
著者案内（Authors Guild）21
著者資格（authorship）68, 143, 145, 192, 194t, 204
　ゲスト著者 194
　──の証明書 273
　ポスター 298
著者自身への言及（self-reference）274
著者担当編集者（author's editor）195, 279
著者の順番
　ABC 順 193
著者の匿名化（anonymous authorship）193
著者名・発行年方式（name-date system）169
著者名と所属
　ポスター 295
直交座標系（cartesian graph）93
治療的定義（therapeutic definition）236
治療必要数（number needed to treat）205
治療プロトコル 164
賃金（wage）133

つ
対（pair）98
追加料金（additional cost）
カラー画像の印刷 225
つぎはぎライティング（patch writing）196, 282
つづり（spelling）31t, 283
　標準的かつ正確な── 35t
積み上げ棒グラフ（divided bar and column chart）91, 92f
積み重なった構成要素（stacked elements）175
積み重ねた修飾語（stacked modifier）115

て
定義 95
ディスプレイ数式（display equation）175
ディセンダ 303
ディゾルブ 334
手入れされていないリンク（stale links）171
データ 87t
　統計的研究 72q
　──のパターン 77
　──の関係 79f
　──表示のための一般原則 81
　──パターン 89
　三次元 96
　──の図示 102f
　──の記述形式 158
　システマティックレビュー 357
データ・安全性モニタリング委員会 140
データ浚渫（data dredging）191
データ点（data point）
　ラベル 95
データの刈り取り（trimming the data）191
データの整合性 87
データの調理（cooking the data）191
データの量（amount）86
データ表示法
　表とグラフ 73
データ領域（data field）78, 81, 85t, 89, 92f, 93, 94f, 95
デカルトグラフ（cartesian graph）93
適格者 331f
テキストボックス 339f
テクニカルライティング（technical writing）94
テクニカルリポート

抄録　106
梃子入れ（leveraging）125
デジタル
　——ファイル　174
　——画像　191, 220
　——マスク　235, 259
　——カメラ　242
デジタルオブジェクト識別子（digital object identifier：DOI）171
デシメーション（decimation）
　画像の——　247
デシメーション率（decimation rate）248
手順（protocol）238
テスラ（tesla：T）246
テスラユニット（tesla unit）246
撤回論文　190
デッキド（decked）
　——見出し　84
デバイス非依存ビットマップ形式　221
点　219f
点刻　219f
電子画像　220
電子顕微鏡　254
電子出版物　18
　解像度　215
電子投稿　272
点図表（dot chart）79f, 90, 92f, 299
点線（dotted line）97
テンプレート（template）272

と

問い合わせ状（query letter）
　助成団体への——　128
統一性（unity）
　段落　48
等間隔尺度　157
同期（gating）247
動機（incentive）139
同業者（peer）274
統計家　140
統計グラフ　5t
統計手法　106, 158
統計ソフトウェアのパッケージ（statistical software package）159
統計的検出力（statistical power）159
統計的チャート　86q
統計的定義（statistical definition）
　陽性所見　236
統計的報告のガイドライン（statistical reporting guidelines）10
統計的有意性（statistical significance）159
投稿規定（instructions for authors）145, 149, 151, 269–271
　——の中で確認すべき内容　145t
　補足データ　165
　色モデル，色深度　227
投稿料（submission charge）264
　——やページ料金の免除　271
動詞（verb）51t
　主語と——　41
同時公表（simultaneous publication）200
投資にふさわしい見返り
　助成機関　123
投書（letter to the editor）16, 203
到達目標（goal）
　助成金申請書　131
頭注（headnote）82, 84, 85t
等電点（isoelectric point：pI）257
動物研究
　Brain の投稿規定　268
動物実験委員会（Institutional Animal Care and Use Committee：IACUC）186
透明性（transparency）195
盗用（plagiarism）190, 191q, 195, 269
　非西洋文化　196
トゥルーカラー（true color）227
特異度（diagnostic specificity）158
読影（read）238
読者（reader）34
　文脈　32
　4つの質問　34
　英語を母国語としない——　37
　——の意思決定　56
　対象——　58
　——の注意　214f
読者層（readership）264
読者に対する有用性
　ライティング　30
読者に基づく文章（reader-based texts）34
特集号（special edition）264
特殊効果（special effects）316
特殊文字（special character）
　フォントの置き換え　175
毒性の（poisonous）37
毒性の（toxic）37

独創性（innovation）137t
匿名化（anonymizing）184
匿名性（anonymity）185, 186f, 239, 240f
独立倫理委員会（Independent Ethics Committee：IEC）184
とじしろ（bound margin）216
図書館 170q
読解可能な学年レベル（reading grade level）49
ドット数（dots per inch：dpi）300
ドップラーモード（doppler mode）244
ドデシル硫酸塩ポリアクリルアミドゲル電気泳動（sodium dodecyl sulfate polyacrylamide gel electrophoresis：SDS-PAGE）256
トピック（topic）54, 59, 60
　——の構成 62
トピックセンテンス（topic sentence）32, 46–48, 322f

な
内視鏡写真 239, 241f
内挿（interpolation）248
内容（content）
　画像 212
流れ図（flow chart）100

に
肉眼的解剖写真 239
二次解析 164
二次出版（secondary publication）199
二次資料（secondary source）168
日本 DNA データバンク（DNA Data Bank of Japan：DDBJ）165, 277
日本メディカルライター協会（Japan Medical and Scientific Communicators Association：JMCA）283
にもかかわらず（nevertheless）48
ニューヨーク医学会 169q
妊娠中絶
　枠組みづくり 204
人数 331f
認知力の限界 248q

ぬ
ヌクレオチド 165, 277
　——サブユニット 259f
ヌクレオチド配列データベース（Nucleotide Sequence Database）165

ね
ネイティブスピーカー
　英語の—— 67
捏造（fabrication）189, 190, 269

の
濃淡（density）242
濃淡（shading）219, 220f, 344
　——をつけた列 80t
　セル 173
濃淡率（percentage of shading）219
能動態 42, 43t, 116
脳波（electroencephalogram：EEG）250, 251f, 252, 252f
脳波検査（electroencephalography）250
のど（gutter）216
ノンパラメトリック検定 37

は
ハードウェア 237, 341
パートナー登録機関（partner registry）187, 188
ハーバード方式（Harvard system）169
バイアス（bias）156, 355
　情報の示し方 204
バイオマーカー（bio marker）157
背景（background or context）110, 214, 222f, 326f
　ポスター 295, 298
　スライドの—— 326
背景記述（background statement）
　序論 153, 154
背景差し引き（background subtraction）235, 259
媒体（medium）94
　校正 66
媒体の制作（media production）
　研究助成金申請書 125
配布資料（handout）326, 343, 344f, 345
ハイブリダイゼーション（hybridization）257
ハイフン
　抄録 115
倍率（magnification）174, 255
配列 56

──のプロセス 61
博士課程修了後の研究員（postdoctoral
　　　fellow）351
曝露歴 14
箱型図（box plot）91
箱ひげ図（box-and-whisker plot）91
ハザード比（hazard ratio）73
パスツール研究所 192
外れ値（outlier）
　　　Tukey の箱型図 93
破線（dashed line）97
罰金
　　　安全性試験の結果 280
発見 56
　　　──のプロセス 59
発行部数（circulation）267
発表
　　　──の一般的な問題 343t
発表者ツール（Presenter Tools）346
パブリックアクセス方針（Public
　　　Access Policy）188, 280
ばらつき（variability）86
パラメトリック検定 36
パルスシークエンス（pulse
　　　sequence）246
パルス波ドップラー法（pulsed-wave
　　　technology）244
半階調 211
バンクーバーグループ（Vancouver
　　　group）7t, 8, 187
バンクーバースタイル（Vancouver
　　　Style）8, 169, 170t
半減期（half-life）249
反射光の色 225
バンダービルト大学 158
判定者の特性と資格（characteristic
　　　and qualification of judge）158
反転回復法 246
バンド 256f, 258
バンドパスフィルター 237
反復 117
凡例（legend）93, 95, 329f
反論引用（counter citation）265

ひ
非営利団体（not-for-profit
　　　organization）126
控えめな表現（understatement）51t
比較（comparison）73
比較群（comparator）148

引き出し線（callout）217, 299
引き伸ばし（enlargement）217, 221f,
　　　230, 254
ピクセル（pixel）215, 221f, 247
ピクセル化（pixelization）216
ピクセル数（pixels per inch：
　　　ppi）215, 300
ひげ（whisker）
　　　Tukey の箱型図 92
膝グラビティ撮影法（gravity sag
　　　view）242
皮質電図（electrocorticography：
　　　ECoG）250
被修飾語 46
非線形調整（nonlinear
　　　adjustment）228, 229, 255
必着（received by date）136
筆頭著者（first author）146, 193
ビットマップ 224t
　　　──画像 223
ビットマップグラフィック
　　　（bitmapped graphic）223
必要症例数（sample size）156
必要書類（submission
　　　requirement）129
否定形 51t
ビデオ（video）334
　　　──インタビュー 19
　　　──論文 19
　　　──ファイル 230
　　　──クリップ 231
ビデオ・ミラーリングモード（video
　　　mirroring mode）341
批判的吟味（critical appraisal）67
　　　文献の── 351
批判的思考（critical thinking）90
秘密情報（privileged communication）
　　　査読に係る通信文 275
百分率（percentage）88
表（table）71, 72, 77, 79f, 81q, 87, 89,
　　　89t, 144, 172, 329
　　　効果的な図形要素 80t
　　　題目 81
　　　デザイン 84
　　　──の要素 84
　　　──の要素と用語体系 85t
　　　──デザインの原則 86
　　　応用 98
　　　印刷された── 331f
表番号（table number）84

描画（drawing）173, 211, 214
評価（interpretation）
　画像の—— 234
評価基準 36
評価不能な結果（uninterpretable result）237
標準化（normalized）256
標準化された発現量（normalized expression levels）257
標準写真
　臨床所見の記録 240f
標準信号
　心電図 250
標準的な頭皮上記録脳波（standard EEG）250
標準偏差（standard deviation：SD）60, 73, 163
標題（title）145, 146, 148, 149, 151, 155q, 270, 319f, 327f, 329f
　——の文字数制限 145t
　臨床系学術誌 150
　ポスター 295
　——スライド 336
標題ページ（title page）144-146, 167, 199
　ページ番号 273
標題文字（title case）318
表の題目
　ポスター 298
ピリオド 3t
ピリミジン（pyrimidine）259f
被リンク（incoming link）266
ビルド（build）330, 332f, 345

ふ
ファイル
　圧縮法 223
　命名規則 223, 228
フィネグルの第3法則 77q
部位別
　トピック 62
フィルター 235, 259
フィルタ補正逆投影法（filtered back projection：FBP）245
フォームコア 301
フォント（font）3t, 217, 222f, 270, 318
　——の種類と大きさ 270
フォントの置き換え（font substitution）341
　特殊文字 175

フォントの代替エラー（substitution error）302
不可逆圧縮（lossy compression）228
不確定な結果（indeterminate result）237
副罫線（minor rule）85t
複雑性（complexity）44
複数・一連の実験 160
複数形
　抄録 115
複製出版（duplicate publication）187, 197-199, 269
副題（subtitle）149
副編集長（associate editor）263
不採択 275
　——になった場合の対応 276
不採択率（rejection rate）264
不正 269
　——行為 184q
　——の検知 279q
縁取り
　——されたセル 80t
物質（substance）
　臨床・実験画像 174
不適切な操作（inappropriate manipulation）191
不特定動詞（nonspecific verb）41
太字（bold face）32, 58, 303
　ポスター 298
不必要に著者とする行為（gratuitous authorship）192, 269
フライアウェー 334
プライバシー
　——の権利 184
プライバシールール（Privacy Rule）185
プラスミド作製（construction）278
プラセボ 36
フラッシュメモリ
　ポスター 302
フランス科学アカデミー 4
フリーライティング（freewriting）61
ブリストル紙 301
プリン（purine）259f
フルモーションビデオ 330
プレイスホルダー（place holder）336
プレゼンテーション画像（presentation image）212
プレゼンテーションソフト 324
プレッシャー

　　　　金銭的または昇進への―― 189
付録（appendix）
　　論文の―― 156
プログラム案内（program
　　announcement：PA）122, 129
プログラム概要 136
プログラム評価（program
　　evaluation）133
プロジェクター 329, 334
プロジェクト管理（project
　　management）133
プロジェクト担当責任者（project
　　director）122, 123, 127
プロジェクトの事業化 125
プロセスカラー 225
ブロット（blot）256, 258
　　――の境界 258
プロット記号（plotting symbol）93,
　　94f, 97
プロテオミクス（proteomics）12
プロテオミクス基準活動（Proteomics
　　Standards Initiative）12
文献（reference）55, 113f, 168, 169q,
　　171, 194t, 338, 338f
　　――スタイル 145t
　　考察の項 166
　　引用―― 167
　　不必要な―― 168
　　――管理ソフト 169, 171, 272
　　――の形式 270
　　――研究 359
文献に基づく医療（literature-based
　　medicine）1
文献リスト（references）144, 169, 170t
　　ポスター 298
文献レビュー（literature review）155
　　抄録 168
文章 302q
　　writing 29
　　――の正確さ 29
　　――の効果 29
　　――の論理と意味 35
　　――の計画 56
　　――の草稿 62
　　――の修正 64
　　――の推敲 66
　　――のスタイル 68
文章的標題（sentence title）147
文章用のスライド
　　一般的な文字の大きさ 320f

文書化に基づくレビュー
　　（documentation-based
　　review）284
分子量マーカー 256f
分析画像 233
分析感度（analytic sensitivity）158
分析機能（analytic function）77, 86
分析的な表（analytical table）77t, 80t,
　　173
分析的編集（analytical editing）66, 67,
　　284
文の文法上の主語（grammatical
　　subject of the sentence）44
文法（grammar）283
　　――上の正確さ 29
　　――規則 270
文脈（context）32, 72
分類データ 90
分類ラベル 93

へ

平均値（mean）73
平均値の標準誤差（standard error of
　　the mean：SEM）60, 163
平行型（parallel pattern）62, 160, 161t
　　構成方法の比較 63t
平行記号（parallel mark）85t
米国医学図書館協会（Medical Library
　　Association）5t, 155q, 276q, 282q
米国医師会（American Medical
　　Association：AMA）6, 7t, 55, 169
米国医師会誌（*Journal of the American
　　Medical Association*：*JAMA*）160q,
　　172q
米国医師会スタイルマニュアル（*AMA
　　Manual of Style*）154
米国科学アカデミー（National
　　Academy of Sciences：NAS）19,
　　184q, 203q
　　生物学的実験材料の共有 277
米国科学情報研究所（Institute for
　　Scientific Information）265, 358
米国科学振興協会（American
　　Academy for the Advancement of
　　Science：AAAS）7t, 18
米国化学会（American Chemical
　　Society：ACS）55, 169
米国学術研究会議（National Research
　　Council：NRC）186
米国規格協会（American National

Standards Institute：ANSI）4, 7t
米国技術情報局（National Technical Information Service：NTIS）165
米国近代語学会（Modern Language Association：MLA）169
米国研究公正局（US Office of Research Integrity）192, 229
米国国立衛生研究所（National Institutes of Health：NIH）57, 128, 137t, 280
　――の助成金申請書におけるよくある誤り　137t
　参照番号　280
米国国立医学図書館（National Library of Medicine：NLM）5t, 7t, 9t, 57, 121, 123, 170, 186, 199, 280
米国国立科学財団（National Science Foundation：NSF）6, 7t, 121, 123
米国国立生物工学情報センター（National Center for Biotechnology Information：NCBI）165, 171
米国疾病管理予防センター（Centers for Disease Control and Prevention：CDC）121, 123
米国食品医薬品局（Food and Drug Administration：FDA）15, 38, 188, 203
米国神経放射線医学会　108
米国心臓協会（American Heart Association）263
米国精神医学会（American Psychological Association：APA）169
米国生物科学協会（American Institute of Biological Sciences）6
米国著作権法（United States copyright law）197
米国内科学会（American College of Physicians）10
米国物理学協会（American Institute of Physics：AIP）169
米国メディカルイラストレーター協会（Association of Medical Illustrators）5t
米国メディカルライター協会（American Medical Writers Association：AMWA）5t, 6, 203, 282
米国臨床腫瘍学会　108
並列構造（parallel construction）44

並列構文　117
ページサイズ　273
ページ番号　146
ページランク（PageRank）266
ページ料（page charge）264, 277
ベクターグラフィック（vector graphic）223
ベック抑うつ調査表（Beck Depression）157
別刷（reprint）146, 264, 279
ヘルシンキ宣言（Declaration of Helsinki）183
編集委員　274
編集委員会（editorial board）263
編集規則　279
編集者（editor）21q, 66, 274, 284
　守秘義務　201
　――が求めること　269
編集者宛の添え状（cover letter to the editor）145, 167
編集者宛の添え状（submission letter to the editor）195
編集スタッフ（journal staff）263
編集責任者（managing editor）278
編集長（editor-inchief）263
変数（variable）88, 88t, 96f

ほ
ポイント　303, 310f
法王 Clement Ⅵ 世　3t
萌芽資金（seed money）123
棒グラフ　5t, 94, 299
放射光の色　225
放射性医薬品（radiopharmaceutical）247
放射性核種画像（radionclide imaging）247
報奨金（bounty）139
報知的抄録（informative abstract）9, 109, 110f, 145t
報知的見出し（informative heading）32, 49, 65
報知的ラベル（informative label）38
方法（methods）4, 49
　報知的抄録　109
　――の項　155
　――の項の構成　156
　ポスター　295, 298
方法の項
　基礎系論文　159, 160

臨床系論文 162
　インフォームドコンセント 184
方法論的論文（methodological article） 15
補間（interpolating） 216
北米放射線医学会 108
保健サービス事業（service delivery project） 122
保健サービス助成金 125, 129, 131
保護健康情報（protected health information：PHI） 185
拇指圧痕像（thumbprinting） 241f
保証人（guarantorship） 195
補助目盛り（tick mark） 93, 94f, 95
ポスター（poster） 291, 311q, 312
　──の役割 291
　──セッション 292
　──のテンプレート 293f
　──づくりの計画 294
　良い──の特徴 294t
　抄録の標題 298
　著者資格 298
　──デザイン 304f, 309f
　──の設置 311
　──の発表 312
　──の撤去 312
補足資料（supplemental material） 280
補足データ（supplemental data） 164, 165
保存機関（repository） 20
ポリメラーゼ連鎖反応法（polymerase chain reaction：PCR） 60
ホルター心電図 249
本（book） 21
本文（text） 144
翻訳版（translation） 199

ま

マーフィーの科学的法則 77q
マイクロアレイ（microarray） 12
　──データ 165
マイクロアレイ遺伝子発現データ学会（Microarray and Gene Expression Data Society：MGED） 12
マイクロアレイ実験についての最小限情報（Minimum Information About a Microarray Experiment：MIAME） 12
マイクロバブル超音波造影剤（microbubble contrast medium） 243
マウス精選群（selection of mice） 278
前刷り（preprint） 19
マクロ編集（macroediting） 67
マッチングファンド（matching fund） 125, 126
マット紙 301
丸括弧（parenthesis） 169
丸印（circle） 238
マルフォード図書館（Mulford Library） 144, 162, 268
回りくどい表現（circumlocution） 116

み

右行端未調整（ragged right）（unjustified） 57, 302, 321f, 324, 338
ミクロ編集（microediting） 67
ミシシッピバレー・メディカルエディター協会（Mississippi Valley Medical Editors Association） 5t, 6
見出し（heading） 48, 85t
　スライド 337f
見出し的標題（headline title） 147
民間企業
　──の助成研究 138

む

無意味な単語（empty words） 44
　抄録 115
向き合う顔と壺の絵 213
無視症候群（disregard syndrome） 196
無終止文（run-on sentence） 31t
無料配布ジャーナル（controlled-circulation journal） 17

め

目 234q
明快さ（clarity）
　望ましい──の特徴 33
名義レベル（nominal level） 157
名詞化（nominalization） 39, 41, 43t
　受動態 42
　抄録 115
名詞化された動詞（nominalized verb） 39
名詞化されていない動詞（unnominalized verb） 40
命名
　読者と語彙を共有 59
メシャ石碑 3t

メタアナリシス（meta-analysis）5t, 15, 162, 353, 357
メディカルイラスト
　──の学部 5t
メディカルライター（medical writer）66, 195, 282, 284
　製薬企業のマーケティング 193
メディカルライティング（medical writing）6, 67q
　──の形式化 5t
　一人称代名詞の使用 37
目盛り 94f
　──線 95
目盛り棒（calibration bar）
　画像 174
メモリ容量 340
免疫沈降法（immunoprecipitation）257

も
モアブ語 3t
網羅性（completeness）
　望ましい──の特徴 33
目次 32
目的（purpose or objective）110
目的の提示（purpose statement）
　助成金申請書 131
目的変数（response variable）355
目標設定 56
目録化（indexed）267
文字 338
文字サイズ（type size）217, 222f, 273
文字の大きさ 310f
文字のストローク 57
文字のフォントと大きさ
　ポスター 303
元の出典（original source）168
モノクロ 230
物事の種類（classes of things）38
模範文例（boilerplate）
　助成・契約事務室 124
模倣（imitation）198q
模様
　背景の── 327f
モンタージュ
　脳波の── 252
問題提示（problem statement）
　序論 153, 154

や
約束的抄録（promissory abstract）112
役割（function）
　画像 212
矢印（arrow）238
　写真 174

ゆ
有意水準（alpha level）159
有害事象（adverse event）106, 164
有効数字 86
　スライド 336
有効性試験（IND 研究）188
郵送による投稿 273
尤度比（likelihood ratio）100f
有用性（usability）32
ゆえに（therefore）48
豊かさ（richness）
　発表の── 342

よ
用語 65
　序論 155
陽性所見（positive finding）236
陽性対照 253, 258
陽電子断層撮影法（positron emission tomography：PET）247, 248f
要約（summary）106
　助成金申請書 137
要約された抄録 145t
要約線（summary line）97
要約統計量（summary statistic）74t, 86
要約文（summary statement）151
横座標（abscissa）93
　X 軸 175
横軸（horizontal scale）93, 94f
横長（landscape）317
横長書式（landscape format）302
横棒グラフ（bar chart）90, 91f
予算
　助成・契約事務室 124
　──が低く見積もられた計画 136
予算説明書（budget narrative）133
予測記述（forecasting statement）
　序論 153, 154
余白（margin）89, 273, 302
　ポスター 302
余白の幅 270
予備報告論文（preliminary

report）200
読みやすさスコア（readability score）49
読みやすさの公式（readability formula）49
四色プロセス（four-color process）225

ら

ライター 195, 202
ライティング（writing）4q, 30q, 32, 46q, 55
　──がどのように評価されるか 30
　目的 30
　本質的価値 30
　手段的価値 30
　機能としての価値 30
　効果的な── 32
　興味深い── 33
　おもしろい── 33
　効果的な── 37
　──のプロセス 61f
ラスタライズ処理（rasterization）225
ラット 15q
ラテン語 37
ラベル（label）72, 77, 90, 95, 217, 222f, 230, 258
　値の── 77
　わかりやすい順序 78f
　各軸の── 93
　──つきの目盛り 94f
　──のない補助目盛り 94f
　写真 174
　画像 212
　画像の裏面 230
ラミネート加工 301, 307
ランイン（追い込み）数式（run-in equation）175
欄外見出し（running head）145, 145t, 270
ランク
　──の高い学術誌 269
ランダム化（randomization）106
ランダム化試験 357
ランダム化比較試験（randomized controlled trials：RCTs）15, 162
　報告基準運動 7t
　──を報告するための CONSORT 声明 67
ランダム化比較試験の国際統一識別番号（International Standard Randomised Controlled Trial Number：ISRCTN）187

り

リーガリーズ（legalese）42
利益（benefit）
　インフォームドコンセント 184
利益相反（conflict of interest：COI）139, 145t, 146, 196q, 201, 270
　個人の── 202
　信条的な── 202
　個人的な── 202
　企業の── 202
　──の開示 273, 277
理解に基づくレビュー（comprehension-based review）283
利権（interest）
　交渉 68
リスク（risk）
　インフォームドコンセント 184
　──の記述 206
リスク因子の定義（risk-factor definition）
　陽性所見 236
リスク比（risk ratio）73
利得の枠組み（gain frame）204
リフレッシュレート（refresh rate）341
略語（abbreviation）38, 145t, 146, 152, 337
　抄録 115
　序論 155
　キャプション 173
　──表 270
　ポスター 298
略歴（biological sketch）130
理由
　画像を撮影した── 237
流行の言葉使い（trendy locution）51t
理論論文（theoretical article）14
リンク切れ（link rot）171
臨床画像
　──の掲載に関するガイドライン 239
臨床系論文（clinical research article）155
　──の特徴 162
　結果の項 163
臨床研究登録機関（primary registry）187
臨床試験（clinical trial）187, 200, 201

──の定義 187
臨床試験登録番号（trial registration number）146, 187
臨床試験名（trial name）148
倫理的課題
　学術出版 183

る
類義語 65
類似性
　スライド 324f
　ルビンの顔 213f

れ
レーザーポインター（laser pointer）346
レーン（lane）256, 256f, 258
レジデント（resident）351
列（column）85t
列（ボックス）見出し〔column（box）reading〕84
列見出し（column heading）85t
レボチロキシン 197
連結語 151
練習ライティング（practice writing）30, 31
　億劫に感じられる理由 31
連続階調画（continuous-tone art）（continuous-tone image）211, 218, 220f, 222f, 230
　最低解像度 215
連続型（sequential pattern）62, 161t, 160
　構成方法の比較 63t
連続記号（symbol chain）97
連続症例（consecutive patients）156
連続的開示（progressive disclosure）330, 332f
連続的強調（progressive emphasis）330, 333f
連続的データ 90
連続波ドップラー法（pulsed-wave or continuous-wave technology）244
連絡先（contact information）
　ポスター 298
連絡担当著者（corresponding author）146, 271, 276

ろ
ローマ数字

表や図 173
録音可能なグリーティングカード 311
ロゴ 329f, 330f
　所属団体の── 327
ロックフェラー大学出版
　デジタル画像の取り扱い 235
論説（editorial）16
論文
　──が出版されない一般的な理由 108
　掲載料 277
論文影響度スコア（article influence score）267
論理（logic）61
論理的根拠（rationale）284
論理的順番（logical order）150
論理的な欠陥（gap in the logic）
　方法 156
論理に基づくレビュー（logic-based review）283

わ
ワープロソフト 89
わかりやすい医学統計の報告：医学論文作成のためのガイドライン（*How to Report Statistics in Medicine : Annotated Guidelines for Authors, Editors, and Reviewers*）10, 67, 72, 158, 162, 172, 204
わかりやすさ（comprehensibility）32
枠組みづくり（framing）204, 205t
枠線
　セル 173
私（I）
　一人称単数形 37
私達（We）
　複数形 37
　──の経験を示した標題 149
わら人形論法（straw man argument）58
割合（proportion）73
割付け
　──の隠蔽 159

を
～を通して（through）37
～を通して（via.）37

A
a
　冠詞 115

Aモード 243
A Table Alphabeticall of Hard Words 3t
AAAS→米国科学振興協会（American Academy for the Advancement of Science：AAAS）
abbreviation（略語）38, 115, 145t, 146, 152, 155, 173, 270, 298, 337
ABC順
　著者の順番 193
abscissa（横座標）93, 175
absolute risk（絶対リスク）204
absolute risk reduction（絶対リスク減少率）204
abstract（抄録）55, 105–108, 114, 114q, 145t, 151, 152, 155, 168, 270, 298
academic rank（職位）138
Accademia dei Lincei 5t
accent color（強調の色）325
acceptance（原稿受理）265
account（口座）122
acknowledgments（謝辞）144, 167, 277
acquisition（撮影）234
ACS→米国化学会（American Chemical Society：ACS）
activity statement（活動記述）153, 154
actual subject of the thought（思考上の真の主語）44
Adams, Ansel 212q, 244q
additional cost（追加料金）225
additive color（加法的な色）225
adenine（アデニン）259f
Adobe Freehand 223, 301
Adobe Illustrator 223, 224t, 301
Adobe Photoshop 223
　Adobe Gamma 227
adverse event（有害事象）106, 164
advertising rate（広告料金）264
advertising revenue（広告収入）263
AI 224t
AIP→米国物理学協会（American Institute of Physics：AIP）
Alderott, iTaddeo 3t
Alexander, Christopher 225q
Allbutt, Thomas Clifford, Sir 55q
alley（段間）216
alpha level（有意水準）159
alphabetic-numeric system（アルファベット・番号方式）169
Al-Qanun fi al-Tibb（*The Canon of Medicine*：医学典範）3t

Al-Razi 3t
alternative hypothesis（対立仮説）130
AMA Manual of Style（米国医師会スタイルマニュアル）6, 7t, 154
AMA→米国医師会（American Medical Association：AMA）
ambiguity（曖昧さ）33
American Academy for the Advancement of Science：AAAS（米国科学振興協会）7t, 18
American Academy of Orthopaedic Surgeons 107, 108
American Chemical Society（ACS）スタイル 170t
American Chemical Society：ACS（米国化学会）55, 169
American College of Physicians（米国内科学会）10
American College of Rheumatology 107
American Heart Association（米国心臓協会）263
American Illustrated Medical Dictionary 5t
American Institute of Biological Sciences（米国生物科学協会）6
American Institute of Physics（AIP）スタイル 170t
American Institute of Physics：AIP（米国物理学協会）169
American Journal of Surgery 149
American Medical Association（AMA）スタイル 170t
American Medical Association：AMA（米国医師会）6, 7t, 55, 169
American Medical Writers Association：AMWA（米国メディカルライター協会）5t, 6, 203, 282
American National Standards Institute：ANSI（米国規格協会）4, 7t
American Psychological Association（APA）スタイル 170t
American Psychological Association：APA（米国精神医学会）169
American Review of Respiratory Disease 8
amino（アミノ）259f
amount of detail（詳細の量）253
amount（データの量）86

索引・訳語一覧

AMWA→米国メディカルライター協会（American Medical Writers Association：AMWA）
an
　冠詞 115
analog tracing（アナログ出力記録）212, 237
analytic function（分析機能）77, 86
analytic sensitivity（分析感度）158
analytical editing（分析的編集）66, 67, 284
analytical table（分析的な表）77t, 80t, 173
animation（アニメーション）316, 330
Annals of Internal Medicine 7t, 8, 17, 171, 200, 265, 266
Annual Reviews of Immunology 267
anonymity（匿名性）185, 186f, 239, 240f
anonymizing（匿名化）184
anonymous authorship（著者の匿名化）193
ANSI→米国規格協会（American National Standards Institute：ANSI）
antecedent（先行詞）31t
antibody binding（抗体結合）257
antibody（抗体）257
APA→米国精神医学会（American Psychological Association：APA）
appendix（付録）
Apple Chancery 318, 319f
Apple QuickTime 231
AppleWorks 317
applied journal（応用学術誌）17
applied writing（実用ライティング）30, 31
approach（研究方法）137t
AP像〔anterior-posterior view（前後像）〕241f, 242
archival journal（記録学術誌）17
archival reserch（資料調査）358
Archives of Dermatology 107
Arial 112, 272, 319f, 320f
ArrayExpress 166
arrow（矢印）174, 238
Art and Practice of Medical Writing 5t, 6
art（技術）90
article in press（印刷中の論文）277
article influence score（論文影響度スコア）267
artifact（アーチファクト）228, 229q, 234, 238, 254
Asch, Sholem 46q
Asimov, Isaac 239q
assent（賛同）184
assertion-evidence organization（主張・エビデンスの構成）335, 335f
associate editor（副編集長）263
Association for Scientific Journals（科学ジャーナル協会）7t
Association for the Assessment and Accreditation of Laboratory Animal Care（国際実験動物管理認定協会）186
Association of Medical Illustrators（米国メディカルイラストレーター協会）5t
asterisk（アスタリスク）85t
audience（聴衆）315, 316
audio clip（オーディオクリップ）334
Audio Interchange File Format（AIFF）231
auditor（監査担当者）56
authenticity（信憑性）195
author（著者）20, 37, 68, 272, 282
　一人称代名詞 37
author's editor（著者担当編集者）195, 279
Authors Guild（著者案内）21
authorship（著者資格）68, 143, 145, 192, 194, 194t, 204, 273, 298
Avicenna 3t
axis of the scan（走査軸）247
Ayurveda 3t

B

background or context（背景）110, 214, 222f, 295, 298, 326, 326f
background statement（背景記述）153, 154
background subtraction（背景差し引き）235, 259
Ballou, Hosea 114q
Baltimore, David 281
band-pass filter（帯域通過フィルター）174
bar chart（横棒グラフ）90, 91f
basic research article（基礎系論文）155, 159, 160, 161t

Beck Depression（ベック抑うつ調査表）157
benefit for compensation（給付金）122
benefit（利益）184
Berlin Declaration on Open Access to Knowledge in the Sciences and Humanities（科学と人文科学における知識のオープンアクセスに関するベルリン宣言）9t
Bezwoda, Werner 190
bias（バイアス）156, 204, 355
bibliographic negligence（引用文献の不注意）196
Billings, John Shaw 5t
bio marker（バイオマーカー）157
biological sketch（略歴）130
BioMed Central 7t, 18
biomedical image（生物医学的画像）12, 233, 234
biomedical writing（生物医学ライティング生物医学ライティング）3t, 5t, 7t, 9t
bitmapped graphic（ビットマップグラフィック）223
blinded peer review 4
blot（ブロット）256, 258
BMJ Case Reports 13
BMJ→*British Medical Journal*：*BMJ* 16
BMP 221, 224t
BMP 形式 340
boilerplate（模範文例）124
bold face（太字）32, 58, 298, 303
book（本）（書籍）21
bound margin（とじしろ）216
bounty（報奨金）139
Bowers, Warner F. 335q
box plot（箱型図）91
box-and-whisker plot（箱ひげ図）91
Boyer, Ernest 352
bracket（角括弧）169
Brain
　——の投稿規定 268
brief communication（短報）16
brightness（明るさ）212, 228, 235
Brinton, Willard C. 88q
Briscoe, Helen 90, 298q, 311q
British Journal of Dermatology 107
British Medical Association（英国医師会）263
British Medical Journal：*BMJ* 8, 16, 267, 279q
Brödel, Max 5t
budget narrative（予算説明書）133
build（ビルド）330, 332f, 345
bulleted list（箇条書き）292, 297f, 321f, 336
B モード 243

C
calibration（較正）227, 252
calibration and setting of equipment（機器の較正と設定）158
calibration bar（目盛り棒）174
calibration signal（較正信号）250
Call for Abstracts（抄録を募集）292
callout（引き出し線）217, 299
camera-ready print（出版できるように準備した写真）174
Canada Institute for Scientific and Technical Information：CISTI（カナダ国立科学技術情報機関）165
Canadian Medical Association Journal：*CMAJ*（カナダ医師会誌）64, 124q, 164q
Canvas 223
caption（キャプション）46, 72, 81, 82, 83, 87t, 93, 95, 144, 158, 172, 173, 212, 217, 218q, 229, 234, 237, 241f, 243f, 257, 258, 298
cardboard（厚紙）301
cartesian graph（直交座標系）93
cartesian graph（デカルトグラフ）93
cartesian graph（直交座標系）93
case report（症例報告）13
case series（症例集積）13, 73
case-control study（症例対照研究）14
Cases Journal 13
catch-up slide（キャッチアップ・スライド）336
Cawdrey, Robert 3t
CBE→生物学編集者会議（Council of Biology Editors：CBE）
CD
　——による投稿 273
CDC→米国疾病管理予防センター（Centers for Disease Control and Prevention：CDC）
Cell 170
Celsus 3t
Center for Information Biology Gene

Expression：CIBEX（生物遺伝発現情報センター）165
Centers for Disease Control and Prevention：CDC（米国疾病管理予防センター）121, 123
Chauliac, Guy de 3t
characteristic and qualification of judge（判定者の特性と資格）158
charge for permission to reprint figures（図版の転載許可料）264
charge for posting the article on open-access electronic journal（オープンアクセスの電子ジャーナルへの論文掲載料）264
charge for printing color photographs（カラー写真印刷料）264, 277
chart（チャート）88q, 90, 94, 173, 212, 299
Chemical Abstracts 267
cherry picking（いいとこ取り）191
Chicago 218, 230, 303, 318
Chicago Manual of Style（シカゴスタイル）169, 170t
China Editology Society of Science Periodicals（中国科学刊行物編集学会）283
Christmas letter（クリスマスレター）200
CIBEX→生物遺伝発現情報センター（Center for Information Biology Gene Expression：CIBEX）
cine CT 245
circle（丸印）238
circular argument（循環論法）160q
circulation（発行部数）267
circumlocution（回りくどい表現）116
circus atmosphere（サーカス興行のような雰囲気）334
CISTI→カナダ国立科学技術情報機関（Canada Institute for Scientific and Technical Information：CISTI）
citation amnesia（引用忘れ）196
citation metric（引用指標）265
citation plagiarism（引用盗用）196
citation（引用表示）85, 168
Citing Medicine：the NLM Style Guide for Authors, Editors, and Publishers 171
ClarisWorks 317
clarity（明快さ）33
classes of things（物事の種類）38

classification of manuscript review（原稿レビューの分類）66
classification of manuscript review（原稿レビューの分類）66, 283
Clement VI 世 3t
Cleveland 93
Cleveland, William 90
Cleveland の点図表 91, 91f
Clinical Case Reporting in Evidence-Based Medicine 13
clinical research article（臨床系論文）155, 162, 163
clinical trial（臨床試験）187, 200, 201
ClinicalTrials. gov 188, 189, 280
closed circle（黒丸）97
cluster（集合）73
CMAJ→カナダ医師会誌（*Canadian Medical Association Journal*：*CMAJ*）
CMYK（cyan-magenta-yellow-black）221, 225, 226
co-author（共著者）67, 159, 194t
Codec（コーデック）231
coherence（一貫性）48
cohort study（コホート研究）14
COI→利益相反（conflict of interest：COI）
color depth（色深度）221, 224t, 227
color image（カラー画像）94, 225
color model（色モデル）221, 225
color space（色空間）225
color（色）316, 325, 326f, 327, 340
colorize（色彩化）255
Colton, Charles Caleb 48q
column（縦の段）（列）85t, 216, 302
column（box）heading〔列（ボックス）見出し〕84
column chart（縦棒グラフ）90, 91f
column heading（列見出し）85t
combination art（コンビネーション画）211
command of the topic（課題遂行能力）138
commentary（解説）16
Commerce Business Daily 128
communication（コミュニケーション）1, 29, 30, 31, 34, 35, 37, 56, 59, 64, 71, 81q, 105, 235q, 316
comparator（比較群）148
comparison between values or

between groups（値や群の間の比較）73
comparison（比較）73
competing interest（競合利益）201
completeness（完全さ）284
completeness（網羅性）33
complexity（複雑性）44
component value（成分値）73
comprehensibility（わかりやすさ）32
comprehension-based review（理解に基づくレビュー）283
compression and decompression（圧縮と解凍）231
computed tomography：CT（コンピューター断層撮影）244, 245f
concept paper（研究概要書）127
concept（構想）127
conceptual outline（概念的アウトライン）61, 61f
conclusions（結論）109, 110, 144, 295, 298
conference proceedings（学会講演集）112, 113f
conference（学会）291
confidence band（信頼帯）95
confidence interval（信頼区間）95, 164, 331f
conflict of interest：COI（利益相反）139, 145t, 146, 196q, 201, 202, 270, 273, 277
confounding（交絡）156, 356
conjunction（接続詞）51t, 151
consecutive patients（連続症例）156
Consila（医学病歴本）3t
CONSORT 声明（Consolidated Standards for Reporting Trials Statement）7t, 10, 162, 200, 268
　拡張版 162
　──の改正 200
construct（人工的な遺伝子）278
construction（プラスミド作製）278
contact information（連絡先）298
contamination（混入）258
content（内容）212
context（文脈）32, 72
Continuing Medical Education（生涯教育）274
continuous level（間隔レベル）157
continuous-tone image（連続階調画）211, 215, 218, 220f, 222f, 230

contract（委託契約）122
contracts office（契約事務室）123
contrast ratio（コントラスト比）241
contrast（コントラスト）212, 235, 241, 242, 255, 328f
contributor（研究貢献者）167
contributorship（研究貢献者）195
control（対照）106
controlled-circulation journal（無料配布ジャーナル）17
cooking the data（データの調理）191
coordinate system（座標系）72
copyediting（原稿整理）66, 67, 283
copyeditor（原稿整理編集者）278
Corel Photo Paint 223
Corel Presentations 317
CorelDRAW 223, 301
coronary artery bypass surgery（冠動脈バイパス手術）38
correlation coefficient（相関係数）73
corresponding author（連絡担当者）146, 271, 276
Council of Biology Editors：CBE（生物学編集者会議）6, 7t
Council of Science Editors：CSE（科学編集者会議）6, 55, 67, 169, 283
counted quantity（計数値）73
counter citation（反論引用）265
county（地方自治体）125
cover letter to the editor（編集者宛の添え状）145, 167
cover letter（添え状）19, 271
credibility（信頼性）138
criminally negligent homicide（過失致死罪で刑事罰）191
critical appraisal（批判的吟味）67, 351
critical thinking（批判的思考）90
Crocke, David Stern 34q
cropping（切り抜き）219, 221f, 258
cross-sectional study（横断研究）14
CSE→科学編集者会議（Council of Science Editors：CSE）
CT スキャン（CT scan）245
CT→コンピューター断層撮影（computed tomography：CT）
cut-in heading（組み入れ見出し）84, 85t, 88, 88t
Cutler, J. Linwood 17q
cytosine（シトシン）259f

D

dagger（ダガー）85t
dangling participle（懸垂分詞）51t
dashed line（破線）97
data dredging（データ浚渫）191
data field（データ領域）78, 81, 85t, 89, 92f, 93, 94f, 95
data point（データ点）95
date（研究期間）148
Davidson, Henry 229q
Davies, Robertson 234q
Davis, Egerton Yorrick
　William Osler 190
Dawson, Warren R. 9q
DDBJ→日本 DNA データバンク（DNA Data Bank of Japan：DDBJ）
De Humani Corporis Fabrica（人体解剖学）3t
De Re Medica（医学百科事典全 8 巻）3t
De Sallo, Denis 6q
DeBakey, Lois 144q
deception（ごまかし）190
decimation rate（デシメーション率）248
decimation（デシメーション）247
decision aid（意思決定支援）98
decision table（意思決定表）100
decision-making（意思決定）54, 56, 100, 101f
decked（デッキド）見出し 84
Declaration of Helsinki（ヘルシンキ宣言）183
declarative title（宣言的標題）146, 292
deliverable（成果物）132
demographic（人口統計的）237
Dempster, James H. 67q
density（濃淡）242
depreciation（減価償却費）134
depth electrode（深部電極）250
descriptive abstract（記述的抄録）109, 109f
descriptive statistics（記述統計量）73
descriptive（記述的）49
design（デザイン）148
design（研究デザイン）106
Designing Technical Reports 30q
Device Independent Bitmap（DIB）224t

diagnostic definition（診断的定義）236
diagnostic image（診断画像）213, 233, 235
diagnostic sensitivity（診断における感度）158
diagnostic specificity（特異度）158
diagram（ダイアグラム）212
Dictionary of the English Language 5t
difference（差）73
diffusion weighted：DW（拡散強調）246f
digital object identifier：DOI（デジタルオブジェクト識別子）171
direct cost（直接経費）133
direction of the flow of information（情報が流れる方向）30
disclosure（謝辞・開示）298
discussion（考察）4, 49, 144, 166, 298
display equation（ディスプレイ数式）175
disregard syndrome（無視症候群）196
divided bar and column chart（積み上げ棒グラフ）91, 92f
divided publication（細切れ出版）187, 200, 269
DNA Data Bank of Japan：DDBJ（日本 DNA データバンク）165, 277
DNA 塩基配列決定法（DNA sequencing）260
documentation-based review（文書化に基づくレビュー）284
doppler mode（ドップラーモード）244
Dorland, William 5t
dot chart（点図表）79f, 90, 92f, 299
dots per inch：dpi（ドット数）215, 300
dotted line（点線）97
double asterisk（ダブルアスタリスク）85t
double dagger（ダブルダガー）85t
double-space（ダブルスペース）58, 173, 322
dpi→ドット数（dots per inch：dpi）
Dr. Fad 140q
drafting（草稿）55, 62
DragMath
　数式 174
drawing（描画）173, 211, 214
duplicate publication（複製出版）187, 197–199, 269

Durost, Walter N. 72q
Dynamic Markov Compression
　　（DMC）法 228

E
EBM→evidence-based medicine：
　　EBM 1
EBM ムーブメント（evidence-based
　　medicine movement） 10
ECG→心電図
　　（electrocardiogram） 249
echo time（エコー時間） 247
ECoG→皮質電図
　　（electrocorticography：ECoG）
economy（簡潔さ） 33
editor（編集者） 21q, 66, 201, 269, 274,
　　284
editorial board（編集委員会） 263
editorial（論説） 16
editor-inchief（編集長） 263
EEG→脳波（electroencephalogram：
　　EEG）
effect size（効果サイズ） 356
Eigenfactor：EF（アイゲンファクタ
　　ー） 266, 267
Einstein, Albert 122q
EKG→心電図
　　（electrocardiogram） 249
electrocardiogram（心電図） 249, 249f,
　　250
electrocardiography（心電図記録
　　法） 249
electrocorticography：ECoG（皮質電
　　図） 250
electroencephalogram：EEG（脳
　　波） 250, 251f, 252, 252f
electroencephalography（脳波検
　　査） 250
eligibility requirement（応募資格） 129
Elliot, T. S. 268q
ellipsis（省略記号） 87
Elsevier 281
EMBASE 267, 358
emphasis（重点）
　段落 48
empty clause（空節） 42
empty words（無意味な単語） 44, 115
Encapsulated PostScript（EPS） 221,
　　224t, 225
EndNote 172

Endpoint（結果） 148
enhanced radiograph（強調X線写
　　真） 242
Enhancing the QUAlity and
　　Transparency Of health Research
　　（EQUATOR イニシアティブ） 11, 162
enlargement（引き伸ばし） 217, 221f,
　　230, 254
environment（環境） 137t
environmental condition（環境条
　　件） 157
ePosters. Net 313
EPS 224t
equation and mathematical expression
　　（数式） 95q, 117, 174
EQUATOR イニシアティブ
　　（Enhancing the QUAlity and
　　Transparency Of health
　　Research） 11, 162
equivocal result（あいまいな結果） 236
Erasmus' *New Testament* 3t
error bar（エラーバー） 90, 91f, 95,
　　329f
error（誤差） 156
estimated treatment effect（推定治療
　　効果） 164
et alia 169
European Association of Science
　　Editors：EASE（欧州科学編集者
　　協会） 7t, 283
European Bioinformatics Institute：
　　EBI（欧州バイオインフォマティ
　　クス研究所） 165
European Medical Writers
　　Association：EMWA（欧州メディ
　　カルライター協会） 6, 282
European Molecular Biology
　　Laboratory：EMBL（欧州分子生
　　物学研究所） 165, 277
evidence-based medicine movement
　　（EBM ムーブメント） 10
evidence-based medicine：EBM（エビ
　　デンスに基づく医療） 1
evidence-based writing and editing
　　（エビデンスに基づくライティング
　　と編集） 29
evocative（喚起的） 238
exact value（正確な値） 78, 79f
exaggeration（おおげさな表現） 51t
Excerpta Medica 267

索引・訳語一覧　395

expanded abbreviation（拡張略記）85, 85t
experimental article（実験論文）14
experimental condition（実験条件）157
experimental considerations（実験的検討）144
experimental design（実験のデザイン）355
experimental method（実験方法）4, 137t, 156, 160
experimental section（実験の項）155
explanatory variable（説明変数）86, 355
Exploratory Data Analysis 7t
e プリント 19
e ロケーター（e-locator）171

F

F1000（Faculty of 1000）ファクター 281
fabrication（捏造）189, 190, 269
facility and administrative costs（設備・管理費）134
fair use（公正な利用）197
falsification（改ざん）189, 191, 269
Faraday, Michael 316q
FDA→米国食品医薬品局（Food and Drug Administration：FDA）
FDA 改生法（Federal Drug Administration Amendment Act：FDAAA）189, 280
Federal Register 128
Field of View：FoV（撮像野）247
figure number（図番号）93
figure（図）144, 172, 218q, 225q
filtered back projection：FBP（フィルタ補正逆投影法）245
final decision（最終決定）276
first author（筆頭著者）146, 193
first draft（素稿）60
first-person pronoun（一人称代名詞）37
Fishbein, Morris 5t, 6, 38q, 172q
fitting process（当てはめのプロセス）97
fixation（固定されたもの）197
Flesch-Kincaid 読解可能な学年レベル 50
flow chart（流れ図）100

fluorochrome（蛍光色素）255
FOA→研究助成案内（funding opportunity announcement：FOA）
font substitution（フォントの置き換え）175, 341
font（フォント）3t, 217, 222f, 270, 318
Food and Drug Administration：FDA（米国食品医薬品局）15, 38, 188, 203
footnote（脚注）83, 85, 329f, 338
for example（たとえば）48
forecasting statement（予測記述）153, 154
formative evaluation（形成的評価）133
Foundation Center（財団情報センター）128
four-color process（四色プロセス）225
FoV→撮像野（Field of View：FoV）
Fowler, Gene 56q
framing（枠組みづくり）204, 205t
Franklin, Benjamin 39t
fraud（詐欺）192
Free Lossless Audio Codec（FLAC）231
freewriting（フリーライティング）61
fringe benefit（諸手当）133
Froben, Johann 3t
fulfillment house（管理業者）278
function（役割）212
functional MRI：fMRI（機能的 MRI）246
funding agency（助成機関）121–124, 127, 136, 137
funding guideline（助成指針）122, 129
funding opportunity announcement：FOA（研究助成案内）122

G

gain frame（利得の枠組み）204
Galen 3t
galley（ゲラ刷り）279
Gallo, Robert C. 192, 281
Gantt chart（ガントチャート）133, 134f
Gantt, H. L. 133
gap in the logic（論理的な欠陥）156
Garfield, Eugene 7t, 265
gating（同期）247
Gauss, Karl Friedrich 107q

gel electrophoresis（ゲル電気泳動）256
gel（ゲル）256f, 259
GenBank 165, 277
Gene Expression Omnibus：GEO（遺伝子発現情報オムニバス）165
general medical journal（総合医学誌）17
general supervision（一般的な指揮）192
Genomics Standards Consortium（ゲノミクス基準コンソーシアム）12
genomics（ゲノミクス）12
Gesta Lynceorum 5t
Getting to Yes：Negotiating Agreement Without Giving In 68
Geus, Arie de 134q
ghost author（ゴースト著者）193, 203
ghost authorship（ゴースト著者による代作）193, 195
ghost writership（ゴーストライターによる草稿）194
GIF→Graphic Interchange Format（GIF）
Glidden, Carlos 5t
goal（到達目標）131
Godwin, Gail 342q
Good English for Medical Writers 147q
Google 266
Google Scholar 281
Gould, George M. 6, 155q, 276q, 282q
gradient echo（勾配エコー）247
grammar（文法）29, 270, 283
grammatical subject of the sentence（文の文法上の主語）44
grant award（助成金交付）122
grant proposal（助成金申請）122, 125
grant seeker（助成金の希望者）124
grant（助成金）121, 122, 123, 126
graph（グラフ）5t, 71, 72, 77, 79f, 81, 90, 93, 94, 95, 98, 99f, 173, 212, 299
graphic arts（グラフィックアート）94
Graphic Interchange Format（GIF）224t, 227
　——ファイル 339f
　——形式 340
gratuitous authorship（不必要に著者とする行為）192, 269
gravity sag view（膝グラビティ撮影法）242

gray scale（グレースケール）211, 218, 230, 343
gray tone（グレートーン）220f, 230
Gregg, Alan 284q
group assignment（群割付け）159
group of individual value（個々の値の群）73
group of value（値の群）73, 76f
group（群）73, 74t, 76f, 87t
guanine（グアニン）259f
guarantorship（保証人）195
guest author（ゲスト著者）193, 194
guest authorship（ゲストとして著者とする行為）4, 49, 110, 144, 195
Gut 170
Gutenberg, Johann 2, 3t
gutter（のど）216
Chauliac, Guy de 3t

H

h 指数 281
h index 281
Hakuta, Ken 140q
half-life（半減期）249
half-tone（網点）215
Haller, Albert von 5t
handout（配布資料）326, 343, 344f, 345
hard carriage return（改行）89
hard cash（現金）126
Harnad, Stevan 7t
Harper's Magazine 284q
Harvard system（ハーバード方式）169
hazard ratio（ハザード比）73
heading（見出し）48, 85t, 337f
headline title（見出し的標題）147
headnote（頭注）82, 84, 85t
Health Insurance Portability and Accountability Act：HIPAA（医療保険の相互運用性と説明責任に関する法律）185
helical CT 245
Helvetica 218, 230, 303, 318
Herford, Oliver 272q
Hewitt, Richard M. 95q, 189q, 194t
hierarchical outline（階層的アウトライン）62, 63f
high-density array（高密度配列）250
HIPAA→医療保険の相互運用性と説明責任に関する法律（Health

Insurance Portability and Accountability Act：HIPAA）
Hippocrates 3t
Hirsch index 281
Hirsch number 281
Hirsch, Jorge 281
Holmes, Oliver Wendell Sr. 38q
honest error（意図的でない間違い）190
Hooke, Robert 5t
horizontal line（rule）〔水平線（罫線）〕84
horizontal scale（横軸）93, 94f
horizontal（水平）317
How to Lie with Charts 291q
How to Report Statistics in Medicine：Annotated Guidelines for Authors, Editors, and Reviewers（わかりやすい医学統計の報告：医学論文作成のためのガイドライン）10, 67, 72, 158, 162, 172, 204
HP ポリプロピレン紙 311
Huth, Ed 8
Huygens, Christiaan 5t
hybridization（ハイブリダイゼーション）257

I
I（私）
　一人称単数形 37
IACUC→動物実験委員会（Institutional Animal Care and Use Committee：IACUC）
Ibn Sina 3t
icEEG→頭蓋内脳波（intracranial EEG：icEEG）
ICMJE→国際医学雑誌編集者会議（International Committee of Medical Jounal Editors：ICMJE）
ICMJE 基準 188
ICTRP→国際臨床試験登録プラットフォーム（International Clinical Trials Registry Platform：ICTRP）
ICV→コペルニクス指数値（Index Copernicus Value：ICV）
idea（計画案）127
idea（思考）61
identifying feature（識別情報）184
idiom（成句）51t
IEC→独立倫理委員会（Independent Ethics Committee：IEC）
illustration（イラスト）173, 212
image enhancement and modification（画像の処理と修正）235
image layer（画像レイヤー）339f, 340
image（画像）174, 211, 214f, 228, 229, 233, 234, 237, 238, 253, 254, 300, 328, 329
imagery（心象）300f
imitation（模倣）198q
immunoprecipitation（免疫沈降法）257
Impact 318
Impact Factor（インパクトファクター）7t, 265
Impress 301, 317
IMRAD（Introduction, Methods, Results And Discussion）9, 145t, 270
──形式 4, 5t, 62, 130, 144
in kind contribution（金銭に換算）126
inappropriate manipulation（不適切な操作）191
incentive（動機）139
incoming link（被リンク）266
Independent Ethics Committee：IEC（独立倫理委員会）184
InDesign 301
indeterminate result（不確定な結果）237
Index Copernicus Value：ICV（コペルニクス指数値）267
Index Medicus 5t
index term（索引語）146, 152, 272
indexed color（インデックスカラー）227
indexed（目録化）267
indexing agency（索引作成機関）267
indicative abstract（指示的抄録）109, 109f
indicative title（指示的標題）146
indicator（指標）157
indirect cost（間接経費）134
individual value（個々の値）73
industry-sponsored research（企業出資型研究）138-140, 198, 202
IND 研究（有効性試験）188
informative abstract（報知的抄録）9, 109, 110f, 145t
informative heading（報知的見出

し）32, 49, 65
informative label（報知的ラベル）38
informed consent（インフォームドコンセント）156, 184
Ingelfinger-Relman ルール 188, 199, 269
initial capital（頭文字のみ大文字）318, 320f
initial decision（初回の決定）275
initialism（頭文字語）38
inline equation（インライン数式）175
Innovation Guide Project 7t
innovation（独創性）137t
Institute for Scientific Information（米国科学情報研究所）265, 358
Institute of Electrical and Electronics Engineers（IEEE）スタイル 170t
Institute of Electrical and Electronics Engineers：IEEE（アメリカ電気電子学会）7t
Institutional Animal Care and Use Committee：IACUC（動物実験委員会）156, 186
institutional capability statement（機関能力報告書）131
institutional or library subscription（研究機関や図書館の定期購読料）263
institutional resource（施設資源）38
Institutional Review Board：IRB（施設内審査委員会）156, 184
instructions for authors（投稿規定）145, 145t, 149, 151, 165, 227, 269–271
intensity（輝度）226, 228, 258
intention-to-treat 解析 159
interest（利権）
　交渉 68
interest（興味深さ）33
interest（利権）68
intermediate result（中間結果）160
intermediate result（中間的な結果）236
International Clinical Trials Registry Platform：ICTRP（国際臨床試験登録プラットフォーム）187
International Committee of Medical Jounal Editors：ICMJE（国際医学雑誌編集者会議）7t, 8, 187, 194t, 280
International Congress on Peer Review in Biomedical Research（生物医学出版の査読国際会議）7t
International DOI Foundation（国際DOI財団）171
International Publication Planning Association：TIPPA（国際出版物計画協会）203
International Society of Medical Publication Professionals：ISMPP（国際医学出版専門員学会）203
International Standard Randomised Controlled Trial Number：ISRCTN（ランダム化比較試験の国際統一識別番号）187
interpolating（補間）216
interpolation（内挿）248
interpretation（評価）234
interquartile range〔四分位（数）範囲〕36, 73, 92
interrogative title（疑問形の標題）148
interrupted line（長鎖線）97
intervention or methods（介入／方法）110
intervention（介入）106, 148
intracranial EEG：icEEG（頭蓋内脳波）250
introduction（序論）4, 49, 109, 144, 152–155
Inventarium sive Chirurgi Magna 3t
investigational new drug（開発中の新医薬品）188
investigator（研究者）137t
investigator-initiated proposal（研究者主導型助成金申請書）127
ISMPP→国際医学出版専門員学会（International Society of Medical Publication Professionals：ISMPP）
isoelectric point：pI（等電点）257
ISRCTN→ランダム化比較試験の国際統一識別番号（International Standard Randomised Controlled Trial Number：ISRCTN）
italic type（イタリック体）3t, 10, 32, 58, 303, 318
iterative recon struction：IR（逐次近似法）245

J
JAMA→米国医師会誌（*Journal of the American Medical Association*：

JAMA）
Jamieson, Kathleen Hall 257q
Japan Medical and Scientific Communicators Association：JMCA（日本メディカルライター協会）283
Jasc Paintshop Pro 223
Jefferson, Thomas 128q
Jenick, Milos 13
JMCA→日本メディカルライター協会（Japan Medical and Scientific Communicators Association：JMCA）
Johnson, Samuel 5t, 59q, 263q
Joint Photographic Experts Group〔JPG（JPEG）〕224t, 228, 340
Jones, Gerald E. 291q
Journal Citation Reports 265-267
Journal des savants 4, 5t, 19q
　最初の学術誌 2
　──の創始者 6q
Journal of Antimicrobial Chemotherapy
　不採択率 265
Journal of Biological Chemistry 266, 267
Journal of Biological Systems 267
Journal of Cell Biology
　画像のデジタル処理 229
Journal of Clinical Investigation 171, 270
Journal of Clinical Oncology 190, 216
Journal of Irreproducible Results 17
Journal of Knee Surgery 17
Journal of Last Resort〔最後の楽園（頼み）誌〕17
Journal of Medical Case Reports 13
Journal of Medical Education 44q
Journal of Medical Internet Research（*JMIR*）7t
Journal of Pediatric Surgery 108
Journal of Physiology 186
Journal of Radiology Case Reports 13
Journal of the American Academy of Dermatology 107
Journal of the American Medical Association：*JAMA*（米国医師会誌）5t, 6, 8, 160q, 172q, 302q
Journal of the American Medical Writers Association 38q
Journal of the Medical Society of New Jersey 229q
Journal of the Michigan State Medical Society 67q
Journal of the National Cancer Institute 275
Journal of Virology 149
Journal of Visualized Experiments 18
journal staff（編集スタッフ）263
JPEG→Joint Photographic Experts Group〔JPG（JPEG）〕340
JPG→Joint Photographic Experts Group〔JPG（JPEG）〕224t

K
Kennedy, John F. 186f
keto（ケト）259f
key word（キーワード）146, 152
key（記号説明）93
Kisch 190
Kitab Al-Mansuri 3t
Knight, Robert（Bobby）34q
Kornak, Paul 191

L
label（ラベル）72, 77, 78f, 90, 93, 94f, 95, 174, 212, 217, 222f, 230, 231, 258
laboratory image（実験画像）213, 252
laboratory service（実験室の使用料や外注費）125
Lancet 5t, 17, 196q, 200, 266
landscape format（横長書式）302
landscape（横長）317
lane（レーン）256, 256f, 258
Lang, Thomas A. 114q
language editing（言語編集）67, 283
laser pointer（レーザーポインター）346
last author（最終著者）193
LaTeX 174, 301
lead time（出版所要時間）265
Leadbeater, Charles Webster 248q
ledger paper（帳簿用紙サイズ）311
legalese（リーガリーズ）42
legend（凡例）93, 95, 329f
Lempel-Ziv-Welch（LZW）法 228
letter to the editor（投書）16, 203
level of measurement（測定レベル）157
Level-One Heading 272
leveraging（梃子入れ）125
Library of the Surgeon General's Office（軍医総監局図書館）7t

Liebling, A. J. 65q
life table（生命統計表）284
lifestyle（生活習慣）237
ligate（結紮する）38q
likelihood ratio（尤度比）100f
Limitation of Study（研究の限界）106, 144
Lincoln, Abraham 106q
line art（線画）211, 214, 214f, 215, 217, 218f 219f, 222f, 230
line graph（折れ線グラフ）5t, 94
line of unity（一致線）99f
line spacing（行間）273, 303, 322
line weight（線の太さ）217, 218f
line（線）93, 94f, 95, 219f, 222f, 230
linear adjustment（線形調整）228
link rot（リンク切れ）171
literature review（文献レビュー）155, 168
literature-based medicine（文献に基づく医療）1
Litwer, Augusta 8
loan（貸与金）126
local community college（地域の大学）125
Lock, Stephen 8
logic（論理）61
logical order（論理的順番）150
logic-based review（論理に基づくレビュー）283
look again（見直す）64
loss frame（損失の枠組み）204
lossless compression（可逆圧縮）228
lossy compression（不可逆圧縮）228
lower case（すべて小文字）318, 320f
Lynes, Russell 284q
LZW 223

M
MacDonell, Karen L. 19q
Macintosh 341
macroediting（マクロ編集）67
magnetic resonance imaging：MRI（磁気共鳴映像法）245, 246f
magnetic resonance spectroscopy（磁気共鳴スペクトル法）246
magnification（拡大）217, 253
magnification（倍率）174, 255
Maimonides（Moses ben Maimon）3t
Main Outcome Measure（主要アウトカム指標）110
major rule（主罫線）85t
managing editor（編集責任者）278
Mann, Thomas 61q
manuscript editor（原稿編集者）278
manuscript tracking number（原稿追跡番号）271
manuscript（原稿）114, 124q, 272q
Manutius, Aldus 3t
map（地図）212
margin（余白）89, 273, 302
Massachusetts Medical Society 4
master slide（スライドマスター）317
matching fund（マッチングファンド）125, 126
Materials and Methods（実験材料と方法）144, 155
Mathes, John 30q
MathMagic 数式 174
matrix（行列）80t
maximum value（最大値）73
mean（平均値）73
measured quantity〔測定（計量）値〕73
measurement bias（測定バイアス）356
meat-extender article（増量肉論文）200
media production（媒体の制作）125
Media-Chek 調査 264
median（中央値）36, 73
medical communication company（医療コミュニケーション企業）202
medical curiosity（医学的珍事）13
Medical Essays and Observations 4
medical image（医学画像）213
Medical Index Subject Headings（MeSH）152
medical journal（医学誌）4, 5t
Medical Library Association（米国医学図書館協会）5t, 155q, 276q, 282q
Medical Repository 4, 5t
medical sonography（超音波検査）242
medical writer（メディカルライター）66, 193, 195, 282, 284
medical writing（メディカルライティング）5t, 6, 37, 67q
medium（媒体）66, 94
MEDLINE 7t, 152, 171, 172, 190, 199, 267, 358

meeting abstract（学会抄録）105, 108, 112, 113f
membership dues（会員からの会費）263
Memory 170
meta-analysis（メタアナリシス）5t, 15, 162, 353, 357
methodological article（方法論的論文）15
methods（方法）4, 49, 109, 155, 156, 295, 298
Microarray and Gene Expression Data Society：MGED（マイクロアレイ遺伝子発現データ学会）12
microarray（マイクロアレイ）12, 165
Microbiology 147
microbubble contrast medium（マイクロバブル超音波造影剤）243
microediting（ミクロ編集）67
micrograph（顕微鏡写真）36, 212, 215, 254, 255g
Micrographia 5t
microscope（顕微鏡）38
Microsoft PowerPoint 226t
　数式 174
Microsoft Word
　数式 174
Minimum Information About a Microarray Experiment：MIAME（マイクロアレイ実験についての最小限情報）12, 278
Minimum Information for Biological and Biomedical Investigations：MIBBI（生物学・生物医学研究の最小限情報）12
minimum value（最小値）73
minor rule（副罫線）85t
Mississippi Valley Medical Editors Association（ミシシッピバレー・メディカルエディター協会）5t, 6
mixed metaphor（混喩）51t
Mizner, Wilson 191q
mnemonic（記憶術）38
Modern Language Association：MLA（米国近代語学会）169
Modernization Act（近代化法）188
modifier（修飾語句）45, 46
Montagnier, Luc 192
MOOSE 声明（Meta-analysis of Observational Studies in Epidemiology）11, 162
Morgan, Peter 64, 124q, 164q
Moses ben Maimon（Maimonides）3t
Mosteller, Frederick 163q
MP3 231
MPEG-1 230
MPEG-2 230
MRI→磁気共鳴映像法（magnetic resonance imaging：MRI）
MS Paint 223
Mulford Library（マルフォード図書館）144, 163, 268
multiplier（乗数）95
Murray, John 8
muted color（落ち着いた色合い）306
mutual gain（互いにプラスとなる）68
　交渉 68
M モード（motion mode）243

N

name-date system（著者名・発行年方式）169
narrative review article（叙述的レビュー論文）15
narrative review（叙述的レビュー）353, 356
NAS→米国科学アカデミー（National Academy of Sciences：NAS）
National Academy of Sciences：NAS（米国科学アカデミー）19, 184q, 203q, 277
National Center for Biotechnology Information：NCBI（米国国立生物工学情報センター）165, 171
National Institutes of Health：NIH（米国国立衛生研究所）57, 128, 137t, 280
　——の助成金申請書におけるよくある誤り 137t
　参照番号 280
National Library of Medicine：NLM（米国国立医学図書館）5t, 7t, 9t, 57, 121, 123, 170, 186, 199, 280
National Research Council：NRC（米国学術研究会議）186
National Science Foundation：NSF（米国国立科学財団）6, 7t, 121, 123
National Technical Information Service：NTIS（米国技術情報局）165

native English speaker（英語を母国語とする人）282, 283
natural frequency（自然頻度）205
Nature 17, 19, 267
Nature Medicine 267
NCBI→米国国立生物工学情報センター（National Center for Biotechnology Information：NCBI）
negative finding（陰性所見）236
Nei Ching（黄帝の医学書）3t
Neuroscience Peer Review Consortium（神経科学論文査読コンソーシアム）8, 9t
nevertheless（にもかかわらず）48
New England Journal of Medicine 4, 5t, 7t, 8, 199, 266, 267
　不採択率 265
New England Journal of Medicine and Surgery and the Collateral Branches of Science 4, 5t
New York 303
New Yorker 65q
NIH→米国国立衛生研究所（National Institutes of Health：NIH）
NLM→米国国立医学図書館（National Library of Medicine：NLM）
nominal level（名義レベル）157
nominalization（名詞化）39, 41, 42, 43t, 115
nomogram（計算図表）100
nonlinear adjustment（非線形調整）228, 229, 255
non-native English speaker（英語を母国語としない人）114, 196, 282
nonspecific verb（不特定動詞）41
normalized expression levels（標準化された発現量）257
normalized（標準化）256
not-for-profit organization（非営利団体）126
Nouvelles Découvertes sur Toutes les Parties de la Medécine 4, 5t
NRC→米国学術研究会議（National Research Council：NRC）
NSF→米国国立科学財団（National Science Foundation：NSF）
NTIS→米国技術情報局（National Technical Information Service：NTIS）
nuclear medicine（核医学）247
nuclear scintigraphy（核シンチグラフィー）247, 248f
Nucleotide Sequence Database（ヌクレオチド配列データベース）165
null hypothesis（帰無仮説）130
number needed to treat（治療必要数）205
number of excitations：Nex（加算回数）247

O

object-based graphic（オブジェクトベースのグラフィック）223
objective（具体的目標）131
observational article（観察研究論文）13
odds ratio（オッズ比）73, 205
odds（オッズ）205
OHP 用シート 173
Omnigraffle 301
Online Computer Library Center：OCLC（オンラインコンピューター図書館センター）7t, 18
Online Journal of Current Clinical Trials 7t, 18
Open Archives Initiative（オープンアーカイブ構想）20
open-access archive（オープンアクセスアーカイブ）20
open-access journal（オープンアクセス誌）7t, 20
open-access publishing（オープンアクセス出版）19, 20
open circle（白丸）97
OpenOffice Impress 317
operating budget（運営資金）263
operating fund（運転資金）123
operational definition（操作的定義）157
operative procedure（術法）38
opinion leader（オピニオンリーダー）203
option and preference（選択肢と選択物）101f
ordinal level（順序レベル）157
ordinate（縦座標）93, 175
organism（組織）174
organization chart（組織図）133
original research（オリジナル研究）14, 17, 143, 352

original source（元の出典）168
original work（原著作物）197
ORION 声明（Outbreak Reports and Intervention studies Of Nosocomial infection）11
Orthopedic Clinics of North America 17
Osler, William 190
outcome（アウトカム）14, 88t, 89t, 100, 356
outlier（外れ値）
　Tukey の箱型図 93
output（出力）94
overall impression（全体的な印象）
　データの―― 78
overhead cost（諸経費）134
ownership of intellectual property（知的財産所有権）196

P
P 値（P value）73, 95, 164
P value（P 値）73
PA→事業案内（program announcement：PA）
Packbits 223
page charge（ページ料）264, 277
Page, Larry 266
PageRank（ページランク）266
pair（対）98
paired data（対応のあるデータ）98, 99f
Palatino 318
Papyrus Ebers 3t, 9q
Papyrus Smith 3t
paragraph mark（段落記号）85t
parallel construction（並列構造）44
parallel mark（平行記号）85t
parallel pattern（平行型）62, 63t, 160, 161t
paraphrasing（言い換え）189q, 194t, 196, 282
parenthesis（丸括弧）169
participants（参加者）110
partner registry（パートナー登録機関）187, 188
Pasteur, Louis 4, 5t
patch writing（つぎはぎライティング）196, 282
patients and methods（患者と方法）144, 155
patients（患者）55, 106, 110, 184, 238, 239
PA 像〔posterior-anterior view（後前像）〕242
PCR→ポリメラーゼ連鎖反応法（polymerase chain reaction：PCR）
PDF→Portable Document Format（PDF）
Pearson, Karl 5t
peer review（査読）4, 5t, 8, 9, 263, 274, 275, 279p, 284
peer reviewer（査読者）201, 275, 274
peer（同業者）274
penis captivus
　William Osler 190
percentage of shading（濃淡率）219
percentage（百分率）88
per-protocol 解析 159
PERQ/HCI Research 264
personal bias（人的バイアス）138
personal communication（個人的な連絡）277
personal Impact Factor（個人のインパクトファクター）281
PERT 図 133, 134f
PET→陽電子断層撮影法（positron emission tomography：PET）
PhDposters.com 303
PHI→保護健康情報（protected health information：PHI）
Philadelphia Medical Journal 155q
Philadelphia Medical News 190
philanthropic giving（寄付）121
photograph（写真）174, 211, 212, 212q, 214f, 215, 219, 244q
photography（写真の撮影）237
Photoshop 219, 220f, 235, 255, 258
　ガンマ（色）設定の変更 228
　クローニングやヒーリングツール 229
PICT 340
pictorial representation（図的記述）277
pie chart（円グラフ）90, 91
Pierce, Charles Sanders 73
pixel（ピクセル）215, 221f, 247
pixelization（ピクセル化）216
pixels per inch（ppi）215, 300
place holder（プレイスホルダー）336
Place, Frank 169q

plagiarism（盗用）190, 191q, 195, 196, 269
planning（計画）55
Plato 4q
Playfair, William 5t
PloS Medicine 9t
PloS→科学公共図書館（Public Library of Science：PloS）
plotting symbol（プロット記号）93, 94f, 97
PNG 226t, 340
poisonous（毒性の）37
polishing（推敲）55, 66, 151
polymerase chain reaction：PCR（ポリメラーゼ連鎖反応法）60
Portable Document Format（PDF）221, 224t
　──ファイル 66, 345
　──校正 294
Portable Network Graphics 226t
portrait format（縦長書式）302
portrait（縦長）317
positive finding（陽性所見）236
positron emission tomography：PET（陽電子断層撮影法）247, 248f
postdoctoral fellow（博士課程修了後の研究員）351
poster（ポスター）291, 292, 293f, 294, 294t, 298, 304f-309f, 311q, 312
Postman, Neil 316
postmarked by date（消印有効）136
posttest probability（検査後確率）100f
PowerPoint 301, 317, 324, 329q, 339f, 341
　色の組み合わせ 326f
　──パック 341
ppi→ピクセル数（pixels per inch：ppi）
PPT 226t
PQRST アプローチ 56
practice writing（練習ライティング）30, 31
prank（いたずら）190
pre-award service（支援業務）
precision of the measurement（測定精度）158
preliminary report（予備報告論文）200
prepositional phrase（前置詞句）39, 116

preprint（前刷り）19
presentation image（プレゼンテーション画像）212
Presenter Tools（発表者ツール）346
pretest probability（検査前確率）100f
primary Endpoint（主要評価項目）106
primary publication（一次出版）199
primary registry（臨床研究登録機関）187
principal investigator（代表研究者）122, 127
principal scientific editor（主任科学編集者）263
prior publication（事前の出版）188
PRISMA 声明（Preferred Reporting Items for Systematic reviews and Meta-Analyses）11, 162
Privacy Rule（プライバシールール）185
privileged communication（秘密情報）275
problem statement（問題提示）153, 154
Proceedings of the Royal Society 2, 4, 5t
　最初の学術誌 2
ProCite 172
professional credential（専門家としての資質）138
professional obligation（職業的義務）274
program announcement：PA（プログラム案内）122, 129
program evaluation（プログラム評価）133
program requirement（助成対象）129
progressive disclosure（連続的開示）330, 332f
progressive emphasis（連続的強調）330, 333f
project director（プロジェクト担当責任者）122, 123, 127
project management（プロジェクト管理）133
promissory abstract（約束的抄録）112
proof（校正刷り）279
proofreading（校正）31t, 66, 279, 338
proportion（割合）73
protected health information：PHI（保護健康情報）185
Proteomics Standards Initiative（プロ

テオミクス基準活動）12
proteomics（プロテオミクス）12
protocol（計画書）270
protocol（研究手順）189
protocol（手順）238
Public Access Policy（パブリックアクセス方針）188, 280
Public Library of Science 16
Public Library of Science Medicine 266
Public Library of Science：PloS（科学公共図書館）9t, 19
public money（公金）121
publication abstract（出版抄録）105
publication bias（出版バイアス）355
publication image（出版画像）212
publication planning（出版計画）203
publication（業績）131, 138, 198
publication（出版）1, 160q, 197
publish or perish（出版するか，消えるか）143, 353
PubMed 7t, 171
PubMed Central 9t, 20, 280
　参照番号 280
pulse sequence（パルスシークエンス）246
pulsed-wave or continuous-wave technology（連続波ドップラー法）244
pulsed-wave technology（パルス波ドップラー法）244
punctuation（句読点）283
purine（プリン）259f
Purpose
　PQRST アプローチ 56
purpose or objective（目的）110
purpose statement（目的の提示）131
pyrimidine（ピリミジン）259f

Q
Qualities
　PQRST アプローチ 57
QuarkXPress 301
query letter（問い合わせ状）128
QUOROM 声明（Quality of Reporting of Meta-analyses）11, 162

R
Radiological Review 6
radionclide imaging（放射性核種画像）247

radiopharmaceutical（放射性医薬品）247
ragged right（右行端未調整）57, 302, 321f, 324, 338
randomization（ランダム化）106
randomized controlled trials：RCTs（ランダム化比較試験）7t, 15, 67, 162
rapport（疎通性）342
rasterization（ラスタライズ処理）225
rationale（論理的根拠）284
read（読影）238
readability formula（読みやすさの公式）49
readability score（読みやすさスコア）49
reader（読者）32, 34, 37, 56, 58, 214f
reader-based texts（読者に基づく文章）34
Readers
　PQRST アプローチ 58
readership（読者層）264
reading grade level（読解可能な学年レベル）49
real dollars（現金）126
recallability（想起性）32
received by date（必着）136
receiver-operating characteristic curve（受信者動作特性曲線）284
redundant publication（重複出版）198, 200
redundant word（冗長な言葉）31t
reference function（参照機能）77, 86
reference line（参照基準線）93, 94f
Reference Manager 172
reference standard（参照基準）158
reference table（参照表）78t, 173
reference（文献）55, 113f, 145t, 166–169, 169q, 171, 194t, 270, 272, 338, 338f, 359
referenceability（参照性）32
references（文献リスト）144, 169, 170t, 298
refresh rate（リフレッシュレート）341
RefViz 172
RefWorks 172
regression line（回帰直線）75, 76f
rejection rate（不採択率）264
relative risk reduction（相対リスク減

少率）205
relative risk（相対リスク）205
relaxation time（緩和時間）247
relevance（関連性）342
reliability of the measurement（測定の信頼性）158
Rennie, Drummond 160q
repetition time（くり返し時間）247
Reporting Structure for Biological Investigations Working Groups（生物学的調査のための体制報告に関する作業部会）12
repository（管理機関）278
repository（保存機関）20
reprint（別刷）146, 264, 279
republication（再出版）199
request for application：RFA（助成金応募依頼書）122
request for proposal：RFP（助成金申請依頼書）122
resampling（再サンプリング）216
Research Ethics Board：REB（研究倫理委員会）184
research question（研究課題）129, 130, 166, 354
resident（レジデント）351
resolution（解像度）212, 215, 329, 340
response variable（目的変数）355
results and discussion（結果と考察）144
results（結果）4, 49, 109, 163, 166, 295
review article（総説論文）15, 168
review journal（総説学術誌）17
revising（修正）55, 64, 65, 114q
RFA→助成金応募依頼書（request for application：RFA）
RGB（red-green-blue）221, 225, 226
rhetorical question（修辞的疑問文）31t
richness（豊かさ）342
risk ratio（リスク比）73
risk（リスク）184, 206
risk-factor definition（リスク因子の定義）236
Roberts, Ffrangcon 147q
ROC 曲線→受信者動作特性曲線（receiver-operating characteristic curve）
Roosevelt, Franklin D. 343q
Rose, Kevin 237q

row（stub）heading〔行（スタブ）見出し〕84
row heading（行見出し）85t
row subhead（行小見出し）85t
royalty（印税）21
Rubin, Edgar 213f
rule-based review（規則に基づくレビュー）283
run-in equation〔ランイン（追い込み）数式〕175
running head（欄外見出し）145, 145t, 270
run-on sentence（無終止文）31t

S
Saint-Exupéry, Antoine de 250q
salami science（サラミ科学）200, 269
salary（給与）133
sample selection（対象抽出）163
sample size（必要症例数）156
sampling rate（サンプリング率）248
Sand 318
sans serif type（サンセリフ体）57
sans-serif font（サンセリフ系のフォント）218, 230, 303, 319f, 343
Scalable Vector Graphic 226t
scale（尺度）93
scan conversion（スキャン変換）225
scatter plot（散布図）75, 75f
Scherer
　構造化抄録 110
Schimd, Calvin 86q
Scholarly Journal 19q
Scholarship Reconsidered：*Priorities of the Professoriate* 352
scholarship（奨学金）126
Science 17, 192, 267
scientific article（科学論文）4, 12, 15q, 55, 62, 71, 143
scientific journal（学術誌）2, 6q, 17, 18, 144q, 224t, 262–264
scientific misconduct（科学上の不正行為）189
scientific publication（学術出版）2, 3t, 5t, 7t, 9t, 22, 183
Scientific Style and Format 7t, 67
scientific writing（科学ライティング）2, 33, 56, 57, 61
SCImago ジャーナルランク（SCImago Journal Rank：SJR）266

scintigraphy（シンチグラフィー）247
sciPROOF 172
Scopus データベース 266
screenshot（スクリーンショット）220
SD→標準偏差（standard deviation：SD）
sdEEG→硬膜下脳波（subdural EEG：sdEEG）
Secic, Michelle 10
secondary publication（二次出版）199
secondary source（二次資料）168
section mark（節記号）85t
section（項）58
section（項目）295, 298
seed money（萌芽資金）123
selection bias（選択バイアス）356
selection of mice（マウス精選群）278
selective reporting of results（選択的な結果報告）191
self-archiving（セルフアーカイブ）7t, 20
self-citation（自己引用）265
self-plagiarism（自己盗用）197
self-reference（著者自身への言及）274
SEM→平均値の標準誤差（standard error of the mean：SEM）
senior author（上席著者）146, 193
sensitivity analysis（感度分析）100
sentence fragment（断片になった文）31t
sentence structure（構文）283
sentence title（文章的標題）147
sequential pattern（連続型）62, 63t, 160, 161t
sequential-numeric system（順次・番号方式）169
series of experiments（一連の実験）159
serif type（セリフ体）57
service delivery project（保健サービス事業）122
Setting（セッティング）148
Settings
　PQRST アプローチ 59
Sexual Life of Women 190
shaded bar（網かけ棒）93
shading（濃淡）80t, 173, 219, 220f, 344
sharpness（画像の鮮明さ）215
Shaw, George Bernard 253q
Shea スケール 89t

Sholes, Christopher 5t
significance（重要性）137t
Simmons, George 5t, 6
simultaneous publication（同時公表）200
single case（単独症例）268
single photon emission computed tomography：SPECT（単光子放射型コンピューター断層撮影法）247
single-text procedure 68
size marker（サイズマーカー）257
size of detail（詳細のサイズ）254
size（サイズ）212, 216
SI 単位 163
slice thickness（スライス厚）247
slice（スライス）91
slide（スライド）311q, 315–318, 323f, 343t, 346
small multiple（小さな複合）データ 96f, 97
SMART な具体的目標 131
Smiley, Dean F. 44q
Smith, Richard 279q
Snyder, Solomon H. 281
SN 比（signal-to-noise ratio）（信号対雑音比）246, 247
social definition（社会的定義）236
Society for Scholarly Publishing（学術出版協会）7t
Society in Edinburgh 4
Socrates 4, 4q
sodium dodecyl sulfate polyacrylamide gel electrophoresis：SDS-PAGE（ドデシル硫酸塩ポリアクリルアミドゲル電気泳動）256
solid line（実線）97
sonogram（超音波画像）243, 243f
Soule, Samuel W. 5t
sound（音）316
source search（助成金探し）128
Southgate, Therese 8
spanner heading（スパナ見出し）84, 85t, 88, 88t
speaker（演者）316, 316q, 319
special character（特殊文字）175
special edition（特集号）264
special effects（特殊効果）316
specialty and subspecialty journals（専門誌）17

spelling（つづり）31t, 35t, 283
SPICED 148
抄録 106
spinning（情報操作）204
spiral CT 245
stacked elements（積み重なった構成要素）175
stacked modifier（積み重ねた修飾語）115
stain（染色剤）254
stale links（手入れされていないリンク）171
standard deviation：SD（標準偏差）60, 73, 163
standard EEG（標準的な頭皮上記録脳波）250
standard error of the mean：SEM（平均値の標準誤差）60, 163
standardized（規格化）256
STARD 声明（Standards for Accurate Reporting of Diagnostic Tests）11, 268
STARD チェックリスト 162
start-up fund（立ち上げ資金）123
statistical definition（統計的定義）236
statistical power（統計的検出力）159
Statistical Problems to Document and to Avoid 158
statistical reporting guidelines（統計的報告のガイドライン）10
statistical significance（統計的有意性）159
statistical software package（統計ソフトウェアのパッケージ）159
Stedman, Thomas 5t
Stedman's Medical Dictionary 5t
step and shoot 法 245
Stevensen, Dwight 30q
Stevenson, Adlai Ewing 21q
storyboard（絵コンテ）336
straddle（ストラドル）見出し 84
straw man argument（わら人形論法）58
STREGA 声明（STrengthening the REporting of Genetic Association Studies）11
STROBE 声明（Strengthening the Reporting of Observational Studies in Epidemiology）11, 162
structured abstract（構造化抄録）7t, 9, 109, 110, 111f, 145t, 295
study setting（研究のセッティング）106, 110
study sponsor（研究主催組織）148
Style Manual for Biological Journals 7t
subdural EEG：sdEEG（硬膜下脳波）250
subheading（小見出し）48, 84, 156, 167
subject（主語）41, 51t
subject（対象）213, 214, 234, 237, 253
subject（対象物）212
subject-background relationship（対象・背景の関係）213, 213f
submission charge（投稿料）264, 271
submission letter to the editor（編集者宛の添え状）195
submission requirement（必要書類）129
subordinate phrase（従属節）51t
substance（物質）174
substantive editing（実質的編集）67, 283
substitution error（フォントの代替エラー）302
subtitle（副題）149
subtractive color（減法混色の原色）225
Suggestions for Authors 6
Suggestions to Medical Writers 6
summary line（要約線）97
summary statement（要約文）151
summary statistic（要約統計量）74t, 86
summary（要約）106, 137
summative evaluation（総括的評価）133
Summerlin, William
捏造 190
superscript lowercase letter（上付き小文字）85
superscript（上付き文字）85, 169
supervising researcher（指導研究員）352
supplement（増刊号）263
supplemental data（補足データ）164, 165
supplemental material（補足資料）280
Surgery 17
surrogate endpoint（代替エンドポイント）157

SVG 226t
Swanberg, Harold 6
symbol chain（連続記号）97
systematic review article（システマティックレビュー論文）15
systematic review（システマティックレビュー）9, 15, 16, 162, 351–354, 356–358
Szent-Gyorgyi, Albert 130q

T
T_1
　強調画像 247
T_2
　強調画像 247
tab stop（タブ位置）89
table number（表番号）84
table（表）71, 72, 77, 79f, 80t, 81, 81q, 84, 85t, 86, 87, 89, 89t, 98, 144, 172, 329, 331f
tabloid（タブロイド版）17
Tagged Image File Format（TIFF）221, 225, 226t, 227, 340
talking label（音の出るラベル）311
technical flaw（欠陥）136
technical writing（テクニカルライティング）94
template（テンプレート）272
tesla unit（テスラユニット）246
tesla：T（テスラ）246
text（本文）144
Textile 318, 319f
texture（質感）303
the
　冠詞 115
The Cognitive Style of PowerPoint 329q
The Commercial and Political Atlas 5t
theoretical article（理論論文）14
therapeutic definition（治療的定義）236
therefore（ゆえに）48
Thk 247
Thompson Reuters 265, 281
Thompson Scientific 265
Thoth 3t
threshold line（閾値線）95
through（〜を通して）37
throw-away（読み捨て誌）17
thumbprinting（拇指圧痕像）241f
Thurber, James 218q

thus（したがって）48
thymine（チミン）259f
tick mark（補助目盛り）93, 94f, 95
tie（縛る）38q
Times New Roman 272, 303, 318
Times Roman 319f
time-sequence CT 245
TIPPA→国際出版物計画協会（International Publication Planning Association：TIPPA）
title case（大文字）298
title case（標題文字）318
title page（標題ページ）144–146, 167, 199, 273
title（題目）46, 72, 81–84, 172
title（標題）145, 145t, 146, 148–151, 155q, 270, 295, 319f, 327f, 329f, 336
tomogram（断層写真）245
topic sentence（トピックセンテンス）32, 46–48, 322f
topic（トピック）54, 59, 60, 62
Topics
　PQRST アプローチ 59
topic-subtopic organization（主題・副題の構成）335, 335f
total（総計）73, 85t, 88
toxic（毒性の）37
trainee（研修者）351
trans（横断的）NIH 助成金 128
translation（翻訳版）199
transparency（透明性）195
TREND 声明（Transparent Reporting of Evalua tions with Nonrandomized Designs）11, 162
trendy locution（流行の言葉使い）51t
trial name（臨床試験名）148
trial registration number（臨床試験登録番号）146, 187
trimming the data（データの刈り取り）191
Trotula di Ruggiero 3t
true color（トゥルーカラー）227
Tufte, Edward 90, 91q, 97, 329q
Tukey, John 7t
Tukey の箱型図 91, 91f, 92f
Twain, Mark 200q
type size（文字サイズ）217, 222f, 273

U
Ulcerative Nintendinitis（潰瘍性ニンテ

ンドウ炎）13
ultrasonography（エコー検査）242
unallowable cost（許可できない経費）135
underlining（下線）299, 318, 321f
understatement（控えめな表現）51t
Uniform Requirements for Manuscripts Submitted to Biomedical Journals（生物医学誌への投稿のための統一規定）7t, 8, 169, 170t, 268
Uniform Requirements（統一規定）8
uninterpretable result（評価不能な結果）237
Unique Identifier（個別の識別番号）188
unit of measurement（測定単位）86, 94f, 157
unit of observation（観察単位）157
United Kingdom's Medical Research Council（英国医学研究評議会）189
United States copyright law（米国著作権法）197
units（単位）85t
unity（統一性）
　段落 48
unjustified（右行端未調整）57
unnominalized verb（名詞化されていない動詞）40
upper case（すべて大文字）318, 320f
up-sampling（アップサンプリング）216
urgency（緊急性）204
US Food and Drug Administration：FDA（米国食品医薬品局）15
US National Library of Medicine：NLM（米国国立医学図書館）5t
US Office of Research Integrity（米国研究公正局）192, 229
usability（有用性）32

V

validity of the measurement（測定の妥当性）158
validity-based review（妥当性に基づくレビュー）284
value（値）72, 73, 85, 86, 90
Vancouver group（バンクーバーグループ）7t, 8, 187
Vancouver Style（バンクーバースタイル）8, 169, 170t
variability（ばらつき）86
variable（変数）88, 88t, 96f
vector graphic（ベクターグラフィック）223
verb（動詞）41, 51t
verbatim（一語一語の）37
Verbumessor, Jen T. 198q
Verdana 318
vertebrate（脊椎動物）190
vertical scale（縦軸）93, 94f
vertical（垂直）317
Vesalius 3t
via.（〜を通して）37
video mirroring mode（ビデオ・ミラーリングモード）341
video（ビデオ）19, 230, 231, 334
violation of copyright（著作権侵害）195-197

W

wage（賃金）133
Wainer, Howard 81q, 90
Walker, Helen 72q
Waters' view（ウォーターズ投影法）242
Waveform Audio Format（WAV）231
We（私達）149
　複数形 37
Web of Science 281
webcast（ウェブキャスト）316
webinar（ウェビナー）316, 336
wedge（くさび）258
Weighted Impact Factor（重みづけインパクトファクター）266
whisker（ひげ）
　Tukey の箱型図 92
whistleblower（告発者）139
Windows 341
Windows Media Audio（WMA）231
word limit（語数制限）108, 110
word use（単語の使い方）283
word-for-word（一語一語の）37
work plan（作業計画）132
work（著作物）197
World Association of Medical Editors：WAME（世界医学編集者協会）7t, 8
World Health Organization：WHO（世界保健機関）187

World Medical Association（世界医師会）183
Wright, Frank Lloyd 58q
writer-based texts（執筆者自身に基づく文章）34
writing（ライティング）1, 4q, 30, 30q, 32, 33, 37, 46q, 54, 55, 61f
　名詞としての── 29

X
X 軸ラベル 94f
X 線（X-ray）239
X 線源 244
X 線写真（radiograph）239
　撮影方向 241f
X 線写真撮影（radiography）239
X 線像（roentgenogram）239
X 線透視検査（fluoroscopy）242, 243f

Y
Y 軸ラベル 94f
Y 切片（Y intercept）175

Z
Z39 基準 4, 7t
zero-zero point（グラフの原点）95
Z 軸
　三次元 96

数字
1 行の文字数 322
1 つの実験 160
24 ビットカラー（24-bit color）227
2 行間隔（doublespace）
　表 173
32 ビットカラー（32-bit color）227
3D メガネ
　ポスター 311
3 元（three-way）感度分析 101f
3 つの詳細レベル 73
4-chamber view（四腔断面像）244f
501（C）（3）
　非営利団体 126
6×6 ルール 318
7×7 ルール 318
8 ビット CMYK カラー（8-bit CMYK color）227
8 ビット RGB カラー（8-bit RGB color）227
90° FID（free induction decay, 自由誘導減衰）パルスシークエンス 246

ギリシア文字
α 175
　TNF-── 175
β 175
　──-glucosidase 175
κ 175
　──係数 238, 254
ρ 175
χ 175

著者について

　私は，1973年に社会科学（科学に主眼を置いたもの）の学士号を取得してカリフォルニア州チコのカリフォルニア州立大学を卒業し，そのころに研究とライティングの両方に関心をもつようになりました．大学卒業後に最初に就いた仕事はカリフォルニア州のローレンスリバモア研究所のテクニカルライターで，そこで自然科学分野の科学論文や技術報告書を編集するための訓練を受けました．その後，メリーランド州ベセスダの米国国立衛生研究所（National Institutes of Health）で，1年以上にわたって健常な入院被験者（inpatient normal volunteer）として医学研究にボランティアで参加したことにより，身をもって医学研究の厳しい実状を学びました．それと同じ時期に，米国国立医学図書館（National Library of Medicine）のグラフィックアート部門にインターンとして勤務しました．

　病院で相当期間の経験を積んだ後にチコに戻り，ライターとして独立し，個人の健康に関する大学生向けの教科書である，『保健行動：概念，価値，選択肢（*Health Behaviors: Concepts, Values and Options*）』を共同で執筆しました．この教科書は人の一生，つまり「生まれてから死ぬまで（from birth to earth），子宮から墓場まで（womb to tomb），精子から寄生虫まで（sperm to worm），欲望から塵まで（lust to dust）」を網羅した内容でした．この本の執筆を経て，ヘルスサイエンス分野で足場を固めた後，カリフ

ォルニア州南部のロマリンダ大学医療センターのメディカルライターになりました．その後またチコに戻り，数年にわたり大学の助成金事務局で助成金費担当主任（Senior Grants Officer）を務め，科学研究や社会サービスを提供するプロジェクト向けの助成金申請準備を支援しました．

南カリフォルニア大学のアネンバーグ・コミュニケーション大学院でコミュニケーション・マネジメントの修士号を取得して，1990年，オハイオ州のクリーブランドクリニック財団の医学編集サービスのマネジャーを務めました．そこでは，あらゆる臨床部門や研究所から投稿される原稿の編集や出版準備に加え，*Cleveland Clinic Journal of Medicine* の作成プロセスのデザインや評価にも関わりました．このころに，『わかりやすい医学統計の報告：医学論文作成のためのガイドライン（*How to Report Statistics in Medicine: Annotated Guidelines for Authors, Editors, and Reviewers*）』を出版しました．この本がきっかけとなり，医学研究報告のための基準を策定するCONSORT・QUOROM（現在のPRISMA）・MOOSE委員会に参加することになりました．

根拠に基づく医療ならびにアウトカム研究に関心をもった私はボストンに向かい，タフツ大学医学部のニューイングランド医療センターのNew England Cochrane and Evidence-Based Practice Centers において主任学術ライターとなりました．医療センターでの勤務条件はとても良かったのですが，個人的な理由からクリーブランドに戻り，学術出版ならびにメディカルライティング分野のコンサルタントとして独立しました．現在，私は，カリフォルニア州デービス在住で，世界一愛らしいブラックラブラドールとゴールデンレトリーバーの雑種の愛犬Velvetのボール投げ係を務めています．

私はシカゴ大学のメディカルライティング・編集認定プログラムを，1998年のプログラム発足以来指導し，2005年以降は全米で最も古い歴史をもつ薬学系大学であるフィラデルフィア科学大学で生物医学ライティング修士課程プログラムの兼任教授を務めています．またここ数年は，オハイオ州立大学の夏季統計プログラムでも指導しています．

2005年にはGraham School of General Studies（訳注：シカゴ大学の教育および学術的価値と質を上げるために設けられた機関）から第1回優秀教員賞を受賞し，それによりシカゴ大学のメディカルライティング・編集プログラムを運営しています．米国統計学会では，2002年の生涯教育優秀賞を受賞．米国メディカルライター協会では，1994年の優秀ワークショップリーダー・ゴールデンアップル賞を受賞し，これらがきっかけとなり，メディカルライティング分野に大きな貢献をした者に与えられるHarold Swanberg賞を2002年に受賞しました．

その他の活動として，科学編集者会議の議長，米国メディカルライター協会の特別会員，世界メディカルライター協会の会計担当役員，米国テクニカ

ルコミュニケーション協会の役員を務めています．また，米国メディカルライター協会主催のコア／応用カリキュラムワークショップを150回以上実施し，科学編集者会議の編集者向け短期統計コースを立ち上げて指導し，2001年以降は，東京の日本科学技術連盟で養成教育を毎年実施しています．

　私は，独立したコンサルタント，トレーナー，教育者として，定期的に米国，カナダ，日本，中国や欧州で，時にはインドやアフリカでも指導をしています．私は，国内外で，医師やヘルスサイエンス分野の研究者に対するメディカルライティング／編集サービスの提供や，大学，企業や専門家組織向けのメディカルライティングの指導，編集委員やメディカルライティンググループにおける養成訓練の他，大学におけるメディカルコミュニケーションプログラムや専門家協会と意見交換を行っています．

　私の最近の専門的な関心は，「分析的編集（analytical editing）」と「根拠に基づくライティングと編集（evidence-based writing and editing）」を推進することでメディカルライティングという専門的職業をさらに発展させること，そしてメディカルライターと編集者の付加価値や生産性を測定・記録することです．分析的編集とは，研究デザインと活動，統計手法と結果を批評し報告できる能力であり，根拠に基づく医療（evidence-based medicine）の実践に必要な文献情報活動（documentation）です．根拠に基づくライティングと編集とは，科学コミュニケーションの向上のために，構成，人的要因，認知科学研究から得られた結果を用いることを含みます．また，必要性についての付加価値と生産性の測定には専門的基準の設定や，これらの基準を満たすために必要な知識とスキルを特定し，関連する評価と自己評価の手法を確立することも含みます．

2009年9月
カリフォルニア州デービス
Tom Lang
サービスの詳細については，以下の連絡先まで．

1925 Donner Ave., #3, Davis, CA 95618
tomlangcom@aol.com　　530-758-8716
www.TomLangCommunications.com

Tom Lang Communications and Training
出版は研究の最終段階．
だからこそ精巧なメディカルライティングを．

トム・ラングの医学論文「執筆・出版・発表」実践ガイド

2012年1月26日　第1版第1刷発行

著者	Thomas A. Lang
監訳者	宮崎貴久子, 中山健夫
発行者	七野俊明
発行所	株式会社シナジー
	〒101-0062 東京都千代田区神田駿河台3-4-2
	TEL：03-5209-1851（代）
	URL：http://www.syg.co.jp
装丁	藤塚尚子＋臼井弘志（公和図書デザイン室）
印刷・製本	株式会社シナノ

ISBN978-4-916166-39-5　　　Printed in Japan.
乱丁・落丁本はお取り替えいたします.

・本書の複製権・上映権・譲渡権・公衆送信権（送信可能化権を含む）は株式会社シナジーが保有します.

・ JCOPY 〈(社)出版者著作権管理機構 委託出版物〉

本書の無断複写は著作権法上での例外を除き禁じられています. 複写される場合は, そのつど事前に, (社)出版者著作権管理機構（電話 03-3513-6969, FAX 03-3513-6979, e-mail：info@jcopy.or.jp）の許諾を得てください.